U0756467

全国高等中医药院校成人教育教材

伤寒论讲义

国家中医药管理局科技教育司委托修订

主编单位：湖北中医学院

主　　编：梅国强

副 主 编：成肇仁　鲁家法

编　　者：（按姓氏笔画为序）

　　　　　万晓刚　王俊槐　成肇仁

　　　　　刘松林　李家庚　邱明义

　　　　　赵映前　曹远礼　梅国强

　　　　　鲁家法

主　　审：陈瑞春

参　　审：李浚川　王鱼门

湖南科学技术出版社

　　根据中医事业发展需要，为促进中医人才的培养，进一步提高全国中医院校函授教育的质量，1983 年，原卫生部中医司指定成都、湖南、湖北、江西、浙江、长春、辽宁、陕西、南京、黑龙江、河南等 11 所中医院校联合编写《全国高等中医院校函授教材》，并确定了教材编审组成员。1984 年元月，各参编单位在长沙举行了第一次编写会议，会议讨论了教材的编写原则和编写体例。会议一致认为，教材的编写要根据中医高等函授教育的目标，切实做到"体现中医特色，确保大专水平，突出函授特点"。为此，在内容分配上要和全日制大专教材相当；在编写过程中要坚持"一家编，多家审"的原则，广泛征求意见，力求重点明确，通俗易懂。为方便函授教学，教材统一设置了一些指导函授教学的栏目，如"自学指导"、"复习思考题"，考虑基层学员查阅文献有所不便，教材各章附有"参考文献摘录"，将与教学内容密切相关的经典著述附录在课文后，供学员借鉴，加深对课文理解。会议确定全套教材共设 19 门课程，按函授教学需要的先后顺序，于1985 年陆续出版，1988 年 2 月出齐。尔后，根据中医临床的需要和函授师生的反映，经国家中医药管理局同意，决定在 19 门中医课程教材的基础上，增设 5 门西医课程教材，分别由北京、广州、南京、河南、湖南 5 所中医院校主编，并于 1988 年 4 月在长沙举行了编写会议，在坚持整套教材编写原则和体例风格的基础上，会议商讨了有关中医学习西医知识教材编写出版事宜。西医课程教材于 1990 年全部出版。

　　《全国高等中医院校函授教材》的出版对规范函授中医专业教学内容及人才知识结构起到十分重要的作用。因其有重点突出，内容丰富，编写形式适合在职中医人员业余学习等优点，多年来一直被多数中医院校选用。1995年全国普通高等院校函授部、夜大学教材评估时，对这套教材的编写质量有较高的评价。

　　10 多年来，随着医药科学的发展，知识更新，医学模式转变和中医药教育改革的不断深入，教材内容也需要作相应的修订和完善。1999 年 12 月在成都召开的全国中医药成人教育学会理事会四届一次会议上，全体理事讨论了湖南科学技术出版社提出的《关于修订〈全国高等中医院校函授教材〉的报告》；2000 年 5 月，国家中医药管理局本着政府职能转变的原则要求，为充分发挥学会和中介组织作用，决定委托全国中医药成人教育学会高等教育研究会负责组织《全国高等中医院校函授教材》的修订和编写工作。同时，为适应中医药成人教育的需求，决定将教材更名为《全国高等中医药院校成人教育教材》。根据国家中医药管理局的决定，全国中医药成人教育学会高等教育研究会 2000 年 6 月在长沙举行了教材修订主编会议，成都、广州、南京、北京、山东、湖南、河南、辽宁、浙江、黑龙江、湖北、长春、陕西、江西等 14 所中医药院校的主编出席了会议。会议进一步明确了《全国高等中医药院校成人教育教材》是在 1983 年编写的《全国高等中医院校函授教材》基础上的修订和补充编写，要求这次修订编写在原函授教材的基础上保持基本架构不变，重在充实完善，要根据教学实践中发现的问题和新形势下成人教育的需要来修订编写。考虑到成人教育主要是培养基层实用型人才，编写教材要求做到"理论够用为度，便于自学，重在实用"。

修订新版的《全国高等中医药院校成人教育教材》由国家中医药管理局人事教育司（原科技教育司）委托组织编写（修订），实行主编负责制，坚持"一家编，多家审"的原则，强调质量第一。修订后的教材保留适应成人教育、方便业余学习的体例形式，同时结合中医药成人教育改革与发展的趋势，作了进一步改进和完善。为适应当前中医药事业的发展，在课程设置上新教材增设了《推拿学》、《医学心理学》、《药理学》、《预防医学》、《急诊医学》、《卫生法规》等 6 门课程。为了满足不同层次的教学需要，修订新版教材采用"一书两纲"的形式，即一本教材内容定位在本科教学水准，同时考虑专科教学需要，两本大纲分别指导本科、大专两个层次的教学。教学时数分配，本科部分在中医本科成人教育教学计划未发布以前，暂时参照全日制本科教学计划安排；专科部分按国家中医药管理局确定的成人高等专科教育中医学专业教学计划安排。

中医药成人教育是中医人才队伍建设的一个重要组成部分，尽管我们已取得了相当的成绩，积累了许多宝贵经验，前进的道路仍十分漫长，还有许多课题需要我们去探索，还有许多困难有待我们去克服。教材编写是教育事业的一项基础工作，直接关系到教学质量的提高，编好教材不仅需要作者们呕心沥血，更需要教学师生的关心和支持，诸如课程体系设置是否合理、教学内容详略是否恰当、大纲安排是否切合实际等等，都有待广大师生提出批评和建议，以便今后修订再版时更臻完善。

最后，我们要感谢参编院校的领导和各位主编，他们为教材的编写、修订作出了无私的贡献和积极的努力；感谢使用教材的院校领导和师生，他们一直关心教材的编写、修订，并提出了许多宝贵的建议。我们深信，有编者、读者和出版者的共同努力，《全国高等中医药院校成人教育教材》必将成为中医药园地中一朵绚丽的奇葩。

湖南科学技术出版社

　　《伤寒论》是我国第一部理论联系实际的古典临床专著,它以六经辨证为其核心,以外感热病为其基本内容,同时亦可指导对多种杂病的辨证论治。因此,它既是一部临床专著,又是临床各科的基础。是书理论与实践价值甚高,古今中外之研习者,代不乏贤,且互有发明创造。集千余年之研究成果,则《伤寒论》已发展为一门伤寒学科,因而以此作中医教材,是突出中医特色,发扬中医学术之必需。

　　是书质朴,文字精要,寓精深理蕴于指事之中,因而使初习者难学难用,大有望洋兴叹之感。有鉴于此,历来有识之士,潜心研究,锲而不舍,承前启后,乃至今日,不仅能使隐者显彰,晦者昭明,蕴者弘扬,且临床运用,或遵其法,而法明方效;或参以心得,而灵妙无穷。观其成就,既在微旨之中,亦在方法之外,故其理致,早已渗透于临床各科。由是言之,则《伤寒论》虽创始于仲景,而伤寒学,似可称为历代众多学者智慧之结晶。故清代有贤者谓《伤寒论》:"诚医宗之正派,启万世之法程,实医门之圣书也。"* 今人刘渡舟教授,誉其为"中医之魂",岂能等闲视之? 或谓"古人一本书,今人一门课",似有尊古薄今,抱残守缺之嫌,是愚所未敢苟同者。观当今之世,中央决策英明,继续改革开放,政通人和;于学术发展,仍坚持百家争鸣,百花齐放方针,故愚不避其物议,但忧其弛废。受命年余,兢兢业业,寝食难安。盖以愚之驽钝,惟恐失中医药学术之真传、活人之宝典、先哲后贤之心血,而成败功过,无所萦怀。无所萦怀者,一己之私利也;有所萦怀者,惟恐贻误后人也。

　　本教材是根据国家中医药管理局 2000 年 6 月在长沙召开的《全国高等中医药院校成人教育教材》主编会议精神,在原《全国高等中医院校函授教材·伤寒论讲义》(李培生主编,湖南科学技术出版社 1986 年版)的基础上,作了较大的补充修订而成,使教材编写既有连续性,又能体现本学科的新进展,以适应教学改革的需求。

---

　　* 见《医宗金鉴·订正仲景全书·钱斗保等奏》。

审稿之时，即中国正式加入 WTO 之日，大好时光，机遇与挑战并存，愿与同道并肩努力，弘扬仲景学术，则五千年文明古国，所能奉献于人类者，中医药学术（包括伤寒学）必在其中。

本教材由陈瑞春教授主审，李浚川教授、王鱼门教授参审，特致谢忱。

梅国强

2002 年 2 月于武汉

目　　录

伤寒卒病论集（原序） …………………………………………………（1）

概　　论 ………………………………………………………………（1）

　　一、《伤寒论》的作者 ……………………………………………（1）

　　二、《伤寒论》的版本沿革和学术发展概要 ……………………（1）

　　三、《伤寒论》的学术渊源与成就 ………………………………（2）

　　四、伤寒的含义 ……………………………………………………（3）

　　五、六经的概念 ……………………………………………………（3）

　　六、《伤寒论》的辨证方法 ………………………………………（4）

　　　（一）六经辨证 …………………………………………………（4）

　　　（二）六经辨证与八纲辨证的关系 ……………………………（6）

　　　（三）六经辨证与脏腑辨证的关系 ……………………………（7）

　　　（四）六经病的传变规律（合病、并病、直中） ……………（8）

　　七、六经病证治则治法 ……………………………………………（8）

第一章　辨太阳病脉证并治 …………………………………………（10）

　第一节　太阳病纲要 ………………………………………………（11）

　　一、太阳病脉证提纲 ………………………………………………（11）

　　二、太阳病分类 ……………………………………………………（12）

　　三、辨传变与否 ……………………………………………………（14）

　　四、辨太阳病欲解时 ………………………………………………（17）

　　［附］其他五经病欲解时 …………………………………………（18）

　第二节　太阳表证 …………………………………………………（19）

　　一、太阳中风（表虚）证 …………………………………………（19）

　　　（一）桂枝汤证 …………………………………………………（19）

　　　（二）桂枝汤禁例 ………………………………………………（27）

　　　（三）兼证 ………………………………………………………（28）

　　　1. 桂枝加葛根汤证 ………………………………………………（28）

　　　2. 桂枝加厚朴杏子汤证 …………………………………………（29）

　　　3. 桂枝加附子汤证 ………………………………………………（30）

　　　4. 桂枝去芍药汤证 ………………………………………………（32）

　　　5. 桂枝去芍药加附子汤证 ………………………………………（33）

　　　6. 桂枝加芍药生姜各一两人参三两新加汤证 …………………（33）

　　　7. 桂枝去桂加茯苓白术汤证 ……………………………………（35）

　　二、太阳伤寒（表实）证 …………………………………………（36）

　　　（一）麻黄汤证 …………………………………………………（36）

（二）麻黄汤禁例 …………………………………………（40）

（三）兼证 ……………………………………………………（44）

1．葛根汤证 ………………………………………………（44）

2．葛根加半夏汤证 ………………………………………（46）

3．大青龙汤证 ……………………………………………（46）

4．小青龙汤证 ……………………………………………（49）

三、太阳表郁轻证 ……………………………………………（52）

（一）表郁不解证 ……………………………………………（52）

1．桂枝麻黄各半汤证 ……………………………………（52）

2．桂枝二麻黄一汤证 ……………………………………（54）

（二）表郁内热证 ……………………………………………（55）

第三节　太阳里证 ………………………………………………（60）

一、蓄水证 ……………………………………………………（60）

二、蓄血证 ……………………………………………………（63）

第四节　太阳病变证 ……………………………………………（69）

一、变证治则 …………………………………………………（70）

二、辨病发于阴、发于阳 ……………………………………（70）

三、辨寒热真假 ………………………………………………（71）

四、辨虚证实证 ………………………………………………（72）

五、热证 ………………………………………………………（73）

（一）栀子豉汤类证 …………………………………………（73）

（二）麻黄杏仁甘草石膏汤证 ………………………………（77）

（三）白虎加人参汤证 ………………………………………（79）

（四）葛根芩连汤证 …………………………………………（80）

六、虚寒证 ……………………………………………………（82）

（一）心阳虚证 ………………………………………………（82）

1．桂枝甘草汤证 …………………………………………（82）

2．桂枝甘草龙骨牡蛎汤证 ………………………………（83）

3．桂枝去芍药加蜀漆牡蛎龙骨救逆汤证 ………………（84）

（二）心阳虚奔豚证 …………………………………………（85）

1．桂枝加桂汤证 …………………………………………（85）

2．茯苓桂枝甘草大枣汤证 ………………………………（86）

（三）脾胃阳虚证 ……………………………………………（87）

1．茯苓桂枝白术甘草汤证 ………………………………（87）

2．茯苓甘草汤证 …………………………………………（88）

3．小建中汤证 ……………………………………………（89）

4．厚朴生姜半夏甘草人参汤证 …………………………（90）

5．胃寒吐逆证 ……………………………………………（91）

（四）肾阳虚证 ………………………………………………（92）

1．干姜附子汤证 …………………………………………（92）

2．茯苓四逆汤证 …………………………………………（93）

3．真武汤证 ………………………………………………（94）

七、阴阳两虚及阴阳转化证 …………………………………（96）

（一）阴阳两虚证 ··· (96)

   1. 芍药甘草附子汤证 ··· (96)

   2. 炙甘草汤证 ··· (97)

（二）阴阳转化证 ··· (99)

八、结胸证 ··· (102)

（一）结胸证辨 ·· (102)

（二）热实结胸 ·· (102)

   1. 大陷胸汤证 ·· (102)

   2. 大陷胸丸证 ·· (106)

   3. 小陷胸汤证 ·· (108)

（三）寒实结胸证 ··· (109)

九、脏结证 ··· (111)

十、痞证 ··· (113)

（一）痞证的形成 ··· (113)

（二）大黄黄连泻心汤证 ·· (114)

（三）附子泻心汤证 ·· (116)

（四）半夏泻心汤证 ·· (117)

（五）生姜泻心汤证 ·· (119)

（六）甘草泻心汤证 ·· (121)

（七）痞证辨证 ·· (123)

十一、火逆证 ··· (129)

十二、欲愈候 ··· (134)

第五节　太阳病类似证 ··· (136)

一、风湿证 ··· (136)

二、十枣汤证 ·· (139)

三、瓜蒂散证 ·· (141)

第六节　辨表里治法及其先后缓急 ···································· (143)

［附］备考原文 ··· (148)

太阳篇小结 ··· (149)

第二章　辨阳明病脉证并治 ··· (152)

第一节　阳明病纲要 ·· (153)

一、阳明病提纲 ·· (153)

二、阳明病外证 ·· (154)

三、阳明病主脉 ·· (154)

第二节　阳明病病因病机 ··· (155)

第三节　阳明热证 ·· (160)

一、栀子豉汤证 ·· (160)

二、白虎汤证 ·· (162)

三、白虎加人参汤证 ·· (165)

四、猪苓汤证 ·· (167)

第四节　阳明实证 ·· (171)

一、承气汤证 ·· (171)

（一）调胃承气汤证 ……………………………………（171）

（二）小承气汤证 …………………………………………（175）

（三）大承气汤证 …………………………………………（177）

二、润导法 …………………………………………………（189）

三、下法辨证 ………………………………………………（193）

四、下法禁例 ………………………………………………（197）

第五节　阳明病兼变证 ……………………………………（201）

一、发黄证 …………………………………………………（201）

（一）茵陈蒿汤证 …………………………………………（201）

（二）栀子柏皮汤证 ………………………………………（203）

（三）麻黄连轺赤小豆汤证 ………………………………（204）

（四）寒湿发黄证 …………………………………………（206）

（五）欲作谷疸证 …………………………………………（206）

（六）被火发黄证 …………………………………………（207）

二、血热证 …………………………………………………（207）

第六节　阳明病辨证 ………………………………………（210）

一、辨中风中寒 ……………………………………………（211）

二、辨虚证实证 ……………………………………………（214）

［附］备考原文 ……………………………………………（217）

阳明篇小结 …………………………………………………（217）

第三章　辨少阳病脉证并治 …………………………………（220）

第一节　少阳病提纲 ………………………………………（220）

第二节　少阳病证 …………………………………………（221）

一、小柴胡汤证 ……………………………………………（221）

二、少阳病禁例 ……………………………………………（226）

第三节　少阳病辨证 ………………………………………（227）

第四节　少阳病兼变证 ……………………………………（230）

一、变证治则 ………………………………………………（230）

二、柴胡桂枝汤证 …………………………………………（230）

三、太阳少阳并病刺法 ……………………………………（232）

四、大柴胡汤证 ……………………………………………（233）

五、柴胡加芒硝汤证 ………………………………………（235）

六、柴胡桂枝干姜汤证 ……………………………………（236）

七、柴胡加龙骨牡蛎汤证 …………………………………（237）

八、黄芩汤、黄芩加半夏生姜汤证 ………………………（238）

九、传变及预后 ……………………………………………（239）

［附］热入血室 ……………………………………………（239）

［附］备考原文 ……………………………………………（241）

少阳篇小结 …………………………………………………（242）

第四章　辨太阴病脉证并治 …………………………………（244）

第一节　太阴病提纲 ………………………………………（244）

第二节　太阴病虚寒证 ……………………………………（245）

　　第三节　太阴病辨证 …………………………………………… (246)

　　　　一、辨太阴病兼表证 ……………………………………… (246)

　　　　二、辨太阴病腹痛证 ……………………………………… (247)

　　　　三、辨太阴病转愈与转属阳明 …………………………… (249)

　　　　四、太阴病欲愈候 ………………………………………… (251)

　　　　太阴篇小结 ………………………………………………… (252)

第五章　辨少阴病脉证并治 …………………………………………… (254)

　　第一节　少阴病提纲 …………………………………………… (255)

　　第二节　少阴寒化证 …………………………………………… (256)

　　　　一、少阴病（寒化）主要脉证 …………………………… (256)

　　　　二、四逆汤证 ……………………………………………… (257)

　　　　三、通脉四逆汤证 ………………………………………… (260)

　　　　四、白通及白通加猪胆汁汤证 …………………………… (261)

　　　　五、真武汤证 ……………………………………………… (264)

　　　　六、附子汤证 ……………………………………………… (266)

　　　　七、吴茱萸汤证 …………………………………………… (268)

　　　　八、桃花汤证 ……………………………………………… (268)

　　　　九、灸刺法 ………………………………………………… (270)

　　　　十、少阴病治禁 …………………………………………… (272)

　　　　十一、预后 ………………………………………………… (273)

　　　　（一）阳回者预后较佳 …………………………………… (273)

　　　　（二）阳亡者预后不良 …………………………………… (274)

　　第三节　少阴热化证 …………………………………………… (278)

　　　　一、黄连阿胶汤证 ………………………………………… (279)

　　　　二、猪苓汤证 ……………………………………………… (280)

　　第四节　少阴病兼变证 ………………………………………… (281)

　　　　一、麻黄细辛附子汤证与麻黄附子甘草汤证 …………… (282)

　　　　二、少阴三急下证 ………………………………………… (285)

　　　　三、热移膀胱证 …………………………………………… (286)

　　　　四、伤津动血证 …………………………………………… (287)

　　第五节　咽痛证 ………………………………………………… (289)

　　　　一、猪肤汤证 ……………………………………………… (289)

　　　　二、甘草汤证、桔梗汤证 ………………………………… (290)

　　　　三、苦酒汤证 ……………………………………………… (291)

　　　　四、半夏散及汤证 ………………………………………… (292)

　　　　[附] 备考原文 …………………………………………… (293)

　　　　少阴篇小结 ………………………………………………… (293)

第六章　辨厥阴病脉证并治 …………………………………………… (295)

　　第一节　厥阴病提纲 …………………………………………… (295)

　　第二节　寒热错杂证 …………………………………………… (296)

　　　　一、乌梅丸证 ……………………………………………… (296)

　　　　二、干姜黄芩黄连人参汤证 ……………………………… (299)

三、麻黄升麻汤证 ……………………………………………………… (300)

第三节 辨厥热胜复 ……………………………………………………… (301)

第四节 辨厥 …………………………………………………………… (306)

一、厥证机制 …………………………………………………………… (306)

二、热厥 ………………………………………………………………… (306)

三、寒厥 ………………………………………………………………… (308)

四、气郁致厥 …………………………………………………………… (310)

五、血虚致厥 …………………………………………………………… (311)

六、水饮致厥 …………………………………………………………… (313)

七、痰厥 ………………………………………………………………… (314)

八、冷结膀胱关元证 …………………………………………………… (315)

九、虚寒厥冷治禁 ……………………………………………………… (316)

第五节 辨下利 ………………………………………………………… (317)

第六节 辨呕哕 ………………………………………………………… (322)

一、辨呕 ………………………………………………………………… (322)

二、辨哕 ………………………………………………………………… (324)

第七节 预后 …………………………………………………………… (326)

一、辨厥阴中风愈与未愈 ……………………………………………… (326)

二、辨厥阴寒证自愈候 ………………………………………………… (327)

三、辨厥阴虚寒证危候 ………………………………………………… (328)

四、辨厥阴病下利的转归 ……………………………………………… (331)

厥阴篇小结 …………………………………………………………… (332)

第七章 辨霍乱病脉证并治 ………………………………………… (334)

霍乱病篇小结 ………………………………………………………… (344)

第八章 辨阴阳易瘥后劳复病脉证并治 …………………………… (346)

［附］备考原文 ……………………………………………………… (351)

阴阳易差后劳复病篇小结 …………………………………………… (351)

附篇 模拟试题及参考答案 ………………………………………… (353)

模拟试题（一） ……………………………………………………… (353)

模拟试题（二） ……………………………………………………… (355)

模拟试题（三） ……………………………………………………… (358)

参考答案 ……………………………………………………………… (360)

条文索引 …………………………………………………………… (365)

方剂索引 …………………………………………………………… (368)

附录 古今剂量折算表 ……………………………………………… (370)

一、本教材的《伤寒论》原文，以刘渡舟教授主编的《伤寒论校注》（人民卫生出版社 1991 年版）为蓝本。因其依据明·赵开美复刻宋本《伤寒论》的缩微胶卷而校注，这是目前国内难得一见的赵刻本，据此则可免除文字纷争。

二、本教材以方证（命名）归类为主，因而原文顺序必然前后易动，而序号不变，以利查阅。既以方证命名为主，则必然结合其他命名方法，如"火逆证"、"热移膀胱证"、"伤津动血证"等，盖以此类证候之下，并无方药故也；有些证候虽方药俱备，但若一律按方证命名，则使纲目庞杂，不利于初学者，如"润导法"、"辨太阴腹痛证"、"少阴三急下证"等；有些证候，从某个侧面看，可置于此处，若从另一侧面看，又可置于彼处，如第318条四逆散证，原出少阴篇，说明此证性质虽非少阴阳虚，但其临床表现，有类四逆汤证，作为二者之鉴别，是可取的。但若从病机属性来看，应为气郁致厥，亦可置于厥阴篇，以全诸厥之候，亦未尝不可取，本教材将其列入厥阴篇，仍属有据。凡此种种，虽属少数，惟坦诚相告而已，然不论将原文置于何处，在"分析"项下必然将彼此联系阐述清楚，乃不变之宗旨。盖以《伤寒论》原貌如此，而编撰者之安排，历来难尽如人意，亦未必不毁誉参半，而利于教学之苦心，当可共鉴。

三、为了符合成人教育之特点，本教材分总论、各论两部分。总论部分探讨《伤寒论》的学术渊源与学术成就、六经辨证等内容；各论部分在保持原有篇名基础上，分章节编写，使之眉目清楚。凡"原文"部分，设"词解"、"提要"、"分析"、"选注"、"治法"、"方药"、"方义"、"临床应用"、"现代研究"、"案例"等项，力求内容翔实，深入浅出，通俗易懂，层次分明，而且表、文并重，相得益彰，以利自学。特别是"临床应用"和"现代研究"方面，是此次所新增，内容以本学科近十年来的研究新进展为主，使教材与学术发展同步。犹须说明者，虽取材于近十年所公开出版（刊）之中医文献，然则仁者见仁，智者见智，故谨供参考，而临床之际，仍需医者深刻理解，灵活运用，不可照搬。

四、关于表格部分，本教材与全国高等中医院校函授教材《伤寒论讲义》（湖南科学技术出版社 1986 年版）相较，保留了"方格表"，而省略了"括弧表"，一则因为若保留"括弧表"，则必然增加不少篇幅，与有关规定不符。再则，授课过程中，发挥教师的主观能动性，十分重要，若事事见诸文字，则不利于发挥教师的主导作用，故尔割爱。

五、每章之前有概述，使学者开卷，先明概况。节之前有"目的要求"、"自学时数"；后有"自学指导"，以说明有关学习方法及本节的重点、难点、疑点等。还有"复习思考题"，让初学者反复学习，深入体会，以臻熟练。然则据《伤寒论》的具体情况，则节有所长，章有所短，故自学指导不能一律按节安排（某些部分按自然段），貌似体例未合，实则方便学者，幸勿见疑。

六、关于"六经欲解时"，仍按前述函授教材之旧例编写，此内容并非教学之重点内容，之所以保留者，一则可供参考，再则其时间节律对人体及疾病之影响，虽有共识，而尚未被深入揭示，因而确有保留之必要，以待来者。

梅国强

2002 年元月于武汉

伤寒卒病论集原序

論曰：余每覽越人入虢之診，望齊侯之色，未嘗不慨然歎其才秀也。怪當今居世之士，曾不留神醫藥，精究方術，上以療君親之疾，下以救貧賤之厄，中以保身長全，以養其生，但競逐榮勢，企踵權豪，孜孜汲汲，惟名利是務；崇飾其末，忽棄其本，華其外而悴其內，皮之不存，毛將安附焉？卒然遭邪風之氣，嬰非常之疾，患及禍至，而方震慄；降志屈節，欽望巫祝，告窮歸天，束手受敗。賷百年之壽命，持至貴之重器，委付凡醫，恣其所措。咄嗟嗚呼，厥身已斃，神明消滅，變為異物，幽潛重泉，徒為啼泣。痛夫！舉世昏迷，莫能覺悟，不惜其命，若是輕生，彼何榮勢之云哉？而進不能愛人知人，退不能愛身知已，遇災值禍，身居厄地，蒙蒙昧昧，蠢若遊魂。哀乎！趨世之士，馳競浮華，不固根本，忘軀徇物，危若冰谷，至於是也！

余宗族素多，向餘二百。建安紀年以來，猶未十稔，其死亡者，三分有二，傷寒十居其七。感往昔之淪喪，傷橫夭之莫救，乃勤求古訓，博采衆方，撰用《素問》、《九卷》、《八十一難》、《陰陽大論》、《胎臚藥錄》，并《平脉辨證》，為《傷寒雜病論》合十六卷，雖未能盡愈諸病，庶可以見病知源，若能尋余所集，思過半矣。

夫天布五行，以運萬類，人禀五常，以有五藏；經絡府俞，陰陽會通；玄冥幽微，變化難極。自非才高識妙，豈能探其理致哉！上古有神農、黃帝、岐伯、伯高、雷公、少俞、少師、仲文，中世有長桑、扁鵲，漢有公乘陽慶及倉公。下此以往，未之聞也。觀今之醫，不念思求經旨，以演其所知，各承家技，終始順舊，省疾問病，務在口給，相對斯須，便處湯藥。按寸不及尺，握手不及足；人迎、趺陽，三部不參；動數發息，不滿五十。短期未知決診，九候曾無髣髴；明堂闕庭，盡不見察，所謂窺管而已。夫欲視死別生，實為難矣！

孔子云：生而知之者上，學則亞之。多聞博識，知之次也。余宿尚方術，請事斯語。

【目的要求】

1. 熟悉概论中《伤寒论》六经辨证方法，六经辨证与八纲辨证、脏腑辨证的关系，以及六经病证治则。

2. 了解《伤寒论》的沿革、学术渊源、学术成就和"伤寒"的涵义。

【自学时数】 8 学时。

一、《伤寒论》的作者

《伤寒论》是东汉末年伟大医学家张仲景所著，据有关文献推测，张氏生活于公元150～219年，河南南阳人（今河南南阳邓县）。自幼聪颖，勤奋多思，师从同郡张伯祖，不仅尽得其传，且识用精微过其师。自《伤寒论》问世以来，对中医学术的发展、影响深刻，迄今不衰。其书被后世奉为经典，其人被尊为医圣。

张仲景生平事迹，《后汉书》无传，兹引林亿《伤寒论序》以供参考："张仲景，《汉书》无传，见《名医录》，云：南阳人，名机，仲景乃其字也。举孝廉，官至长沙太守，始受术于同郡张伯祖，时人言，识用精微过其师。所论著，其言精而奥，其法简而详，非浅闻寡见者所能及。"此言对张氏医术之精奥，评析十分准确，然是否官至长沙太守，则史料不详。

二、《伤寒论》的版本沿革和学术发展概要

《伤寒论》是《伤寒杂病论》的一个组成部分，约成书于东汉末年。其时封建割据愈演愈烈，政治昏暗，战争纷起，灾疫连年，以致民不聊生，贫病交加。古谚云："大兵之后，必有大疫。"张仲景《伤寒论序》曰："余宗族素多，向余二百，建安纪年以来，犹未十稔，其死亡者，三分有二，伤寒十居其七。"曹植在《说疫气》中曾描写了当时疫疠流行的惨状："疠气流行，家家有僵尸之痛，室室有号泣之哀，或阖门而殪，或复族而丧。"兵灾与疫疠，如此惨烈，因而激发了张仲景发奋于医学并从事著述的热情和责任感。他说："感往昔之沦丧，伤横夭之莫救，乃勤求古训，博采众方，撰用《素问》、《九卷》、《八十一难》、《阴阳大论》、《胎胪药录》，并《平脉辨证》，为《伤寒杂病论》，合十六卷。"

《伤寒杂病论》成书以后，由于战乱频繁，以致原书流散于民间，难以得见。后经太医令王叔和将原书的伤寒部分搜集整理成册，名为《伤寒论》。王叔和上距仲景时代不远，他所编次的《伤寒论》应该说是比较符合原貌的。此后又经两晋、南北朝，该书仍流散于民间，私相授受。唐代孙思邈撰《千金要方》时，仅少数征引了该书内容，而未窥全貌，故发"江南诸师秘仲景要方不传"之慨。孙氏晚年撰《千金翼方》时，始收载了《伤寒论》全书内容，并载于卷九、卷十之中，可视为《伤寒论》最早的版本。下至宋代，高保衡、孙奇、林亿等人，受朝廷所诏，校正并刊行了《伤寒论》。据林亿等序文说："以为百病之急，无急

于伤寒，今先校订张仲景《伤寒论》十卷，总二十二篇，证外合三百九十七法，除重复，定有一百一十二方，今请颁行"，一般称此为"宋版本"。考"宋版本"完成于公元 1065 年，距仲景约 800 多年，后来流行十分广泛。不过目前"宋版本"亦未可得见，仅有明·赵开美的复刻本（明万历二十七年，即公元 1599 年，又称赵刻本）。因其照宋版复刻，应当接近"宋版本"的真面目。另有成无己著《注解伤寒论》（公元 1144 年），称为"成注本"。该本经明代嘉靖年间汪济川校刊，因几经翻印，少有错漏。以上是目前国内广为流行的两种版本。明、清两代，系统研究和整理《伤寒论》者，名家辈出，如王肯堂、方有执、张隐庵、张路玉、柯韵伯、钱天来、尤在泾诸家，皆学有成就，阐发仲景余蕴，各见其长。而对《伤寒论》临床运用之成果，则散见于名家医论、医话、医案之中，举不胜举。特别是清代，编纂《医宗金鉴》，集医学各科之大成，而以《订正仲景全书》揭诸编首，则《伤寒论》在中医学中之作用与地位，可见一斑。民国以来，亦不乏名家，有依仲景成法，而详为诠释者，如曹颖甫《伤寒发微》；有衷中参西而畅述己见者，如恽铁樵《伤寒辑义按》、陆渊雷《伤寒论今释》；至于生动活泼运用《伤寒论》而卓有成效者，如张锡纯《衷中参西录》等。1949年中华人民共和国成立以来，在党的中医政策指引下，大力提倡继承与发扬中医药学遗产，仍将《伤寒论》置于必读的经典著作地位。国家卫生部或中医药管理局主持编写了中医各科教材，其中，1959 年、1963 年、1978 年、1982 年、1994 年曾 5 次编写了《伤寒论讲义》（或《伤寒论选读》），目前正计划再次修订付刊，作为统一教材，供全国中医院校教学之用。至于有关单位及学者之著作而付诸刊行者，数目之多，难以统计；见于中医刊物之论文及临床成果，更是目不暇给。尤为可喜者，自 20 世纪 80 年代以来，用实验方法研究《伤寒论》者，日渐增多，出现了一些可喜的苗头，值得引起重视，并不断总结经验教训，使现代研究方法与《伤寒论》有机地结合起来。

此次编写《伤寒论》成人教育教材，是在本书 1986 年版高等中医函授教材的基础上作较大的修订，其宗旨仍为发扬仲景学术，利于自学。

三、《伤寒论》的学术渊源与成就

张仲景在撰用《素问》等古典医著的基础上，总结了汉代以前的医学成就和广大医药工作者同疾病作斗争的丰富经验，并结合自己的学术思想和临床经验，经过长期艰苦努力，著成我国第一部理法方药比较完善的辨证论治专书——《伤寒杂病论》。它既是临床经验的总结，亦是中医学术理论的升华，特别是对临床医学，有创造性的发展。

《伤寒论》的学术成就，首推创立了六经辨证论治体系，它概括了脏腑经络、气血阴阳、精神津液等生理功能及其间的运动变化联系，并根据六淫致病后的各种病态关联，时刻关注邪正盛衰；动态观察病情变化，以明疾病之所在、证候之进退、预后之吉凶，从而拟定正确的治疗措施。其辨证，必辨表里、阴阳、寒热、虚实、真假、气血、主证副证、经络脏腑及其相互转化，处处体现了对立统一法则和整体恒动观。其论治，必因证立法，因法设方，因方用药，法度谨严。论中载药不过 92 味，而组成 113 方（缺一方），实际运用了汗、吐、下、和、温、清、消、补等法，对多种外感热病，提出了准确而有效的治疗措施。然则，论中还包涵了若干杂病内容，若能进而灵活运用六经辨证原理，并对方剂作适当化裁，则一部研究外感热病之书，可移作内伤杂病之用。其次书中方剂，配伍严谨，用药精到，功效明确而显彰，故许多方剂，不失为千古名方，有些方剂正成为目前中西医结合研究的课题，并取得一些成果。如大柴胡汤之治多种胆道或胰腺疾患，并有治疗高血压和降血脂作用；当归四逆汤之治雷诺病、肢端硬皮症；小柴胡汤治疗多种发热或感染性疾患等。第三，汉代以前的医学界，有"医经家"和"经方家"之分，所谓"医经家"是侧重于医学理论探讨，多有论无方；"经方家"是侧重于医药技术研究，多有方无论。二者虽各有所长，但若长期延续下去，必然会对理论联系实际带来不利影响，而《伤寒论》则是将二者有机地结合起来，树立了理法方药相贯的整体学术思想，对于能动地认识和治疗疾病，有其深远影响。第四，《伤寒论》的辨证论治原理及其蕴藏的温病学知识，对后世医家启发很大，如温病学说，就是在《伤寒论》的基础上发展起来的。《伤寒论》作为一门学科，也是在不断发展提高的，我们必须继承与发扬并重，努力推陈出新。

四、伤寒的含义

伤寒有广义与狭义之分。广义伤寒是一切外感热病的总称，即《素问·热论》所言："今夫热病者，皆伤寒之类也。"《难经·五十八难》曰："伤寒有五：有中风，有伤寒，有湿温，有热病，有温病。"古代将一切外感热病称为伤寒，是知识分子的习惯称呼，如《千金方》引《小品方》云："伤寒，雅士之词，云天行、瘟疫，是田舍间号耳。"《肘后方》云："贵胜雅言，总名伤寒，世俗因号为时行。"又云："伤寒、时行、瘟疫名同一种耳，而本源小异。"以上征引，足以说明广义伤寒即外感热病。狭义伤寒是指外感风寒，感而即发的疾病，即"伤寒有五"中之"伤寒"，或如《伤寒论》第三条所指之"伤寒"，它与西医学所言由伤寒杆菌引起的伤寒不同。

五、六经的概念

《伤寒论》以六经为辨证论治的纲领。六经即太阳、阳明、少阳、太阴、少阴、厥阴。六经之中，又分手足二经，因而总领十二经及其所属脏腑。六经辨证就是以六经所系的脏腑经络、气血阴阳、精神津液的生理功能和病理变化的综合辨证论治体系。并根据人体抗病力的强弱，病势的进退缓急等各方面因素，将外感热病演变过程中所表现的各种病证，进行综合分析，归纳其证候特点，病变部位，损及何脏何腑，寒热趋向，邪正盛衰等，而分为六经病证，以作诊断治疗的依据。

《伤寒论》的六经辨证是在《素问·热论》六经分证的基础上发展起来的，然则二者又有显著差别，如《热论》只论述了部分热证、实证，未涉及虚证、寒证；变化只有两感；治疗仅限于汗、下两法，既不全面，又不具体。《伤寒论》则全面讨论了六淫为患、脏腑经络、营卫气血、邪正消长、虚实转化、表里出入、阴阳盛衰等多种病证及其变化。其治疗，实际包括八法，而且针药并用。因此《伤寒论》的六经，既是辨证的纲领，又是论治的准则。

历代医家对《伤寒论》六经辨证的认识，见解不一，有以经络来解释的，有以脏腑来解释的，并有从气化、部位、阶段、症群等观点来解释的。这些看法，各有一定理由。为进一步探讨六经辨证提供了线索和资料，况且见仁见智，互有发挥。但是这些说法，又各有其片面性。因为脏腑是人体功能活动的核心，所以必然会涉及全身各部，这说明研究六经病变，不能单从脏腑，而应从多方面进行研究。就经络而言，它固然是六经辨证的一个重要部分，但是它内而隶属脏腑，外而网络全身，并且运行气血阴阳，与全身构成一个密不可分的有机整体，故研究经络者，不能离开脏腑、气血、阴阳，否则经络便是无本之木。所谓气化说，简言之，是对人体功能活动总的概括，即气化正常，人体健康；气化失常，则疾病由生。故从气化而研究六经病变者，固然有利于了解各种不同病变的生理病理状况。但是不应忽略脏腑、经络等方面的作用，因为离开了脏腑经络，便无所谓功能活动。至于部位、阶段、症群等说，在临床上确有其征验，不过这些征验都是疾病的外在表现，根据审证求因的观点，则不能将六经辨证局限于外在表现上，而应察外知内，求其根源。由上所述，我们在讨论六经辨证时，应将上述种种学说有机地结合起来，取长补短，以正确理解《伤寒论》六经辨证的意义。

六、《伤寒论》的辨证方法

（一）六经辨证

六经辨证是根据六经所系脏腑经络等的病变而反映于外的证候、脉象，结合体质等因素，进行全面综合分析，而决定其病位、性质、病机、病势等，既用六经理论加以统括，又从六经中探索其复杂而微妙的关系。是以合而言之，其病有六；分而言之，则变化无穷，这就是六经辨证的优点。不仅如此，从每篇题为《辨××病脉证并治》来看，六经辨证还须从各种病证中，辨出病、脉、证、治四个方面的内容。可见通常所称的六经辨证，实际是以上四方面内容的简称。兹将六经辨证的大体情况简述于下。

太阳亦称巨阳，《素问·热论》曰：“巨阳者，诸阳之属也，其脉连于风府，故为诸阳主气也。”这说明太阳经阳气旺。惟其如此，故能主一身之表，为诸经之藩篱，又统摄营卫，而有卫外功能。凡风寒之邪袭表，则太阳首当其冲，而出现风寒表证，属于外感疾病的早期阶段。惟其风寒在表，故以“脉浮，头项强痛而恶寒”为太阳病提纲。换言之，凡见此脉此证者，即可称为太阳病。太阳虽然主表，但是病邪循经入里，仍可出现里证，故太阳一经复有表里之分。太阳表证依病者体质不同，而有中风和伤寒两大类型。如发热恶风寒，头项强痛，自汗，鼻鸣干呕，脉浮缓等，称为太阳中风证（表虚证）。其病机为风寒袭表，腠理疏松，营卫不和。若见发热，恶风寒，头项强痛，身疼腰痛，骨节疼痛，无汗而喘，脉浮紧者，称为太阳伤寒证（表实证）。乃风寒束表，腠理致密，卫郁营遏所致。太阳里证有蓄水、蓄血之分，亦称为太阳腑证。若太阳表证不罢，外邪乘机深入膀胱之腑，以致膀胱气化失职，水气蓄留而不得下行，故有脉浮发热，烦渴，或渴欲饮水，水入则吐，小便不利，少腹里急等，名曰蓄水。若外邪乘机深入下焦膀胱部位，化热而与瘀血相搏者，则见少腹急结。或少腹硬满，其人如狂或发狂，小便自利等，是为蓄血。太阳病程中，随感邪轻重，脏腑阴阳偏胜偏衰，或宿疾等因素，而证候常有兼夹或传变。若病以太阳为主，而又兼某证者，即称太阳兼证，如太阳中风兼喘、兼汗漏不止等。有因误治失治，或病情自身发展，而变为某证者，称为太阳变证，如结胸、痞证、火逆等等。

阳明主燥，多气多血，又主津液所生病，故邪入阳明，多从燥化，无论阳明自身受邪，或病邪由他经传来，其证多属里热燥实性质，故阳明病以“胃家实”为提纲。此提纲仅从病机上加以概括，欲明其主症，还须结合身热、汗自出、不恶寒、反恶热、口渴、脉大等。换言之，凡见此脉此证者，即可称为阳明病。阳明病随其燥热与肠中糟粕相结与否，而有热证、实证之分。如燥热虽盛，未与糟粕相结，而循经充斥于全身者，是热而无形，故有身大热、汗自出、不恶寒、反恶热、脉洪大、大渴引饮等，称为阳明热证，亦称阳明经证。若燥热之邪与肠中糟粕搏结不解，以致燥屎阻滞，腑气不通者，常见潮热、谵语、手足溅然汗出、腹满硬痛、不大便、脉沉实，甚则目中不了了、睛不和、循衣摸床、微喘直视、惕而不安等，称为阳明实证，亦称阳明腑实证。又有胃热约束脾之转输功能，大便硬结，不大便十日无所苦者，名曰脾约证。另有胃肠津亏而大便硬结等证，均属阳明范畴。此外，阳明篇中还有湿热发黄、血热致衄、蓄血、阳明中寒等证。

少阳主相火，主枢机。病则相火上炎，枢机不利，故以"口苦、咽干、目眩"为少阳病提纲。其主要脉证还有往来寒热、胸胁苦满、默默不欲饮食、心烦喜呕、舌苔白、脉弦细等。少阳病可由它经传来，亦可本经自受。病入少阳，则已离太阳之表，未入阳明之里，从三阳证深浅层次而论，将少阳称为半表半里。惟其界乎表里之间，故少阳病有兼表兼里的不同证型，如发热、微恶寒、肢节烦疼、微呕、心下支结等，是少阳兼太阳表证。如见往来寒热、呕不止、心下急，或心下痞硬、郁郁微烦，或潮热、不大便等，是少阳兼阳明里证。有少阳病误下后，而使病邪弥漫，表里俱病，虚实相兼者，见胸满烦惊、小便不利、谵语、一身尽重、不可转侧等。有少阳兼水饮内结者，见往来寒热、心烦、胸胁满微结、小便不利、渴而不呕，但头汗出等。

太阴主湿，主运化精微物质，然必赖阳气之温煦。病入太阴，则以脾阳不运；寒湿阻滞为主，故以"腹满而吐，食不下，自利益甚，时腹自痛"为提纲。太阴病可由三阳传陷而入，亦有本经自受寒邪而起者。当太阴病已成，而太阳表证未罢之时，即是太阴兼太阳证（第163条）。论中有"太阴病，脉浮者，可发汗"之文，是脾虚之人患外感，而以太阳病为主，或太阴病里和而表未解，故汗法可为权宜之计。太阴病进一步发展，可致脾肾两虚，而使病情向少阴转化。太阴病当阳气恢复之时，可有"脾家实，腐秽当去"之自愈机转。若太阳病日久，寒湿郁而化热者，亦可转属阳明。

少阴为水火两脏，故其病有寒化、热化两途。少阴寒化证由阴盛阳衰、气血不足而成，故凡见脉微细，但欲寐者，即属此类。其证还多见恶寒蜷卧、不发热、心烦或烦躁，下利清谷、口中和。或渴喜热饮，饮量不多，小便清利，手足厥冷等。甚则阳气大虚，阴寒内盛，虚阳外扰，而反见不恶寒、发热、面赤、烦躁、脉微欲绝等内真寒、外假热之象。以上病情，多在外感热病的后期危重阶段出现。少阴热化证则由肾水不足，心火上炎，水火不济而成，以心中烦不得卧、咽干咽痛，或下利口渴、舌红或绛、少苔或无苔、脉细数等为主要脉证。热化证有些虽然未必危重，然亦多见于热病后期。此外，少阴病的变化，亦较复杂，如兼太阳证未罢者，便是少阴兼太阳证。有少阴热化津伤，邪热归并阳明而成腑实者，即所谓少阴急下证。还有热移膀胱及下厥上竭等不同证候。

厥阴主风木，下连少阴寒水，上承心包相火，同时厥阴与脾胃，有木土相克关系，故厥阴病较为复杂，有些证候相当危重，多出现于外感热病的末期。厥阴病可归纳为上热下寒、厥热胜复，以及厥、利、呕、哕四大证候。厥阴病提纲曰："厥阴之为病，消渴，气上撞心，心中疼热，饥而不欲食，食则吐蛔，下之，利不止。"此实为上热下寒，寒热错杂证候。又有蛔厥证；呕吐下利，饮食入口即吐证；咽喉不利，唾脓血，泄利不止证，均属此类。厥热胜复，多是厥阴寒证中出现的阴阳争胜现象，其特点为手足冷（下利）与发热交错出现，若阴邪胜则厥利，阳气胜则发热。由于阴阳胜复未定，故厥利与发热时间互有短长，一般可从二者时间孰长孰短，加以比较，以推测阴阳消长，邪正胜负，从而判断其预后。如厥热相等，或热多于厥，是阳气来复，阴寒消退，正能胜邪之佳兆。若厥多于热，是邪盛正衰，主病进。若厥回之后，发热不止，是阳复太过，可转化为下利脓血或喉痹等热证。若发热之后，复厥不止，是阳复不及，阴寒转重。

厥阴篇中以手足厥逆为多见。其病机为"阴阳气不相顺接"，其表现为手足冷，轻者仅十指（趾）清冷，重者则手冷过肘、足冷过膝。引起阴阳气不相顺接的原因甚多，故厥逆亦有多种，如脏厥、蛔厥、寒厥、热厥、血虚寒凝致厥、水停致厥、痰实致厥等，各随其证而治之。厥阴下利，证候不一，有寒利、热利、寒热错杂之利。呕有下焦阳虚，阴寒上逆之呕；有肝气挟浊阴上逆之呕；有厥阴转出少阳之呕而发热。哕证亦有虚寒、实热之分，均应审证求因，审因论治，各得其宜。

（二）六经辨证与八纲辨证的关系

八纲辨证是明清时代逐步总结和完善起来的一种辨证纲领，它源于《内经》、《伤寒论》等古典医著，尤其是《伤寒论》的六经辨证，为八纲辨证奠定了基础。八纲辨证是对一切疾病的大体病位和证候性质的概括，它和六经辨证（或其他辨证）有密切关系，因为六经病证的发生、发展、变化，关系着疾病性质、发展趋向和预后。所以《伤寒论》的六经病证中，无不贯串着阴、阳、表、里、寒、热、虚、实的内容。由是言之，《伤寒论》中虽无八纲之名，但有八纲之实，且渗透于六经辨证之中，而不自成体系。

从三阴三阳的证候性质而论，大致三阳病为正气盛，抗病力强，邪气实，病情一般呈亢奋状态；三阴病为正气衰，抗病力弱，病邪未除，病情一般呈虚衰状态。因而三阳证多属阳热实证，概括为阳证。三阴证多属阴寒虚证，概括为阴证。这是扼要说明六经辨证与八纲辨证中阴阳总纲的关系。若就阴、阳而言，《伤寒论》中所涉及的阴阳，有时指不同事物的相对属性，如第7条"病有发热恶寒者，发于阳也；无热恶寒者，发于阴也……"是说明三阴三阳证的一般临床特征。又如阳虚证、阴虚证，是从功能和物质的消耗分阴阳，而实质均属虚证范畴，不能和第7条所指的阴阳相混。再如第141条"病在阳应以汗解之"之"阳"，是指"表"而言，并不代表整个阳证。因此对阴阳二字，应作具体分析。

表里是分析病位深浅的纲领。概括地说，邪在皮腠、经络、卫气属表，其证一般表浅而轻；邪入脏腑、骨骼、营血属里，其证一般深重，同时表里还说明病势的趋向，如由表入里，由里出表。出表为顺，入里为逆。表里的概念有时也说明治则，如先表后里、先里后表、表里同治。总之，对表、里二字的认识，应具体问题，具体分析。一般认为三阳属表，三阴属里，然而表里中复有表里，以三阳为例，则太阳属表，少阳属半表半里，阳明属里。进而以太阳对少阳来说，前者属表，后者属里。少阳对阳明而言，则少阳属表，阳明属里。又从相关脏腑的表里关系来说，如太阳属表，少阴在里；阳明属表，太阴在里；少阳属表，厥阴在里。可见理解六经病证的表里关系，对临床有很重要的意义。

寒热是辨别证候性质的纲领。凡病情表现为形寒肢冷、喜温而病势沉静者，多属寒证；凡病情表现为身热、恶热而渴饮，病势亢奋者，多属热证。如阳明病燥热亢盛，不恶寒、反恶热、汗多渴饮等，是在里的热证。少阴病阴寒内盛、阳气衰微、脉微细、但欲寐、形寒肢冷等，是在里的虚寒证。又如同一下利，亦有寒热之分，如葛根芩连汤证、白头翁汤证属热；四逆汤证、理中汤证属寒。如此深入分析，则有证必有寒热。单纯的寒热，辨之尚易；错杂之寒热，其辨较难。如半夏泻心汤证，属脾胃不和，寒热错杂于中焦，以呕而肠鸣、心下痞、下利等为主要特征。乌梅丸证是邪入厥阴，上热下寒，阴阳逆乱，蛔虫内扰所致。证见厥逆呕吐，静而复时烦等。更有寒热之真假，尤须留心辨别，如第317条"少阴病，下利清谷，里寒外热，手足厥逆，脉微欲绝，身反不恶寒，其人面色赤，或腹痛，或干呕，或咽痛，或利止脉不出者，通脉四逆汤主之"，是内真寒，外假热；第350条"伤寒脉滑而厥者，里有热也，白虎汤主之"是内真热外假寒。寒热在一定条件下，还可以相互转化，如三阳证可因误治失治，损伤阳气，而转化为虚寒证。三阴证亦可因阳复太过，或温燥过剂，而转化为阳热证。

虚实是辨别正邪盛衰的纲领。凡病必有邪正盛衰，故有虚证、实证。《素问·通评虚实论》曰："邪气盛则实，精气夺则虚"，可见虚指正气，实指邪气。明确这点，是临证时准确运用扶正、祛邪或攻补兼施的关键。《伤寒论》对辨正邪虚实和转虚转实特别重视。如第70条"发汗后，恶寒者，虚故也；不恶寒，但热者，实也，当和胃气，宜调胃承气汤"。第68条"发汗病不解，反恶寒者，虚故也，芍药甘草附子汤主之"。这是通过发汗后寒热趋向以定虚实。又如第49条"脉浮数者，法当汗出而愈。若下之，身重，心悸者，不可发汗，当自汗出乃解。所以然者，尺中脉微，此里虚，须表里实，津液自和，便自汗出愈"。第50条"脉浮紧者，法当身疼痛，宜以汗解之，假令尺中迟者，不可发汗，何以知然，以营气不足，血少故也"。这是从脉证变化以判虚实。同时，虚实亦可依一定条件而相互转化，如太阴病寒湿郁久化热，可转化为阳明病；阳明病清下太过，可转化为太阴病。

以上诸例，可以说明六经辨证与八纲辨证的密切关系。一般说来，八纲辨证是对病位、病性、邪正盛衰等方面的总概括，六经辨证则具体分析了表里阴阳寒热虚实的各种不同证候。今以寒热为例，寒证有分别属于三阴的，热证有分别属于三阳的，虚实等亦然。况且常在一经病变过程中，复有表里阴阳寒热虚实的不同变化，情形较为复杂，是以六经辨证与八纲辨证，有互补之妙，而无对峙之形。

（三）六经辨证与脏腑辨证的关系

前已论及，脏腑是人体功能活动的核心，并通过经络气血等，与全身各部有机地联系起来，如《素问·海论》所说："夫十二经脉者，内属于脏腑，外络于肢节。"况且六经证候的产生，是脏腑经络病理变化的反映，因此六经辨证必然与脏腑辨证有着十分密切的联系。以太阳病为例，其病虽属表证，然有循经入里之时，邪入膀胱，影响气化功能，以致水蓄不行者，谓之太阳蓄水证；它既是六经证候，亦是膀胱证候。阳明乃胃与大肠之通称，如白虎汤证，既是阳明经证，亦是胃热证候。若燥热与糟粕相搏，结为硬粪，阻塞大肠，腑气不通者，在《伤寒论》中称为阳明腑实证，若以脏腑而论，亦是胃肠燥实证。胆与三焦统属少阳之腑，病入少阳则胆火上炎，因而口苦、咽干、目眩，可见少阳病与胆腑有关。少阳一经之病可以涉及多脏腑，如小柴胡汤证可兼水饮内停而致心下悸、小便不利；或水寒犯肺而咳逆者，是少阳病而累及心肺三焦等脏腑。脾属太阴，太阴病多为脾阳不足，运化失职，寒湿内阻，故有腹满而吐、食不下，时腹自痛、下利等，此证称为脾阳虚或太阴病，大同小异。少阴统心肾二脏，或为心肾阳气俱虚，气血不足，而见脉微细、但欲寐，甚或厥逆、下利清谷等。或为心火上炎，肾阴虚竭，见心中烦、不得眠、咽干、舌绛少苔、脉细数等。肝为厥阴之脏，其病虽然复杂，但以寒热错杂证较为多见，如消渴，气上撞心，心中疼热，饥而不欲食、食则吐，或下利等，其病与厥阴之邪侵犯脾胃有关。吴茱萸汤证是肝气挟浊阴上逆所致。故六经辨证与脏腑辨证密不可分。当然脏腑辨证不等于六经辨证，因为有些证候，难以脏腑辨证作完整而准确的归纳，例如血虚寒凝证（当归四逆汤证），固然与肝有关，但是此病涉及血脉，故称厥阴血虚寒凝证较为妥当。又如结胸、悬饮等证，与肺气有一定关系，但是水饮在胸膈，乃病位之真谛，且多由太阳病传变而来，故将其列于太阳变证中。由上所述，学者对以上两种辨证纲领，应知其异同，相互补充，灵活掌握。

（四）六经病的传变规律（合病、并病、直中）

六经病证的传变，在《伤寒论》中是一个重要问题。六经病既是脏腑经络的病理反映，而脏腑经络之间，又是彼此联系和影响着的，故一经病变，常会涉及另一经或多经，因而出现相互传变，或合病、并病等。

传，指传经，是病情循着一般规律的发展，由一经传到另一经，如太阳病传为阳明病或少阳病等。

变，是指疾病不循一般规律发展，而起性质变化，如太阳病变为坏病，阳证变为阴证等。传和变又有密切联系，故常传变并称。六经病证的传变，须凭脉证以作判断，不能计日传经，如第270条"伤寒三日，三阳为尽，三阴当受邪，其人能食而不呕，此为三阴不受邪也"，就说明这一问题。柯韵伯更说得清楚："旧说日传一经，六日至厥阴，七日再太阳，谓之再经。自此说行，而仲景之堂，无门可入矣。"可见六经病的传变，不依日程而定，而是决定于以下三个主要因素：一为正气强弱，一为感邪轻重，一为治疗当否。情形虽然较为复杂，但仍有一定规律可循，即在一定条件下，病证既可传变，亦可不传变。若发生传变，病情以由表入里，由浅入深，由轻而重为逆；反此为顺。

凡两经或三经证候同时出现者，称为合病。如太阳阳明合病、太阳少阳合病、阳明少阳合病、三阳合病即是。凡一经证候未罢，继而又见一经证候者，谓之并病，如太阳少阳并病等。凡素体虚弱，感受外邪，病证不经三阳阶段，直接出现三阴证候者，名为直中。

七、六经病证治则治法

六经病证治则，将于各篇详细讨论，此处仅作概略说明。从总的精神来说，治疗原则不外扶正与祛邪两方面，而扶阳气、存津液的学术思想，始终贯串于各种治疗过程之中，从而达到邪祛正安的目的。《伤寒论》的治法，实际包含了汗、吐、下、和、温、清、消、补八法。太阳病为风寒表证，故宜发汗。又随无汗或自汗之不同，而分为调和营卫、解肌祛风和辛温发汗二法。若太阳病不解，循经入腑，则有蓄水、蓄血之分。其蓄水者，宜化气行水；蓄血者，宜活血逐瘀。阳明为燥热证，有经、腑证之分，经证用清法，腑证用下法。少阳为半表半里证，既不可发汗，又不可清下，因其枢机不利，邪正相争，故法宜和解。太阴病以脾虚寒湿为主，故宜温中散寒祛湿。少阴寒化证，以回阳救逆为主；热化证以育阴清热为主。厥阴病证候复杂，治法未可一律，大致有寒以治热，热以治寒，或寒温并用等法。

在疾病过程中，有表里证混同出现者，须根据表里证之轻重缓急，而决定不同治法。先表后里是治疗常法，多用于表里同病，而以表证为主的病情，如葛根汤治疗太阳表实为主而兼下利的病情便是。先里后表，是治疗的变法，适于表里同病，而以里证为重为急的病情，因为此时里证的发展，决定着病势的吉凶、病人的安危，故须急予治里，待里证解除之后，再视表证如何，相机治表。如少阴病，下利清谷，兼有表证时，则先予四逆汤救里，后予桂枝汤治表即是。表里同治，是表里证同时治疗的方法，因为当表里证相对均衡时，单治其表，则里证不除；纯治其里，则表证不解，故须同治。如柴胡桂枝汤治少阳兼太阳证之相对均衡者；小青龙汤治太阳病兼水饮咳喘者。有时从一般来看，表里证尚属相对均衡，但若仔细分析，于均衡之中，仍有所侧重。如桂枝人参汤，侧重治太阴虚寒（里证），兼治太阳之表；大青龙汤侧重治太阳之表，兼清里热等，是其例证。

自 学 指 导

1. 学习概论部分的目的，是为了在学习原文之前，对《伤寒论》有一个大略的了解，以利今后之学习。

2. 概论部分以六经的概念、《伤寒论》的辨证方法、六经病证治则为重点内容，应当熟悉。这里所说的熟悉，是指熟悉其大体精神，欲求熟悉具体内容，还须在今后结合原文，深入钻研。兹将有关内容说明如下：

六经指太阳、阳明、少阳、太阴、少阴、厥阴，其中每一经又分手足二经，因而它总领十二经脉，及其所属脏腑。六经辨证，就是以六经所系的脏腑经络、气血阴阳、精神津液的生理功能和病理变化，进行辨证论治。六经辨证来源于《素问·热论》，而高出其上。六经病证变化无穷，然各经必有其主证，这是为各经病变性质所决定的。如太阳病以发热恶寒、脉浮、头项强痛为主证，其余各经主证亦应熟悉。

六经辨证与八纲辨证的关系十分密切，二者应相互补充。一般说来，三阳病为阳证，三阴病为阴证。凡邪在皮腠、经络、卫气者属表；邪入脏腑、骨骼、营血者属里。凡形寒肢冷，喜温而病势沉静者为寒；身热恶热，病势亢奋者为热。虚指正气虚，实乃邪气实。然而六经病证又各有寒热虚实，应作具体分析。

六经根于脏腑，故六经辨证必须结合脏腑辨证来看，如何具体结合，固然较为复杂，但是将各经及其所系脏腑视为统一整体，则是讨论这一问题的一般规律。

六经病有传、变、合病、并病、直中等，虽各有一定含义，但是它们都是研究疾病演变规律的，因而不可相互割裂。疾病的传变与否，决定于三个要素：一为正气强弱，一为感邪轻重，一为治疗当否。

六经病证治则，不外扶正祛邪两方面，而扶阳气、存津液的学术思想，始终贯串于各种治疗过程中。治则是通过治法体现的，如太阳病宜用汗法；阳明病宜用清下之法；少阳病当予和解；太阴病当温中散寒祛湿；少阴寒化证以回阳救逆为治，热化证以育阴清热为法；厥阴病较为复杂，须根据病情，寒者热之，热者寒之，寒热错杂者，则寒热并用。

【复习思考题】

1. 目前在我国广泛流行的《伤寒论》版本有哪两种？是怎样流传下来的？
2. 简述《伤寒论》的学术渊源及其成就。
3. "伤寒"的含义是什么？
4. 怎样理解《伤寒论》的六经辨证？简述其主要内容。
5. 六经辨证与八纲辨证、脏腑辨证的关系如何？试举例说明之。

〔梅国强〕

第一章　辨太阳病脉证并治

太阳指足太阳膀胱和手太阳小肠，且与少阴心肾为表里。《灵枢·经脉》云："膀胱足太阳之脉，起于目内眦，上额交巅。其支者，从巅至耳上角；其直者，从巅入络脑，还出别下项，循肩膊内，挟脊抵腰中，入循膂，络肾，属膀胱……"。小肠手太阳之脉，起于小指外侧，循臂至肩，上行络心，属小肠，支脉上循面颊。

从其相关脏腑功能而言，膀胱者，州都之官，职司水液之藏泄；小肠者，受盛之官，泌别水谷之清浊。二者相互协调，在人体津液代谢过程中起着十分重要的作用。然其功能发挥正常与否，则每与心火肾阳之盛衰密切相关。

又太阳主开，统摄营卫，为六经之藩篱，主一身之大表。盖足太阳经脉挟督脉而行，而诸阳皆统于督脉，故太阳为诸阳主气。

太阳病，为外感热病之初期阶段。外邪袭人，太阳首当其冲，故外感病多起于太阳。太阳受邪，营卫失调，每以发热恶寒，头项强痛，脉浮为其基本证候特征。临床上因感邪性质有异、程度不同，更因人体禀赋阴阳盛衰有别，而呈现出太阳伤寒、中风、温病等不同的发病类型。

六经辨证体系所论之太阳病，主要以外感风寒之邪侵袭太阳而引起的伤寒、中风为其基本证型。在这两大证型基础上，以大量篇幅讨论基本病证之兼挟、误治失治之补救、病证异同之鉴别、病证之转归及预后等具体临床问题，内容丰富，颇切实用。为便于理解掌握，一般习惯以主证、兼证、变证、类证等概念，分别指代基本病证、兼挟病证、传变病证和类似病证。

太阳之基本病证，包括太阳中风（表虚）和太阳伤寒（表实）两类，是典型的太阳表证。中风（表虚）之兼挟证有桂枝加葛根汤证、桂枝加厚朴杏子汤证、桂枝加附子汤证、桂枝去芍药汤证、桂枝去芍药加附子汤证和桂枝新加汤证；伤寒（表实）之兼挟证有葛根汤证、葛根加半夏汤证、大青龙汤证和小青龙汤证。

尚有一类太阳表证，其病理机制与前相同，而日久邪微，正邪相争不甚，习惯上称之为表郁轻证，包括桂枝麻黄各半汤证、桂枝二麻黄一汤证和桂枝二越婢一汤证。

若外邪循经入里，影响太阳之腑，使其功能失常，其临床表现及病理机制与表证大异。此类病证病位与太阳经络脏腑密切相关，发病多缘于太阳表邪内传，因其位在太阳而非表证，故称之为太阳里证，包括太阳蓄水证和蓄血证两类。

六经病证的演变，遵循由表入里、由浅及深、由轻而重、由实转虚的一般规律。太阳病因外感六淫邪气而致，其转归据病邪性质、感邪轻重、病人体质强弱、禀赋阴阳，以及治疗措施的不同，而有不同之机转。一般而言，若感邪较轻、体质较强且治疗得当，则多在短期内转愈；反之，病邪必然入里，而病情转重。其体质禀赋偏于阳盛者，多转阳明、少阳而为里实热之证；而体质禀赋偏于阳衰者，多传入三阴而为里虚寒证。这类病证，其病位与太阳无关，而病证却由太阳病之发展变化而成，故称之为太阳变证。对于太阳变证，当据其病性病位而加以辨别，故有实热证、虚寒证、结胸、痞证等分类。

其在表者，汗而发之。太阳病乃因外邪袭表所致，以肌表营卫失调为其基本病理变化，故其治疗大法，是以发汗祛邪为手段，达到调和营卫之目的。其代表方剂，太阳伤寒证为麻黄汤，太阳中风证为桂枝汤。至于其兼挟变证等，则视其寒热虚实，随证论治。

第一节　太阳病纲要

【目的要求】
1．掌握太阳病提纲证。
2．掌握中风、伤寒和温病三者之间的异同。
3．了解太阳病传变与否的判别依据。
【自学时数】8 学时。

一、太阳病脉证提纲

【原文】太陽之為病，脉浮，頭項强痛[1]而惡寒[2]。（1）
【词解】
[1] 头项强痛：强，读作绛（jiàng），拘紧不舒也。头项强痛，言头痛而兼项强。
[2] 恶寒：恶，读作悟（wù），厌恶也。恶寒，俗称怕冷。
【提要】太阳病脉证提纲。
【分析】太阳为六经之藩篱，主一身之大表，统周身之营卫，卫外而御邪。外邪侵袭，太阳自是首当其冲。若适值人体正气相对不足，太阳卫外御邪之力弱，邪气得以侵犯其地，则营卫功能因之失调，而发为太阳病。卫气者，温分肉，充皮肤，肥腠理，司开合者也。今邪气犯表，卫气必然奋起而与邪气相争于肌表，故脉象应之而浮。其卫外抗邪之时，温煦功能必相应不足，故恶寒。足太阳之脉，起于目内眦，上额交巅，入络脑，还出别下项，挟脊抵腰，络肾属膀胱。今邪犯其地，经气运行不畅，故见头项强痛。

有一分恶寒，便有一分表证。条文中之脉浮与恶寒，显然提示病位在表。而头项为太阳经脉循行之地，强痛乃太阳经脉因邪阻而运行不畅所致。寥寥 14 字，提纲挈领，简练准确地揭示了病位在太阳肌表，病性属邪气盛实的太阳病基本特征和共性。

太阳表证，其典型者，当发热恶寒并见。宜参阅第 3 条。
【选注】柯韵伯：仲景作论大法，六经各立病机一条，提揭一经纲领，必择本经至当之脉证而表彰之。六经虽各有表证，惟太阳主表，故表证表脉，独太阳得其全。如脉浮为在表，太阳象三阳，其脉气浮而有力，与阳明之兼长大，少阳兼弦细，三阴之微浮者不侔矣。头项主一身之表，太阳经络营于头，会于项，故头连项而强痛，与阳明之头额痛，少阳头角痛者少间矣。恶寒为病在表，六经虽各恶寒，而太阳应寒水之化，故恶寒特甚，与阳明二日自止、少阳往来寒热、三阴之内恶寒者悬殊矣。后凡言太阳病者，必据此条脉证。（《伤寒来苏集·伤寒论注》）

程郊倩：太阳之见证，莫确于头痛恶寒，故首揭之，使后人一遇卒病，不问何气之交，而但兼此脉此证，便可作太阳病处治；亦必兼此脉此证，方可作太阳病处治。虽病已多日，不问其过经已未，而尚见此脉此证，仍可作太阳病处治。（《伤寒论后条辨·辨太阳病脉证篇》）

二、太阳病分类

【原文】太陽病，發熱，汗出，惡風[1]，脉緩[2]者，名為中風[3]。（2）

【词解】

[1] 恶风：当风则恶，无风稍缓，即恶寒之轻者。

[2] 脉缓：与紧脉相对举，言脉象松弛、宽缓，而非如平人脉来四至、从容和缓之缓脉。

[3] 中风：中，音众（zhòng）。伤于风的意思，与猝然昏倒、口眼㖞斜之中风病不同。

【提要】太阳中风证脉证提纲。

【分析】论中凡言"太阳病"者，一般包括第1条之脉证。此条既言太阳中风，自当与第1、第2条原文合勘。在太阳病之脉浮、头项强痛而恶寒的基础上，伴见发热汗出，恶风脉缓者，即可谓之太阳中风证。

顾名思义，太阳中风，乃风邪侵袭太阳之病证。然风之与寒，每相兼而至，难于断然割裂。本证咎由风寒，而以风邪为主。风寒犯表，营卫失调，卫气与邪气相争于表，故发热而脉浮；肌表失却卫气之温煦，故恶风寒；卫阳失于固摄，营阴走泄于外，故自汗出。脉浮缓者，乃风性疏泄、营阴失守之故也。

恶风与恶寒，从严格意义上讲，前者当风则恶，无风稍缓；后者虽处帷幄之中、密室之内，仍凛然畏寒。而论其程度，前者较轻，后者较重。然恶风之与寒，每多兼至，恶寒之际，多兼恶风；而恶风之时，常有微寒。因此，在临床实际中，不必以辞害意，凿分风寒。

【选注】章虚谷：标太阳病者，即提纲首条之脉证也。首条云脉浮恶寒，合于此条，即脉浮缓、恶风寒也。其头痛等证，括于太阳病一句中。以下凡称太阳病者，皆当如此参合。若恶寒必兼恶风，恶风必兼恶寒，但有微甚之别。（《伤寒论本旨·太阳中篇》）

陈修园：太阳脉浮、头项强痛之病，若得病而即见发热，风为阳邪，其性迅速也；且见汗出，风干肌腠而外不固也。恶寒之微，见风始恶而为恶风，风性散漫，于浮脉之中，而觉其怠缓也，此病名为中风。其名为"中"奈何？盖以风者善行而数变，由毫毛直入肌腠，如矢石之中人也。（《伤寒论浅注·辨太阳病脉证》）

【原文】太陽病，或已發熱，或未發熱，必惡寒，體痛，嘔逆，脉陰陽俱緊[1]者，名為傷寒。（3）

【词解】[1] 脉阴阳俱紧：阴阳，此言尺、寸。脉阴阳俱紧，意为寸、关、尺三部脉皆呈紧象。

【提要】太阳伤寒证脉证提纲。

【分析】此条论伤寒，亦应与第1条合论。凡起病之初，见恶风寒，头项强痛，身体疼痛，呕逆，三部脉浮而紧者，无论其发热之迟速，皆可诊断为太阳伤寒证。

太阳伤寒，缘于太阳感受风寒邪气，而以寒邪偏重。寒性收敛，邪束于表，导致营卫失调。卫气因寒邪闭郁而不宣，不能正常发挥其温煦功能，故恶寒不已。卫气抗邪，是其最基本的生理功能之一。若卫气能及时奋起与邪相争，则发热见早；反之，则发热见迟。发热或迟或早，与病人体质强弱、病邪盛衰等因素密切相关。然无论迟速，发热一症，仍为太阳伤寒必见之象。太阳统一身之营卫，风寒之邪侵犯人体，全身营卫因之郁遏而运行不畅，故见头痛项强，周身肌肉骨节酸疼。肺主气属卫，今风寒邪气犯于卫表，肺卫之气失宣，胃气因之上逆，故可见呕逆之征。脉浮主表，脉紧主寒，三部脉皆现浮紧，是风寒束表之典型脉象。

【选注】柯韵伯：太阳受病，当一二日发，故有即发热者，或有至二日发者，盖寒邪凝敛，热不遽发，非若风邪易于发热耳。然即发热之迟速，则其人所禀阳气之多寡，所伤寒邪之浅深，因可知矣。然虽有已发未发之不齐，而恶寒、体痛、呕逆之证，阴阳俱紧之脉先见，即可断为太阳之伤寒，而非中风矣。（《伤寒来苏集·伤寒论注》）

陈修园：太阳脉浮、头项强痛之病，中风外又有阴邪之证。其邪浅、其人阳气盛者，即时或已发热；其邪深、其人阳气弱者，其时或未发热，然已发未发，虽曰不同，而于其先见之时，可以断其必然者，一在恶寒，以伤寒必恶寒，无风时亦觉其寒，非若恶风者，有风时始觉其寒也；一在体痛，以寒邪外束，伤太阳通体之气也；一在呕逆，以寒邪内侵，里气不纳也。其为脉阴尺阳寸俱紧者，以太阳本寒，而加以外寒，两寒之气凝集于中故也。此非太阳中风，而名之曰伤寒。其名为"伤"奈何？以肌表第一层而受损伤也。（《伤寒论浅注·辨太阳病脉证》）

【原文】太陽病，發熱而渴，不惡寒者，為溫病。若發汗已，身灼熱者，名風溫[1]。風溫為病，脉陰陽俱浮[2]，自汗出，身重，多眠睡[3]，鼻息必鼾，語言難出。若被下者，小便不利，直視失溲[4]。若被火[5]者，微發黃色，劇則如驚癇[6]，時瘈瘲[7]，若火熏之[8]。一逆尚引日，再逆促命期。(6)

【词解】

[1] 风温：变证名，此言温病误用辛温而致之变证，与后世温病学之风温病不同。

[2] 脉阴阳俱浮：阴阳指尺寸，即寸关尺三部浮盛有力。

[3] 多眠睡：精神为热邪所困扰，呈多睡现象。

[4] 失溲：音搜（sōu）。一般指大小便。《史记·扁鹊仓公列传》说："使人不得前后溲。"因本条前有"小便不利"，故此处失溲指大便失禁。

[5] 被火：用火法治疗。火，此指灸、熨、熏、温针等治法。

[6] 惊痫：痫，音闲（xián）。惊痫，易惊如癫痫样。

[7] 瘈瘲：瘈，音翅（chì），同瘛，收缩；瘲音纵（zhòng），舒缓。时瘈瘲，意指阵发性肢体抽搐。

[8] 若火熏之：像烟火熏过。形容病者皮肤呈暗黄色。

【提要】太阳温病脉证提纲及其误治变证。

【分析】本条虽以太阳病冠首，未必便是表证，是承第1、第2、第3条而转述温病，一则以明温病之大体属性，即病因属温热，病状亦为温热。再则首论寒邪致病之后，继言温病，表明《伤寒论》为外感热病立法，自必涵盖温病，然则由于历史的局限性，论中关于温病内容，既不丰富，又未形成体系。

温病乃温热之邪所致。人体感受热邪，邪正相争，其势更为亢奋，故发热而不恶寒。热邪损伤津液，故口渴。温邪为患，固然证候百端，然从大体而论，凡见此者，即为温病。如此，则温病与伤寒、中风之区别甚为明显，无须赘言。当然温病初期，其病在表（卫分），亦可恶寒，此为温病中的部分具体病情，不得与前者相抵触。温病初起虽有恶风寒，但多伴舌红、口渴、脉数等，亦不难与伤寒、中风相鉴别。

温邪宜清解，乃治法之必然，若误用辛温发汗，必致变证丛生，而见身灼热者，名风温。此时热邪更盛，发热不仅不降，而反升高，故曰身灼热。热邪内外充斥，鼓动气血运行，故寸关尺三部脉浮盛有力。阳热太盛，蒸腾津液外泄，故自汗出。热伤元气，故身重。热伤气阴，影响神明，则多眠睡。邪热壅肺，呼吸不利，乃有鼾声。语言难出是因热邪内郁，气滞不畅，或与神昏有关。

风温证属无形邪热充斥内外而气津两伤，治宜泻热清火、养阴益气。其邪未结实，若再误用下法，则重伤阴津而邪势日甚。小便不利者，水泉匮乏也；目睛失和者，精不濡养也；二便失禁者，热扰神昏也。

若误用火法，是火上浇油。邪热熏灼肝胆，轻者胆液外泄而发黄；重者出现色黄晦暗如烟熏、肝风内动而发惊痫抽搐等危症。

自"被下者"以下文字，是概述风温变证不明清热育阴之旨而反误治，以致津枯火炽，病势垂危。其中误下是一逆，误火是再逆。误之后病情已很严重，再经误火，病人便有生命危险，故仲景告诫曰："一逆尚引日，再逆促命期。"

太阳病篇第1、2、3、6条，分别对太阳中风证、太阳伤寒证和温病作了明确定义，高度概括了太阳病和温病的主要特点，故后世称之为"一大纲，三小纲"。现将以上三种基本类型的异同列于表1-1。

表1-1 中风、伤寒、温病鉴别表

病证	病因	脉证特点	治法
中风	风寒	发热，恶风，头痛，汗出，脉浮缓	解肌祛风
伤寒	风寒	发热，恶寒，头痛，无汗，脉浮紧	辛温发汗
温病	温热	发热，不恶寒，口渴，脉浮数	清凉透解

【选注】尤在泾：此温病之的证也。温病者，冬春之月，温暖太甚，所谓非节之暖，人感之而即病者也。此正是伤寒对照处，伤寒变乃成热，故必传经而后渴；温邪不待传变，故在太阳而即渴也。伤寒阳为寒郁，故身发热而恶寒；温病阳为邪引，故发热而不恶寒也。然其脉浮、身热头痛则与伤寒相似，所以谓之伤寒类病云。（《伤寒贯珠集·太阳篇》）

《医宗金鉴》：发热不渴、恶寒者，太阳证也；发热而渴、不恶寒者，阳明证也。今太阳病始得之，不俟寒邪变热，转属阳明，而即热渴不恶寒者，知非太阳伤寒，乃太阳温病也……温病、热病不恶寒者，表热也；口渴引饮者，里热也。表热无寒，故不宜汗；里热无实，故不宜下。表里俱热，尤不宜火。曰一逆者，若汗、若下、若火也；再逆者，汗而复下、下而复火也。一逆已令阴竭，尚可延引时日；再逆则阴立亡，故曰促命期也。（《医宗金鉴·订正仲景全书·伤寒论注》）

三、辨传变与否

【原文】傷寒一日，太陽受之，脈若静[1]者，為不傳；頗欲吐，若躁煩，脈數急[2]者，為傳也。（4）

【词解】

[1] 静：静者，不变动也。脉静意指脉证未发生变化，与症状相应而不悖。

[2] 脉数急：相对脉静而言，意指脉象发生明显变化。

【提要】根据脉证判断转归。

【分析】据《内经》逐日传经学说，一日太阳受病，二日阳明受邪，三日少阳为病。今言伤寒一日，为外感病之初始，病在太阳肌表，以恶寒发热、头痛项强、脉浮等为其临床表现。太阳为病，既可延续多日而病情不变，也可因邪盛正弱而迅速发生变化，传变与否，当据临床之脉证而论，并不以时日之多少为凭。若脉浮不变者，意为他证皆未变化，是病情不发生传变的征象。虽受之一日，病程短暂，但欲呕明显，病人烦躁不安，脉象由浮转为数急，则是邪气盛实，正气不支，病邪已然由表入里，病情发生传变。

【选注】沈明宗：此凭脉辨证，知邪传与不传也。脉浮而紧为太阳主脉，乃静而不传他经矣。若颇欲吐，或躁烦，而脉数急，则邪机向里已著，势必传经为病。（《伤寒六经辨证治法·太阳中篇》）

沈芊绿：一日，约辞，非定指一日也。脉静者，太阳伤寒脉浮紧，仍是浮紧之脉，未尝他变也。故病仍在太阳，而亦未他传。此据脉知之，而太阳诸症自在可见。（《伤寒论纲目·总论》）

【原文】傷寒二三日，陽明、少陽證不見者，為不傳也。（5）

【提要】承上条辨太阳病未发生传变。

【分析】据《内经》之说，病程已至阳明、少阳受邪之期，病情理当发生相应变化。今既不见阳明之恶热不寒、口渴脉大等症，复不见少阳之往来寒热、口苦脉弦等症，说明病证并未发生变化，病邪仍然羁留于太阳之表。

从上述二条可知，临床上判断疾病之变化，病程固然是一个重要因素，但决定性因素，仍当以脉证为凭，不可拘泥于时日之多少。

《素问·热论》"伤寒一日，巨阳受之"、"二日阳明受之"、"三日少阳受之"等语，是逐日传经的理论依据。这种学说客观揭示了外感热病由表入里、由浅至深的发展规律。仲景在继承其理论内核的基础上，扬弃其计日传经的机械呆板模式，创造性地提出依据脉证判断病情传变的原则。传与不传，传至何经，皆宜"观其脉证"，而"知犯何逆"。这种思想，既是对《内经》理论的重大发展，也与临床实际完全吻合。

【选注】沈芊绿：阳明少阳二经之证，至二三日不见，可知其脉仍浮紧而亦不变，此又但据证而知之也。可见一日太阳、二日阳明以次相传之日数，未可泥矣。（《伤寒论纲目·总论》）

方有执：上条举太阳而以脉言，此复举阳明、少阳而以证言，次第反复，互相发明也。然不传有二，一则不传而遂自愈；一则不传而犹或不解。若阳明、少阳虽不见，太阳亦不解，则始终太阳者有之。余经类推，要皆以脉证所见为准。若只蒙眬拘拘，数日以论经，则去道远矣。（《伤寒论条辨·辨太阳病脉证并治中》）

【原文】太陽病，頭痛至七日以上自愈者，以行其經盡[1]故也。若欲作再經[2]者，針足陽明，使經不傳則愈。（8）

【词解】

[1] 行其经尽：经，此指太阳经。行其经尽，指病在太阳经的日期应该结束。

[2] 再经：此处意为病将传经于阳明。

【提要】太阳病经尽自愈及预防传经之法。

【分析】太阳病从发生到痊愈有一个自然周期。今太阳病程已达七日，说明已孕自愈之机，正气即将来复，外邪可望得去，若此际头痛发热诸症减轻，则是将愈之兆。若病无自愈之象，则表明正气不足以抗邪，外邪可能内陷生变，而其进一步发展的最大可能性，则是邪入阳明，伤津化燥。因此，及时针刺足阳明，促进气血运行通畅，抗病能力因之而增强，可望防其传变的发生。

此条提出了预测太阳病自愈或传变的时日、传变趋势及预防传变的方法，具有十分重要的临床指导意义，可举一反三，灵活运用于临床实践之中。

【选注】喻嘉言：七日而云以上自愈者，赅六日而言也。六日传至厥阴，六经尽矣。至七日当再传太阳，病若自愈，则邪已去尽，不再传矣。设不愈，则七日再传太阳，八日再传阳明，故针足阳明以竭其邪，乃得不传也。（《尚论篇·论太阳经伤寒证治大意》）

陈修园：何以谓发于阳者七日愈，请言其所以愈之故？如太阳病头痛发热等证，至七日以上，应奇数而自愈者，以太阳之病自行其本经已尽七日之数也。若未愈，欲作再经者，阳明受之，宜针阳明足三里穴以泄其邪，使经不传则愈。推之发于阳者六日愈之故，亦可以此例而得其旨矣。（《伤寒论浅注·辨太阳病脉证》）

【原文】風家[1]，表解而不了了[2]者，十二日愈。（10）

【词解】

[1] 风家：此指太阳表证患者。

[2] 不了了：了，结束之意。不了了，指病症缓解而未彻底痊愈，病人身体仍觉不爽。

【提要】预测太阳病解至痊愈的大致时间。

【分析】太阳病，经发汗治疗或借机体自我调控能力，病情得以解除，发热恶寒、头痛脉浮等症已然消除，然毕竟病后正气不充，或余邪未尽，是以病人仍觉身体不适，须再调养一段时间，乃可完全康复。

其言十二日者，固然与经气运行周期相关，但多数医家认为不必拘泥于此，视为约略之辞可也。

【选注】喻嘉言：七日不愈，俟十二日，则余邪尽出，正气复理，必自愈矣。见当静养以需，不可喜功生事也。（《尚论篇·太阳经上篇》）

柯韵伯：不了了者，余邪未除也。七日表解后，复过一候，而五脏元气始充，故十二日精神慧爽而愈。此虽举风家，伤寒概之矣。如太阳七日病衰，头痛少愈，曰衰曰少，皆表解而不了了之谓也。（《伤寒来苏集·伤寒论注》）

【原文】傷寒六七日，無大熱，其人躁煩者，此為陽去入陰[1]故也。（269）

【词解】[1] 阳去入阴：去表入里之意。

【提要】辨表邪传里。

【分析】伤寒六七日，病程较长，其转归大约有三个方面：一者，日久邪微，病势日衰而正气渐复，如此则病情向愈；一者，病程虽久，邪势渐衰，而正气亦馁，多成表郁轻证；一者，正不胜邪，邪势日甚，表病传里，病情加重。

表病传里，又有两种可能：一为阳虚而入三阴之里，一为阳盛而传阳明、少阳。今病已六七日，恶寒头痛脉浮诸症消失，而见烦躁不安、表无大热、显然病已内传。至于传入何经，则当据证而辨。若表无大热而脉数口渴，舌红苔黄，心烦躁扰，则是内传阳明；若见口苦咽干目眩，胸胁苦满，心烦，则为内传少阳；若躁扰不安而脉微肢厥、吐利，虽有微热，此乃虚阳浮越，病情已内传三阴。总之，表证已除而病证仍在者，即是病已传里，证情加重，须予以重视。

【选注】柯韵伯：此条是论阳邪自表入里证也。凡伤寒发热至六七日，热退身凉为愈。此无大热，则微热尚存，若内无烦躁，亦可云表解而不了了矣。伤寒一日，即见烦躁，是邪气外发之机。六七日乃阴阳自和之际，反见烦躁，是阳邪内陷之兆。阴者指里而言，非指三阴也。或入太阳之本，而热结膀胱；或入阳明之本，而胃中干燥；或入少阳之本，而胁下硬满；或入太阴而暴烦下利；或入少阴而口燥舌干；或入厥阴而心中疼热，皆入阴之谓。（《伤寒来苏集·伤寒论注》）

【原文】傷寒三日，三陽為盡，三陰當受邪，其人反能食而不嘔，此為三陰不受邪也。(270)

【提要】辨伤寒不传三阴之证。

【分析】本条以《内经》逐日传经说为悬拟之法，假定伤寒三日，已是病证转属三阴之时，然临床表现既不见太阴之腹满而吐、食不下，也未见少阴之自利而渴、脉微肢厥，更未现厥阴之饥不欲食，食则吐蛔等，如此则可断定病证仍在三阳，未传三阴。

影响疾病之传变与否及其转归趋向的关键要素有三：一为正气强弱；二为感邪轻重；三为治疗当否。而病程之长短，仅是一种参考因素，不可拘泥。

【选注】成无己：伤寒四日，表邪传里，里不和则不能食而呕，今反能食而不呕，是邪不传阴，但在阳也。（《注解伤寒论·辨少阳病脉证并治》）

汪苓友：伤寒三日者，即《素问》相传日数，上条言六七日，此止言三日，可见日数不可拘也。（《伤寒论辨证广注·少阳篇》）

四、辨太阳病欲解时

【原文】太陽病，欲解時[1]，從巳至未上[2]。(9)

【词解】

[1] 欲解时：意指邪气易得解除之时机，非必解之时。

[2] 从巳至未上：指巳、午、未三个时辰，即 9 时至 15 时这段时间。

【提要】据天人相应原理推测太阳病欲愈之机。

【分析】太阳者，巨阳也。上午 9 时至下午 15 时之间，天阳最旺之际，太阳之气可得其助，有利于祛除客于肌表的风寒邪气。故曰太阳病欲解，其时多在巳时至未时之间。

此条主要提出了治病当掌握最佳时机的指导思想，同时亦是"天人相应"整体观念在中医治疗学中的具体应用。值得指出的是，应当理解其精神实质，不能拘泥于表面含义。

其他五经，亦有相同的条文讨论这一问题，附录于后，以供参阅。

【选注】尤在泾：太阳经为诸阳之长，巳午未时为阳中之阳，太阳病解，必从巳至未，所谓阳受病者，必阳气充而邪乃解也。与发于阳者七日愈同意。（《伤寒贯珠集·太阳篇上》）

张隐庵：午乃太阳中天之时，巳未前后之气交也。夫天有六气，人有六气，人得天时之

助，则正气盛而邪病鲜矣。(《伤寒论集注·太阳篇》)

【附】**其他五经病欲解时**（图1-1）

【原文】陽明病，欲解時，從申至戌上。(193)

少陽病，欲解時，從寅至辰上。(272)

太陰病，欲解時，從亥至丑上。(275)

少陰病，欲解時，從子至寅上。(291)

厥陰病，欲解時，從丑至卯上。(328)

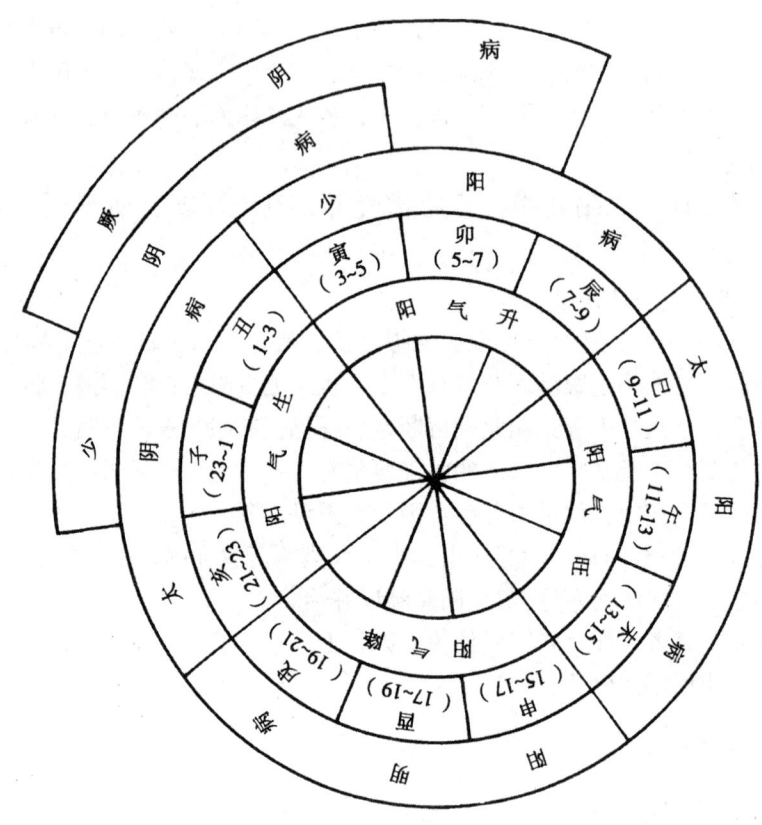

图1-1　六经病"欲解时"图解

说明：

1. 预测阳明、少阳、太阴、少阴、厥阴等五经病证欲解时的机制不尽相同，但其总的机制仍不外天人相应，人体正气得天时之助。其中阳明病欲解时"从申至戌上"（15时至21时），提示热盛邪实之证，于阳气衰减之时，病邪可能解除；少阳病欲解时"从寅至辰上"（3时至9时），提示少阳不得舒展之证，于一日阳气升发之际，邪有发越之可能；太阴病欲解时"从亥至丑上"（21时至次日凌晨1时）；少阴病欲解时"从子至寅上"（23时于次日5时）；厥阴病欲解时"从丑至卯上"（1时至7时），提示三阴病阳衰阴盛之证，在夜半至天明这段时间的稍前稍后，既阳气生长之时，有助正祛邪之机，故病邪欲解。

2. 疾病是复杂的，影响病证缓解的因素也是多方面的，如素体正气的强弱，感邪的轻重，治疗、护理的及时、当否等，而六经病欲解时只是促进病证缓解的因素之一。学习六经病欲解时，深刻理解自然界的阴阳盛衰对证预后的影响是有必要的，目前已观察到某些病证，选择最佳时间用药，有提高疗效、促进病愈的苗头，但是作为六经病欲解时的系统观察与研究，尚待进一步深入进行。

本节共选原文 11 条，主要讨论太阳病的提纲、分类、传变、预后等基本内容。现简述如下：

第 1 条为太阳病提纲证，即外邪袭表，正邪相争，临床表现为脉浮、头项强痛、恶寒者，可诊断为太阳病。

第 2、3、6 条则分别讨论中风、伤寒与温病。凡感受风寒而以风邪为主者，其病机为腠理疏松、营卫失调，临床表现以汗出脉缓为其特征，称为太阳中风证。凡感受风寒而以寒邪为主者，其病机为腠理致密、卫闭营郁，而以无汗脉紧为其突出特点，称之太阳伤寒证。若感受温热病邪，以发热而渴、不恶寒为临床特征者，称为温病。

外感热病的发展规律是由表及里、由浅入深、由轻而重、由实变虚。太阳病或自然演变，或误治生变，皆当遵循以上规律。在临床实践中，须见微知著，防微杜渐。由此而知第 4、5、8、10 条讨论疾病传变及其预防的重要性。简言之，上述各条的基本精神，在于判断疾病的传变与否及所传何经，皆应以脉证为凭，不得拘泥于《素问》逐日传经之说。

人与自然息息相关，天人相应是中医学整体观念的具体表述形式之一。第 9 条正是以天人相应的哲学思想为指导，提示太阳病欲解时机。而第 10 条则是提示太阳病初愈至康复，需要一定时间的调养。凡此，皆具有一定的临床指导意义。

【复习思考题】

1. 怎样理解太阳病脉证提纲？
2. 太阳病基本类型有几种？各自病因病机及脉证表现特点如何？
3. 如何判断太阳病是否发生传变？
4. 怎样正确理解太阳病欲解时？

第二节　太阳表证

【目的要求】

1. 掌握太阳中风证的证候、病机、治法、方药、禁忌及其兼证的机制和证治方药。
2. 掌握太阳伤寒证的证候、病机、治法、方药、禁忌及其兼证的机制和证治方药。
3. 熟悉表郁轻证的不同证型及其机制。

【自学时数】24 学时。

一、太阳中风（表虚）证

（一）桂枝汤证

【原文】太陽中風，陽浮而陰弱[1]，陽浮者，熱自發；陰弱者，汗自出。嗇嗇惡寒[2]，淅淅惡風[3]，翕翕發熱[4]，鼻鳴[5]乾嘔者，桂枝湯主之。（12）

【词解】

[1] 阳浮而阴弱：轻按（浮取）为阳，重按（沉取）为阴。脉象轻按明显，故称阳浮；重按见弱，故称阴弱。阳浮而阴弱，指脉象浮缓。同时在此又指病机，阳浮提示卫阳浮盛于外，阴弱提示营阴不能内守，阳浮而阴弱，说明了桂枝汤证卫强营弱之病机。

[2] 啬啬恶寒：啬，音瑟（sè）。寒冷畏缩之感。啬啬恶寒，形容恶寒较重。

[3] 淅淅恶风：淅，音析（xī）。冷水洒身之感。淅淅恶风，形容恶风之状。

[4] 翕翕发热：翕，音夕（xī）。温暖和煦之感，翕翕发热，形容发热如羽毛覆盖之状。

[5] 鼻鸣：即鼻塞。由于鼻塞，呼吸时发出鸣响，故曰鼻鸣。

【提要】太阳中风证的病机及证治。

【分析】言太阳中风，必参第1、2条所述内容。阳浮而阴弱，既言脉来浮缓之形状，更寓卫强营弱之病机。《灵枢·本脏篇》云："卫气者，温分肉，充皮肤，肥腠理，司开阖者也。"今卫气浮盛于表，与邪相争，故脉浮而发热如鸟羽加身。营弱是说营阴不能内守，阴泄于外，故脉缓而自汗绵绵。啬然恶寒，淅然恶风，此卫气失于温煦之职也。鼻为肺窍，肺合皮毛，今风寒犯表，肺气不宣，则鼻道塞而不畅，气息粗而鸣响。肺胃相应，气降为顺，今肺气不宣则胃气应之而逆，故而干呕。就太阳中风证而论，肺胃气逆之鼻鸣干呕，虽多见于临床，然属副证。

本条恶风与恶寒并举，说明二者虽有轻重之别，然临床上难以完全区分。恶风者每兼恶寒，恶寒者多伴恶风，风寒相兼，互见为常。故不可以"中风者恶风、伤寒者恶寒"而论。

【选注】程郊倩：阴阳以浮沉言，非以尺寸言，观伤寒条，只曰脉阴阳俱紧，并不着浮字可见。惟阳浮同于伤寒，故发热同于伤寒；惟阴弱异于伤寒，故汗自出异于伤寒，虚实之辨在此。热自表发，故浮以候之。汗自里出，故沉以候之。得其同与异之源头，而历历诸证自可不爽。（《伤寒论后条辨·辨太阳病脉证篇》）

吕搽村：卫强故阳脉浮，营弱故阴脉弱。卫本行脉外，又得风邪相助，则其气愈外浮，阳主气，风为阳邪，阳盛则气易蒸，故阳浮者热自发也。营本行脉内，更与卫气不谐，则其气愈内弱。阴主血，汗为血液，阴弱则液易泄，故阴弱者汗自出也。啬啬恶寒，内气虚也；淅淅恶风，外体疏也。恶寒未有不恶风，恶风未有不恶寒，二者相因，所以经文互言之。翕翕发热，乃就皮毛上形容。鼻鸣，阳邪壅也；干呕，阳气逆也。（《伤寒寻源·下集》）

【治法】解肌祛风，调和营卫。

【方药】桂枝湯方

桂枝三两，去皮　芍藥三两　甘草二两，炙　生薑三两，切　大枣十二枚，擘

上五味，㕮咀[1]三味，以水七升，微火煮取三升，去滓，適寒温，服一升。服已須臾[2]，歠[3]热稀粥一升餘，以助藥力。温覆[4]令一時許，遍身漐漐[5]微似有汗者益佳，不可令如水流漓，病必不除。若一服汗出病差[6]，停後服，不必盡劑。若不汗，更服依前法。又不汗，後服小促其間[7]，半日許，令三服盡。若病重者，一日一夜服，周時[8]觀之。服一劑盡，病證猶在者，更作服。若不汗出，乃服至二三劑。禁生冷、粘滑[9]、肉麵、五辛[10]、酒酪、臭惡等物。

【词解】

[1] 㕮咀：读作"㕮（fǔ）举（jǔ）"。本义指咀嚼。引申为将药物碎成小块。

[2] 須臾：很短的时间。

[3] 歠：音撮（chuò），意为喝。

[4] 温覆：加衣覆被，取暖以助汗。（覆，《伤寒论校注》作"服"，今据第14条改作"覆"）

[5] 漐漐：读作"折折（zhé）"。形容汗出极微，触之皮肤有潮润感。

[6] 差：同瘥（chài），即病愈。

[7] 小促其间：小，稍微；促，催促、缩短；间，间歇。小促其间，意为稍微缩短服药的间隔时间。

[8] 周时：指一日一夜，即24小时。

[9] 粘滑：指粘腻柔滑，不易消化的食物。

[10] 五辛：《本草纲目》以小蒜、大蒜、韭菜、芸苔、胡荽为五辛。此处意指各种辛辣刺激性食物。

【方义】桂枝汤为《伤寒论》之首方，其遣药贴切，配伍精妙，堪为后世之准绳，故被后世医家誉为群方之祖。方以桂枝之辛温，解肌祛风；芍药之酸寒，敛阴和营。一散一收，相反相成，为调和营卫之最佳组合。更以生姜辛温散邪，结合大枣甘温补益，进而增强桂、芍调和营卫之功效。甘草性味甘平，调和诸药，培固中土，以资汗源。桂、姜、草、枣相合，具辛甘发散之功；芍药、草、枣相配，有酸甘化阴之效。如此五味以成方，攻补兼施，散收相合，内外互济，是调和营卫之代表，亦组方严谨之典范。

方后所注，表明服用本方之注意事项。一者，药物一次煎成，分三次服；且药后应喝粥温覆，意在资益胃气、助其发散。二者，疗效判断，以药后遍身微汗为度，太过不及，皆失其宜。三者，治疗过程中，应注重饮食宜忌，一切不易消化、刺激性强的食物，均应禁食。

【临床应用】桂枝汤历代医家对之推崇备至。据文献报道，本方常用于以下疾病的治疗，如呼吸系统的普通感冒、流行性感冒、上呼吸道感染等；循环系统的各种微小血管病变、器质性心脏病、心脏神经官能症、血压异常等，以畏寒气短、心悸胸闷、舌淡苔白、脉缓迟弱等为特征者；神经系统的失眠、多寐、健忘、交感神经紧张症等；内分泌系统的自汗、盗汗、头汗、半身汗、非黄疸性黄汗及无汗症等。上述各种疾病均应以营卫不调为辨证关键。

以此为基础，本方还可用于治疗多种因正气素弱，或脾胃、气血、营卫、阴阳失调，或外感风寒之邪导致营卫不和而出现的妇科、儿科疾病。在皮肤科方面，可用于治疗多形性红斑、湿疹、皮肤瘙痒症、冬季皮炎、冻疮、过敏性紫癜等以营卫不和，或邪气乘虚客于营卫为审证要点。

总之，本方临床运用甚为广泛，但探其规律，多以营卫失调、气血不和而病性偏寒者为辨证眼目。

【现代研究】现代药理实验证明，本方具有解热镇痛、抗过敏、改善心脑血液循环、调节内分泌代谢及免疫系统功能等诸多药理效应。有研究者认为，本方通过调和营卫、畅通血脉、调理脾胃、复建中气的途径，实现五个方面的双向调节作用：使营卫不和所致的体温偏低或偏高的病理状态趋向正常，既能发汗又能止汗，对心阳虚所致的汗腺分泌异常进行调节，对心脾阳虚所致血压异常进行调节，对大肠功能失常所致久利或便秘进行调节。

【案例】

（1）治其乡人吴姓，得伤寒，身热，自汗，恶风，鼻出涕，脉关以上浮，关以下弱。此桂枝证也，仲景法中第一方，而世人不研耳。使服之，一歠而微汗解，翌日诸症顿除。《伤寒九十论》

（2）患者女性，40岁。头痛，腰背痛，肢酸乏力，微自汗出，恶风寒，鼻塞流涕如清水，微咳，腹痛，大便溏，日二三次，舌质淡，苔薄白，脉浮缓。体温 37.5℃。此属伤风，宜桂枝汤：川桂枝 10g，赤白芍各 4.5g，炙甘草 6g，生姜 10g，红枣 10 枚擘开。服 1 剂，微似有汗，全身温暖舒适，各症均除。(《伤寒论方运用法》)

【原文】太陽病，頭痛，發熱，汗出，惡風，桂枝湯主之。(13)

【提要】桂枝汤证的主要临床表现和治疗。

【分析】言太阳病，则脉浮、头项强痛、恶风寒诸症，尽在不言之中。如果更见发热、汗出，则可明确诊断为太阳中风证，而以桂枝汤主治。

在太阳表证中，发热之机制，每与卫气抗邪密切相关。卫气与外邪相争，故而发热。太阳中风证其病因以风邪为主，风为阳邪，变动迅疾，卫阳外浮以御之，故其发热常于发病之始即现。而太阳伤寒证之病因以寒邪为主，寒为阴邪，其性收束，卫阳往往受之束闭而不能迅速浮起与之相争，故发热略迟。故仲景言中风，每发热恶风寒并提，如第2、第13条等即是，而第3条论伤寒，则曰"或已发热，或未发热"。

前言脉缓汗出为中风，无汗脉紧为伤寒。然究其病机实质，脉之紧缓，实乃相对之辞，视感邪之轻重、正邪相争之程度等因素，而互有变易。惟汗出与否，是二证鉴别之关键。自汗者，表明腠理疏松，卫强营弱；无汗者，提示腠理致密，卫闭营郁。

若从方证角度而论，则本条可视作桂枝汤之适应证。不论因于风或因于寒，但见头痛发热汗出恶风为其主要临床表现者，即可考虑运用本方治疗。

【选注】柯韵伯：此条是桂枝本证，辨证为主，合此证即用此汤，不必问其为伤寒、中风、杂病也。今人凿分风寒，不知辨证，故仲景佳方，置之疑窟。四证中，头痛是太阳本证，头痛、发热、恶风与麻黄证同，本方重在汗出。汗不出者，便非桂枝证。(《伤寒来苏集·伤寒论注》)

李培生：……桂枝汤为和营卫、调气血、通达表里、滋阴和阳之佳方，但其组成为辛甘温之剂，适用于表证而不宜于里证，适用于寒证而不宜于热证。治伤寒如是，治杂病亦如是……故太阳病头痛发热汗出恶风，如脉舌证候兼有热象，即不可用桂枝汤。不可因柯氏此说而启滥用之口实。至于亡血虚家而又患表证，亦应审慎使用。(《柯氏伤寒论注笺正·卷一》)

【原文】太陽病，發熱汗出者，此為榮弱衛強，故使汗出，欲救邪風者，宜桂枝湯。(95)

【提要】太阳中风证病因病机及治法。

【分析】此条明确指出，太阳病发热汗出之中风证，缘于风邪外袭，导致机体营卫失调。然营卫之失调，有彼此偏重之别。卫主外，风邪侵袭，卫气浮盛于外而抗邪，谓与此同时，其固摄温煦之功失常，失煦则恶风寒，失固则汗自出，可见卫强非自身强盛之意，而是指邪正相争而言。反之，营主内，卫气失固而营阴外泄为自汗，谓之营弱；然营阴之外泄，缘自卫气失固，可见营弱，非营气虚弱，而是指营不内守而外泄。追根寻源，风寒袭表，实为祸首，故当以祛风解表之治，以求恢复营卫之谐和。

本条突出之处，就是其体现了中医审证求因、审因论治的临证思维模式。

【选注】程郊倩：邪风者，四时不正之风也。邪风则不必脉尽浮缓，然太阳病之发热汗出证自存也。夫汗者荣所主，固之者卫。今卫受风邪，则荣为卫所并而荣弱矣……卫受风邪，肌表不能固密，此亦卫之弱处；何以为强？卫气盛则实，故云强也。荣虚而卫受邪，故津液失其所主与所护，徒随邪风外行而溢之为汗。然则荣之弱固弱，卫之强亦弱，凡皆邪风

为之也。(《伤寒论后条辨·辨太阳病脉证篇》)

《医宗金鉴》：经曰：邪气盛则实，精气夺则虚。卫为风入则发热，邪气因之而实，故为卫强，是卫中之邪气强也；营受邪蒸，则汗出，精气因之而虚，故为营弱，是营中之阴气弱也。(《医宗金鉴·订正仲景全书·伤寒论注》)

【原文】太陽病，外證[1]未解，脉浮弱者，當以汗解，宜桂枝湯。(42)

【词解】[1] 外证：在外之征象，此指太阳表证，即发热恶寒、头痛项强等。

【提要】太阳病脉浮弱者宜桂枝汤。

【分析】太阳病，表邪未解，治当发汗解表。若无汗脉浮紧，宜麻黄汤解表发汗；若汗出脉浮缓，则当用桂枝汤解肌祛风。现病人脉象浮弱，仍是"阳浮而阴弱"之意，故宜桂枝汤解肌祛风。

【选注】柯韵伯：此条是桂枝本脉，明脉为主。今人辨脉不明，故于证不合。伤寒中风杂病，皆有外证，太阳主表，表证咸统于太阳，然必脉浮弱者，可用此解外。如但浮不弱，或浮而紧者，便是麻黄证。要知本方只主外症之虚者。(《伤寒来苏集·伤寒论注》)

方有执：外证不解，谓头痛项强恶寒等犹在也。浮弱，即阳浮而阴弱。此言太阳中风凡在未传变者，仍当从于解肌。(《伤寒论条辨·辨太阳病脉证并治上》)

【原文】太陽病，初服[1]桂枝湯，反煩不解者，先刺風池[2]、風府[3]，却與桂枝湯則愈。(24)

【词解】

[1] 初服：桂枝汤一次煎成，分三次服，初服即指第一服。

[2] 风池：足少阳胆经穴。在枕骨粗隆直下凹陷与乳突连线之中点，两筋凹陷处。

[3] 风府：督脉经穴。在后项入发际一寸，枕骨与第一颈椎之间。

【提要】太阳病初服桂枝汤，反烦不解者，针药并施。

【分析】太阳中风，主以桂枝汤，自应汗出病解。然临床之际，确有辨证准确，而用之不效者，乃病重而药轻或体质差异故也。服汤后正邪相争更为剧烈，汗不出而诸症未解，病者因之反觉烦闷不适。此时宜予针刺风池、风府，疏通经气，松解邪滞，再与桂枝汤，必一汗而解。

对此条之理解，应注意以下三方面：

其一，辨别病之已传未传。表证汗后，一是邪解而愈，一是过汗伤阳损阴而生变，一是邪郁不解而未离肌表。今汗后而见热烦郁闷之症，与第4条之躁烦相类。然此证仅在表证之基础上，更增烦闷，而无脉数口渴或下利肢厥等，显然病情未发生质的变化。

其二，烦闷之机制。烦闷不适之症，多缘于里热郁滞。本证之烦闷，并无口渴脉数等里热相兼，故非里热所致。究其缘由，乃病重药轻或因体质差异，邪滞阳郁，正气虽得药力之助，奋起与邪气相争而仍不得宣通，故而烦闷不适。

其三，针刺风池、风府的原理。风池为足少阳经穴，风府乃督脉经穴，病为太阳邪郁，不径取太阳之穴而反取此二穴者，盖督脉总领诸阳，太阳之脉连于风府而得以为诸阳主气，且两穴均布于太阳经之分野，以"风"冠其名者，提示其祛风散邪必有确效。故取二穴，疏其邪滞，宣其郁阳，如此可望一汗而愈。

【选注】徐灵胎：此非误治，因风邪凝结于太阳之要路，则药力不能流通，故刺之以解

其结。(《伤寒论类方·太阳篇》)

张隐庵：风池、风府，虽非太阳经穴道，乃属太阳经脉所循之部署，故判之以解太阳之病。(《伤寒论集注·辨太阳病脉证篇上》)

【原文】傷寒發汗已解，半日許復煩[1]，脉浮數者，可更發汗，宜桂枝湯。(57)

【词解】[1] 复烦：烦，这里概指在表的烦热现象，如发热、恶风寒、头痛、脉浮数等。复烦，即重新出现表证。

【提要】伤寒汗后复烦，宜桂枝汤。

【分析】中风不宜麻黄汤，伤寒禁用桂枝汤，此治疗之常规。然常规之外复有变法，又不可不知。伤寒汗后，病证已解，半日许复烦者，其因有二：一者，复感外邪，病证复作；一者，余邪未尽，移时复发。其证虽为伤寒无汗恶寒身疼，毕竟汗后腠理疏松，不宜再行峻汗，虑其伤阴耗阳故也。故以桂枝汤缓汗，既解外邪，且不伤正，为变通之计。

脉来浮数，似有化热之象，宜细辨之。若无口渴舌边尖红赤等，则可判断此之脉数，乃因肌表之热使然，其性仍然属在表之风寒，如此可舍脉而从证。

第24条言"脉浮弱"示正气不足之象，此条伤寒汗后以明腠理疏松之机，二者虽仍属表证不解或复作，毕竟前者正气已有内亏之征；后者腠理有不密之兆，虽宜汗解，然不可以峻烈之品，耗伤气血阴阳，而致变证蜂起。

【选注】周扬俊：解已半日而复烦者，知旧邪得汗已去，新虚更袭邪风。设用麻黄，吾知必至亡阳，而来恶寒厥逆种种变证矣。况已用麻黄之后，肌窍亦已洞开，热势必减大半，纵有余邪，何难骤解？尔时略以桂枝和之，不难乘机撤之。(《伤寒论三注·太阳中篇》)

张隐庵：伤寒发汗而表邪已解，半日许复烦者，未尽之余邪，传舍于肌腠之间，故复烦而脉浮数也。宜桂枝汤更发其汗，以解肌腠之余邪。此言桂枝汤主解肌腠未尽之余邪而为汗者也。(《伤寒论集注·辨太阳病脉证并治篇上》)

【原文】太陽病，外證未解，不可下也，下之為逆。欲解外者，宜桂枝湯。(44)

【提要】表证未解宜汗忌下的治疗原则。

【分析】病证在表，治当汗解，里实之证，治当攻下。发汗和攻下是治疗表证和里实证的两大法门。今表证未解，宜用桂枝汤解表，而禁用攻下之法。即使表证兼有里实，亦宜先表后里，或表里同治，不可单用攻下之法。

太阳表证误用攻下，易使邪气内陷而造成各种变证，如结胸、痞证、下利、喘促等，故曰"下之为逆"。

【选注】钱天来：太阳中风，其头痛项强、发热恶寒、自汗等表证未除，理宜汗解，不可下。下之于理为不顺，于法为逆，逆则变生，而邪气乘虚内陷，结胸、痞硬、下利、喘汗、脉促胸满等证作矣。故必先解外邪。欲解外者，宜以桂枝汤主之，无他法也。(《伤寒溯源集·太阳篇》)

徐灵胎：此禁下总诀。言虽有当下之证，而外证未除，亦不可下，仍宜解外而后下也。(《伤寒论类方·太阳篇》)

【原文】太陽病，先發汗不解，而復下之，脉浮者不愈。浮為在外，而反下

之，故令不愈。今脉浮，故在外，當須解外則愈，宜桂枝湯。(45)

【提要】汗下后表证未解宜桂枝汤。

【分析】表证宜汗，里实宜下，今汗后病证未解，复以下法治之，治失其宜。今汗后表证仍在，医者失察而继以攻下之法，所幸其脉尚浮，变证未生。然汗下之后，正气毕竟相对不足，故无论中风伤寒，皆不宜麻黄汤峻汗，惟以桂枝汤缓汗可也。

本证汗下之后，据脉浮而断定表证仍在，乃因浮脉主表故也。然表证之脉浮，必相对有力，且有发热恶寒、头项强痛诸表象相兼而见；若浮而无力，则可能为阳气虚弱之象，不可不审。

【选注】徐灵胎：脉浮而下，此为误下，下后仍浮，则邪不因误下而陷入，仍在太阳，不得因已汗下而不复用桂枝也。(《伤寒论类方·太阳篇》)

钱天来：今以脉仍浮，故知邪尚在外，幸而犹未陷入也，当须仍解其外邪则愈矣，宜以桂枝汤主之。(《伤寒溯源集·太阳上篇》)

【原文】太陽病，下之後，其氣上衝[1]者，可與桂枝湯，方用前法；若不上衝者，不得與之。(15)

【词解】[1]其气上冲：有两种理解，一指病人自觉症状，即病人自觉胸中有气上逆；一指太阳经气上逆，与邪相争，表证仍在。笔者赞成后一种意见。

【提要】表证误下后气上冲宜桂枝汤。

【分析】太阳表证，宜以汗解，不得妄用下法。即若兼有里实可下之证，亦当循先表后里之原则，表解而后下之。今表证误下，邪欲内陷心胸部位，所幸正气尚未大伤，仍能抗邪于外，此即太阳经气上冲，则病有外解之机，因知太阳表证仍在，故可与桂枝汤以解外。

太阳病误下之后，若正气受伤，抗邪无力，是为太阳经气不能上冲，则外邪必然内陷，表证必无，而变证丛生，故不可与桂枝汤，而应观其脉证，知犯何逆，随证治之。

【选注】成无己：太阳病属表，而反下之，则虚其里，邪欲乘虚传里。若气上冲者，里不受邪，而气逆上与邪争也，则邪仍在表，故当复与桂枝汤解外。其气不上冲者，里虚不能与邪争，邪气已传里也，故不可更与桂枝汤攻表。(《注解伤寒论·辨太阳病脉证并治上》)

徐灵胎：此误下之证，误下而仍上冲，则邪气犹在阳分，故仍用桂枝发表；若不上冲，则其邪已下陷，变病不一，当随宜施治，论中误治诸法，详观自明。(《伤寒论类方·太阳篇》)

【原文】病常自汗出者，此為榮氣和[1]，榮氣和者，外不諧[2]，以衛氣不共榮氣諧和故爾。以榮行脉中，衛行脉外，復發其汗，榮衛和則愈，宜桂枝湯。(53)

【词解】

[1]荣气和：荣气，即营气。荣气和，营气未受邪。

[2]外不谐：意指卫气功能失常，不能与营气相互协调。

【提要】病常自汗出的病理和治疗。

【分析】本条不言太阳中风，而以"病"字冠首，病的范围甚广泛，包括外感与杂病，但属营卫不和而自汗出者，皆可用桂枝汤治疗。

"病常自汗出"而无发热头痛等症，知非风寒外感，而属杂病范畴。其病机为"营气和，营气和者，外不谐，以卫气不共营气谐和故尔"。意思是说，营气在内，尚未直接受病，而卫气在外，失却固外开阖之权，以致腠理疏松，发生常自汗出的证候。由此可知，本条卫气不和是矛盾的主要方面，并由卫气不和而导致营阴不能内守。总的来说，病机仍是营卫不调。

"复发其汗"，非已发汗而再汗之意，而是因常自汗出，又用桂枝汤解肌发汗，达到调和营卫气目的。同时还有发汗须择其时的意义。因为病者常自汗出，自寓有时无汗或少汗之意，用桂枝汤应选择此时，如此则既能调和营卫，又不致发汗太过。否则，当病者汗出之时而发汗，恐有"如水流漓，病必不除"之弊。

【选注】徐灵胎：荣气和者，言荣气不病，非调和之和，故又申言之……自汗与发汗迥别，自汗乃荣卫相离，发汗使荣卫相合。自汗伤正，发汗驱邪。复发者，因其自汗而更发之，则荣卫和而自汗反止矣。（《伤寒论类方·太阳篇》）

张令韶：卫气者，所以肥腠理、司开合、卫外而为固也。今不能卫外，故常自汗出。此为营气和而卫不和也。卫为阳，营为阴，阴阳贵乎和合，今营自和而卫气不与之和谐，故营自行于脉中，卫自行于脉外，两不相合，如夫妇之不调也。宜桂枝汤发其汗，调和营卫之气则愈。（《伤寒直解·太阳篇》）

【原文】病人藏無他病[1]，時發熱自汗出而不愈者，此衛氣不和也。先其時[2]發汗則愈，宜桂枝湯。(54)

【词解】

[1] 脏无他病：内在脏腑无病。

[2] 先其时：在发热汗出等症状出现之前。

【提要】时发热自汗出的病机和治疗。

【分析】本条承第53条而来，亦兼杂病范畴。

病人时发热自汗出，有时发时止之意。发热汗出而脏腑无病，里气尚和，则病在肌表无疑。细究其病机，属于卫气不能固外所致之营卫不调，故曰"此卫气不和也"。第53条说营气和，此条说卫气不和，二者各谈一个侧面，合之便是营卫不调的病机变化，即营卫不调的主导方面在卫气不和。由于营在脉中，为卫之使，卫在脉外，为营之守，今卫气不和，失却固外之职，营虽无病，但不能内守，故发热、自汗出之所由生。治当发汗祛邪，调和营卫，宜桂枝汤。

"先其时发汗"是指在尚未发热汗出之时，先用药物取汗，则邪去卫和而愈，亦可防过汗之变。这里着重指出，对此类疾病的治疗用药应掌握有利时机。

【选注】尤在泾：脏无他病，里无病也。时发热自汗，则有时不发热无汗可知。而不愈者，是其病不在里而在表，不在营而在卫矣。先其时发汗则愈者，于不热无汗之时，而先用药取汗，则邪去卫和而愈。不然，汗液方泄而复发之，宁无如水淋漓之患耶。（《伤寒贯珠集·太阳篇》）

柯韵伯：脏无他病，知病只在形躯，发热有时，则汗出亦有时，不若外感者，发热汗出不休也。内经曰：阴虚者阳必凑之，故时热汗出耳。未发热时，阳犹在卫，用桂枝汤啜稀热粥，先发其汗，使阴出之阳，谷气内充，而卫阳不复陷，是迎而夺之，令精胜而邪却也。（《伤寒来苏集·伤寒论注》）

（二）桂枝汤禁例

【原文】桂枝[1]本為解肌[2]，若其人脉浮緊，發熱汗不出者，不可與之也。常須識[3]此，勿令誤也。（16）

【词解】

［1］桂枝：此指桂枝汤。

［2］解肌：解散肌腠之邪。

［3］识：此处读作"志"（zhì），牢记之意。

【提要】伤寒表实无汗者禁用桂枝汤。

【分析】桂枝汤功能解肌祛风、调和营卫，其发汗之力相对和缓，适用于太阳中风表虚证。若发热恶寒、无汗脉紧，证属伤寒，腠理致密，则惟宜麻黄汤峻汗发散，不得用桂枝汤，防其敛邪生弊故也。

【选注】柯韵伯：解肌者，解肌肉之汗也。皮肤之汗自出，故不用麻黄。若脉浮紧是麻黄汤脉，汗不出是麻黄汤证，桂枝汤无麻黄开腠理而泄皮肤，有芍药敛阴津而制辛热，恐邪气凝结，不能外解，势必内攻，为害滋大耳，故叮咛告诫如此。（《伤寒来苏集·伤寒论注》）

陈修园：桂枝汤本为解肌，与麻黄汤为肤表之剂迥别。盖邪之伤人，先伤肤表，次及肌腠。惟风性迅速，从肤表而直入肌腠，则肌腠实而肤表虚，所以脉浮缓汗自出，不曰伤而曰中也。若其人脉浮紧发热汗不出者，明明邪在肤表，不在肌腠，不可与也，甚矣哉。桂枝汤为不汗出之大禁，当须识此，勿令误也。（《伤寒论浅注·辨太阳病脉证并治上》）

【原文】若酒客[1]病，不可與桂枝湯，得之則嘔，以酒客不喜甘故也。（17）

【词解】［1］酒客：嗜酒之人。

【提要】湿热内蕴者禁用桂枝汤。

【分析】嗜酒之人，每多湿热内盛。其患中风，不宜单纯运用桂枝汤，而宜辛透清化相合。而桂枝汤为辛甘温剂，盖甘能助湿，温能生热故也。湿热内壅，升降失司，胃气上逆，多致呕吐。

嗜酒之人，亦有无湿热内蕴者，其患太阳中风，仍宜用桂枝汤；而素不饮酒之人，亦有湿热内蕴之体，其患太阳中风，仍不宜桂枝汤。故而本条实是借酒客之名，以申太阳中风而兼湿热内蕴者，不可纯用桂枝汤之禁例。

【选注】魏念庭：此条乃申明太阳中风病，桂枝汤有用之而不效，则未尝细察其人，平日蓄有湿热之故也。酒家曲蘖之毒，积为淫湿，自壅盛于内，辛甘两有不宜。病虽中风，应与桂枝，其如湿热先拒而不受于胸膈之间矣。仲景发明酒客不喜甘之理，正所以善桂枝汤之用也。（《伤寒论本义·太阳经上篇》）

《医宗金鉴》：酒客，谓好饮之人也。酒客病，谓过饮而病也。其病之状，头痛、发热、汗出、呕吐、乃湿热熏蒸使然，非风邪也。若误与桂枝汤，服之则呕，以酒客不喜甘故也。（《医宗金鉴·订正仲景全书·伤寒论注》）

【原文】凡服桂枝湯吐者，其後必吐膿血也。（19）

【提要】内热壅盛者禁用桂枝汤。

【分析】桂枝汤辛甘发散，宜于风寒侵袭于表。若内热壅盛而发热汗出者，禁用桂枝汤。即若里热炽盛而兼表寒者，亦宜清泻火热而微予发散。设若误用桂枝汤，必致里热更盛，胃逆而吐，其或伤络而吐血。

本条根据服桂枝汤后的反应，推测其药不对证的根由，进而将此根由列为桂枝汤之禁。其写作手法，与前两条意趣大异，然申明辨证用药之理，则无二致。

【选注】柯韵伯：桂枝汤不特酒客当禁用，凡热淫于内者，用甘温辛热以助其阳，不能解肌，反能涌越，热势所过，致伤阳络，则吐脓血可必也。所谓桂枝下咽，阳盛则毙者以此。（《伤寒来苏集·伤寒论注》）

恽铁樵：此连上条，皆属误用桂枝，酒客不过得之而呕；若阳盛得桂枝，胃不能受而呕，则其后当见血。（《伤寒论辑义按·太阳上篇》）

（三）兼证

1. 桂枝加葛根汤证

【原文】太阳病，项背强几几[1]，反汗出恶风者，桂枝加葛根汤主之。（14）

【词解】[1] 项背强几几：几，读作"紧（jǐn）"。几几，据刘渡舟《伤寒论校注》谓：几几与紧紧，音义相通。旧本"几"读为"殊"（shū），谓短羽鸟，引颈欲飞不能状，以形容项背拘急。供参考。

【提要】太阳中风兼经输不利证治。

【分析】风寒外袭，营卫失调，证见发热恶风、汗出脉缓。邪阻太阳经输，经气不利，头痛项强，本是太阳表证之常见征象。今项强及背，表明邪阻较重，经气郁滞更甚，且病变部位扩大，此时若仅以桂枝汤解肌祛风，其治虽属可行，然取效必不如意。如是则适当考虑在解肌祛风基础上，辅以升津舒经之法，而成两全之美。

太阳病提纲即有头项强痛之症，表明太阳经气已有郁遏之象。而此条重申项背强几几，表明：一者，外邪阻闭经气之程度较前者更重；一者，病变波及范围更广，由头项而连及背。如此邪阻经输之病理，显然更为突出，因此在治疗方药的确立上，必须予以考虑。

项背强几几，缘于经脉拘急，而经脉拘急，责之于外邪闭阻，津液不能上升以濡养，故而解肌祛风，升津舒筋之法不可偏废，方为合拍。

【选注】张令韶：此病太阳之经输也。太阳之经输在背，经云：邪入于输，腰脊乃强。项背强者，邪入于输而经气不舒也。几几者，短羽之鸟欲飞不能之状，乃形容强急之形，欲伸而不能伸，有如几几然也。（《伤寒论直解·辨太阳病脉证并治篇》）

汪苓友：太阳病，项背强矣，复几几然颈不得舒，颈之经属阳明，项背与颈几几然，其状当无汗矣。今反汗出恶风，仲景法：太阳病，汗出恶风者，桂枝汤主之。今因其几几然，故加葛根于桂枝汤中，以兼祛阳明经之风也。（《伤寒论辨证广注·辨太阳病脉证并治法上》）

【治法】解肌祛风，升津舒经。

【方药】**桂枝加葛根湯方**

葛根四兩　麻黃三兩，去節　芍藥二兩　生薑三兩，切　甘草二兩，炙　大棗十二枚，擘　桂枝二兩，去皮

上七味，以水一斗，先煮麻黃、葛根，減二升，去上沫，內諸藥，煮取三升，去滓。溫服一升，覆取微似汗，不須歠粥。餘如桂枝法將息及禁忌。

臣億等謹按：仲景本論，太陽中風自汗用桂枝，傷寒無汗用麻黃。今證云汗出惡風，而方中有麻黃，恐非本意也。第三卷有葛根湯證云：無汗惡風，正與此方同，是合用麻黃也。

此云桂枝加葛根汤，恐是桂枝中但加葛根耳。

【方义】桂枝加葛根汤，宋本原文有误，其方应无麻黄。方以桂枝汤解肌祛风，调和营卫，以治其本；更以葛根辛散祛风，升津以舒缓拘挛之经脉，通调郁滞之经气。

【临床应用】本方由桂枝汤加葛根而成。葛根味甘辛而性平偏凉，具有升津液、舒经脉之效。故而本方除具备桂枝汤解肌祛风、调和营卫之基本功效外，更能通调气血、升津和络以解痉缓急。前贤常以之通治经脉挛急而兼汗出恶风之柔痉。现代临床常在中医辨证论治原则指导下，结合现代药理研究成果，将本方广泛用于治疗循环系统、呼吸系统、神经及运动系统、免疫及内分泌系统等之多种病症，取得了较为满意的疗效。

所涉病种，就有关报道统计，有普通感冒、流行性感冒、面神经麻痹、原发性震颤、僵人综合征、乙脑后遗症、重症肌无力、慢性多发性肌炎、高血压、脑动脉硬化、颈椎病等。根据35例古今医案分析，有中医诊断者22例，涉及柔痉、肩凝证、落枕、头痛、项背痛、感冒等10个病种，病变均与筋脉肌肉的拘急痉挛有关，说明本方通调气血、解痉缓急之功效，是其临床运用的重要方面。

【现代研究】现代药理实验表明，桂枝及桂枝汤具有扩张血管、改善循环、解热镇痛、抗过敏、抗惊厥、抗病毒等作用，而葛根则有降血压、增加脑部及冠状动脉血流量、解热解痉等效应。

【案例】

(1) 郭某，女，38岁。3个月前因劳作淋雨而感冒，来诊前多次用发汗解表治疗未愈。面色苍白而虚浮，肢倦懒言，大汗淋漓而恶风，项背强紧如负重物。证为风邪客于肌表，营卫不和，经气不利，津液不能敷布，经脉失养。治宜解肌发表，调和营卫。乃投桂枝加葛根汤，嘱服姜汤一碗，以助药力。自述服药后全身发痒，继则全身微汗，安静入睡，次日已不恶风，项背强板亦去大半。又进1剂，痊愈。(《伤寒论方医案选编·桂枝加葛根汤》)

(2) 刘某，男，成年。患落枕，头不能转侧，项背板痛。经刺落枕、后溪、肩井、阿是等穴，稍有效果，但仍痛苦难忍，经服桂枝加葛根汤2剂，痊愈。(《伤寒论方医案选编·桂枝加葛根汤》)

2. 桂枝加厚朴杏子汤证

【原文】喘家[1]作，桂枝汤，加厚朴杏子佳。(18)

【原文】太阳病，下之微喘者，表未解故也，桂枝加厚朴杏子汤主之。(43)

【词解】[1] 喘家：素患喘证之人。

【提要】太阳中风兼肺寒气逆证治。

【分析】第18条论素有肺寒咳喘宿疾，因外感风寒而诱发；第43条论太阳表证，因误下而风寒内袭于肺。前者为新感引动宿疾，后者为误下而邪陷，成因不同，然此际之病机，则同为风寒表证而兼肺寒气逆。证见发热恶寒、头痛脉浮，而兼胸闷气喘、咳嗽等。病机及脉证相同，故其治亦同，所谓异病同治是也。治以解肌祛风，降气平喘，方选桂枝加厚朴杏子汤。

值得注意的是，两条所论，其治法方药虽同，然毕竟病证成因不一，而其后期调护，则有所别。第43条为新感误下所致，用本方治疗后，若汗出邪解而喘定，惟慎起居、节饮食，将息养护即可。而第18条所论之证，在药后邪解喘定之际，尚宜谨慎从事，盖新感易瘥，痼疾难除是也。可考虑理脾建中、温肺化痰等治法，以作杜绝后患之图。

【选注】魏念庭：凡病人素有喘证，每感外邪，势必作喘，故谓之喘家。(《伤寒论本义·

成无己：下后大喘，则为里气大虚，邪气传里，正气将脱也。下后微喘，则为里气上逆，邪不能传里，犹在表也。与桂枝以解外，加厚朴杏子以下逆气。（《注解伤寒论·辨太阳病脉证并治上》）

喻嘉言：此证不云下利，但云微喘表未解，则是表邪因误下上逆，与虚证不同，故仍用桂枝以解表，加厚朴杏仁以利下其气，亦微里之意也。（《尚论篇·太阳经上篇》）

【治法】解肌祛风，降气平喘。

【方药】桂枝加厚朴杏子湯方

桂枝三兩，去皮　甘草二兩，炙　生薑三兩，切　芍藥三兩　大棗十二枚，擘　厚朴二兩，炙，去皮　杏仁五十枚，去皮尖

上七味，以水七升，微火煮取三升，去滓，温服一升，覆取微似汗。

【方义】方以桂枝汤解肌祛风，调和营卫，解除在外之风寒；加厚朴、杏仁，温肺而降气平喘。如是则表里双解，内外悉安。

【临床应用】本方为桂枝汤加厚朴杏仁而成。厚朴苦辛温，功能消痰除满、下气降逆；杏仁苦温，功能宣肺化痰、止咳平喘。故本方功能解肌祛风、降气平喘，实属素有咳喘而兼外感之良方。

现代临床主要用本方治疗各种感冒和急、慢性支气管炎及支气管哮喘、病毒性肺炎等。同时也用治某些消化系疾病，如急、慢性胃肠炎和消化性溃疡等。就中医理论而言，此类病证，其临床表现大多具有营卫不和、气血失调或痰饮阻滞等病理机制。

【现代研究】现代药理研究结果表明，杏仁小量能镇静呼吸中枢，表现为镇咳平喘效应；而厚朴具有广谱抗菌作用，对兔离体支气管及肠管均有兴奋作用，且能通过降低血压，反射性引起呼吸兴奋。

【案例】

（1）戊申正月，有一武弁在仪真为张遇所虏，日夕置于舟艎板下，不胜蜷伏，后数日得脱。因饱食，解衣扪虱以自快，次日遂作伤寒。医者以因饱食伤而下之，一医以解衣中邪而汗之，杂治数日，渐觉昏困，上喘息高，医者仓皇无知所措。予诊之曰：太阳病下之，表未解，微喘者，桂枝加厚朴杏子汤，此仲景法也。医者争曰：某平生不曾用桂枝，况此药热，安可愈喘。予曰非予所知也。一投而喘定，再投而漐漐汗出，至晚身凉而脉已和矣。医者曰：予不知仲景之法，其神如此，岂诳惑后世也哉？（《伤寒九十论》）

（2）一孩3岁，从婴儿时起常患感冒。2岁时曾高热咳嗽，治后热退而咳未愈，迁延至今。近因新感，病势加重，发为喘逆，哮鸣之音，邻室可闻。一诊：咳嗽气喘，喉间痰鸣，痰清稀，白沫较多，咳时微汗出，遇风咳甚，面色萎黄，舌质淡红，苔白滑。此为太阳表虚证哮喘，治宜解肌祛风，降逆平喘，以桂枝加厚朴杏子汤加味主之：桂枝6g，炙甘草3g，白芍6g，生姜10g，大枣15g，厚朴4g，杏仁6g，紫菀6g，防风3g。二诊：服药3剂，咳喘大减，夜能安睡，早晚遇风仍咳喘、痰多、汗出。风邪未尽，湿痰尚盛，上方加茯苓、陈皮、法夏以除湿化痰。症愈。（《范中林六经辨证医案选》）

3.桂枝加附子汤证

【原文】太陽病，發汗，遂漏不止[1]，其人惡風，小便難，四肢微急[2]，難以屈伸者，桂枝加附子湯主之。（20）

【词解】

[1]漏不止：汗出如漏，无止息之时。

[2] 微急：轻度拘急。

【提要】太阳病发汗太过，表证不解，兼阳虚汗漏的证治。

【分析】太阳表证，发汗是其正治之法。然汗之太过不及，均属治疗不当。今发汗太过，损伤表阳，而致卫表失固，且风寒仍羁于表，是实中夹虚征象。发热恶风，头痛脉浮，自汗出，自是太阳中风表象，然恶风汗出之甚，则非一般表虚证可比。淅然恶风，缩手裹脚，而汗出绵绵，无止无休，此时营卫失调，固是其病机要点，而卫阳因汗而伤，失却固摄，更宜着眼。汗出过多，则小便相应减少；卫阳失煦，经脉不柔，则四肢拘挛，屈伸不利。治宜解肌祛风，扶阳固表，方用桂枝加附子汤。

本证阳气受伤，阴亦不足，然治法惟取扶阳解表而不必救其阴液，其理何在？这是因为阴液虽伤，但重在阳虚不固而漏汗恶风，且阴伤缘于汗泄，汗泄缘于阳虚不固，故其治法扶阳即所以固表，固表即所以敛汗，敛汗即所以存津液，此治病求本之道。

【选注】成无己：太阳病因发汗遂漏不止而恶风者，为阳气不足，因发汗阳气益虚而皮腠不固也。内经曰：膀胱者，州都之官，津液藏焉，气化则出。小便难者，汗出亡津液，阳气虚弱不能施化。四肢者，诸阳之本也，四肢微急难以屈伸者，亡阳而液脱也。针经曰：液脱者，骨属屈伸不利。与桂枝加附子汤以温经复阳。（《注解伤寒论·辨太阳病脉证并治上》）

柯韵伯：太阳固当汗，或不取微似汗，而发之太过，阳气无所止息，而汗出不止矣。汗多亡阳，玄府不闭，风乘虚入，故复恶风。汗多于表，津弱于里，故小便难。四肢者，诸阳之本；阳气者，精则养神，柔则养筋。开合不得，寒气从之，故筋急而屈伸不利也。此离中阳虚不能摄水，当用桂枝以补心阳，阳密则漏汗自止矣；坎中阳虚不能行水，必加附子以回肾阳，阳归则小便自利矣。内外调和，则恶风自罢，而手足便利矣。（《伤寒来苏集·伤寒论注》）

【治法】解肌祛风，扶阳固表。

【方药】桂枝加附子湯方

桂枝三兩，去皮　芍藥三兩　甘草三兩，炙　生薑三兩，切　大棗十二枚，擘　附子一枚，炮，去皮，破八片

上六味，以水七升，煮取三升，去滓，温服一升。本云：桂枝汤，今加附子，将息如前法。

【方义】方以桂枝汤解肌祛风，调和营卫；加附子温经扶阳，固表敛汗。

【临床应用】本方由桂枝汤加炮附子组成。附子炮用，温经固表，与生附子偏于回阳救逆不同。故而本方在桂枝汤解肌祛风基础上，增强了温经扶阳之力，主要适用于太阳中风而兼卫阳不足之证，同时也可用于素体阳虚复感风寒者。

据45例医案的统计结果，辽宁中医学院关庆增氏主编之《伤寒论方证证治准绳》认为，本方的应用指标是：发热、恶风（寒）、汗出不止、手足不温、脉浮缓或沉细无力；或兼见四肢微急，小便难，神疲乏力，面色苍白少华，舌淡苔薄者。

从传统医学角度而论，本方可治漏汗证、阳虚自汗证、半身多汗证、痹证、痿证、风寒咳喘证、产后乳漏、崩漏等，均以阳气不足、卫阳不固、感受风寒等为其基本病机。

从现代医学角度而言，临床常用以治疗自主神经功能失调、感冒及流行性感冒、风湿性关节炎、类风湿性关节炎等，符合其病机者。

【现代研究】现代药理实验研究结果表明，附子具有强心作用，所含乌头碱可使蛙心出

现短暂强心效应，能明显抑制大鼠甲醛性或蛋清性脚肿，能抗寒冷，可延迟寒冷环境下小鸡和大鼠的死亡时间。

【案例】

（1）李姓士人，患太阳病，发汗后汗出不止，恶风，小便涩，足挛曲而不伸。其脉浮而大，浮为风，大为虚，此证桂枝第七证也。仲景云：太阳病，发汗，遂漏不止，其人恶风，小便难，四肢微急，难以屈伸者，桂枝加附子汤主之。三投而汗止，再投芍药甘草，而足得伸，数日愈。（《普济本事方》）

（2）某男，20岁，工人。患者右下肢小腿腓肠肌部位发生溃疡，经久不愈，不能收口，已有月余。溃疡周围青紫，无红肿，脉沉微。方用桂枝9g，白芍9g，炙草6g，生姜9g，大枣4枚，附子3g。水煎分2次服，3剂。服后溃疡开始缩小，疮面有肉芽新生。继用上方，服至10剂，疮面愈合，病告痊愈。（《古方新用》）

4. 桂枝去芍药汤证

【原文】太陽病，下之後，脉促[1]胸滿[2]者，桂枝去芍藥湯主之。（21）

【词解】

〔1〕脉促：言脉来急促或短促，非后世"脉来数，时一止，复来"之促脉。

〔2〕胸满：满，通闷，胸满即胸闷。

【提要】太阳病误下，致表证不解兼胸阳不振的证治。

【分析】太阳病误下，有可能引起外邪内陷发生变证的不良后果。本条太阳病误下，除脉促、胸满之外，未发生其他变证，而且仍用桂枝汤为主的方剂进行治疗，故知表证仍在。但误下后脉不浮缓而见急促、短促之象，说明邪欲下陷，而正气尚能抗邪，其机制与第15条"太阳病，下之后，其气上冲"类似。下后胸满而不痛，故不属结胸，方用桂枝汤去芍药之阴柔，说明此胸满属胸阳虚所致。胸满与脉促并见，乃误下邪陷胸中，致胸阳不振，阳郁不伸，正邪相争所致。

【选注】钱天来：脉促者，非脉来数、时一止、复来之促也，即急促亦可谓之促也。（《伤寒溯源集·太阳篇》）

成无己：太阳病下之，其脉促不结胸者，此为欲解。此下后脉促而复胸满，则不得为欲解。由下后阳虚，表邪渐入，而客于胸中也。与桂枝汤以散客邪，通行阳气。芍药益阴，阳虚者非所宜，故去之。（《注解伤寒论·辨太阳病脉证并治法上》）

〔按〕关于促脉，历来医家见解分歧。多数注家以王叔和"脉来数，时一止，复来，名曰促"为解。观《伤寒论》言脉促而表未解者有三：一为本条，一为第34条"太阳病，桂枝证，医反下之，利遂不止，脉促者，表未解也"，一为第140条"太阳病下之，其脉促，不结胸，此为欲解也"。三条均由太阳病误下而成，脉促代表人体正气抗邪之势，故此处宜作急促、短促有力解。但亦不可忽视因峻下而正气大伤，可能出现脉来不继而歇止的促脉，然此不可视为常例。

【治法】解肌祛风，宣通胸阳。

【方药】桂枝去芍藥湯方

桂枝三兩，去皮　甘草二兩，炙　生薑三兩，切　大棗十二枚，擘

上四味，以水七升，煮取三升，去滓，温服一升。本云：桂枝湯，今去芍藥。將息如前法。

【方义】桂枝汤组方阴阳协调，刚柔相济。今用桂枝汤解肌祛风，以除其外证；去芍药之阴柔，即是增强其通阳之功，借以达到宣通胸阳之目的。前之加附，此之去芍，一增一减，遣方用药之灵妙，展示无遗。

【临床应用】本方由桂枝汤去芍药而成。芍药减去，则方中阴柔之力变弱，而通阳之效得以相对增强。因而，可用本方化裁治疗胸阳不振及表邪未解证，表证误下所致的多种变证，也可酌情考虑选用本方加减治疗。

据报道，本方可用治急、慢性支气管炎和支气管哮喘、肺气肿、肺源性心脏病、病毒性心肌炎、多种原因所致之心律不齐等病种，虽多属个案报道，然可提供参考。

5. 桂枝去芍药加附子汤证

【原文】若微寒[1]者，桂枝去芍藥加附子湯主之。（22）

【词解】[1] 微寒：脉微而恶寒。

【提要】承上条太阳病误下，阳气损伤较甚，致表不解，而见脉微、恶寒甚、胸满的证治。

【分析】太阳病误下后，表证仍在，同时因误下损伤胸阳，邪气欲陷，正气相争而见胸满，此与上条类似。但上条见脉促，说明正气抗邪有力。此条脉微，说明阳虚不限于胸中，而是全身阳气不足，由此则恶寒必然较前加重。总之，本证是在桂枝去芍药汤证的基础上，阳虚较为突出，故二者同中有异。

【选注】成无己：阳气已虚，若更加之微寒，则必当温剂以散之，故加附子。（《注解伤寒论·辨太阳病脉证并治上》）

陈修园：若脉不见促而见微，身复恶寒者，为阳虚已极，桂枝去芍药加附子汤主之。恐桂姜之力微，必助之附子而后可。（《伤寒论浅注·辨太阳病脉证并治上》）

〔按〕陈、成二氏对"微寒"（成本作"微恶寒"）的理解不同，成氏理解为轻微恶寒，陈氏理解为脉微恶寒，两者相比，自以陈说为胜。盖前条脉促胸满，方用桂枝去芍药汤，本有恶寒之证，今若轻微恶寒，而反加附子，则于理不合。

【治法】解肌祛风，温经扶阳。

【方药】桂枝去芍藥加附子湯方

桂枝三兩，去皮　甘草二兩，炙　生薑三兩，切　大棗十二枚，擘　附子一枚，炮，去皮，破八片

上五味，以水七升，煮取三升，去滓，温服一升。本云：桂枝湯，今去芍藥，加附子。將息如前法。

【方义】是方在桂枝去芍药汤解肌祛风、宣通胸阳基础上，更增附子一味，以温经扶阳，则诸症自除。

【临床应用】本方由桂枝汤去芍药加附子而成。去芍药者，减其阴柔之性也；加炮附子者，增其补阳之力也。故本方在通阳散寒之基础上，更增温阳之效，适用于心胸阳气不足而兼寒闭气郁之证。

现代临床多用以治疗各类心脏病如病毒性心肌炎、冠心病、风湿性心脏病、肺源性心脏病等，亦可用治急、慢性支气管炎和肺气肿、风湿性关节炎、感冒等。中医辨证多属上焦阳虚而兼风寒湿等邪气阻滞，以恶寒发热、胸闷不适、汗出心悸、气短神疲、苔白脉弱等为其主要见症。

6. 桂枝加芍药生姜各一两人参三两新加汤证

【原文】發汗後，身疼痛，脉沉遲者，桂枝加芍藥生薑各一兩、人參三兩新加湯主之。（62）

【提要】太阳中风兼营气不足身痛证治。

【分析】太阳表证发汗太过，损伤卫气营阴，而表证尚未尽除，是以发热恶风寒、头痛之外，更见身痛绵绵不休、脉浮转为沉迟，此皆因气营不足，无以温煦濡养所致。治宜解肌祛风，补益营气，方选桂枝加芍药生姜各一两人参三两新加汤。

身痛一症，其由多端。太阳表证，身痛亦为其重要表现之一。本证之身痛，既与表邪未尽、气血营卫失调相关，更与汗伤营气、肌肉骨节失煦失养相关。盖表证身痛，汗后理应渐减而消，今汗后身痛不除而反绵绵不休，且脉象由浮转沉而迟，其营气损伤、筋肉失养之病理显然（表1-2）。

表1-2　气营不足身痛与太阳表证身痛鉴别表

鉴别项	太阳表证身痛	营气不足身痛
病因病机	风寒外束，卫阳闭遏，营阴郁滞	发汗太过，营气受损，筋肉失养
主要症状	身疼痛，伴发热恶寒、头痛	表证汗后身痛不减或加剧，或伴表证未解
脉象	浮紧	沉迟
鉴别要点	①汗后痛渐减；②脉浮紧	①汗后身痛不减甚或加重；②脉沉迟

【选注】尤在泾：发汗后邪痹于外而营虚于内，故身痛不除，而脉转沉迟。经曰：其脉沉者，营气微也。又曰：迟者营气不足，血少故也。故以桂枝加芍药生姜人参，以益不足之血，而散未尽之邪。（《伤寒贯珠集·太阳篇》）

喻嘉言：伤寒发汗后，身反疼痛者，乃阳气暴虚、寒邪不能尽出所致。若脉见沉迟，更无疑矣。脉沉迟者，六部皆然，与尺迟大异。尺迟乃素虚，此为发汗新虚，故于桂枝方中倍加芍药生姜各一两以去邪，用人参三两以辅正。名曰新加汤者，明非桂枝汤之旧法也。（《尚论篇·太阳经上篇》）

【治法】解肌祛风，益气和营。

【方药】**桂枝加芍藥生薑各一兩人參三兩新加湯方**

桂枝三兩，去皮　芍藥四兩　甘草二兩，炙　人參三兩　大棗十二枚，擘　生薑四兩

上六味，以水一斗二升，煮取三升，去滓，温服一升。本云：桂枝湯，今加芍藥、生薑、人參。

【方义】本方以桂枝汤解肌祛风，增生姜用量以通阳和卫，增芍药用量以益营滋阴，加人参意在气阴双补。如是则补散兼施，合奏其功。

【临床应用】本方是由桂枝汤增生姜、芍药用量，加人参组成。其意重在益气养营，滋阴和阳，兼以发散风寒，调理气血。是以虚人感冒，或气血不足而以身痛为主要见症者，用之多效。

据27例医案统计结果，凡中医诊断为伤寒坏病、漏汗、虚热、身痛、腰痛、便秘、感冒、妊娠恶阻、妊娠汗后身痛或产后身痛，西医诊断为慢性肠炎等而见身痛、疲乏、汗出、畏寒、头晕、舌淡苔白、脉沉细无力等，均可用本方化裁治疗。（《伤寒论方证证治准绳》）

【案例】经常感冒案：张某，46岁。经常感冒，感冒时发热汗出，劳累甚则周身酸懒，服西药去痛片虽能暂时止痛，但药效过后则更疼。久病不愈。诊其脉沉迟无力，身疼痛，血压10.67/6.67kPa（80/50mmHg）。脉沉主里，脉迟主血虚，身疼痛，主要因出汗过多、津伤血虚而致，故为微痛酸懒状。根据《伤寒论》第62条所论，以桂枝新加汤主之。服3剂后身酸痛止，血压升至16/10.67kPa（120/80 mmHg）。续服4剂后，饭量增加，精神亦好转，自觉浑身四肢皆比以前有力，此后半年多再未犯感冒病。（《伤寒论

医案集》)

7. 桂枝去桂加茯苓白术汤证

【原文】服桂枝汤，或下之，仍頭項强痛，翕翕發熱，無汗，心下滿微痛，小便不利者，桂枝去桂加茯苓白术湯主之。(28)

【提要】脾虚水停而表邪不解证治。

【分析】太阳表证，汗下之后，表邪未解，仍见头项强痛、发热恶寒诸表象，更增心下痞满微痛、小便不利，此因误治损伤脾阳，阳虚水湿不运，水停中焦所致。无汗者，水阻于表，营卫失于流通故也。其证水停于中而表邪未罢，治宜调和营卫，健脾利水，方用桂枝去桂加茯苓白术汤。

本证辨证之关键，在于小便不利与心下满微痛。小便不利，提示太阳所属脏腑功能失调，水湿不行；心下满微痛，表明水邪停蓄之部位，主要在于中焦。

若以临床实际而论，本证之发病，或因外感误治损伤脾胃而致水邪渐积者，或因水停日久而新感引动者。然内外相关、表里同病之理无二致，治疗仍当以调和营卫、健脾利水为法。

【选注】成无己：头项强痛，翕翕发热，虽经汗下，为邪气仍在表也。心下满微痛，小便利者，则欲成结胸。今外证未罢，无汗，小便不利，则心下满微痛，为停饮也。与桂枝汤以解外，加茯苓白术利小便行留饮。(《注解伤寒论·辨太阳病脉证并治法上》)

陈修园：太阳病服桂枝汤，服后未愈，医者不审其所以未愈之故，或疑桂枝汤之不当，而反下之，仍然表证不解，而为头项强痛、翕翕发热、无汗，且又兼见里证而为心下满微痛、小便不利者。然无汗则表邪无外出之路，小便不利则里邪无下出之路，总由邪陷于脾、失其转输之用，以致膀胱不得气化而外出，三焦不行决渎而下出。《内经》曰：三焦膀胱者，腠理毫毛其应。是言通体之太阳也。此时须知利水法中，大有转旋之妙用，而发汗亦在其中，以桂枝去桂加茯苓白术汤主之。所以去桂者，不犯无汗禁也；所以加茯苓白术者，助脾之转输，令小便一利，而诸病霍然矣。(《伤寒论浅注·辨太阳病脉证上》)

《医宗金鉴》：去桂当是去芍药。此方去桂，将何以治仍头项强痛、发热无汗之表乎？细玩服此汤，曰余依桂枝汤法煎服，其意自见。服桂枝汤已，温复令一时许，通身漐漐微似有汗，此服桂枝汤法也。若去桂枝则是芍药、甘草、茯苓、白术，并无辛甘走营卫之品，而曰余依桂枝汤法，无所谓也。且论中有脉促胸满、汗出恶寒之证，用桂枝去芍药加附子汤主之。去芍药者，为胸满也。此条证虽稍异，而其满则同，为去芍药可知矣。(《医宗金鉴·订正仲景全书·伤寒论注》)

【治法】调和营卫，健脾利水。

【方药】桂枝去桂加茯苓白术湯方

芍藥三兩　甘草二兩, 炙　生薑切　白术　茯苓各三兩　大棗十二枚, 擘

上六味，以水八升，煮取三升，去滓，温服一升。小便利则愈。本云：桂枝汤，今去桂枝，加茯苓、白术。

【方义】本方以桂枝汤调和营卫、解肌祛风，复以茯苓、白术温阳健脾利水。关于本方之方名及组成，历来有桂枝去桂、桂枝去芍以及桂枝加苓术三种不同观点，编者认为以桂枝汤加苓术来理解，较为简捷明了，且与临床实际相符。

二、太阳伤寒（表实）证

（一）麻黄汤证

【原文】太陽病，頭痛發熱，身疼腰痛，骨節疼痛，惡風，無汗而喘者，麻黄湯主之。（35）

【提要】太阳伤寒（表实）证证治。

【分析】风寒束于肌表，营阴郁滞于内，故见头痛身疼腰痛，骨节疼痛；正气与邪气相争，是以发热；卫气抗邪而失于温煦，故而恶风恶寒；寒束于表，腠理闭塞，营阴郁滞，故见无汗；肺气失宣而上逆，故见喘息。参阅第1、第3条所述，其脉当浮而紧。

其证风寒束表，以卫闭营郁为特点。治宜辛温发汗，散寒解表，以麻黄汤为其代表方方。

伤寒与中风，是风寒邪气侵袭太阳所致表证的两个基本证候类型，二者同中有异，病机变化皆属营卫失调，临床表现均以发热、恶风寒、头痛脉浮为基本脉证。然中风病机特点为卫阳不固、营阴失守，以汗出脉缓为特征，故称之为表虚证；伤寒病机特点是卫阳闭遏、营阴郁滞，以无汗脉紧为特征，故谓之表实证（表1-3）。

表1-3　太阳伤寒与太阳中风鉴别表

鉴别项	同	异	
		太阳中风	太阳伤寒
病因	外感风寒	风邪为主	寒邪为主
病机	营卫失调	卫阳不固，腠理疏松，营阴失守	卫阳闭遏，腠理致密，营阴郁滞
症状	发热，恶风寒，头痛	汗出，或鼻鸣干呕	无汗而喘，身痛明显

【选注】柯韵伯：太阳主一身之表，风寒外束，阳气不伸，故一身尽疼；太阳脉抵腰中，故腰痛；太阳主筋所生病，诸筋者，皆属于节，故骨节疼痛；从风寒得，故恶风；风寒客于人，则皮毛闭，故无汗；太阳为诸阳主气，阳气郁于内，故喘。太阳为开，立麻黄汤以开之，诸症悉除矣。麻黄八症，头痛、发热、恶风同桂枝证，无汗、身疼同大青龙证。本证重在发热身疼、无汗而喘。（《伤寒来苏集·太阳篇》）

《医宗金鉴》：太阳经起于目内眦，上额交巅，入络脑，还出别下项，循肩膊内，挟脊抵腰中，至足小趾出其端。寒邪客于其经，则营血凝涩，所伤之处无不痛也。营病者恶寒，卫病者恶风，今营病而言恶风者，盖以风动则寒生，恶则皆恶，未有恶寒而不恶风、恶风而不恶寒者。所以仲景于中风、伤寒证中，每互言之，是以知中风、伤寒，不在恶风、恶寒上辨，而在微甚之中别之也。无汗者，伤寒实邪，腠理致密，虽发热而不汗出，不似中风虚邪，发热而汗自出也。阳经被寒邪所遏，故逆而为喘，主之以麻黄汤者，解表发汗，逐邪安正也。（《医宗金鉴·订正仲景全书·伤寒论注》）

【治法】辛温发汗，散寒解表。

【方药】麻黄湯方

麻黄三兩，去節　桂枝二兩，去皮　甘草一兩，炙　杏仁七十箇，去皮尖

上四味，以水九升，先煮麻黄，減二升，去上沫，内諸藥，煮取二升半，去滓，温服八合。覆取微似汗，不須啜粥，餘如桂枝法將息。

【方义】方以麻黄辛温发汗，宣肺平喘；桂枝辛温宣散，解肌祛风，助麻黄发汗开闭；

杏仁苦温，降气下逆，助麻黄平喘；甘草调和诸药，培健中土，防麻桂之大汗伤津。与桂枝汤相较，本方重在散寒开闭，发汗祛邪，为辛温发汗之峻剂，逐邪解表之良方。

【临床运用】本方辛温开泄，其性峻猛，实为发散风寒之第一方。现代临床主要运用本方治疗各类传染病、呼吸系统疾病等，亦用之治疗泌尿系统疾病、妇产科疾病、五官科疾病及皮肤病等。

140 例医案统计结果表明，有中医诊断者 65 例，涉及 24 个病种，主要为外感风寒引起的各种病证，如伤寒表实证、寒哮、寒闭失音、水肿、衄血、风寒咳嗽、癃闭、痛经、闭经、肩凝、伤寒脉闭、癫狂、鼻渊、大便难等。有西医诊断者 22 例，含 14 个病种，涉及呼吸、循环、消化、泌尿、神经等系统，以及内、外、妇、儿、皮肤、五官科疾病，如支气管肺炎、大叶性肺炎、肺心病、急性肾炎、前列腺炎、荨麻疹、中耳炎、慢性肝炎、妊娠中毒症、产后高热不退、长期低热、三叉神经痛、阿米巴痢疾、复视、鱼鳞病等。其中以呼吸系统病变为主。麻黄汤原方药物用量：麻黄最大用量 30g，最小 2.4g，常用量 10～15g；桂枝最大用量 25g，最小 2.4g，常用量 10～15g；杏仁最大用量 20g，最小 3g，常用量 10～15g；甘草最大用量 30g，最小 1.5g，常用量 5～15g。且其主药麻黄用量，每随季节及体质情况而多变化。(《伤寒论方证证治准绳》)

有研究者认为，本方常用药量为"三等一半"，即麻黄、桂枝、杏仁三味等量，甘草一味半量。按照这一原则，再据年龄、体质、病情轻重而酌情处理。

【现代研究】现代药理实验证明，麻黄的主要药效成分是生物碱和挥发油，挥发油具有发汗作用，麻黄碱是麻黄平喘的有效成分，且在温热环境中可促进汗腺分泌。麻黄与桂枝配合，对汗腺有兴奋作用。

【案例】

(1) 邓某，男。冬月重感风邪，恶寒高热，虽重衾叠被，犹啬啬不已，头痛项强，腰脊酸痛，四肢骨节亦然；切诊皮肤干热无汗，脉浮而紧，此冬月正伤寒也。以其体肥多湿，处麻黄加羌、芷与服，意其必一汗而解。讵知 1 剂不效，次日复诊，再剂仍不效。余觉药颇对证，然何以不效？因细询煎药之情，知不如法，察其病状如前，恶寒等之表证仍在，处以前方，令如法煎服，1 剂而汗出即解。

麻黄汤加羌活、白芷方：生麻黄9g　川桂枝9g　杏仁泥12g　炙甘草6g　川羌活7.5g　香白芷9g　生姜 3 片。[余瀛鳌. 射水余无言医案. 江苏中医 1959；(5)：16]

(2) 娄水张尔和，伤寒第 2 日，头痛发热，正在太阳，予曰方今正月，天令犹寒，必服麻黄两日愈矣，若服冲和汤，不惟不得汗，即使得汗，必致传经，遂以麻黄汤热饮之，更以滚水入浴桶，置床下熏之得汗如雨，密覆半日，易被，神已爽矣，至晚索粥，家人不与，余曰邪已解矣，必不传里，食粥何妨。至明日果愈，不以麻黄汗之，传变深重，非半月不安也。(《续名医类案》卷一)

【原文】脉浮者，病在表，可發汗，宜麻黄湯。(51)

【提要】以脉言证，表病宜汗可选麻黄汤。

【分析】脉浮主表，表病宜汗。然发汗有温凉之别，风寒宜辛温，风热宜辛凉。今原文曰宜麻黄汤，显然证属太阳伤寒，此言脉而略证之笔法，不可不知。是以头痛发热、恶寒无汗、身痛腰疼，诸般征象，理应皆见。故伤寒证之主脉为脉浮（紧），然并非但见脉浮，即汗之以麻黄汤。

【选注】成无己：浮为轻手得之，以候皮肤之气。《内经》曰：其在皮者，汗而发之。(《注解伤寒论·辨太阳病脉证并治中》)

【原文】脉浮而數者，可發汗，宜麻黄湯。(52)

【提要】太阳伤寒脉浮数者可用麻黄汤。

【分析】太阳伤寒之典型脉象为浮紧，是寒邪犯表之征。今恶寒发热、头痛身痛、无汗而喘，脉虽浮，不紧而反数，似乎脉证相悖。细究其理，此之脉数，并非热象，而是正邪相争，气血运行加速之反映。临床必无口渴苔黄心烦等症，治之仍宜辛温发汗，可选用麻黄汤。

综合各条可知，太阳伤寒证之典型脉象为浮紧。然体质有强弱之分，感邪有轻重之别，伤寒证之脉象也可因此而略有变异，或脉浮有力，或脉浮而数，虽非典型之浮紧，毕竟轻取应指，其病在表可知。结合相关临床表现，则风寒束表、卫闭营郁之病机确然，自可治之以麻黄汤。

【选注】《医宗金鉴》：伤寒脉浮紧者，麻黄汤诚为主剂矣。今脉浮与浮数，似不在发汗之列，然视其病皆伤寒无汗之表实，则不妨略脉而从证，亦可以用麻黄汤汗之，观其不曰以麻黄汤发之、主之，而皆曰可发汗，则有商量斟酌之意焉。（《医宗金鉴·订正仲景全书·伤寒论注》）

方有执：浮与上同，而此多数。数者，伤寒之欲传也。可发汗而宜麻黄汤者，言乘寒邪有向表之浮，当散其数而不令其至于传也。（《伤寒论条辨·辨太阳病脉证并治中》）

曹颖甫：此节为里气不虚者言之，故一见无汗身疼之证，无论脉浮及浮数，皆可用麻黄汤以发之。与下后身重心悸、脉浮数而尺中微，及未经误下而尺中迟者，固自不同也。（《曹氏伤寒金匮发微合刊·伤寒发微·太阳篇》）

【原文】太陽與陽明合病，喘而胸滿者，不可下，宜麻黃湯。（36）

【提要】太阳阳明合病重在表者可用麻黄汤。

【分析】发热、恶寒、无汗、身痛，太阳伤寒表证也，又见喘而胸满等阳明疑似证，即此条所言之太阳阳明合病。喘而胸满，是肺气闭阻之象。更言不可下，则知虽有阳明证而里结尚轻。提示此之二阳合病，以太阳伤寒为其病机重心，可选麻黄汤汗之，如此则表气得通，里气因和，其病自去。设表解里未和者，微和胃气，当可作为其后续之治法。

先表后里是其治疗之基本原则，然毕竟此时之表证，在不同程度上必然受里证制约，因此用解表法当细心斟酌，以免伤津损阳之弊，进而导致病情变化。故仲景于兹，悉以"宜"字言之，示人以斟酌选择之意。

【选注】《医宗金鉴》：太阳阳明合病、不利不呕者，是里气实不受邪也。若喘而胸满，是表邪盛，气壅于胸肺间也。邪在高分之表，非结胸也，故不可下，以麻黄汤发表通肺，喘满自愈矣。（《医宗金鉴·订正仲景全书·伤寒论注·太阳篇》）

钱天来：胸满者，太阳表邪未解，将入里而犹未入也。以阳明病而心下硬满者尚不可攻，攻之利遂不止者死，况太阳阳明合病乎？（《伤寒溯源集·合病证治》）

【原文】太陽病，脉浮緊，無汗，發熱，身疼痛，八九日不解，表證仍在，此當發其汗。服藥已微除[1]，其人發煩目瞑[2]，劇者必衄[3]，衄乃解。所以然者，陽氣重[4]故也。麻黃湯主之。（46）

【词解】

[1] 微除：略有减轻之意。

[2] 目瞑：闭目不喜见光。

[3] 剧者必衄：此指病情严重者可发生鼻出血。

[4] 阳气重：指阳气郁遏较重。尤在泾曰："阳气，阳中之邪气也。"实为人身阳气因邪闭郁而为阳热之邪。

【提要】补述伤寒证治及药后反应。

【分析】本条采用倒装文法写作，"麻黄汤主之"应接于"此当发其汗"之后；而"服药已微除"至"阳气重故也"，则属服麻黄汤后的反应。

太阳病八九日不解，仍见无汗身痛、恶寒发热、脉浮而紧之表实证象，当以麻黄汤发汗。此段文字表明了太阳表证传与不传，并不依据病程之久暂。其治疗仍当据证而定，不必拘于时日之长短。

然毕竟邪闭日久，阳气郁滞较重，服药后可能出现两种机转：一者，阳郁较轻，病人心烦而闭目不喜见光，此乃正气得药力之助、奋起与邪气相争之兆；二者，阳郁较重，郁阳得辛温药之助，破络而出，导致鼻腔出血，此为郁阳得展之征兆，阳郁得伸，外邪松解，病证自除。此为药后得衄而解，亦称"红汗"。

由此可知，病证诊断与治疗，悉凭临床脉证而论，不得拘于病程长短；而其预后机转之分析判断，则又必须考虑病程之影响。此乃对立统一辩证法思想，在临床实践中灵活运用之体现。

【选注】柯韵伯：八九日不解，其人阳气重可知。然脉紧无汗、发热身疼，是麻黄证未罢，仍与麻黄，只微除在表之风寒，而不解内扰之阳气。其人发烦、目暝，见不堪之状，可知阳络受伤，必逼血上行而衄矣。血之与汗，异名同类，不得汗，必得衄，不得汗解而从衄解，此与热结膀胱血自下者，同一局也。（《伤寒来苏集·伤寒论注·麻黄汤证上》）

【原文】太陽病，脉浮紧，發熱，身無汗，自衄者愈。（47）

【提要】太阳伤寒得衄者病愈。

【分析】太阳表实，证见发热恶寒、无汗脉浮紧，邪闭阳郁，郁阳不得汗解，破络而出，导致鼻衄。血出之后，郁阳伸展，营卫流通，外寒得解。此为不汗而自衄者愈之例。

【选注】成无己：风寒在经不得汗解，郁而变热，衄则热随血散，故云自衄者愈。（《注解伤寒论·辨太阳病脉证并治中》）

柯韵伯：汗者心之液，是血之变，见于皮毛者也。寒邪坚敛于外，腠理不能开发，阳气大扰于内，不能出玄府而为汗，故迫血妄行而假道于肺窍也。今称红汗，得其旨哉！（《伤寒来苏集·伤寒论注》）

【原文】傷寒脉浮緊，不發汗，因致衄者，麻黄湯主之。（55）

【提要】伤寒表闭致衄仍宜麻黄汤。

【分析】太阳表实，证见发热恶寒，无汗脉紧等，未发汗而见鼻衄。此郁阳虽破络而出，然其郁闭之势未得消解，外寒仍束于表，宜用麻黄汤因势利导，汗之则邪闭得解，鼻衄自止。此为表闭红汗不畅而需助以汗解之例。

上述三条，论述了伤寒表实证红汗形成机制及其相应证治（表1-4）。所谓红汗，意指表证无汗而见鼻衄者。血汗同源，鼻衄在此类于汗出，故谓之红汗。

病有因衄而解者，有衄而不解，需以汗解者。简言之，衄而病解者，其血自然而出，量少而流畅，且头痛发热诸症随血出而渐解。其衄而病不解者，其血点滴而下，出而不畅，且病证不因血出而减。若衄而见舌绛或鲜红、脉来疾数、心烦口渴者，此热邪深入营血，非表闭阳郁之征，麻黄剂断不可用，非清营透热，或凉血散血之法，断难挽救。慎之慎之！

表1-4　太阳伤寒衄血证治简表

原文	衄血原因	转归及处理方法
46	患太阳伤寒日久，服麻黄汤后因阳郁较甚，损伤络脉而致衄	衄后外邪得以宣泄而愈
47	伤寒表证应汗失汗而致衄	衄后外邪得以解除
55	伤寒表证应汗失汗而致衄	衄后表实证不解，亦未化热入营，仍用麻黄汤发汗

【选注】尤在泾：伤寒脉浮紧者，邪气在表，法当汗解，而不发汗，则邪无从达泄，内搏于血，必致衄也。衄则其邪当去，而犹以麻黄汤主之者，此亦营卫并实，如上条（指46条——笔者注）所云阳气重之证……然必欲衄而血不流，虽衄而热不解者，乃为合法。不然，靡有不竭其阴者。（《伤寒贯珠集·太阳篇》）

陈修园：伤寒脉浮紧不发汗因致衄者，其衄点滴不成流，虽衄而表邪未解，仍以麻黄汤主之。俾玄府通，衄乃止。不得以衄家不可发汗为辞，谓汗后有额上陷脉紧、目直视不能眴、不得眠之变也。然彼为虚脱，此为邪盛，彼此判然，且衄家是素衄之家，为内因致衄，此是有因而致，为外因。（《伤寒论浅注·辨太阳病脉证并治中》）

（二）麻黄汤禁例

【原文】咽喉乾燥者，不可發汗。（83）

【提要】以咽喉干燥为例，示阴津不足者禁汗。

【分析】发汗为祛邪之法，用之不当，必损阳耗阴。今咽喉干燥，是阴津不足，无以滋润。此际虽有表证宜汗，仍当禁用麻黄汤，以其发汗峻猛故也。而滋养之中，佐以辛散；或辛散之中，佐以滋养，是表证而兼阴津不足者之权宜治法。

【选注】尤在泾：病寒之人，非汗不解，而亦有不可发汗者，不可不审。咽喉者，诸阴之所集，而干燥则阴不足矣。汗者，出于阳而生于阴也，故咽喉干燥者，虽有邪气，不可以温药发汗。若强发之，干燥益甚，为咳，为咽痛，为吐脓血，无所不至矣。（《伤寒贯珠集·太阳篇》）

张令韶：脾足太阴之脉挟咽，肾足少阴之脉循喉咙，肝足厥阴之脉循喉咙之后。是咽喉者，皆三阴经脉所循之处也。三阴精血虚少，不能上滋于咽喉故干燥，所以不可发汗。（《伤寒论直解·辨太阳病脉证并治篇》）

【原文】淋家[1]不可發汗，發汗必便血。（84）

【词解】[1] 淋家：久患淋证之人，多见阴亏热蓄之病埋体质。

【提要】以淋家为例示阴虚，下焦蓄热者禁汗。

【分析】阴亏或蓄热者，禁汗自不待言。惟其兼表者，则须揣度病情而治，然不论养阴佐以发散，或发散佐以养阴，麻黄汤势不可与。以其峻烈之发散，加于阴亏内热之体，必致变证丛生。伤及血络者则见尿血，此仅其变之一例也。

淋家外感，可酌情使用清热育阴利水为主，佐以辛散解表之品。

【选注】《医宗金鉴》：淋家者，湿热蓄于膀胱，水道涩痛之病也。若发其汗，迫其本经之血从小便而出矣。（《医宗金鉴·订正仲景全书·伤寒论注》）

尤在泾：巢氏云：淋者，肾虚而膀胱热也。更发其汗，损伤脏阴，增益腑热，则必便

血，如强发少阴汗而动其血之例也。（《伤寒贯珠集·太阳篇上》）

【原文】疮家[1]，雖身疼痛，不可發汗，汗出則痓[2]。（85）

【词解】

[1]疮家：久患疮疡之人。

[2]痓：音至（zhì）。《玉函经》作痉（jìng），《脉经》卷七下有注云"一作痉"，今从之，当作"痉"，指筋脉拘急，项背强直之痉证。

【提要】以疮家为例，示气血不足者禁汗。

【分析】久患疮疡之人，气血亏耗，其身痛者，失却煦养故也，不可误作外感而予汗法；即使复感外邪，亦不宜纯与汗剂，更勿言与麻黄峻方矣。若孟浪投之，气血更伤，经脉失养，必致虚风内动，发为痉挛抽搐诸症。

疮家气血俱虚而兼外感风寒者，宜用益气养血而兼予解表之法。

【选注】柯韵伯：疮家病，与外感不同，故治法与风寒迥异，若以风寒之法治之，其变亦不可不知也。疮虽偏痛一处，而血气壅遏，亦有遍身疼痛。然与风寒有别，汗之则津液越出，筋脉血虚，挛急而为痉矣。诸脉证之当审，正此故耳。（《伤寒来苏集·伤寒论注》）

尤在泾：身疼痛，表有邪也，疮家脓血流溢，损伤阴气，虽有表邪，不可发汗，汗之，血虚生风，必发痉也。（《伤寒贯珠集·太阳篇上》）

【原文】衄家，不可發汗，汗出必額上陷脉急緊[1]，直視不能眴[2]，不得眠。（86）

【词解】

[1]额上陷脉急紧：额两侧凹陷处（相当于太阳穴）动脉拘急。

[2]眴：音舜（shùn），同瞬。眼珠转动。

【提要】以衄家为例，示阴血亏虚者禁汗。

【分析】经常鼻衄之人，阴血常显不足。虽感受外邪，亦勿轻言辛温发汗。若误投麻桂之品，必然更耗阴血，血不养筋则额部两侧动脉拘紧；血不濡目则眼珠运转不灵；血不养心则神明失守而不眠。诸般征象，皆是误汗伤耗阴血之结局。是以阴血不足者，禁用汗法。

此条禁例，若与前之第55条对勘，则更能品味出辨证论治的原则性与灵活性有机结合之奥妙。前者因表闭而阳郁较甚，络脉损伤而衄，其量不多，点滴而下，虽衄而表实不解，故仍须助以发散，汗出则邪解而衄止。本条则为素衄之人，阴血不足之机早已暗伏于中，而兼患外感，病理重心在里虚，故治之必以扶正为要，不可纯予发散。如此，则养阴益血而兼予发散，似在情理之中。

【选注】《医宗金鉴》：凡吐血衄血之人，阴气暴亡，若再发其汗，汗出液竭，诸脉失养，则额角上陷中之脉为热所灼，故紧且急也。目直视，目瞪不转睛也。不能眴，目睫不合也。亦皆由热灼其脉引缩使然。不得眠者，阳气不能行于阴也。凡此所见之病，皆阳盛阴微之危证，谁谓衄家可轻发其汗耶！（《医宗金鉴·订正仲景全书·伤寒论注》）

尤在泾：额上陷、脉紧急者，额上两旁之动脉，陷伏不起，或紧急不柔也。《灵枢》云：两跗之上，脉陷竖者，足阳明。陷谓陷伏，竖即紧急，与此正相发明。目直视，不能眴，不得眠，皆亡阴之证也。（《伤寒贯珠集·太阳篇上》）

【原文】亡血家[1]，不可發汗，發汗則寒慄而振[2]。（87）

【词解】

[1] 亡血家：常患失血之人。

[2] 寒慄而振：恶寒而颤抖，即寒战。振，是对寒战的形容。

【提要】以亡血家为例，示血虚气弱者禁汗。

【分析】经常患出血证之人，阴血早虚，气已渐耗。气血既已不足，每易感受外邪。然此虚人外感，不可径与汗法，当予补养之中，略佐辛散。补养扶正以托邪，微予辛散以透邪，如此则内外兼顾，补散同功。若不明此理，率直行事，则汗之更损气血，气血两虚则寒战。

【选注】陆渊雷：亡血者阴虚，寒栗而振者阳虚。阴阳互根，故阴虚而误汗，则阳亦随虚。六十一条（按：宋本 60 条）下后复发汗，振寒脉微细，与此同一机转。山田氏云：亡血家者，如呕血下血、崩漏产后、金创破伤类是也。（《伤寒论今释·卷三》）

丹波元简：汗后寒栗而振，非余药可议，宜芍药甘草附子汤、人参四逆汤之属。（《伤寒论辑义·卷二》）

【原文】汗家，重發汗，必恍惚心亂[1]，小便已陰疼[2]，與禹餘糧丸。(88)

【词解】

[1] 恍惚心乱：神情恍惚，不能自主。

[2] 阴疼：尿道涩痛。

【提要】以汗家为例，示阳气虚弱者禁汗。

【分析】平素多汗之人，多属阳气虚弱之体质。阳虚失于固摄，故而营阴外泄为汗，且其腠理疏松，每易遭受外邪侵袭，而多外感之证。然治之勿纯以发汗为法，宜以补散同施为治。若误用峻汗之品，大汗不惟更损已虚之阳，且阴津随之而耗，而成阴阳两虚之变证。阳虚则心神不明而恍惚心乱，阴虚则尿道失濡而便后阴疼，此言其变证之例也。要知阴阳两虚征象多端，勿仅拘泥于此条之症状表现。

仲景主以禹余粮丸，其方已佚，而据其主药禹余粮推测，则敛阴止汗、重镇固摄之意，跃然于目矣。

【选注】《医宗金鉴》：汗家，谓平素好出汗之人也。重发汗，谓大发汗也。心主血，汗乃心之液，重发其汗，血液大伤，心失所持，故神情恍惚，心志不宁也。液竭于下，宗筋失养，故小便已阴疼也。（《医宗金鉴·订正仲景全书·伤寒论注》）

柯韵伯：汗家，平素多汗人也。心液大脱，故恍惚心乱，甚于心下悸矣。心虚于上，则肾衰于下，故阴疼。余粮，土之精气所融结，用以固脱而镇怯，故为丸以治之。（《伤寒来苏集·伤寒论注》）

【原文】病人有寒，復發汗，胃中冷，必吐蚘[1]。(89)

【词解】[1] 蚘：蛔之古字。

【提要】阳虚有寒者禁用汗法。

【分析】平素阳气虚弱之人，虽患太阳表证，不可径用汗法，惟宜温阳发散为治。若纯用汗剂，更损其阳，致胃寒气逆者，必见呕逆。若内有蛔虫者，蛔因寒动，随呕而出，则可见吐蛔之症。

对本条吐蛔变证之处理，《医宗金鉴》提出"宜理中丸送服乌梅丸"，可供临床参考。若内无蛔虫寄生，则理中汤、吴茱萸汤等，自可据证选用。

【选注】张隐庵：夫阴阳气血，皆生于胃腑水谷。病人有寒，胃气虚矣。若复发汗，更虚其中焦之气，则胃中冷，必吐蛔。夫蛔乃阴类，不得阳热之气，则顷刻殒生而外出矣。（《伤寒论集注·太阳篇》）

柯韵伯：有寒是未病时原有寒也……以内寒之人，复感外邪，当温中以逐寒。若复发其汗，汗生于谷，谷气外散，胃脘阳虚，无谷气以养其蛔，故蛔动而上从口出也。蛔多不止者死，吐蛔不能食者亦死。（《伤寒来苏集·伤寒论注》）

【原文】脉浮數者，法當汗出而愈。若下之，身重心悸者，不可發汗，當自汗出乃解。所以然者，尺中脉微，此裏虛。須表裏實，津液自和，便自汗出愈。（49）

【提要】表证误下致虚，治宜补虚，禁用汗法。

【分析】此条举脉略证，欲辨其详，仍须脉证合参。

脉现浮数，曰"法当汗出而愈"者，自是浮数之脉，与太阳可汗之证并见，其义与第52条相类似。其病属表，汗之自愈。若误与下法，徒伤正气。尺脉转微，而见身重心悸诸症，此皆正气已伤之征。无论其邪是否已解，皆不可妄汗，治之惟宜补虚扶正，则气血充沛，营卫畅运之际，即其阴阳调和、快然汗解之时。

【选注】成无己：经曰：诸脉浮数，当发热而洒淅恶寒。言其邪气在表也，是当汗出而愈。若下之身重心悸者，损其津液，虚其胃气。若身重心悸而尺脉实者，则下后里虚，邪气乘虚传里也。今尺脉微、身重心悸者，知下后里虚，津液不足，邪气不得传里，但在表也。然以津液不足，则不可发汗。须表里实，津液足，便自汗出而愈。（《注解伤寒论·辨太阳病脉证并治中》）

尤在泾：脉浮数者，其病在表，法当汗出而愈，所谓脉浮数者，可发汗，宜麻黄汤是也。邪入里而身重，气内虚而心悸者，表虽不解，不可以药发汗，当俟其自汗出邪乃解。所以然者，尺中脉微，为里虚不足，若更发汗，则并虚其表，里无护卫而亡散随之矣。故必候表里气复，津液通和，而后汗出而愈，岂可用药强迫之哉。（《伤寒贯珠集·太阳篇上》）

【原文】脉浮緊者，法當身疼痛，宜以汗解之。假令尺中遲者，不可發汗。何以知然？以榮氣不足，血少故也。（50）

【提要】营弱血少者禁用汗法。

【分析】身痛而脉浮紧，原是伤寒之征，宜用麻黄汗之。若其脉来尺中迟而无力，显然营血虚少，虽有表证，不可妄汗，汗之则变证蜂起，难以逆料。如此可据张路玉之言，频以小建中汤和之，俟气血得复，则其邪自解；若尺脉已转有力之象，邪虽未解，乃可与麻黄汤汗解之。

本条以脉迟而括营血虚少之病机，然营血虚之临床表现，非只脉迟无力一症，如心悸、面白、神疲、头晕、肢麻、唇萎等，皆可作为营血不足之诊断依据。

麻黄汤为峻汗之剂，用之不当，易生变证，故应注意其禁忌证。概言之，阴阳气血虚弱，或兼内热、胃寒者，皆当禁用（表1-5）。

【选注】方有执：尺以候阴，迟为不足。血，阴也，营主血，汗者血之液，尺迟不可发汗者，嫌夺血也。（《伤寒论条辨·太阳篇》）

表 1-5　麻黄汤禁例表

条文	禁例	病机	误汗变证	推测其正确治法
83	咽喉干燥	阴虚		滋阴解表
84	淋家	阴虚兼下焦蓄热	尿血	育阴清热，兼予辛散
85	疮家	气血两虚	痉	双补气血兼解表
86	衄家	阴血亏虚	额上陷脉急紧，直视不能眴，不得眠	滋阴解表
87	亡血家	血虚气衰	寒栗而振	双补气血兼解表
88	汗家	阳虚	恍惚心乱，小便已阴疼	扶阳解表
89	阳虚有寒	脾胃阳虚	吐蚘	扶阳解表或温中解表
49	尺中脉微	里阳虚		扶阳解表
50	尺中迟	营血不足		养营补血兼解表

　　柯韵伯：脉浮紧者，以脉法论，当身疼痛，宜发其汗，然寸脉虽浮紧，而尺中迟，则不得据此法矣。尺主血，血少则营气不足，虽发汗决不能作汗，正气反虚，不特身疼不除，而亡血亡津液之变起矣。(《伤寒来苏集·伤寒论注》)

（三）兼证

1. 葛根汤证

【原文】太陽病，項背強几几，無汗惡風，葛根湯主之。(31)

【提要】太阳伤寒兼经输不利证治。

【分析】风寒束表，卫闭营郁，证见发热恶寒、无汗脉紧；邪袭太阳经脉，阻滞津液输布，以致经气不利，经脉失养，故头痛项强。今项强及背，几几然，表明邪扰较重，经气郁滞更甚，且病变部位扩大，此时若仅以麻黄汤发散风寒，取效必不尽如人意。若在发汗解表之基础上，辅以升津舒经之法，是为两全之策。

　　本证与麻黄汤证、桂枝加葛根汤证同中有异，宜相鉴别（表1-6，表1-7）。

表 1-6　葛根汤证与麻黄汤证鉴别表

项目	葛根汤证	麻黄汤证
相同点	风寒束表，卫闭营郁。发热恶寒无汗，头项强痛，脉浮紧	
不同点	太阳经输不利明显，项背强突出	太阳经输不利较轻项强轻
鉴别要点	项背强几几，无喘	项强较轻，气喘

表 1-7　葛根汤证与桂枝加葛根汤证鉴别表

项目	葛根汤证	桂枝加葛根汤证
相同点	外感风寒，太阳经气不舒，经筋失养而见项背强几几	
不同点	外感风寒，卫闭营郁，无汗，脉浮紧	外感风寒，营卫不和，汗出，脉浮缓
鉴别要点	表实无汗	表虚自汗

【选注】成无己：太阳病项背强几几，汗出恶风者，中风表虚也；项背强几几，无汗恶风者，中风表实也。表虚宜解肌，表实宜发汗，是以葛根汤发之也。(《注解伤寒论·辨太阳病脉证并治中》)

　　《医宗金鉴》：此略其证脉，单举痉之颈项强急者，以明其治也。太阳脉下项循肩挟脊；阳明脉循喉咙入缺盆，贯膈，下乳内廉。太阳主后，前合阳明；阳明主前，后合太阳。今邪壅于二经之中，故有几几拘强之貌也。太阳之强，不过颈项强；此痉之强，则不能俯仰，项连胸背而俱强，故曰项背强几几也。无汗恶风，实邪也，宜葛根汤发之，即桂枝汤加麻黄、

葛根，两解太阳、阳明之邪也。(《医宗金鉴·订正仲景全书·伤寒论注》)

【治法】发汗解表，升津舒经。

【方药】葛根汤方

葛根四两　麻黄三两，去节　桂枝二两，去皮　生薑三两，切　甘草二两，炙　芍藥二两　大棗十二枚，擘

上七味，以水一斗，先煮麻黄、葛根，减二升，去白沫，内諸藥，煮取三升，去滓，温服一升，覆取微似汗。餘如桂枝法將息及禁忌。諸湯皆倣此。

【方义】葛根汤方以桂枝汤略减剂量，加麻黄、葛根而成。其加麻黄者，在于发汗解表，调和营卫，以治其本；更以葛根辛散祛邪，升津以舒缓拘挛之经脉，通调郁滞之经气。以上方药组成之意义，是欲发其汗，而必顾护阴津之苦心也。

【临床运用】葛根汤由桂枝汤减桂枝、芍药用量加麻黄、葛根而成。其方在发散风寒基础上，兼有调和气血、解痉缓急，还有升清止利之功。古代医家常用以治疗刚痉、痘疮或麻疹初起等证属风寒者。现代临床在辨证符合其病机的基础上，每多用于呼吸系统，如流行性感冒、急性支气管炎、肺炎、过敏性鼻炎、慢性鼻窦炎等，以及神经系统病症，如周围面神经麻痹、各类神经性疼痛的治疗，同时亦可用于其他系统病症的治疗。

统计163例古今医案，有中医诊断者60例，涉及39个病名，主要有感冒、头痛、痉证、下痢、泄泻、痿症、鼻渊等；有现代医学诊断者65例，包括48个病种，主要有颈椎病、破伤风、流感、脑炎后遗症、脑血管意外后遗症、面神经麻痹、鼻炎等病。此外日本医案61例，主要用治外伤及神经系统病变引起的颈、四肢肌肉筋腱的痉挛、疼痛、功能障碍、鼻炎、鼻窦炎等。(《伤寒论方证证治准绳》)

【现代研究】动物实验研究结果表明，葛根汤有显著的扩张脑血管、增加脑血流量、降低脑血管阻力等作用。对本方之药物配伍进行研究，发现葛根汤去桂枝、生姜，能缓解体表项背和内脏平滑肌的紧张和痉挛，起镇静镇痛作用；去甘草、大枣，可促进末梢血液循环，增强利尿功能，刺激汗腺分泌，以加速体温发散而解热；麻黄、桂枝相伍，对流感病毒起抑制作用；芍药、桂枝、生姜相配，对痢疾杆菌、伤寒、沙门菌属等有抗菌作用；葛根、白芍、桂枝相配，对脑动脉、冠状动脉、外周动脉有扩张作用，同时有缓和的降压作用。以上结果，从不同角度证实了本方发散风寒、调理气血、解痉缓急的功效。

【案例】赵某，男，35岁。因感冒发热恶寒，头痛项强无汗，服APC、去痛片等药，得汗后其症稍减。翌日转诊于他医，以为表虚，用疏邪实表之剂，服1剂汗出即止，再剂而上症加重。自觉项背强几几、全身不适。此腠理致密、汗出不彻之故，宜解肌开腠、升津发汗，用葛根汤：葛根15g、麻黄3g、桂枝6g、白芍9g、甘草3g、生姜3片、大枣3枚。服2剂，得汗出解。(引自《伤寒论方医案选编》)

【原文】太陽與陽明合病者，必自下利，葛根湯主之。(32)

【提要】太阳伤寒兼阳明下利证治。

【分析】所谓太阳与阳明合病，意指太阳表证与阳明里证同时出现。据方测证，此之太阳，为伤寒表实证，证见发热恶寒，头痛身疼，无汗脉浮紧。而里之阳明，则仅见下利清稀，间或伴有肠鸣腹胀。究其机制，乃风寒束表，内迫阳明，导致大肠传导功能失常，而非邪气内传胃肠蓄热所致，是以证无口渴心烦脉数舌红等热象。其病理重心，在于表寒束闭，故治之以辛温发汗，解除寒闭，断其根本；更佐以升清止利以治其标，方选葛根汤。盖葛根汤既可发汗解表，且能升清止利故也。此即后世所谓"逆流挽舟"法。

【选注】成无己：伤寒有合病，有并病。本太阳病不解，并于阳明者，谓之并病。二经俱受邪相合病者，谓之合病。合病者，邪气甚也。太阳阳明合病者，与太阳少阳合病、阳明少阳合病，皆言必自下利者，以邪气并于阴，则阴实而阳虚；邪气并于阳，则阳实而阴虚。寒邪气甚，客于二阳，二阳方外实而不主里，则里气虚。故必下利，与葛根汤以散经中甚邪。（《注解伤寒论·辨太阳病脉证并治中》）

陈修园：太阳之恶寒发热头项强痛等症，与阳明之热渴目疼鼻干等症，同时均发，无有先后，名曰合病。合病者，两经之热邪并甚，不待内陷，而胃中之津液为其所逼而不守，必自下利。然虽下利而邪犹在表，未可责之于里，既非误下邪陷之里虚，断不可以协热下利之法治之，仍当以两经之表证为急，故以葛根汤主之。（《伤寒论浅注·辨太阳病脉证并治中》）

2．葛根加半夏汤证

【原文】太陽與陽明合病，不下利，但嘔者，葛根加半夏湯主之。（33）

【提要】太阳伤寒兼阳明呕逆证治。

【分析】本证与前证之机制及临床表现相似，惟阳明里证表现为不下利但呕。其呕缘于风寒束表，内迫阳明，导致胃气上逆。其病理重心仍在于表寒束闭，故治之以辛温发汗，解散风寒，更佐以降逆止呕，方选葛根加半夏汤（表1-8）。

表1-8　第32条与第33条证治鉴别表

鉴别项	第32条	第33条
相同点	风寒束表，内迫阳明，伤寒表实与阳明里证并见，以表闭为病理重心，治以发散风寒为主	
不同点	阳明肠腑受邪，传导失常，以下利为其见症	阳明胃腑受邪，胃气上逆，以呕逆为其见症
诊断要点	表寒兼下利清稀，无里热征象	表寒兼呕逆明显，无里热征象
治疗	发散风寒，升清止利，葛根汤	发散风寒，降逆止呕，葛根加半夏汤

【选注】成无己：邪气外甚，阳不主里，里气不和，气下而不上者，但下利而不呕；里气上逆而不下者，但呕而不下利。与葛根汤以散其邪，加半夏以下逆气。（《注解伤寒论·辨太阳病脉证并治中》）

喻嘉言：二条又以下利不下利，辨别合病主风主寒之不同者也。风者阳也，阳性上行，故合阳明胃中之水饮而上逆；寒者阴也，阴性下行，故合阳明胃中之水谷而下奔。然上逆则必加半夏入葛根汤，以涤饮止呕；若下利则但用葛根汤以解两经之邪，不治利而利自止耳。（《尚论篇·附合病》）

【治法】发汗解表，降逆止呕。

【方药】葛根加半夏湯方

葛根四兩　麻黄三兩，去節　甘草二兩，炙　芍藥二兩　桂枝二兩，去皮　生薑二兩，切　半夏半升，洗　大棗十二枚，擘

上八味，以水一斗，先煮葛根、麻黄，减二升，去白沫，内諸藥，煮取三升，去滓，温服一升。覆取微似汗。

【方义】方以葛根汤解表散寒，开其表闭，加半夏和胃降逆以止呕。

【案例】任某，女，21岁。昨起感冒，头痛头晕、身疼腰痛、恶心欲呕、恶寒。素有腹痛大便溏泻。脉浮数，苔白。证属太阳阳明合病，为葛根加半夏汤适应证，故与之：葛根、半夏各12g，麻黄、桂枝、生姜、白芍各10g，大枣4枚，炙甘草6g。1剂症大减，2剂症已。（《经方传真·麻黄汤类方》）

3．大青龙汤证

【原文】太陽中風，脉浮緊，發熱惡寒，身疼痛，不汗出而煩躁者，大青龍湯主之。若脉微弱，汗出惡風者，不可服之。服之則厥逆[1]，筋惕肉瞤[2]，此為逆也。(38)

【词解】

[1] 厥逆：手足冷。

[2] 筋惕肉瞤：瞤，音顺(shùn)。筋惕肉瞤意指筋肉跳动。

【提要】太阳伤寒兼内热烦躁证治。

【分析】太阳病见脉浮紧，发热恶寒，无汗身痛，显系伤寒表实证。风寒束表，阳气内郁，渐次化热，内热扰心，而现心烦郁闷之症。析其因果关系，内热缘于阳郁，阳郁咎由寒闭。病虽表里同见，而标本轻重有别。今表寒不解，郁阳失展，则内热难断其源。故而治疗重在散寒解表，佐以清里热，方选大青龙汤。

本证之辨证要点在于不汗出而烦躁。烦躁因于阳郁，阳郁责之表闭，而表闭则咎由不汗出。当此之际，纯予清里热，必使寒邪冰伏，而表闭更甚，如是则烦躁终不得解。若纯以发散表寒，虽无大错，但毕竟内有郁热，辛温之品不惟助热，且有伤津化燥之虞。为今之计，重用辛温以散寒，佐以辛寒以透热，终是两全之策。

大青龙汤为发汗峻剂，惟表实无汗者相宜，若脉微弱，汗出恶风者，为表里俱虚之象，则不可与服本方。否则可因大汗而伤阴损阳，致肌肤经脉无所温养，而出现手足逆冷，筋肉跳动等症。

【选注】喻嘉言：天地郁蒸，得雨则和；人身烦躁，得汗则解。大青龙汤证，为太阳无汗而设，与麻黄汤证何异？因有烦躁一证并见，则非此法不解。(《尚论篇·太阳篇》)

程郊倩：脉则浮紧，证则发热恶寒、身疼痛、不汗出而烦躁，是阴寒在表，郁住阳热之气在经而生烦热，则并扰其阴而作躁，总是阳气怫郁不得越之故。此方寒得麻黄之辛热而外出，热得石膏之甘寒而内解，龙升雨降，郁热顿除矣。然此非为烦躁设，为不汗出之烦躁设。若脉微弱、汗出恶风者，虽有烦躁证，乃少阴亡阳之象，全非汗不出而郁蒸者可比也。(《伤寒论后条辨·辨太阳病脉证篇》)

【治法】辛温解表，兼清里热。

【方药】大青龍湯方

麻黄六兩，去節　桂枝二兩，去皮　甘草二兩，炙　杏仁四十枚，去皮尖　生薑三兩，切　大棗十枚，擘　石膏如鷄子大，碎

上七味，以水九升，先煮麻黄，減二升，去上沫，内諸藥，煮取三升，去滓，温服一升，取微似汗。汗出多者，温粉粉之。一服汗者，停後服。若復服，汗多亡陽遂虛，惡風，煩躁，不得眠也。

【方义】大青龙汤为麻黄汤重用麻黄，加石膏、生姜、大枣而成。方以麻黄汤加生姜辛温发散，以除表闭；石膏辛寒，清里热以除烦躁；大枣甘温培中，以资汗源。如此表里兼治，轻重得宜，服后自当汗出邪解而内热随消。惟本方辛温发散之力，犹胜于麻黄汤，故仍告诫曰：汗出多者，温粉扑之以止汗，一服汗者，停后服，恐生汗多亡阳之变。

关于温粉，所指何物，语焉不详。唐·孙思邈《备急千金要方》记为：煅牡蛎、生黄芪各三钱，粳米粉一两，共研细末，和匀，以稀疏绢包，缓缓扑于肌肤。《孝慈备览》扑身止

汗法：麸皮、糯米粉二合，牡蛎、龙骨二两，共研极细末，以疏绢包裹，周身扑之，其汗自止。上二方可供参考。

【临床运用】大青龙汤在一派辛温开泄中，独加一味石膏，以透热除烦，虽寒温并用，然重在发表散寒。且其发表之力峻猛，用之不慎，每易导致变证。

81 例医案统计结果表明，本方麻黄用量最大者 18g，最小 0.5g，常用量 9~12g；桂枝最大用量 15g，最小 1g，常用量 9~12g；甘草最大用量 15g，最小 1g，常用量 6~9g；杏仁最大用量 15g，最小 3g，常用量 6~9g；生姜最大用量 10g，最小 0.5g，常用量 3~9g；大枣最大用量 12g，最小 3g，常用量 3~9g；石膏最大用量 75g，最小 3g，常用量 20~30g。在现代医学领域中，本方主要适用于流感及呼吸系统疾病，并广泛用于内、外、妇、儿、五官、皮肤各科疾病的治疗，如支气管炎、肺炎、风湿病、浮肿、湿疹、产后浮肿、荨麻疹、鼻衄、乙脑等多种疾病，但以主治外感疾病为多。凡具有发热、恶寒、无汗、烦躁、头身痛、舌红或淡红、苔薄白或黄、脉浮紧或数者，皆可应用。（《伤寒论方证证治准绳》）

【现代研究】现代药理实验研究结果表明，大青龙汤的温浸液对蟾蜍离体心脏活动有抑制作用，但有可逆性。对大鼠和猫的胆汁排泄有抑制作用。对大鼠和猫的血压影响，小剂量导致血压上升，大剂量导致血压下降。［国外医学·中医中药分册 1984；（1）：22］

【案例】

(1) 沈某，男。恶寒发热，拥被而卧，脊背尽痛，鼻干有煤，苔边白腻中燥，口渴引饮，无汗气急，痰黏稠，脉滑紧。医谓春温内发……予大青龙汤：麻黄 4.5g，桂枝 2.4g，杏仁 9g，炙甘草 3g，生石膏 30g，生姜 2 片，红枣 9g，薄荷 3g。1 剂大汗而愈。（《伤寒论方古今临床·大青龙汤》）

(2) 程某，年近花甲。一日发热恶寒，体温 39℃，遍身疼痛，无汗烦躁，脉浮微数。属大青龙汤证，老人体质虚弱，若发汗太过，恐有虚脱之变，乃慎予 1 剂：麻黄 9g，桂枝 9g，杏仁 9g，甘草 6g，石膏 30g，生姜 9g，红枣 5 枚。水煎分温 3 服，两小时 1 次。两服后周身微汗出，遂停药，而病者亦能起床矣。［张志民. 大青龙汤用法研究. 广东中医，1963；（2）：17］

【原文】傷寒脈浮緩，身不疼，但重，乍有輕時[1]，無少陰證者，大青龍湯發之。(39)

【词解】[1] 乍有轻时：此指身重忽尔有所减轻。

【提要】承上条补述太阳伤寒兼里热证的证治。

【分析】本条以"伤寒"冠首，继以"大青龙汤发之"为结语，说明发热恶寒、不汗出而烦躁，仍是本条之主要临床表现。

感受外邪有轻重，正邪相争有剧缓。今身不痛但重，脉不紧而缓，且无少阴畏寒肢厥、下利清谷、脉沉微等里虚见症，说明本证并非少阴阳虚证，而是太阳伤寒兼内热烦躁证之感邪较轻、正邪相争不甚者。仍宜大青龙汤发汗解表，清热除烦。

具体而言，本证之身不疼但重，脉不浮紧而浮缓，说明感邪较轻，正邪相争较缓。身重而乍有轻时，是病偏于表、阳气有暂通之时。若少阴阳虚寒湿阻滞，则其身重，绝无乍轻乍重之象，盖其心肾阳虚，难有自振之机，非扶阳温运，不足以除其寒滞（表1-9）。

表1-9 大青龙汤证身重与少阴阳虚寒湿身重鉴别表

病证	病因病机	身重特点	应具主症
少阴病	心肾阳虚，阴寒内盛	身重无休止之时	无热恶寒，四肢厥冷，脉微细
大青龙汤证	风寒束表，内有郁热	身重乍有轻时	发热恶寒，不汗出而烦躁

太阳中风脉浮缓，太阳伤寒脉浮紧，此乃太阳表证两大基本类型之典型脉象。然前条言"太阳中风脉浮紧"，此条谓"伤寒脉浮缓"，均主之以大青龙汤。如此语意交互，立论错综，殆示人以辨证论治的原则性与灵活性之对立统一：一者，风寒之邪，难以凿分。中风者不得无寒，伤寒者不得无风。伤寒、中风，当从汗之有无处辨，不可拘于脉象之紧缓。一者，体质有强弱，感邪有轻重，而脉象每随各种因素而有变例，不得悉以常规而论。

【选注】柯韵伯：寒有重轻，伤之重者，脉阴阳俱紧而身疼；伤之轻者，脉浮缓而身重。亦有初时脉紧渐缓，初时身疼继而不疼者，诊者勿执一以拘也……然脉浮紧者必身疼、脉浮缓者身不疼，中风伤寒皆然，又可谓之定脉定证矣。脉浮缓下当有发热恶寒、无汗烦躁等症，盖脉浮缓身不疼，见表证亦轻，但身重乍有轻时，见表证将罢，以无汗烦躁，故合用大青龙。无少阴证，仲景正为不汗出而烦躁之证，因少阴亦有发热恶寒无汗烦躁之证与大青龙同，法当温补，若反与麻黄之散、石膏之寒，真阳立亡矣。必细审其所不同，然后不失其所当用也。（《伤寒来苏集·伤寒论注》）

尤在泾：伤寒则脉浮缓，脉紧去而成缓，为寒欲变热之证，经曰脉缓者多是热也。伤寒邪在表则身疼，邪入里则身重，寒已变热而脉缓，经脉不为拘急，故身不疼但重，而其脉犹存，则邪气在或进或退之时，故身体有乍重乍轻之候也。是以欲发其表，则经已有热；欲清其热，则表犹未解。而大青龙汤兼擅发表解热之长，苟无少阴汗出厥逆等证者，则必以此法为良矣。不云主之而云发之者，谓邪欲入里，而以药发之，使从表出也。（《伤寒贯珠集·太阳篇上》）

4. 小青龙汤证

【原文】傷寒表不解，心下[1]有水氣[2]，乾嘔，發熱而欬，或渴，或利，或噎[3]，或小便不利、少腹滿，或喘者，小青龍湯主之。（40）

【词解】

[1] 心下：胃脘部。

[2] 水气：水饮之邪。

[3] 噎：此指咽喉部梗阻不畅之感。

【提要】太阳伤寒兼水饮内停的证治。

【分析】伤寒表不解，意为发热恶寒、无汗身痛、脉浮紧诸症仍在。心下有水气，言其水饮停于心下胃脘部，以饮邪流动不居，或射于肺而咳喘，或阻于胃而作呕逆，或津凝不布而渴，或流于肠间而利，或阻于咽喉而噎，或停于下焦而为小便不利、小腹胀满，种种不一，然舌白苔滑，必可得见。此表寒内饮之证，治宜辛温解表，温化水饮，方选小青龙汤。

本条首揭病机，曰"伤寒表不解，心下有水气"，明确指出其病位与病性，示人当从全局认识本证之病理变化，有提纲挈领之妙。盖太阳伤寒表实，临床表现较为单纯，易于掌握。而饮邪内停，变动不居，则其脉症表现较为复杂，难以全面认识。故随病机概述之后，曰干呕、曰发热而咳、曰喘、曰小便不利等，旨在举例以明饮邪为患，复杂多变，视其所犯之处，而有相应之表现，临证之际，察舌切脉问症，综合分析，辨明其机制即可，而诸症状不必悉具。

本证与大青龙汤证均属表里同病，然大青龙汤证为外寒内热，小青龙汤证为外寒内饮，今列简表鉴别于下（表1-10）。

表 1-10　大青龙汤证与小青龙汤证鉴别表

鉴别项	同	异	
		大青龙汤证	小青龙汤证
脉症	发热恶寒，无汗，脉浮紧	烦躁	咳喘，干呕
病机	风寒束表，卫闭营郁	兼阳郁内热	兼寒饮内停
治法	发汗解表	兼清里热	兼化寒饮

本证与桂枝加厚朴杏子汤证同为表证兼喘，然前证属表虚兼肺寒气逆，本证为表实兼寒饮犯肺（表 1-11）。

表 1-11　小青龙汤证与桂枝加厚朴杏子汤证鉴别表

鉴别项	小青龙汤证	桂枝加厚朴杏子汤证
相同点	外有风寒表证，内有咳喘	
脉症	发热恶寒，无汗脉浮紧，咳喘干呕	发热恶风寒，汗出脉浮缓，气喘
病机	太阳表实，寒饮犯肺	太阳表虚，肺寒气逆
治法	发汗解表，温化寒饮	解肌祛风，降气平喘

【选注】汪讱庵：发热、恶寒、头痛、身痛属太阳表证。仲景书中，凡有里证兼表证者，则以"表不解"三字赅之。内有水饮，则水寒相搏，水留胃中，故干呕而噎；水寒射肺，故咳而喘；水停则气不化，津不生，故渴；水渍肠间，故下利；水蓄下焦，故小便不利而少腹满……水气内渍，所传不一，故有或为之证。（《医方集解·发表之剂》）

尤在泾：伤寒表不解，而心下有水饮，饮寒相搏，逆于肺胃之间，为干呕发热而咳，乃伤寒之兼证也。夫饮之为物，随气升降，无处不到，或壅于上，或积于中，或滞于下，各随其所之而为病。而其治法，虽各有加减，要不出于小青龙汤一法。（《伤寒贯珠集·太阳篇上》）

【治法】辛温解表，温化水饮。

【方药】小青龍湯方

麻黄去節　芍藥　細辛　乾薑　甘草炙　桂枝各三兩，去皮　五味子半升　半夏半升，洗

上八味，以水一斗，先煮麻黄，減二升，去上沫，内諸藥，煮取三升，去滓，溫服一升。若渴，去半夏，加栝樓根三兩；若微利，去麻黄，加蕘花，如一鷄子，熬令赤色；若噎者，去麻黄，加附子一枚，炮；若小便不利，少腹滿者，去麻黄，加茯苓四兩；若喘，去麻黄加杏仁半升，去皮尖。且蕘花不治利，麻黄主喘，今此語反之，疑非仲景意。

臣億等謹按：小青龍湯，大要治水。又按《本草》，蕘花下十二水，若去水，利則止也。又按《千金》，形腫者應内麻黄，乃内杏仁者，以麻黄發其陽故也。以此證之，豈非仲景意也。

【方义】小青龙汤方用麻黄，发汗平喘利水，一物而三任也，更得桂枝通阳化气宣散之助，其功益著；桂、芍相伍，调和营卫；干姜、细辛，辛开运化。半夏温化寒饮，降逆止呕。五味酸收，敛肺止咳。炙甘草和中益气，调和诸药。全方辛散温化，以奏表里双解之功。

〔按〕本方后加减法，不尽合理。注家疑为后人掺入，因而不解者多。为使学者明白其意义，兹引钱氏注释，以表笔者之意。钱氏说："既见微利，则知水气下走，当因其势而导使下泄。去麻黄者，

恐内外两亡津液也，此说亦通。然表寒重而全未解者，尚当斟酌，若竟去麻黄而留芍药、五味子之酸收，其如伤寒表不解何？夫渴虽一症而各经不同……本条或渴之症，乃水寒在胃，下焦之气津不得上腾为涕唾，故渴。心下既有水气，岂可以瓜蒌根为生津之用耶。若未以为然，观下文服汤已而渴，为寒去欲解，则知不必以撤热生津为治矣……噎者，心下有水气而胃气不通也，所谓水寒相搏，其人必饲。噎与饲同，盖呃逆也。夫呃逆，有火逆、实逆、冷逆之不同，此寒水相搏，故加附子以温散之。若寒甚而阳气虚者，去麻黄而不使汗泄其虚阳亦可。小便不利而少腹满，为下焦无火，不能化气而出也。真阳不足，去麻黄而不使汗泄则可矣，茯苓不过味淡渗泄而已，岂能助下焦气化之功哉。喘为肺气逆满之证，加杏仁以助麻黄利肺气可也，若加杏仁而去麻黄，施之于表不解之伤寒，恐未切当。若肺虚而喘，则又宜补不宜泻，非惟麻黄当去，并杏仁亦不可加矣。"转录至此，则本方加减法之得失，已经明晰。（钱氏语出《伤寒溯源集·太阳篇》）

【临床运用】小青龙汤用药辛温发散，温化水饮，为治疗外寒内饮之良方。若表寒内饮，自是其的对之证。若寒水内蓄而无表寒者，亦属其适应范畴。故而本方之具体运用，对寒饮咳喘者，无论表证有无，皆可用之。

研究者认为，本方应用的辨证要点是：①咳嗽，喘息，痰多而清稀；②恶寒，特别是背部有明显的寒凉感；③干呕，甚则呕吐清水，多因咳而诱发；④苔白滑，脉浮紧或弦滑、细滑、弦细；⑤不渴，或发热，一般发热不高。上述诸项，不必悉具，只要具有①②④项即可。

350例古今医案统计结果表明，本方被广泛用于中、西医各科疾病的治疗中，中医以肺系疾患、西医以呼吸系统疾病居多。其中，具有中医病名诊断者26种，咳嗽、喘证、风寒感冒占85％；儿科则常用于肺痨、百日咳；妇科常用以治疗带下证、乳咳；更常用于各类水肿病的治疗。具有西医病名诊断者31种，最常用于治疗急慢性气管炎、支气管哮喘、喘息性支气管炎、肺结核、肺气肿、肺心病。日本汉方医则常用以治疗急性腮腺炎等病毒感染性疾病。此外，亦用于治疗癫痫、青光眼等病。可以认为本方治疗各种疾病的应用指征为：喘，咳嗽，咳痰，发热，恶寒，胸闷，舌淡或淡胖，苔白或腻或滑、脉浮、弦、滑等。（《伤寒论方证证治准绳》）

【现代研究】药理实验研究结果表明，本方既有抗过敏、抗胆碱能神经作用，又有直接松弛气管平滑肌的作用。拆方研究结果提示，小青龙汤去麻黄、半夏后的醇提取液，显示出很强的抗组胺、抗乙酰胆碱与抗氯化钡所致的离体豚鼠支气管平滑肌痉挛，并直接松弛平滑肌作用，对豚鼠药物性哮喘有明显保护作用；而麻黄在此方面不占主要地位。

【案例】王某，男，45岁。患者咳喘10余载，往年冬发夏愈，今年起自春及夏，频发无度。时值盛夏，尚穿棉袄，夜睡棉被，凛凛恶寒，背部尤甚。咳吐稀痰，盈杯盈碗，气喘不能平卧，舌苔薄白，脉弦紧。此为风寒外束，饮邪内停，阻遏阳气，肺气失宣。法宜温肺化饮，解表通里。处方：炙麻黄3g，桂枝9g，姜半夏9g，五味子3g，干姜4.5g，白芍9g，细辛1.8g，白术9g，炙甘草3g。1周后二诊，服药后咳嗽已稀，已弃棉衣，畏寒已减。前既中的，毋事更张，原意续进。原方干姜加至6g，细辛加至3g。三诊时青龙剂已服6剂，咳喘全平，已能着单衣，睡草席，夜寐通宵。为除邪务尽计，原方再服3剂。四诊诸恙悉减，惟动则气喘。初病在肺，久病及肾，配以都气丸常服，以图根除。［《江苏中医》1965，（10）：22］

【原文】傷寒，心下有水氣，欬而微喘，發熱不渴。服湯已渴者，此寒去欲解也。小青龍湯主之。（41）

【提要】承前条论述小青龙汤证治及服药后的机转。

【分析】本条也是采用倒装文法，"小青龙汤主之"应接于"发热不渴"之后。

此段承上条再论太阳伤寒兼水饮内停之证。上条说"伤寒表不解，心下有水气"，此说"伤寒，心下有水气"，可见其机制完全一致，即外有伤寒表证，内有水饮停聚。咳而兼喘，仍为寒饮犯肺，肺失宣降所致，故治法同上。

服小青龙汤后，病人由不渴而变为口渴，是病愈的佳兆。病既向愈，何以反而出现口渴？因为发热之后，温解之余，一时津液敷布不周之故。此渴必饮水不多，非邪从热化，大渴引饮可比。病愈之后，气机通畅，正气恢复，自能水津四布而口渴自除。

【选注】钱天来：发热不渴者，因心下有水气，故虽发热亦不渴也。服汤，谓服小青龙汤也。服汤已而渴，则知心下之水气已消，胃中之寒湿已去。但以发热之后，温解之余，上焦之津液尚少，所以反渴也。前以有水气，故发热不渴，今服汤已而渴，故知寒水去而欲解也。小青龙汤主之句，当在发热不渴句下，今作末句者，是补出前所服之汤，非谓寒去欲解之后更当以小青龙汤主之也。（《伤寒溯源集·太阳篇》）

尤在泾：内饮外寒，相得不解，气凌于肺为咳而微喘，发热不渴，如上条之证也，是必以小青龙汤内消水饮为主矣。若服汤已渴者，是寒外解而水内行也，故为欲解。小青龙汤主之六字，当在发热不渴下。或问：水饮之证，或渴或不渴云何？曰：水积于中，故不渴也。其渴者，水积一处，而不得四布。然而不渴者常也；其渴者，变也。服小青龙汤已渴者，乃寒去饮消之常道也。（《伤寒贯珠集·太阳篇上》）

三、太阳表郁轻证

（一）表郁不解证

1. 桂枝麻黄各半汤证

【原文】太陽病，得之八九日，如瘧狀[1]，發熱惡寒，熱多寒少，其人不嘔，清便欲自可[2]，一日二三度發。脉微緩者[3]，為欲愈也；脉微而惡寒者，此陰陽俱虛[4]，不可更發汗、更下、更吐也；面色反有熱色[5]者，未欲解也，以其不能得小汗出，身必痒，宜桂枝麻黄各半湯。（23）

【词解】

[1] 如疟状：意谓发热恶寒呈阵发性，似疟非疟，而呈不规则发作状态，实非疟疾之寒热，定时发作。

[2] 清便欲自可：清，通圊，厕所，清便意为排便。欲，将要、接近之意。清便欲自可，即二便尚正常。

[3] 脉微缓：微，略微之意。脉微缓，即脉象略转和缓之意。

[4] 阴阳俱虚：阴阳，表里也。阴阳俱虚，即表里俱虚。

[5] 热色：红色。

【提要】太阳表证日久之三种转归及表郁轻证的证治。

【释义】太阳表证日久，邪气渐微，正气亦虚，正邪相争不甚，是以发热恶寒而一日数发，状如疟疾，而实非疟疾。然其不呕，则邪气未传少阳；虽热多寒少，但二便尚属正常，表明邪气未入阳明。此病程虽久，而风寒之邪仍羁留于表，属表郁之轻证。

日久正虚邪微，其转归有多种可能，原文论其三：

一者，若脉转和缓之象，是正气来复、邪气将去之征，为病证欲愈。

二者，若脉来微弱，恶寒更甚，表明表里阳气俱虚，不可更用汗吐下攻邪之法。

三者，在发热恶寒、热多寒少、其人不呕、清便欲自可的基础上，更见面红而身痒，是欲汗不得、阳郁不伸、邪郁不解之兆，治之宜辛温小发其汗，方选桂枝麻黄各半汤。

本条寒热发作特点，宜与少阳病和疟疾寒热相鉴别（表1-12）。

本条所述表郁轻证由日久邪微所致，但太阳病得之八九日还有仍属麻黄汤证者，如前第46条所述（表1-13）。

表1-12　表郁轻证、少阳证、疟疾寒热鉴别表

鉴别项	表郁轻证	少阳病	疟疾病
寒热特点	寒热并作，呈阵发性，休作无规律	寒热交替出现，无休作规律	凛凛憎寒，继而壮热，汗出热退，定时而作
病机	日久邪微，正邪相争不剧，时作时休	邪郁少阳半表半里，正邪相争互为进退	疟邪内伏于募原，定时出而与正气相争
伴见脉症	面赤、身痒、脉浮	口苦、咽干、目眩、脉弦	休停之时如常人
治疗	辛温小发其汗	和解少阳	疏达疟邪

表1-13　第23条与第46条证治鉴别表

鉴别项	桂麻各半汤证（第23条）	麻黄汤证（第46条）
相同点	同为太阳表证八九日不解	
脉症	发热恶寒，热多寒少，日二三度发，面赤身痒	发热恶寒，头痛身疼，无汗而喘，脉浮紧
病机	日久邪微，汗出不彻，阳气怫郁	病程虽久，正实邪盛，卫闭营郁
治法	小发其汗	发汗解表

【选注】成无己：发热恶寒，而热多寒少，为阳气进而邪气少也。里不和者呕而利，今不呕、清便自调者，里和也。寒热……日二三度发，邪气微也……今日数多而脉微缓者，是邪气微缓也，故云欲愈。脉微而恶寒者，表里俱虚也。阳，表也；阴，里也。脉微为里虚，恶寒为表虚，以表里俱虚，故不可更发汗更下更吐也。阴阳俱虚，则面色青白，反有热色者，表未解也。热色，为赤色也，得小汗则和，不得汗则不得邪气外散皮肤，而为痒也。与桂枝麻黄各半汤，小发其汗，以除表邪。（《注解伤寒论·辨太阳病脉证并治法上》）

尤在泾：病在太阳，至八九日之久，而不传他经，其表邪本微可知。不呕、清便欲自可，则里未受邪可知。病如疟疾，非真是疟，亦非传少阳也。乃正气内胜，数与邪争故也。至热多寒少，一日二三度发，则邪气不胜而将退舍矣。更审其脉而参验之：若得微缓，则欲愈之象也；若脉微而恶寒者，此阴阳俱虚，当与温养，如新加汤之类，而发汗吐下均在所禁矣。若面色反有热色者，邪气欲从表出，而不得小汗，则邪无从出，如面色缘缘正赤、阳气怫郁在表、当解之熏之之类也。身痒者，邪盛而攻走经筋则痛、邪微而游行皮肤则痒也。夫既不得汗出，则非桂枝所能解；而邪气又微，亦非麻黄所可发，故合两方为一方，变大制为小制，桂枝所以为汗液之地，麻黄所以为发散之用，且不使药过病，以伤其正也。（《伤寒贯珠集·太阳篇上》）

【治法】辛温轻剂，小发其汗。

【方药】桂枝麻黄各半汤方

桂枝一两十六铢，去皮　芍药　生薑切　甘草炙　麻黄各一两，去节　大枣四枚，擘　杏仁二十四枚，汤浸，去皮尖及两仁者

上七味，以水五升，先煮麻黄一二沸，去上沫，内诸药，煮取一升八合，去滓，温服六合。本云：桂枝汤三合，麻黄汤三合，并为六合，顿服。将息如

上法。

臣億等謹按：桂枝湯方，桂枝、芍藥、生薑各三兩，甘草二兩，大棗十二枚。麻黃湯方，麻黃三兩，桂枝二兩，甘草一兩，杏仁七十箇。今以演算法約之，二湯各取三分之一，即得桂枝一兩十六銖，芍藥、生薑、甘草各一兩，大棗四枚，杏仁二十箇三箇零三分枚之一，收之得二十四箇，合方。詳此方用三分之一，非各半也，宜云合半湯。

【方义】本方为桂麻二方各取1/3量合煎，或取二方煎液各3合相混（以此约之，其比例为1：1，故名桂枝麻黄各半汤），顿服。以小剂麻黄汤辛温开泄，小剂桂枝汤调和营卫，为辛温发汗之轻剂。

【临床运用】本方为桂枝汤与麻黄汤之合方，既有开泄之功，复具调和之效。且二者用量均较原方大减，故而辛散开泄之力较弱，是发汗之轻剂。

据33例医案统计，本方主要用治皮肤病如荨麻疹、湿疹及急性扁桃体炎。中医病证中的皮肤瘙痒症、感冒、风疹、产后发热、疟疾、水痘等。其应用指征是：发热，恶寒，丘疹，舌淡苔薄白，脉浮。（《伤寒论方证证治准绳》）

《伤寒论方古今临床》认为：凡病延日数较多，正气略虚，表邪未解而有面赤身痒，邪郁于表，欲汗出不得者，可用本方因势利导。疟疾热多寒少，肢体疼痛，有桂枝麻黄汤证者，可用本方。

【案例】刘某，女，30岁。患者产后感冒，迭经中西药治疗无效，已延及30余日，一直发热不解，头痛恶风，厌油纳呆，精神倦怠，四肢乏力，每热退之前微汗出，汗出后热退身适。二便正常，夜寐较差，舌质淡，苔薄白，脉弱而缓。此产后体虚外感，延久失治，风邪怫郁于表不解之故。宜调和营卫、解肌祛风为治。桂麻各半汤主之：桂枝4.5g，白芍4.5g，生姜3g，炙草3g，麻黄3g，大枣四枚，杏仁3g，水煎服。连进两剂，1剂后发热顿解，2剂后诸恙悉瘳。后来进补血之品，而起居饮食一如常人。[《重庆医药》1975；（4）：85]

2．桂枝二麻黄一汤证

【原文】服桂枝湯，大汗出，脉洪大者，與桂枝湯，如前法。若形似瘧，一日再發[1]者，汗出必解，宜桂枝二麻黃一湯。(25)

【词解】[1] 再发：发作两次。

【提要】太阳病服桂枝汤后两种转归及证治。

【释义】太阳表证，以桂枝汤汗之，若遍身微汗透畅，其病当愈。而发汗不彻或太过，皆属不当。今大汗出，脉现洪大，而不见大渴、大烦、不恶寒、反恶热之阳明里热征象，且发热、恶寒、头痛诸症未除，说明表证仍在，其病未愈。其脉之洪大，乃汗出之时，卫阳浮盛于外使然。故宜续与桂枝汤解肌祛风，此其一也。其二，若服药后发热恶寒呈阵发性，一日数发，同时伴见面红、身痒等，说明汗后正虚邪微，属表郁轻证。惟其寒热发作次数少于桂麻各半汤证，是正邪相争更趋缓和，正虚邪微程度更明显，治之宜辛温解表，微发其汗，方用桂枝二麻黄一汤（表1-14）。

表1-14　桂二麻一汤证与桂麻各半汤证鉴别表

鉴别项	桂二麻一汤证	桂麻各半汤证
脉症	发热恶寒，热多寒少，一日再发	发热恶寒，热多寒少，二三度发，面赤身痒
病机	太阳病汗后正虚邪微	风寒束表，日久不解，正虚邪微
治法	桂麻合方，微发其汗	桂麻合方，小发其汗

【选注】《医宗金鉴》：服桂枝汤，大汗出，病不解，脉洪大，若烦渴者，则为表邪已入阳明，是白虎汤证也。今脉虽洪大而不烦渴，则为表邪仍在太阳，当更与桂枝汤如前法也。服汤不解，若形似疟，日再发者，虽属经邪，然终是风寒所持，非汗出必不得解，故宜桂枝二麻黄一汤，小发营卫之汗。其不用桂枝麻黄各半汤者，盖因大汗已出也。（《医宗金鉴·订正仲景全书·伤寒论注》）

尤在泾：服桂枝汤，汗虽大出而邪不去，所谓如水淋漓，病必不除也。若脉洪大，则邪犹甚，故宜更与桂枝取汗。如前法者，如啜热稀粥，温覆取汗之法也。若其人病形如疟，而一日再发，则正气内胜、邪气欲退之征，设得汗出，其邪必从表解，然非重剂所可发者，桂枝二麻黄一汤以助正而兼散邪，而又约小其制，乃太阳发汗之轻剂也。（《伤寒贯珠集·太阳篇上》）

【治法】辛温轻剂，微发其汗。

【方药】桂枝二麻黄一湯方

桂枝一兩十七銖，去皮　芍藥一兩六銖　麻黄十六銖，去節　生薑一兩六銖，切　杏仁十六箇，去皮尖　甘草一兩二銖，炙　大棗五枚，擘

上七味，以水五升，先煮麻黄一二沸，去上沫，内諸藥，煮取二升，去滓，温服一升，日再服。本云：桂枝湯二分，麻黄湯一分，合為二升，分再服。今合為一方，將息如前法。

臣億等謹按：桂枝湯方，桂枝、芍藥、生薑各三兩，甘草二兩，大棗十二枚。麻黄湯方，麻黄三兩，桂枝二兩，甘草一兩，杏仁七十箇。今以算法約之，桂枝湯取十二分之五，即得桂枝、芍藥、生薑各一兩六銖，甘草二十銖，大棗五枚。麻黄湯取九分之二，即得麻黄十六銖，桂枝十株三分銖之二，收之得十一銖，甘草五銖三分銖之一，收之得六銖，杏仁十五箇九分枚之四，收之得十六箇。二湯所取相合，即共得桂枝一兩十七銖，麻黄十六銖，生薑、芍藥各一兩六銖，甘草一兩二銖，大棗五枚，杏仁十六箇，合方。

【方义】本方用桂枝汤原方剂量5/12、麻黄汤原方剂量2/9组成，以此约之，其比例近似2:1，故名曰桂枝二麻黄一汤，其发散之力更微。

【临床运用】现代临床应用范围，与桂麻各半汤相似，可参阅前节内容。

《伤寒论方古今临床》认为：有汗者宜桂枝二麻黄一汤，无汗者宜桂枝麻黄各半汤。

【案例】

(1) 李某，49岁。恶寒战栗，发热，热后汗出身凉，日发1次，已病3日。伴见头痛、肢楚、腰痛、咳嗽痰少、食欲不振，二便自调，脉浮紧，舌苔白厚而滑。治宜辛温解表轻剂，与桂枝二麻黄一汤。处方：桂枝9g，白芍9g，杏仁6g，炙甘草6g，生姜6g，麻黄4.5g，大枣3枚。3日后复诊，药后寒热已除，诸症悉减，现惟心悸少气，昨起腹中微痛而喜按，大便正常，脉转弦缓。此因外邪初解，营血不足，气滞使然。遂与小建中汤，1剂而安。（《伤寒论汇要分析》）

(2) 王右，寒热往来，一日两度发，仲景谓桂枝二麻黄一汤之证也。前医用小柴胡，原自不谬，但差一间耳。桂枝15g，白芍12g，生甘草9g，生麻黄6g，光杏仁15g，生姜3片，红枣5枚。服药后覆衣而卧，须臾发热，遍身黎黎汗出，其病愈矣。（《经方实验录》）

（二）表郁内热证

【原文】太陽病，發熱惡寒，熱多寒少。脉微弱者，此無陽[1]也，不可發汗。宜桂枝二越婢一湯。(27)

【词解】[1] 无阳：阳气虚弱。

【提要】太阳表郁内热轻证的证治及禁例。

【释义】此条属倒装文法，"宜桂枝二越婢一汤"应置于"热多寒少"句后。以其文辞简约，应以方测证加以分析。既用桂枝二越婢一汤，而见发热恶寒、热多寒少征象，则表郁邪微可知；方用越婢，则里有郁热可测，其证可伴见烦躁等热象。综而观之，本证乃日久邪微，闭郁于表，且内有阳郁化热之征，机制类于大青龙汤证，然其程度却不可同日而语。治之宜桂枝二越婢一汤，微发其汗，兼清里热。若发热恶寒诸症伴见脉微弱，则是阳气虚弱，则不可发汗，否则易引起变证。

上述太阳表郁三证，同中有异，宜予鉴别（表1-15）。

表1-15　太阳表郁轻证鉴别表

鉴别项	同	异		
		桂麻各半汤证	桂二麻一汤证	桂二越一汤证
病机	表郁邪微	表郁稍重	表郁较轻	表郁内热较轻
症状	发热恶寒，热多寒少	寒热一日二三度发	寒热一日再发	兼里热烦躁
治法	辛温微汗	小发其汗	微发其汗	微汗兼清郁热

【选注】章虚谷：此条经文，宜作两截看。宜桂枝二越婢一汤句，是接"热多寒少"句来，今为煞句，是汉文兜转法也。若脉微弱者，此无阳也，何得再行发汗？仲景所以禁示人曰：不可发汗，宜作煞句读。经文了了，毫无纠纷矣。（《伤寒本旨·太阳篇》）

【治法】微发其汗，兼清里热。

【方药】桂枝二越婢一湯方

桂枝去皮　芍藥　麻黃　甘草各十八銖，炙　大棗四枚，擘　生薑一两二銖，切　石膏二十四銖，碎，綿裹

上七味，以水五升，先煮麻黃一二沸，去上沫，内諸藥，煮取二升，去滓，温服一升。本云：當裁為越婢湯、桂枝湯合之，飲一升。今合為一方，桂枝湯二分，越婢湯一分。

臣億等謹按：桂枝湯方，桂枝、芍藥、生薑各三兩，甘草二兩，大棗十二枚。越婢湯方，麻黃二兩，生薑三兩，甘草二兩，石膏半斤，大棗十五枚。今以算法約之，桂枝湯取四分之一，即得桂枝、芍藥、生薑各十八銖，甘草十二銖，大棗三枚。越婢湯取八分之一，即得麻黃十八銖，生薑九銖，甘草六銖，石膏二十四銖，大棗一枚八分之七，棄之。二湯所取相合，即共得桂枝、芍藥、甘草、麻黃各十八銖，生薑一兩三銖，石膏二十四銖，大棗四枚，合方。舊云，桂枝三，今取四分之一，即當云桂枝二也。越婢湯方，見仲景雜方中，《外臺秘要》一云起脾湯。

【方义】本方用桂枝汤剂量的1/4、越婢汤剂量的1/8合方而成，以此约之，其比例为2:1，故名桂枝二越婢一汤。方中药味剂量很轻，是微汗发散风寒而兼清里热之代表方。

【临床运用】本方解肌祛风之力略强于清宣郁热之力，类于大青龙汤，然剂量极其轻微，其效力自然不可与之相提并论。

据9例临床病案统计分析，本方可用于伤寒夹燥、慢性风湿性关节炎及慢性肾炎的治疗，主要功效为外散风寒、内清郁热。主要应用指征为发热恶寒、汗出、头痛、关节肿痛、

口渴。(《伤寒论方证证治准绳》)

【案例】刘某，女，10岁。深秋感冒，延至初冬未愈。发热恶寒，日发数次，脉浮无力，舌质红，苔薄白。二便正常，饮食尚可。证为风寒表邪不解，寒将化热而游离于表里之间的轻证。处方：麻黄3g，桂枝3g，芍药3g，炙甘草3g，生姜3g，大枣4枚，生石膏6g，玉竹3g。共服2剂，得微汗而解。(《新编伤寒论类方》)

【原文】二陽併病[1]，太陽初得病時，發其汗，汗先出不徹，因轉屬陽明，續自微汗出，不惡寒。若太陽病證不罷者，不可下，下之為逆，如此可小發汗。設面色緣緣正赤[2]者，陽氣怫鬱[3]在表，當解之熏之[4]。若發汗不徹，不足言[5]，陽氣怫鬱不得越，當汗不汗，其人躁煩，不知痛處，乍在腹中，乍在四肢，按之不可得，其人短氣，但坐[6]以汗出不徹故也，更發汗則愈。何以知汗出不徹？以脉濇故知也。(48)

【词解】

[1] 二阳并病：太阳病未解、继而出现阳明病证。

[2] 面色缘缘正赤：缘缘，持续不断之意。满面持续发红。

[3] 怫郁：郁遏或抑郁之意。

[4] 解之熏之：解之，指对病人发汗以解表。熏之，指对病人用药物熏蒸发汗。

[5] 不足言：不值得一提。此处意为发汗量之少，不值一提。

[6] 坐：此处可解为"责"或"归咎"。

【提要】太阳病发汗不彻的三种转归及其证治。

【释义】本条宜作三段理解：

第一段，从句首至"不恶寒"止。说明太阳病发汗不彻底，病邪渐入阳明，形成太阳与阳明病证并存之局面，谓之太阳阳明并病。二阳并病若持续不解，可逐渐完全转属阳明，出现自汗绵绵，口渴心烦，不恶寒，乃至反恶热等，是病邪悉归阳明，太阳表证已罢，治宜清泄阳明里热。

第二段，从"若太阳病证不罢者"至"当解之熏之"，申明前段所言之二阳并病的治疗原则。尽管病邪逐渐深入阳明，但在太阳表证未完全消失之际，不可轻率运用清下里热之法，若误用清下，必然会导致表邪尽陷于里，而变证蜂起。此时之满面通红，多责之于余邪郁表，阳气闭遏，必伴发热恶寒脉浮等症，治当遵循先表后里之原则，予辛温发散之轻剂，小发其汗，解除在表之余邪。若汗后表解里未和者，更以清下之剂，攻泻其里热可也。

第三段，从"若发汗不彻"至段末。承接第一段之"汗先出不彻"，论病情既未转属阳明、亦未形成并病之局。汗出不彻，表邪未尽，然病邪并不内传，始终羁留于太阳之表，形成邪微而正虚之表郁轻证。今余邪郁表，发热恶寒自是必然之症，多见一日数发之象。邪闭阳郁，病者面色通红，脉来滞涩而有力，周身不适而心烦不知其由，"乍在腹中，乍在四肢，按之不可得"，即是对病人烦躁不知所以的具体描绘。短气者，肺气因表闭而失宣故也。此表郁轻证的形成原因，惟当归咎于发汗不彻，再与辛温发散之剂，小汗即安。

【选注】成无己：太阳病未解，转并入阳明，而太阳证未罢者，名曰并病。续自微汗出、不恶寒者，为太阳证罢、阳明证具也，法当下之。若太阳证未罢者，为表未解，则不可下，当小发其汗，先解表也。阳明之经循面，色缘缘正赤者，阳气怫郁在表也，当解之熏之，以取其汗。若发汗不彻者，不足言阳气怫郁，止是当汗不汗，阳气不得越散，邪无从出，拥甚于经，故躁烦也。邪循经行，则痛无常处，或在腹中，或在四肢，按之不可得而短气，但责以汗出不彻，更发汗则愈。《内经》曰：诸过者切之，涩者阳气有余，为身热无汗。是以脉涩知阳气拥郁而汗出不彻。（《注解伤寒论·太阳篇》）

自 学 指 导

本节共讨论原文 49 条，内容包括中风表虚证、伤寒表实证两类太阳表证的基本证型及其兼证和禁例，同时亦讨论了日久邪微之表郁轻证，共计三种。

1. 太阳表证的基本病因病机为外感风寒而致肌表营卫失调，基本的脉证表现为发热恶寒、头项强痛而脉浮。然感邪有微甚之别，风寒有偏重之异，更因人体禀赋阴阳，体质强弱不同，是以同属感受外邪，而其营卫失调之表现形式各别。若以风邪偏重者，其病理变化多表现为腠理疏松、卫强营弱，临床以自汗为特征，称为中风表虚证；若以寒邪为主，则常表现为腠理致密、卫闭营郁，临床以无汗为特点，谓之伤寒表实证。掌握以上病理特点，即可触类旁通，举一反三，于学习本节具体内容，大有裨益。

2. 太阳中风证以发热恶风寒、头项强痛、自汗、脉浮缓为其诊断要点，治宜解肌祛风，调和营卫，主以桂枝汤。在临证实践中，其脉证表现每视感邪轻重、体质强弱和治疗宜否等因素，而略有变异。如第 24 条初服桂枝汤而表未解，更增烦热者，乃病邪较重，药后正邪相争较剧之象；第 15 条表证误下后出现"其气上冲"者，为病者正气尚旺，仍能抗邪，表证未变；第 57 条伤寒汗后，移时复发；第 45 条汗下失序，表证仍在者，均可酌情使用桂枝汤。

3. 值得注意的是，太阳中风证为桂枝汤适应证之一，桂枝汤证外延较太阳中风证更广。在本节中，除讨论太阳中风证外，还探讨了桂枝汤的各种适应证。如第 53、第 54 条杂病营卫失调之自汗等，究其病机，并不全属太阳中风范畴，然均有肌表营卫失调、腠理疏松之共同病理，故可异病同治，以桂枝汤主之。

4. 太阳中风兼证，本节共讨论了 7 个类型。所谓兼证，谓在基本证候的基础上兼见其他病理变化者。太阳中风兼证的共同临床表现，即是太阳中风证的基本脉症，其治疗的基本方法，自是解肌祛风，主以桂枝汤。在此基础上，视其兼夹证情，辅以相应措施。如兼经气不利之项背强急者，加葛根以升津舒经；兼肺寒气逆咳喘者，加厚朴杏仁以降气平喘；兼卫阳不足漏汗者，加附子以扶阳固表；兼胸阳不展胸闷脉促者，去芍药之阴柔，以增原方通阳之力；兼胸阳不足脉微胸闷恶寒者，去芍药加附子，温补辛通并举；兼气营不足身痛者，加芍姜人参以补益气营；兼脾虚饮停心下满痛小便不利者，加苓术以健脾化饮。

5. 桂枝汤虽可广泛用治多种病证，但仍有其禁忌证。论中提出：伤寒表实无汗、湿热内蕴、内热壅盛等，不得与之。以其辛温助热、甘能生湿故也。如此知常达变，掌握其宜与不宜，则方药之运用，自能准确无误。

6. 太阳伤寒证以发热恶风寒、头项强痛、无汗、脉浮紧为其诊断要点，治宜辛温解表，发散风寒，主以麻黄汤。盖寒邪外袭，卫阳闭遏，营阴郁滞，故本证身疼腰痛等症较为显著，而非仅限于头项强痛。

7. 麻黄汤以其发散之力峻猛，其临床运用范围，相对桂枝汤而言，较为局限。论中所及，多属太阳卫闭营郁之证。如第 51、第 52 条之脉浮或浮数者；第 36 条之太阳阳明合病、重在太阳之喘而胸满者；第46条之伤寒日久不解者；第55条之伤寒失汗，阳郁鼻衄者。诸般证情，悉以卫闭营郁、表实无汗为其病理特征，均可运用麻黄汤治疗。

8. 太阳伤寒兼证，本节讨论内容涉及4方5证，其病理特点，皆以卫闭营郁为基础，故其临床表现，仍以伤寒表实证之脉症为据。若兼经气不利，项背强几几者，以葛根汤发散风寒，兼升津舒经。证与桂枝加葛根汤证相类似，而有表实表虚之别。若风寒束表，内迫阳明，肠腑受累而传导失常致下利者，可用葛根汤散寒升清以止利，不必另求他法。若风寒内迫阳明，胃腑受累而气逆呕吐者，以葛根汤加半夏，散寒降逆止呕。若风寒束闭、阳郁生热者，内热缘于表寒，当以散寒为主，兼清里热，主以大青龙汤。若外寒而兼内饮者，则宜散寒化饮，主以小青龙汤。

9. 麻黄汤发汗之力甚强，用之不当，每易生变，故论中反复讨论其禁忌证，示人以警惕。概言之，大凡阴虚、阳虚、亡血、内热、胃寒等，皆当禁用此方。

10. 表郁轻证，亦属太阳病范畴，多因日久邪微，或汗出不彻所致。其病理特点，在于邪微而正亦虚，正邪相争不剧。故其临床表现，与太阳表证无实质性差别，表现出证情较轻，病程迁延之特点。据其邪正关系、内热有无，而有桂麻各半汤证、桂二麻一汤证和桂二越一汤证三类。

【复习思考题】

1. 简述太阳中风证脉症、病机、治法、方药。
2. 太阳病初服桂枝汤反烦不解者，为何先刺风池、风府？与伤寒发汗已解半日许复烦有何区别？
3. 太阳病下之后其气上冲者可与桂枝汤说明了什么问题？
4. 如何理解第53、第54条之营卫不和？
5. 简述桂枝汤的煎服法。
6. 如何理解桂枝汤禁例？
7. 太阳中风兼证有几种？分别简述其脉症、病机、治法和方药。
8. 简述太阳伤寒证脉症、病机、治法、方药。
9. 据第46、第47和第55条，简述太阳表证衄血之机制及其临床意义。
10. 太阳阳明合病喘而胸满者，何以宜麻黄汤而不宜下？
11. 麻黄汤的禁例有几种情况？如何理解？
12. 如何理解第55条与第86条所述的当汗与禁汗？
13. 太阳伤寒证的兼证有几种？并简述其脉症、病机、治法和方药。
14. 简要鉴别桂枝加葛根汤证与葛根汤证。
15. 据第31、第32条，简述葛根汤的应用依据。
16. 简要鉴别大、小青龙汤证。
17. 小青龙汤证为何有"或渴"、"不渴"、"服汤已渴"三种不同情况？
18. 大青龙汤为何强调"无少阴证"乃可用之？
19. 简述太阳表郁证的几种类型。

〔万晓刚〕

第三节　太阳里证

【目的要求】

1. 掌握蓄水证和蓄血证的主症、病机、治法、方药及其鉴别。

2. 熟悉蓄血轻重缓急三证的证候、病机、治法和方药。

3. 了解蓄血证兼表的治则，并知道如何鉴别蓄血发黄与湿热发黄。

【自学时数】 6 学时。

一、蓄水证

【原文】 太陽病，發汗後，大汗出，胃中乾[1]，煩躁不得眠，欲得飲水者，少少與飲之，令胃氣和則愈。若脉浮，小便不利，微熱消渴[2]者，五苓散主之。(71)

【词解】

[1] 胃中干：胃中津液不足。

[2] 消渴：口渴大量饮水的症状，并非内科杂病中的消渴病。

【提要】 辨胃津不足与蓄水证的证治。

【分析】 太阳病发汗是正确的治法，但若汗不如法，或汗出过多，有可能产生两种变化。一是汗后外邪虽解，但大汗损伤津液，使胃中津液不足，胃不和则烦躁、卧不安，津不足则自欲饮水以润其燥。对此只需予以汤水，少量频饮，使津液渐复，胃气自能调和而诸症得除。二是发汗后外邪不解，仍见脉浮，身有微热等。同时，外邪随太阳经脉入里，影响膀胱气化功能，水道失调，邪与水结而成蓄水证，因影响膀胱气化，津液无以输布，则表现为小便不利而渴欲饮水，证属表里同病，方用五苓散化气行水，兼解外邪。

本条将太阳病发汗后，大汗出引起的两种不同变化的口渴并列，具有鉴别诊断和辨证以求病机的含意。其证一为水液不足，欲得饮水；一为水蓄膀胱，气化不行，口渴多饮。前者当补水液，后者应化气利水，虽同见口渴，实不可混淆。

【选注】《医宗金鉴》：若脉浮，小便不利、微热消渴者，则是太阳表邪未罢，膀胱里饮已成也。经曰：膀胱者，津液之府，气化则能出矣。今邪热熏灼，燥其现有之津，饮水不化，绝其未生之液，津液告匮，求水自救，所以水入即消，渴而不止也。用五苓散者，以其能外解表热，内输水府，则气化津生，热渴止，而小便利矣。(《医宗金鉴·订正仲景全书·伤寒论注》)

〔按〕《医宗金鉴》以风寒表证之热象，分析消渴的病机为热灼津液，不妥。

徐灵胎：胃中干而欲饮，此无水也，与水则愈；小便不利而欲饮，此蓄水也，利水则愈。同一渴而治法不同，盖由同一渴而渴之象及渴之余证，亦各不同也。(《伤寒类方·五苓散类》)

【治法】 化气行水，兼以解表。

【方药】 五苓散方

猪苓十八铢，去皮　　泽泻一两六铢　　白术十八铢　　茯苓十八铢　　桂枝半两，去皮

上五味，捣为散，以白饮[1]和服方寸匕[2]，日三服。多饮煖水，汗出愈，如法将息。

【词解】

[1] 白饮：米汤。

[2] 方寸匕：为古代量取药末的一种器具。一方寸匕约折合为1.5至1.8g。

【方义】本方用药五味，以苓为主，共为散剂，因而得名。方中猪苓、泽泻渗湿利水，茯苓、白术健脾利水，桂枝通阳化气，兼以解表，共奏化气行水、通里达表之功。方虽为表里同治之剂，但主治重点在于化气行水、而不拘于有无表证。

本方制成散剂，取其容易发挥药效，临床亦可改为汤剂。以米汤调散服用，即桂枝汤后啜粥之意。再加多饮温水，以助药力，适当发汗而散邪，汗出则玄府通畅，利水则气化通行，表里气机俱畅，有利于排除蓄水，故曰："汗出愈。"

【临床应用】五苓散在《伤寒论》中治疗以口渴、小便不利为主症的蓄水证和寒湿霍乱偏表之证。《金匮要略》痰饮咳嗽病篇用以治疗下焦水逆引起脐下有悸，吐涎沫而颠眩之症。黄疸病篇用本方加茵陈，名曰茵陈五苓散，治疗湿热郁蒸而湿胜的黄疸。本方具有化气行水的功效，故临床上许多病证，都是通过本方的利小便作用而取效。现代多用本方治疗肾炎类水肿，泌尿系感染，尿潴留，尿崩症，充血性心力衰竭，渗出性胸膜炎，急、慢性胃肠炎，黄疸性肝炎，肝硬化腹水，梅尼埃（美尼尔）综合征，脑水肿，脑积水，单纯性肥胖症，眼睑非炎症性水肿，球结膜淋巴液潴留，青光眼，视网膜水肿等。

【现代研究】现代实验研究证实，五苓散具有显著的利尿作用，但应以《伤寒论》原量比例为准，利水效果才能明显增强。另外，本方可解乙醇中毒并有抗脂肪肝和降低颅内压的作用。

【案例】

（1）程姓病人，证见高热口渴、谵语不眠、小便短赤、脉浮洪大。连给大剂人参白虎汤3剂，不但症状无减，口渴反而增剧。后思乡前辈某曾治一病人，口渴喜热饮，用桂附之类取效，方猛然大悟，急问病者，喜热饮否？答道：喜热饮，虽至手不可近，亦一饮而尽。再细察其舌，质红无苔而滑。因思：脉浮洪大，发热，虽似白虎证，但口渴喜热饮实非白虎汤所宜。此乃无根之火上浮，故口渴喜热饮，舌红而滑；虚火乱及神明，故谵语；火不归位，膀胱气化失职，故小便短赤。当按膀胱蓄水证治之。遂用五苓散改汤剂，桂枝用肉桂以引火归元（每剂用桂八分研末，分两次冲服）。仅两剂，热退口和，小便清利。后调理半月复元。（俞长荣《伤寒论汇要分析》）

（2）林某，男，56岁，工人。患垂体性尿崩症三年余。以往发作曾多予垂体后叶粉鼻吸入剂（尿崩停）、地西泮（速尿）等西药治愈。一月前因劳累复发，仍用上药治疗半月不效。服补气养阴、泻火类中药十数剂亦不减。今证见小便频数量多，每日达8 500mL，口干舌燥，渴欲饮水，伴神疲乏力、肢冷畏寒、腰膝酸软、肌肤枯皱、大便干结等。脉沉无力，两尺尤弱，舌质淡暗，苔白乏津。先用补肾缩小便药无效，乃改用五苓散加味：茯苓、猪苓、泽泻、白术各15g，桂枝10g，附子6g，益智仁12g，服2剂后，尿量即每日锐减至2000mL，口渴基本消失，仅服药时饮少量水。又服4剂，病情稳定，小便正常，惟腰酸神疲，改用济生肾气丸加减调理善后，住院37天痊愈出院。一年后随访未复发。[侯恒太.浙江中医杂志，1988，（6）：243]

【原文】发汗已，脉浮数，烦渴[1]者，五苓散主之。（72）

【词解】[1] 烦渴：心烦口渴。

【提要】补叙蓄水证的脉证。

【分析】本条承接上条，补叙太阳蓄水的脉证，宜彼此合参。上条言脉浮而微热，本条脉浮数，都指出发汗后表证仍在；上条言消渴，本条烦渴亦与之同类，皆系水气内停，气不化津所致。两条所叙证候稍异，其病机则一。证属蓄水，故小便不利等当为必见，治当用五苓散利水解表。否则，单凭"脉浮数，烦渴"则很容易与发汗后邪热进入阳明的胃热烦渴相混淆。

【选注】方有执：已，言当发汗毕，非谓表病罢也。烦渴者，膀胱水蓄不化，故用四苓以利之；浮数者，外证未除，故凭一桂以和之，所以谓五苓能两解表里也。（《伤寒论条辨·太阳篇》）

《医宗金鉴》：发汗已，为太阳病已发过汗也。脉浮数，知邪仍在表也。若小便利而烦渴者，是初入阳明胃热，白虎汤证也。今小便不利而烦渴，是太阳府病，膀胱水蓄，五苓证也。故用五苓散，如法服之，外疏内利，表里均得解矣。（《医宗金鉴·订正仲景全书·伤寒论注》）

【原文】中風發熱，六七日不解而煩，有表裏證[1]，渴欲飲水，水入則吐者，名曰水逆[2]，五苓散主之。（74）

【词解】

[1] 表里证：指太阳表证与蓄水证同时存在，表里同病。

[2] 水逆：指饮邪内停，水不化津，以致口渴引饮，而饮入则吐的一种证候，为蓄水重证的表现。

【提要】蓄水重证而致水逆的证治。

【分析】太阳中风经过数日，头痛、恶寒、发热、脉浮等表证仍然存在，而又出现心烦、小便不利等里证，故曰"有表里证"。更见渴欲饮水，水入即吐者，为水饮内蓄，气不化津，饮邪上干胃府，胃失和降，饮入之水，拒而不受，随饮随吐，吐后仍然欲饮，称为"水逆"，是蓄水的重证，故仍用五苓散化气行水，兼以解表。

本证渴欲饮水，水入即吐，病变关键在膀胱气化失司，水气上逆，而不在胃府，故取化气利水以治其本，水气通行，则胃无贼邪之害，呕逆因而自止，故不用和胃降逆之法。

【选注】柯韵伯：邪水凝结于内，水饮拒绝于外，既不能外输于玄府，又不能上输于口舌，亦不能下输于膀胱，此水逆所由名也。（《伤寒来苏集·伤寒论注·五苓散证》）

魏荔彤：表里证，里证何？即所谓烦渴饮水，水入即吐是也；表证何？即前条所谓头项强痛而恶寒，发热汗出是也。（引自《伤寒论辑义·太阳篇》）

【原文】太陽病，小便利者，以飲水多，必心下悸；小便少者，必苦裏急[1]也。（127）

【词解】[1] 苦里急：指小腹部有胀满急迫的不适感。

【提要】以小便利否辨水停中焦与水蓄下焦。

【分析】太阳病，如饮水过多而小便通利，是水停于中焦，脾胃的转输功能失职，水气上犯于心所致，故必见心下悸动，其治法可参考茯苓甘草汤证；若饮水多而小便少，是水蓄于下焦，膀胱气化失职所致，故必见少腹急迫不舒，可治以五苓散。

本条原文说明饮停心下则心下悸而小便利；饮停下焦则小便少而少腹里急，指出小便利与不利对蓄水部位的辨证有重要意义。

【选注】成无己：饮水多而小便自利者，则水不内蓄，但腹中水多，令心下悸。《金匮要略》曰："食少饮多，水停心下，甚者则悸。"饮水多而小便不利，则水蓄于内而不行，必苦里急也。（《注解伤寒论·辨太阳病脉证并治中》）

《医宗金鉴》：太阳初病，将传阳明，则欲饮水，此其常也。今太阳初病，即饮水多，必其人平素胃燥可知，设胃阳不衰，则所饮之水，亦可以敷布于外，作汗而解。今饮水多，而胃阳不充，即使小便利，亦必停中焦，而为心下悸。若小便少，则水停下焦，必苦里急。（《医宗金鉴·订正仲景全书·伤寒论注》）

二、蓄血证

【原文】太陽病不解，熱結膀胱[1]，其人如狂[2]，血自下，下者愈。其外不解者，尚未可攻，當先解其外；外解已，但少腹急結[3]者，乃可攻之，宜桃核承氣湯。（106）

【词解】

[1] 膀胱：此指小腹部位，不是膀胱一腑。

[2] 如狂：指神志错乱，似狂非狂，较发狂为轻者。

[3] 少腹急结：小腹拘急或结硬。

【提要】辨蓄血轻证的证治，并提示兼有表证者，当先解表的治疗原则。

【分析】太阳病不解，病邪化热入里，循经深入下焦，与瘀血相结于少腹部位，形成少腹急结，神志错乱如狂者，称为蓄血证。其证随着人体正气之强弱，病邪之盛衰而有两种不同的转归：一是血结轻浅，蓄血自下，邪热可随瘀血而去，病可自愈，故称"血自下，下者愈。"一是病情较重，邪热与瘀血相结较深，血不能自下，而蓄血已成。其主症是如狂与少腹急结。瘀热互结，经脉不通，故小腹拘急结硬；瘀热上扰，心神不宁则如狂。此时非活血攻瘀不可，惟其外证不解，应暂缓其攻下，以免外邪内陷，故当先解其外，待外证已解，只有蓄血证的表现时，即可用桃核承气汤攻下瘀热。

本条可以判断为蓄血轻证的理由有三：一是病者如狂而未至发狂之甚；二是有瘀血自下，邪热随瘀而去，病可自愈的机转；三是据兼有表证，当守先表后里的治则。

【选注】成无己：太阳，膀胱经也，太阳经邪热不解，随经入府，为热结膀胱。其人如狂者，为未至于狂，但不宁尔。经曰：其人如狂者，以热在下焦。太阳多热，热在膀胱，必与血相搏，若血不为蓄，为热迫之，则血自下，血下，则热随血出而愈。若血不下者，则血为热搏，蓄积于下，而少腹急结，乃可攻之，与桃核承气汤，下热散血。（《注解伤寒论·辨太阳病脉证并治中》）

蓄血者，在下焦结聚，结聚而不行，蓄积而不散是也……此由太阳随经，瘀热在里，血为热所搏，结而不行，蓄于下焦之所致。（《伤寒明理论·蓄血第四十九》）

钱天来：……血蓄膀胱之说，恐尤为不经。愚谓仲景之意，盖以太阳在经之表邪不解，故热邪随经内入于府，而瘀热结于膀胱，则热在下焦，血受煎迫，故溢入回肠，其所不能自下者，蓄积于少腹而急结也。况太阳多血少气，阳明多气多血，肠胃为受盛之器，传化糟粕之浊道，百物之所汇，血热妄行，岂有不归肠胃者乎！且膀胱为下焦清道，其蒸腾之气，由气化而入，气化而出，未必能藏蓄血也……若果膀胱之血，蓄而不行，则膀胱瘀塞，下文所谓少腹硬满，小便自利者，又何自出乎？（《伤寒溯源集·太阳篇》）

〔按〕本条蓄血的形成原因及治疗意义，历代注家认识大体一致。惟对血蓄何部，意见分歧。如成氏谓"蓄于下焦"，钱氏云"溢于回肠"，而余无言则谓："因热结膀胱，致膀胱黏膜出血也，其立随小便排出者，则为血尿。其未能立即排出，而客留时间较久者，则结为瘀块，则不能随小便自下，甚则堵塞尿道，而小便淋沥不利，故少腹急结也。"是将蓄血指为"膀胱黏膜出血"，"客留"而"结为瘀块"。三说均有一定理由，较而言之，当以成说为妥。因为一则论中只曰"以太阳随经，瘀热在里"（124条），并未明确指出是在膀胱，抑或回肠。再则本证有少腹急结或硬满，是瘀血在下焦的明证。本条虽有"热结膀胱"句，但综观全文，似指少腹部位，不能理解为血蓄膀胱，钱注对此已详加辨驳，兹不赘述。又340条"小腹满，按之痛者，此冷结在膀胱关元也"可证，盖膀胱关元并称，当指膀胱所在之少腹部位，所以从有诸内必形诸外的观点推论，我们认为太阳蓄血当在与膀胱相应的少腹部位。

【治法】活血化瘀，通下瘀热。

【方药】桃核承气汤方

桃仁五十箇，去皮尖　大黄四两　桂枝二两，去皮　甘草二两，炙　芒消二两

上五味，以水七升，煮取二升半，去滓，内芒消，更上火，微沸下火，先食温服五合，日三服，当微利。

【方义】本方为调胃承气汤加桂枝、桃仁而成。桃仁苦平活血通瘀，桂枝温阳活血以助桃仁。更合调胃承气汤苦寒泻下，导瘀热下行，为泻热逐瘀、治疗蓄血的轻剂。

方中煎服法，还应注意三点：①以煎出液烊化芒硝。②饭前温服五合（为五分之一的药液），一日服三次。③因方中芒硝量仅为调胃承气汤的四分之一，泻下力较轻，故患者服药后"当微利"。

【临床应用】近年在外感病中，于流行性出血热少尿期，较多出现蓄血证，用本方清化瘀热疗效较好；蓄血证也有出现于急性盆腔炎，反复发作的慢性肾盂肾炎；在内伤杂病中最多出现于妇科各证，如产后发狂、产后阴道血肿、产后恶露不尽、胎盘残留、痛经、子宫肌瘤、亚急性盆腔炎等证；内科多见于精神分裂症、脑外伤后遗症、实热性中风、粘连性肠梗阻、肺结核咳血、糖尿病、过敏性紫癜等证。

本方不仅能治疗瘀血，也能治疗出血；不仅能治疗少腹部位的病证，也能治疗全身各处的病证；既能治疗慢性疾病，也能治疗急重病证；既能治疗瘀热互结之证，也能治疗单纯的瘀血停留。异病同治，其基本病机为瘀血，出血一定由瘀血所致才能使用本方。

【现代研究】桃核承气汤中之桃仁醇提取物，有抗凝血作用及较弱的溶血作用，亦有增加血流量和镇痛的作用。桂枝能促进血液循环；大黄、芒硝能增强胃肠蠕动，改善肠道循环及减少毛细管通透性等作用，诸药相合，使活血化瘀的作用更为全面。

【案例】

（1）王某，女，30岁，已婚，农民。于1975年11月24日诊。因早产后小腹作痛，伴腰痛，继见悲伤欲哭，时又大笑，不能自立，劝说不止，遂来诊治。患者体质尚佳，时而言语不休，诉说胸中憋闷，小腹作痛；时又沉默寡言，问不答话。脉沉实有力，舌质淡红，舌苔白。证属早产后下焦蓄血，小腹作痛，其人如狂。投以桃仁承气汤加麦芽，水煎服。服3剂后复诊，如狂之症消除，只觉小腹微微作痛，胸中郁闷。再投桃仁承气汤加麦芽、香附、百合。又服3剂而愈。[陈士奎. 福建医药杂志，1980，(2)：24]

（2）张某，女，46岁。入院前一天突然下腹部疼痛，小便淋漓不畅，一阵下腹剧痛后解出红色血尿约500mL，夹有血块。其后又6次解出血尿。在当地医院注射解痉止血药无效。既往无类似发病史，查心肺

（−），左肾区叩击痛（＋），下腹压痛（＋＋）；血象 WBC$12×10^9$/L，N0.73；尿常规：血尿，混浊，蛋白（＋＋），WBC（＋），RBC（＋＋）；B超示左肾下极可见 5mm×3mm 强回声，后方伴声影；膀胱内可见 86mm×34mm 强回声区，变动体位可见移动现象。印象：左肾结石，膀胱内瘀血块潴留。西药以抗感染、止血解痉治疗两天无效，邀中医会诊。证见小腹胀满剧痛、拒按，小便淋漓不畅，尿道灼热感，尿血鲜红，大便干结，舌红边有瘀斑，苔黄燥，脉滑数。属中医血淋，乃膀胱热结瘀阻。以泻热逐瘀为治，用桃核承气汤加味：桃仁 10g，大黄 10g，芒硝 6g，桂枝 3g，甘草 3g，五灵脂 10g，炒蒲黄 6g，川牛膝 15g，2 剂。服 1 剂后，大量瘀血块从尿中排出，尿色鲜红，仍感小便不畅、灼痛，小腹胀痛减轻；服 2 剂后，尿色转清亮，诸症消失。经B超复查，膀胱未见异常，血、尿常规正常，痊愈出院。［谢慧明．新中医，1991，（10）：45］

【原文】太陽病六七日，表證仍在，脉微而沉[1]，反不結胸，其人發狂者，以熱在下焦，少腹當鞕滿，小便自利者，下血乃愈。所以然者，以太陽隨經[2]，瘀熱[3]在裏故也，抵當湯主之。（124）

【词解】

[1] 脉微而沉：轻度沉脉。微为形容词。

[2] 太阳随经：外感之邪循太阳经脉深入于里。

[3] 瘀热：郁积于里的热邪。

【提要】蓄血重证的证治。

【分析】本条"所以然者，以太阳随经，瘀热在里故也"是作者自注句，插入文中以说理，故"抵当汤主之"，应接在"下血乃愈"后，亦为倒装文法。

太阳病六七日，表证不解，外邪循经化热入里，与瘀血互结而发病，病人表现发狂、少腹硬满，为邪热与瘀血结于下焦，且上扰心神；脉微而沉，说明血蓄于里，气血受阻，致脉搏有沉滞不起之象，病以外邪内陷为主。"反不结胸"，说明非实邪结于中上二焦。"小便自利"，则膀胱气化功能正常，知非蓄水之证。其表邪不解而不先治其外，反映里证深重。综合辨析，确为蓄血重证无疑，攻逐之法不可稍缓，里急先治其里，故用抵当汤破血逐瘀。

【选注】钱天来：上条不言脉，此言脉微而沉，上条言如狂，此言发狂，上条云少腹急结，此云少腹硬满，上条之血尚有自下而愈者，其不下者，方以桃仁承气汤下之。此条之血，必下之乃愈，证之轻重，迥然不同，故不用桃仁承气汤，而以攻坚破瘀之抵当汤主之。（《伤寒溯源集·太阳篇》）

汪苓友：看病之法，须分表里。假若表里之证兼见，须分轻重而直取其邪。上云："六七日表证仍在"则表邪已衰，非比一二日之盛矣。况其下文云："脉微而沉，其人发狂，少腹硬满"，明系太阳随经瘀热在里，里证已急，焉得不用峻攻之剂。医人于此，若犹顾虑夫在表之余邪，是为不知证之轻重，治之缓急，斯时人命，不几同儿戏耶！（《伤寒论辨证广注·辨太阳病脉证并治法中》）

【治法】破血逐瘀。

【方药】抵當湯方

水蛭熬　虻蟲各三十箇，去翅足，熬　桃仁二十箇，去皮尖　大黃三兩，酒洗

上四味，以水五升，煮取三升，去滓，温服一升。不下，更服。

【方义】方名"抵当"者，言其瘀血凝聚，坚固难解，非此类尖锐攻伐之品不能抵当之。故用水蛭、虻虫直入血络，破血逐瘀；桃仁活血化瘀；更配大黄荡涤瘀热，因势利导，使瘀

血从下而出。方为攻逐瘀血峻剂，使用时应中病即止。对于年老体弱、孕妇及溃疡病者应慎用本方。

【临床应用】抵当汤在《伤寒论》中用于太阳蓄血证与阳明蓄血证，是外感病中出现的血热互结重证。在《金匮要略》中，抵当汤用于妇人杂病经水不利。可见在汉代就用于外感内伤两个方面。凡见严重瘀血均可应用。由于蓄血在外感病中属于危重病证，本方破血泻下极为峻利，古人应用时多持谨慎态度。

近年，用本方加减治疗重症肝炎出血、脑血栓形成、中风后遗症、子宫肌瘤、经闭、顽固性痛经、癫痫、瘀血发狂等辨证属于蓄血重证者，有较好疗效。

【现代研究】抵当汤中水蛭的主要成分为蛋白质类物质，以及肝素、抗血栓素等，受高热处理后会变性、分解，失去水蛭的生物活性，故使用时须自然阴干，切忌火炙，张锡纯主张生用，似更合理一些。虻虫能扩张血管、强心、抗心肌缺血缺氧等，两药均是治疗陈旧性瘀血之要药。

【案例】

(1) 张意田治角口焦姓人，7月间患壮热舌赤，少腹烦满，小便自利，目赤发狂，已30余日，初服解散，继则攻下，但得微汗，而病终不解。诊之，脉至沉微，重按疾急。夫表证仍在，脉沉微者，邪陷于阴也，重按疾急者，阴不胜真阳，则脉流搏疾，并乃狂矣。此随经瘀血，结于少腹也，宜服抵当汤。乃自制虻虫、水蛭，加桃仁、大黄煎服，服后下血无算，随用熟地一味捣烂煎汁，时时饮之，以救阴液，候其通畅，用人参、附子、炙草渐渐服之，以固真元。(《续名医类案》)

(2) 宋某，女，18岁。于1970年8月患癫狂，目光异常，时而若有所思，时而若有所见，时而模仿戏剧人物，独自动作吟唱，入夜尤剧，妄言躁狂欲走，中西医多方治疗未效。病至半月，势渐重笃，卧床不起，饮食不进有数日，邀衣宸寰老师诊视。脉之，六部数疾，尺滑有力；按之，少腹上及膀胱坚硬急结。询其经事，家人回答初得病时正值经期，大便周余未解，小便尚通，舌黯红干燥。乃曰："王氏《脉经》说'尺脉滑，血气实，妇人经水不利……宜……下去瘀血'。脉证合参，属瘀热发狂，急宜泄热破瘀。"疏抵当汤：桃仁25g，大黄10g，水蛭10g，虻虫10g，适缺虻虫，嘱先服下观察。翌日诊视，药后大便得通，证无进退，曰："证属瘀热发狂无疑，抵当何以不效？殆缺虻虫之故。"仍用前方，亟令觅得虻虫。时值夏月，家人乃自捕虻虫20余枚合药。服后3时许，果从前阴下瘀血紫黑，夹有血丝血块，大便亦解胶黑之屎。令以冰糖水饮之，沉沉睡去，嘱勿扰唤。翌晨，神清索食，惟觉困乏。疏方生地、白薇、丹参、莲心、荷叶、琥珀调之。竟愈。现已婚生子，未再复发。[黄晓华，等. 上海中医药杂志，1980，(3)：17]

【原文】太陽病身黄，脈沉結，少腹鞕，小便不利者，為無血[1]也。小便自利，其人如狂者，血證諦[2]也，抵當湯主之。(125)

【词解】

[1] 无血：这里指无蓄血。

[2] 谛：音帝（dì），确实的意思。

【提要】补述蓄血的脉证，并指出小便利否是辨蓄血有无的一个要点。

【分析】本条承接124条，进一步说明蓄血证的辨证要点：①脉沉结；②少腹硬；③其人如狂；④小便自利。四者俱备，即为蓄血证无疑。脉沉结与上条脉微而沉相类，亦为气血凝滞、脉搏沉滞不起之象。少腹硬，其人如狂和上条少腹硬满，其人发狂也都是邪热与瘀血结于下焦，血热上扰心神的表现，仅程度略有差异而已。至于小便利与不利的辨证意义，上条是在少腹硬满的前提下，如见小便不利，应多考虑膀胱气化失职的蓄水证；如小便自利则应多考虑下焦瘀热相结的蓄血证。本条除此义外，还作为辨蓄血身黄与湿热发黄的要点之一。蓄血身黄而小便自利者，法当破瘀逐血，抵当汤主之。

蓄血身黄是瘀血停滞、营气不能敷布所致。并以肤色暗黄为特征，一般目珠及小便不黄，仅属蓄血的副证，决非湿热熏蒸，肝胆疏泄失常所致之身、目、小便俱黄的湿热发黄可比。况且湿热发黄多为小便不利，一般神志正常，其胀满多在大腹，而蓄血身黄多为小便自利，神志错乱，如狂或发狂，其硬满多在少腹，当加以鉴别。

【选注】成无己：身黄，脉沉结，少腹硬，小便不利者，胃热发黄也，可与茵陈蒿汤。身黄，脉沉结，少腹硬，小便自利，其人如狂者，非胃中瘀热，为热结下焦而为蓄血也，与抵当汤以下蓄血。（《注解伤寒论·辨太阳病脉证并治中》）

程郊倩：太阳病至于蓄血，其身必黄，里热固谛于色矣；脉沉结，里热且谛于脉矣；少腹硬满，里热更谛于证矣。据此可指为血证，而用抵当乎？未也，须从小便谛之。小便不利，前三者虽具，只为蓄血而发黄，属茵陈五苓散证，毋论抵当不中与，即桃核承气亦不中与也。若前三证既具，而小便自利，其人如狂，是血证谛，何论桃核承气汤，直须抵当汤主之，而无狐疑矣。（引自《伤寒论译释·太阳篇》）

【案例】仇景莫子仪病伤寒七八日，脉微而沉，身黄发狂，小腹胀满，脐下如冰，小便反利。医见发狂，以为热毒蓄伏心经，以铁粉、牛黄等药，欲止其狂躁，予诊之曰：非其治也，此瘀血证耳。仲景云阳病身黄，脉沉结，小腹硬，小便不利，为无血，小便自利，其人如狂者，血证也，可用抵当汤，再投，而下血几数升，狂止，得汗而解。（许叔微《伤寒九十论》）

【原文】傷寒有熱，少腹滿，應小便不利，今反利者，為有血也，當下之，不可餘藥[1]，宜抵當丸。（126）

【词解】[1] 不可余药：不可把药渣留下。

【提要】论述蓄血证的缓治法，并再次指出从小便通利与否分辨有无蓄血。

【分析】伤寒有热，是太阳表证未解，又见少腹满的证候，知病邪已深入下焦。而少腹满又有蓄水、蓄血之分。若为蓄水证，因表邪内陷，与水互结于下焦，膀胱气化功能失常，邪结不甚，应见少腹里急，小便不利。今少腹满（或硬满疼痛），小便反利，知病在血分，膀胱气化功能未受影响，血蓄下焦，邪结较重，故以抵当丸破血逐瘀为治。

小便利否为辨蓄水与蓄血证的要点之一，为了准确全面鉴别，仍须参合全部脉证，现列表对比如（表1-16）：

表1-16 蓄水证、蓄血证鉴别表

鉴别项	蓄水证	蓄血证
病机	太阳之邪循经入腑，邪与水结，膀胱气化失职，水蓄不行（病在气分）	太阳之邪循经入里化热，邪热与瘀血相结于下焦（病在血分）
证候	烦渴，或渴欲饮水；少腹里急；小便不利；脉浮或浮数	如狂或发狂，少腹急结或硬满，小便自利，脉微而沉或沉结
治法	化气行水	活血化瘀
方药	五苓散	桃核承气汤、抵当汤（丸）

蓄血证，其程度有轻重之别，病势亦有缓急之异，蓄血轻证，宜桃核承气汤；蓄血重证而病势较急者，宜抵当汤；若蓄血虽重，而病势较缓者，则改汤作丸，峻药缓图之，宜抵当丸。可见蓄血三证，依证立法，用药之轻重，制剂之缓急，井然有序。现将三证证治的鉴别

列表如下（表1-17）：

表1-17 蓄血三证鉴别表

鉴别项	桃核承气汤证	抵当汤证	抵当丸证
病机	热邪与瘀血相结,较为轻浅	热邪与瘀血相结,较为深重,病势较急	热邪与瘀血相结较重而病势稍缓
证候	如狂,少腹急结	发狂,少腹硬满,身黄,脉微而沉或沉结	如狂或发狂,少腹满
治法	活血化瘀,通下瘀热。（先解其外,外解已,乃可攻之）	破血逐瘀（即使表证仍在,仍可用抵当汤攻下）	破血逐瘀,峻药缓图

【选注】成无己：伤寒有热，少腹满，是蓄血于下焦。若热蓄，津液不通，则小便不利，其热不蓄，津液行，小便自利者，乃为蓄血，当与桃仁承气汤、抵当汤下之。然此无身黄尿黑，又无喜忘发狂，是未至于甚，故不可余骏之药也，可与抵当丸，小可下之也。（《注解伤寒论·辨太阳病脉证并治中》）

柯韵伯：有热即表证仍在，少腹满而未硬，其人未发狂，只以小便自利，预知其为蓄血，故小其制而丸以缓之。（《伤寒来苏集·伤寒论注·抵当汤证》）

〔按〕成、柯二氏，均认为本证没有如狂或发狂的症状，但我们认为邪热与血相搏结，多有神志方面的症状，则本证之有如狂、发狂亦是可以推知的。然而临床使用抵当丸的关键，还应抓住蓄血虽重而病势较缓这一病机特征。

【治法】破血逐瘀。

【方药】抵当丸方

水蛭二十箇，熬　蝱蟲二十箇，去翅足，熬　桃仁二十五個，去皮尖　大黄三兩

上四味，擣分四丸，以水一升，煮一丸，取七合服之，晬時[1]當下血，若不下者，更服。

【词解】[1] 晬时：即周时。一周十二个时辰，即24小时。

【方义】本方组成及功效与抵当汤同，惟改汤作丸，剂量较小，又分作四丸，且煮丸服用，不去滓，药汁与药渣同时服下（条文特别指出："不可余药"就是不要把药渣留下），取峻药缓攻之义，是于破血逐瘀方中别裁一法。

方后云："晬时当下血，若不下者，更服"是说明药后以下血为药达病所，则停后服，若不效者，可再次服药。

【案例】常熟鹿苑钱钦伯之妻，经停9个月，腹中有块攻痛，自知非孕。医予三棱、莪术多剂，未应。当延陈葆厚先生诊。先生曰：三棱、莪术仅能治血结之初起者，及其已结，则力不胜矣。当予抵当丸9g，开水送下。入夜，病者在床上反复爬行，腹痛不堪，天将旦，随大便下污物甚多，其色黄白红夹杂不一，痛乃大除。次日复诊，乃予加味四物汤，调理而愈。（曹颖甫《经方实验录》）

自 学 指 导

1. 蓄水证中，第71、第72、第74条具体讨论蓄水证的脉因证治，病情大体相同，而轻重有所差异，学习时应当相互补充，相互区别。第127条为鉴别水停中焦和水停下焦的证候，既要理解本条精神，又当与第四节第73条互参。

2．蓄水证乃太阳外邪不解，循经深入下焦膀胱，以致气化不行，邪与水结，以脉浮或浮数，小便不利、微热、消渴或烦渴，少腹苦里急为特征，治宜五苓散，化气行水兼以解表。此外，蓄水证三条，又各有特点：第71条前半段辨胃中干燥之渴，后半段辨蓄水证之渴，不得混为一谈；第72条省略了小便不利之主证，应加注意；第74条为蓄水重证，外有表证未解，内有水饮停蓄，除脉浮、发热、心烦、渴欲饮水、小便不利外，还有水入则吐的表现，这是蓄水较重，上逆犯胃所致。

3．第127条辨水停中焦及水停下焦。水停中焦者，因胃阳不足，不能宣化，而下焦水道未受影响，故小便利，饮水多必心下悸；水停下焦者，乃膀胱气化失职，故饮水多而小便少，少腹苦里急。同时少腹里急也补出了五苓散的腹证。

4．蓄血证的病因病机为太阳表证不解，外邪化热入里，循经深入下焦，与瘀血相搏，以致下焦少腹部位血蓄不行，而血热之气上扰。证候以如狂或发狂，小便自利，少腹急结或硬满，脉微而沉或沉结为主。临证之时，须依蓄血之轻重缓急，分别治之。如蓄血轻，病人如狂而少腹急结者，以桃核承气汤活血化瘀，通下瘀热可耳。若蓄血较重，病情较急，其人发狂而少腹硬满者，则须抵当汤峻逐瘀血。若蓄血虽重，而病势尚缓，其人发狂而少腹满者，宜抵当丸峻药缓图。

5．蓄水、蓄血，皆下焦之病，蓄水病在气分，以小便不利、消渴为主要特征；蓄血证在下焦血分，以发狂、小便自利、少腹硬满为主症，二者须严格区分。

6．蓄血证有身黄者，乃瘀血阻滞，营气不能敷布所致，故一般为皮肤暗黄，而目珠、小便不黄，且小便自利，此与湿热发黄不难区分。

7．蓄血证常多表里同病，其治疗以蓄血之轻重为转移。如表未解而蓄血尚轻者，自当先解表，再议活血化瘀之法（第106条）；若表虽未解而蓄血既重且急者，则须先攻其里（第124条），此表里先后缓急之法，不可不知。

【复习思考题】

1．试述蓄水证的证候、病机、治法、方药。

2．胃津不足之口渴与蓄水证口渴有什么区别？

3．蓄血证根据轻重缓急不同，有哪几种证型，其证候、病机、治法、方药是什么？

4．如何鉴别蓄水证与蓄血证？

5．如何鉴别瘀血身黄与湿热发黄？

6．蓄血证兼表，应如何处治？

第四节　太阳病变证

【目的要求】

1．掌握太阳病变证治则和辨寒热真假。

2．掌握发热恶寒与无热恶寒的机制及其辨证意义。

3．熟悉太阳病有转为虚证，转为实证的不同变化。

【自学时数】2学时。

一、变证治则

【原文】太陽病三日，已發汗，若吐、若下、若溫針[1]，仍不解者，此為壞病[2]，桂枝不中[3]與之也，觀其脉證，知犯何逆，隨證治之。……（16）

【词解】

[1] 溫針：是针刺与艾灸合并使用的一种方法。操作时，针刺一定穴位，将艾绒缠于针柄上点燃，使热气透入。

[2] 坏病：指被误治而导致的变证。

[3] 不中：中，音仲（zhōng）。不中即不可的意思。

【提要】太阳坏病的概念及其治则。

【分析】本节分两段，从"太阳病三日"至"桂枝不中与之也"为前段，其余为后段。前段提出坏病的概念，后段论述坏病的治则。

太阳病经过数日，已用过发汗或吐下、温针等法治疗，不仅病症不愈，而且病情恶化，难以用六经证候称其名者，便是坏病，也即是误治后的变证。病已不在表，故桂枝汤不能再用。另外，还应指出，虽然本条论及坏病是因误治所致，但从临床实际出发，坏病亦有不为误治，或体质及病邪等因素自身恶化的。

"观其脉证"，是说坏病变化十分复杂，证候多端；所变何证，难以预料；所用何方，亦无成法。必须由医生仔细观察分析，脉证并举，四诊合参，全面完整地搜集病情资料，以供准确地分析判断病机之用。

"知犯何逆"，是在"观其脉证"的基础上，运用中医基本理论进行由表及里、由此及彼、去粗取精、去伪存真的分析研究，找出疾病的症结所在，从而做到见病知源，使诊断较为可靠。

"随证治之"，是根据正确诊断，运用理法方药的知识和技能，针对疾病发展某一阶段的本质进行治疗。病有万变，法必随之而变，因人、因时、因病而制宜。

上述十二字的治疗原则，仲景虽因坏病而立，但蕴含着哲理，是对中医辨证论治精神高度而准确的概括。因此，它对各种疾病均有普遍的指导意义。

【选注】柯韵伯：坏病者，即变证也。若误汗，则有遂漏不止、心下悸、脐下悸等证；妄吐，则有饥不能食、朝食暮吐、不欲近衣等证；妄下，则有结胸痞硬、协热下利、胀满清谷等证；火逆，则有发黄、圊血、亡阳、奔豚等证。是桂枝证已罢，故不可更行桂枝汤也。桂枝以五味成方，减一增一，便非桂枝汤，非谓桂枝竟不可用。（《伤寒来苏集·伤寒论注·桂枝汤证下》）

程郊倩：观其脉证，知犯何逆，随证治之，盖欲反逆为顺也。非从望闻问切上探出前后根因，无从随证用法，非头痛医头之为随证治之也。（引自《订正仲景全书·伤寒论注·坏病篇》）

二、辨病发于阴、发于阳

【原文】病有發熱惡寒者，發于陽也；無熱惡寒者，發于陰也。發于陽，七日愈。發于陰，六日愈。以陽數七、陰數六故也。（7）

【提要】辨病发于阳或发于阴。

【分析】本条列举"发热恶寒"和"无热恶寒"的证候特征,判断外感病的阴阳属性。人体感受外邪之后,若正气充盛,能起而与邪抗争,则发热恶寒并见。反之,若正气虚弱,无力与邪相争,只有恶寒,并无发热。伤寒六经病证中,三阳病均有发热,如太阳病有发热恶寒,少阳病有寒热往来,阳明病但热不寒,说明正气尚旺,抗邪有力,属正盛邪实的阳证,即"发于阳也"。三阴病通常无热恶寒,甚至肢厥蜷卧,则是阳虚阴盛、正气不足的表现,此"发于阴"之谓也。《素问·阴阳应象大论》说:"阳胜则身热","阴胜则身寒"。以寒热辨别阴阳,具有特征性,在外感热病的过程中,尤有提纲挈领、执简驭繁的作用。因此,历代不少医家均视本条为全论辨证总纲,如《金匮玉函经》即将本条冠于全书之首,且钱天来、柯韵伯等均遵从之。

以寒热辨外感病阴阳两大证候,这是总体上的区分,适宜于一般的情况。然而影响疾病的因素很多,临床的表现也错综复杂。有许多例外,如太阳伤寒初起有"暂未发热"的阶段,少阴病初起,也有"反发热"的特殊情况等。对于此等情况,必须具体分析,做到知常达变,随证而宜,方能真正理解本条的真谛。

发于阳,七日愈;发于阴,六日愈。这是对疾病愈期的一种推测,其方法是依据伏羲氏的《河洛图书》"水火成数"推演而来。该书有"天一生水,地六成之;地二生火,天七成之"之说。病为阳证,当在阳数之期愈;病为阴证,当在阴数之期愈。这种预测方法的实际意义尚不清楚,当存疑待考。

【选注】张路玉:此条以有热无热,证阳病阴病之大端。言阳经受病,则恶寒发热。阴经受病,则无热恶寒。(《伤寒缵论·太阳上篇》)

尤在泾:此条特举阳经阴经受邪之异,而辨其病状及其愈期。发于阳者,病在阳之经也,以寒加阳,阳气被郁,故发热而恶寒。发于阴者,病在阴之经也,以阴加阴,无阳可郁,故无热而但恶寒耳。(《伤寒贯珠集·太阳篇上》)

三、辨寒热真假

【原文】病人身太[1]热,反欲得衣者,热在皮肤[2],寒在骨髓[3]也;身大寒,反不欲近衣者,寒在皮肤,热在骨髓也。(11)

【词解】

[1] 太:通大。《广雅疏证》卷一上"太亦大也"。

[2] 皮肤:指浅表,在外。

[3] 骨髓:指深层,在内。

【提要】从病人的喜恶,辨真寒假热、真热假寒证。

【分析】发热、恶寒是外感病常见的表现,对辨别病证的表里、寒热和寒热的真假,皆有意义。当病情出现矛盾,易假易惑时,必须透过现象,探求病证的本质。本条指出,病人的喜恶较能反映疾病的本质。病人身大热,欲得近衣,这是阴邪内盛、虚阳浮越于外所致,因此身大热在皮肤,属外有假热,欲得近衣是寒在骨髓,属内有真寒。而病人身大寒,反不欲近衣是里热壅遏、阳气郁而不达所致,身大寒是寒在皮肤,属外有假寒,不欲近衣是热在骨髓,属内有真热,前者为"寒极似热",后者为"热极似寒"。在这种疑似的现象下,医者一定要善于透过现象看本质,才不致为表面的假象所迷惑。

本条从病人的喜恶，以辨寒热的真假，仅为举例而已。临证必须结合全部脉证，仔细推敲，详细辨析，方得无误，兹列寒热真假辨别于表1-18。

表1-18　寒热真假辨别表

四诊	真寒假热证	真热假寒证
望诊	舌淡，苔滑润，颧红如妆，有时烦躁，状若阳证，但精神萎靡，似睡非睡	舌红，苔黄燥裂，或黑苔生刺，质红绛，面色晦暗，神情昏昏，状若阴证，但目张炯炯有神，扬手掷足,谵语烦乱,喜敞衣被
闻诊	语声细微，气息低弱，口鼻气冷，口无秽恶，大便无恶臭	语声高亢，气壮息粗，热气臭秽，大便恶臭
问诊	口不渴或微渴，喜热饮，身大热，反欲得近衣，喜近炉火，小便清长，大便自调或溏泄，或下利清谷	口渴，喜冷饮，身寒肢冷，反不欲近衣，溲赤灼热，大便秘结或热结旁流，肛门有灼热感
切诊	脉多沉迟，微弱，但亦有浮大无根，或细微欲绝之脉，肢冷胸腹不热	脉多沉实有力或洪滑而数，或迟而坚实，四肢虽冷，但胸腹灼手

【选注】成无己：皮肤言浅，骨髓言深；皮肤言外，骨髓言内。身热欲得近衣者，表热里寒也；身寒反不欲近衣者，表寒里热也。（《注解伤寒论·辨太阳病脉证并治法上》）

程郊倩：寒热之在皮肤者，属标属假；寒热之在骨髓者，属本属真。本真不可得而见，而标假易惑我以形，故直从欲不欲处断之，情则无假也。（《伤寒论后条辨·辨太阳病脉证篇》）

四、辨虚证实证

【原文】發汗後，惡寒者，虛故也。不惡寒，但熱者，實也，當和胃氣，與調胃承氣湯。（70）

【提要】汗后虚实不同的辨证。

【分析】发汗本为太阳表证的正治法，但若发汗不如法，可以伤阴，亦可伤阳。其变证每因体质的差异而有不同。阳虚之人，往往因汗使阳气更虚，则温煦不足而见恶寒，必伴见口中和而不燥渴，脉沉微或微细等；阳旺之人发汗过多，则易化燥伤津，但见发热，而无恶寒，如出现燥热初结胃肠者，治当泻热和胃，用调胃承气汤。调胃承气汤方分析参见阳明病篇。

【选注】尤在泾：汗出而恶寒者，阳不足而为虚也，芍药甘草附子汤治之是矣；汗出而不恶寒但热者，邪入里而成实也，然不可峻攻，但与调胃承气汤，和其胃气而已。（《伤寒贯珠集·太阳篇上》）

陈修园：太阳病从微盛而转属，阳微则转属少阴，为虚证，以太阳与少阴为表里也。阳盛则转属阳明，而为实证，以太阳与阳明递相传也。（《伤寒论浅注·太阳篇》）

自　学　指　导

1. 本节首先要掌握第16条所讨论的坏病及其治则。所谓坏病，是因误治而病情恶化，证候错综复杂，难以六经证候称其名者。但从临床实际出发，也有不因误治而成为坏病的，因此不能将临床所见的坏病，一概归咎于误治。既成坏病，则不能以六经论治之法治疗，而应"观其脉证，知犯何逆，随证治之"。这一治疗原则，充分体现出辨证论治精神，可以指导对各种变证的治疗，因将其列于本节"太阳病变证"之首。

2．证候之寒热易分，但真假难辨，故第11条揭示内真寒外假热、内真热外假寒的辨证方法。不过该条的写法为举例方式，仅从病人喜恶的角度而辨寒热真假，虽朴实可靠，但它仅属辨寒热真假的一个方面，不能代替一切，欲明辨寒热真假的各个方面及其全貌，还应参阅该条所列之辨别表。

3．辨发热恶寒者，为病发于阳；无热恶寒者发于阴，这是辨阳证与阴证的一般规律，还须知其特殊情况，做到知常达变，随证而宜。

4．辨虚证、实证，论中内容甚多，此处仅列一条，仅起提示作用。意思是说太阳病因种种原因而发生变证时，有转虚、转实两类，因此辨太阳变证，应随时注意寒热虚实的变化。

【复习思考题】

1．什么叫坏病？你对"观其脉证，知犯何逆，随证治之"有什么认识？

2．从病人的喜恶，如何辨别寒热真假？

3．第70条汗后的虚实辨证如何？你对太阳病转实热、转虚寒的机制有什么认识？

4．如何理解"发热恶寒者，发于阳也；无热恶寒者，发于阴也"？

五、热证

【目的要求】
1．掌握栀子豉汤证及其类证的证治。
2．掌握麻杏甘石汤证、白虎加人参汤证、葛根芩连汤证的辨证论治。
3．了解栀子豉汤的禁忌原理。
【自学时数】6学时。

(一) 栀子豉汤类证

【原文】發汗後，水藥不得入口為逆，若更發汗，必吐下不止。發汗吐下後，虛煩[1]不得眠，若劇者，必反覆顛倒，心中懊憹[2]，栀子豉湯主之；若少氣[3]者，栀子甘草豉湯主之；若嘔者，栀子生薑豉湯主之。(76)

【词解】

[1] 虚烦：吐下后余热所致的烦躁。虚，非正气虚，指无形邪热结聚。

[2] 懊憹：音奥挠 (ào náo)。烦闷殊甚，难以名状。

[3] 少气：即气少不足以息。

【提要】辨吐下后，热扰胸膈的证治。

【分析】发汗吐下后，有形之邪已去，余热留扰胸膈，可以出现心烦不得眠。若病情较重，心中烦闷更甚，难以名状，卧起不安者，谓之懊憹，宜用栀子豉汤主治。如兼短气者，为热邪损伤中气所致，可用栀子甘草豉汤。若兼呕吐者，是胃气因热扰而上逆所致，则用栀子生姜豉汤。

本条"虚烦"之"虚"，不能理解为正气虚弱之虚。观第375条"下利后，更烦，按之心下濡者，为虚烦也，宜栀子豉汤"和第221条"阳明病……若下之，则胃中空虚，客气动膈，心中懊侬，舌上胎者，栀子豉汤主之"，可以知道本证虚烦的含义是胃中无物而空虚，惟无形邪热留扰胸膈而烦，必心下柔软。这与有形的实邪（如痰涎、水饮等）所致之烦，有本质区别。从这个意义上讲，本条以有形之邪为实，无形之邪为虚。

另外，还应该看到，本条虚烦，系热邪内郁所致，辨证当属实证，故用栀子豉汤清宣郁热以除烦。

【选注】《医宗金鉴》：未经汗下之烦多属热，谓之热烦；已经汗吐下之烦多属虚，谓之虚烦。不得眠者，烦不能卧也。若剧者，较烦尤甚，必反复颠倒，心中懊侬也。烦，心烦也；躁，身躁也。身之反复颠倒，则谓之躁无宁时，三阴死证也；心之反复颠倒，则谓之懊侬，三阳热证也。懊侬者，即心中欲吐不吐，烦扰不宁之象也。因汗吐下后，邪热乘虚客于胸中所致。（《医宗金鉴·订正仲景全书·伤寒论注》）

【治法】清宣郁热。

【方药】1. 栀子豉湯方

栀子十四箇，擘　　香豉四合，綿裹

上二味，以水四升，先煮栀子，得二升半，内豉，煮取一升半，去滓，分为二服，温進一服。得吐者，止後服。

2. 栀子甘草豉湯方

栀子十四箇，擘　　甘草二兩，炙　　香豉四合，綿裹

上三味，以水四升，先煮栀子、甘草，取二升半，内豉，煮取一升半，去滓，分二服，温進一服。得吐者，止後服。

3. 栀子生薑豉湯方

栀子十四箇，擘　　生薑五兩　　香豉四合，綿裹

上三味，以水四升，先煮栀子、生薑，取二升半，内豉，煮取一升半，去滓，分二服，温進一服。得吐者，止後服。

【方义】栀子苦寒，清热除烦；豆豉其性轻浮，功能宣透解郁，二药配伍，为清宣胸中郁热，治虚烦懊侬之良方。若兼短气者，加炙甘草以益气和中；若兼呕者，加生姜以降逆止呕。

〔按〕方后注中有"得吐者，止后服"之说。古代医家如成无己、柯韵伯等均认为本方属吐剂。我们认为本方栀子质禀轻浮，故能上入心胸而清热除烦；性属苦寒，故能使热屈曲下行而利小便。虽有香豉之宣达，终不减其苦寒下夺之性。证之临床，本方并无催吐作用，属于清热轻剂。故不能因服后偶尔致吐而视为吐剂。张隐庵说"方后'得吐者，止后服'六字为衍文"，可从。（见《伤寒论集注·太阳篇》）

【临床应用】栀子豉汤在《伤寒论》中主要用于余热留扰胸膈证。后世温病学家将本方运用于热病卫分已罢，初入气分的轻证。近年来将本方进一步推广应用于表现为中焦湿热的胃炎、肠伤寒、副伤寒和肝胆湿热的黄疸；表现为痰热内扰的病毒性心肌炎等。可见栀子豉汤类方的应用正在不断扩大。掌握热郁胸膈这一基本病机，便能灵活使用。

【现代研究】现代药理证明，栀子对金黄色葡萄球菌、痢疾杆菌及部分皮肤真菌有抑制作用，煎剂在体外能杀灭血吸虫，还有镇静、降压、利尿、利胆、止血作用；豆豉有抑菌解热、兼助消化之功，重用 30g 以上可治血尿。

【案例】贾某，女，46岁，1990年3月12日初诊。形体消瘦，情绪急躁，罹神经衰弱已10年，上月因好友患肝癌而亡，由此心情焦虑，忧思郁闷。两周来心烦不寐，心中懊侬，卧起不安，噩梦纷纭，胸中憋闷窒塞，疑自己得了胃癌，恐惧万分。后经某医院X线钡透造影排除癌变，诊为"胃神经官能症"。来诊时症如上述，月经前期，量多色鲜，咽干而苦，舌质红苔薄黄，脉弦数。辨证为热郁胸膈，气机失畅，治宜清宣郁热、畅利气机，选用栀子豉汤。处方：炒栀子15g、淡豆豉15g，服上方6剂，心中懊侬、卧起不安、胸中憋闷顿除，精神较为舒畅，已有笑容。尚有微烦寐少、纳呆肢倦，转用当归芍药散合酸枣仁汤加减，治疗两月而愈。[张长恩. 北京中医，1992，(2)：38]

【原文】發汗若下之，而煩熱[1]胸中窒[2]者，梔子豉湯主之。(77)

【词解】

[1] 烦热：心中烦闷而热的感觉。

[2] 胸中窒：胸中闭塞不舒的感觉。

【提要】辨热扰胸膈，胸中窒塞的证治。

【分析】发汗或泻下后，余热未尽，留扰胸膈，气机阻滞，则出现心中烦闷而热，胸中闭塞不舒的证候，提示病情略为加重，但仍为热郁胸膈所致，故仍用栀子豉汤清热除烦、宣通气机主治。

【选注】张令韶：窒，窒碍而不通也。热不为汗下而解，故烦热。热不解而留于胸中，故窒塞而不通也。亦宜栀子豉汤升降上下，而胸中自通矣。(《伤寒直解·太阳篇》)

【原文】傷寒五六日，大下之後，身熱不去，心中結痛[1]者，未欲解也，梔子豉湯主之。(78)

【词解】

[1] 心中结痛：即胸中如有物支撑结闷而痛。

【提要】辨热扰胸膈，心中结痛的证治。

【分析】太阳伤寒若误用大剂泻下药，身热尚未退尽，又觉胸中支撑结闷而痛。可见病情并未解除，而是外邪入里化热，留扰胸膈，气机壅滞所致。其程度较"胸中窒"为甚，但病机仍属热郁胸膈，气机阻滞，故亦用栀子豉汤治之。

心烦、心中懊侬、胸中窒、心中结痛四症是栀子豉汤证不同发展阶段和个体差异的表现，仅程度略有不同，但皆由热郁胸膈而无实邪结聚。其中心烦最轻，心中懊侬甚之，胸中窒又甚之，心中结痛最甚。

上面三条都有误治过程，说明栀子豉汤证的成因可由误治后，邪热留扰胸膈而成。但本证也有不经误治、外邪入里、热郁胸膈和热病后期余邪未尽，邪热留扰胸膈所致的。故临床只凭郁热在胸而见心烦、懊侬、胸中窒、心中结痛等症断定，不必拘于是否误治。

【选注】柯韵伯：病发于阳而反下之，外热未除，心中结痛，虽轻于结胸，而甚于懊侬矣。结胸是水结胸胁，用陷胸汤，水郁则折之也。此乃热结心中，用栀子豉汤，火郁则发之也。(《伤寒来苏集·伤寒论注·栀子豉汤证》)

【原文】傷寒下後，心煩腹滿，臥起不安者，梔子厚朴湯主之。(79)

【提要】伤寒下后心烦腹满的证治。

【分析】伤寒下后，余热未尽，邪热留扰胸膈，故心烦。热壅气滞于腹，故腹满。胸腹气机壅滞，则卧起不安。病为邪热内扰胸膈，气机阻滞于腹，治以栀子厚朴汤清热除烦，宽中除满。

本证心烦，腹满因无有形实邪阻滞，故虽胀满，多按之濡软而不痛。与有形实邪阻滞的腹满，多腹满硬痛而拒按，显然有别。

【选注】张隐庵：此言伤寒下后，余热留于胸腹胃者，栀子厚朴汤主之也。夫热留于胸则心烦，留于腹则腹满，留于胃则卧起不安。（《伤寒论集注·太阳篇》）

【治法】清热除烦，宽中消满。

【方药】**栀子厚朴湯方**

栀子十四箇，擘　**厚朴**四兩，炙，去皮　**枳實**四枚，水浸，炙令黄

上三味，以水三升半，煮取一升半，去滓，分二服，温进一服。得吐者，止後服。

【方义】栀子甘寒清热除烦，厚朴苦温行气消滞，枳实苦寒破结消痞，三药配伍，清热除烦，宽中消满。

本方用栀子清热除烦，不用豆豉的原因是本证较栀子豉汤证邪热已深入一步，非豆豉之宣透所能及。又因未形成阳明腑实，亦勿须大黄之攻下，但毕竟已入里及腹，故取厚朴枳实之利气除满。

【临床应用】栀子厚朴汤在《伤寒论》中用于余热留扰的心烦腹满证。现代常用于杂病食积化热者、急性胃肠炎、肝胆疾病、消化不良，以及具有心烦、腹满等见症之冠心病心绞痛、神经衰弱综合征、菌痢、脱肛、疝气、子宫脱垂等。

【现代研究】现代药理研究证明：本方具有利胆、抑菌、增加冠状动脉血流量、改善心肌代谢、增强子宫收缩及增加胃肠节律性蠕动等作用。

【案例】董某，女，37岁。心中烦、懊恼，不能控制，必须跑出屋外方得小安，并且脘腹胀满，如有物塞之状。其脉弦数，舌苔黄腻。问其大便秘、小便赤。辨为心胸热郁，下及于胃所致。为疏：生山栀9g，枳实9g、厚朴12g。服1剂而病愈。（刘渡舟，等．伤寒挈要．人民卫生出版社，1983：75）

【原文】**傷寒，醫以丸藥**[1]**大下之，身熱不去，微煩者，栀子乾薑湯主之。**
（80）

【词解】[1] 丸药：是指当时通行的具有较强泻下作用的一种成药，其组成不详。

【提要】伤寒误下后，热扰胸膈兼中焦有寒的证治。

【分析】太阳伤寒证，医以丸药大下，是为误治。因攻里不远寒，用丸药大下之，必损伤脾胃之阳，而致中焦虚寒。同时，下后外邪可乘机内陷，留扰胸膈，形成上焦有热，中焦有寒之证，故用栀子清上热，用干姜以温中寒。

上焦热郁则身热不去，微烦。中焦有寒之证虽未明言，但大下之后，脾胃受损，又用干姜以温中散寒，似可推测或有食少、便溏、腹满或腹痛等症。

还须指出，本证也有不因误下而成者，如素来脾胃虚弱之人，感受外邪，热扰胸膈，寒留中焦，亦可用本方治疗。

【选注】柯韵伯：攻里不远寒，用丸药大下之，寒气留中可知。（《伤寒来苏集·伤寒论注·栀子豉汤证》）

尤在泾：大下后，身热不去，证与前同，乃无结痛而烦，又微而不甚，知正气虚不能与邪争，虽争而亦不胜之也，故以栀子彻胸中陷入之邪，干姜复下药损伤之气。（《伤寒贯珠集·太阳篇》）

【治法】清上温中。

【方药】栀子乾薑湯方

栀子十四简，擘　乾薑二兩

上二味，以水三升半，煮取一升半，去滓，分二服，温進一服。得吐者，止後服。

【方义】栀子苦寒，清热除烦，以彻在上之热。干姜辛热，温脾散寒，以祛在中之寒，二药寒温并用，药性虽反，而功效各奏。

【临床应用】本方可用于菌痢、急慢性胃肠炎而有身热心烦、下利腹痛者；亦可用于栀子豉汤证而又见大便微溏者。更因本方亦属"辛开苦降"法，可与泻心汤合用，治疗慢性胃炎、慢性胆囊炎、慢性肝炎、胆石症、食管癌等属寒热错杂者。

【现代研究】现代药理研究证实，本方具有利胆、解毒抑菌、促进消化等作用。

【原文】凡用栀子湯，病人舊微溏[1]者，不可與服之。(81)

【词解】[1]旧微溏：病人平素大便稀溏。

【提要】栀子汤的禁例。

【分析】"栀子汤"是指有栀子的一类方药。因为栀子药性苦寒，对平素脾胃虚弱，大便经常稀溏者，则应慎用，否则必致中阳更衰，泻利更甚，故戒之曰："不可与服之。"但是急性热痢、血痢，腹泻次数虽多，仍可用栀子。

本条指出中焦虚寒者，不可用栀子汤。上条则称上焦有热、中焦有寒者，可用栀子干姜汤。两条合参，可以看出，所谓不可用者，系指不可单纯用栀子汤，若其病果系上热中寒，亦应仿栀子干姜汤之例而变通治之。

【选注】黄坤载：栀子苦寒之性，泄脾胃而滑大肠，凡用栀子诸汤，设病人旧日脾阳素虚，大便溏者，不可与服也。(《伤寒悬解·太阳篇》)

（二）麻黄杏仁甘草石膏汤证

【原文】發汗後，不可更行[1]桂枝湯，汗出而喘，無大熱者，可與麻黄杏仁甘草石膏湯。(63)

【原文】下後，不可更行桂枝湯，若汗出而喘，無大熱者，可與麻黄杏子甘草石膏湯。(162)

【词解】[1]更行：即再用。行，用也。

【提要】汗下后，邪热壅肺作喘的证治。

【分析】上两条文义相近，故合并作解，文中"不可更行桂枝汤"应接在"无大热"之后，属倒装文法。

太阳病，汗下后，若表不解，本当再用桂枝汤（如第57、第15条等），但上两条开首即标出，不可再用桂枝汤，将一个否定的结论前置以求醒目，而其所以不可再用桂枝汤发汗的原因，则在下文"汗出而喘，无大热者"八字。麻黄汤、小青龙汤均有喘，但喘因汗闭，汗出则喘当愈。今汗出而喘，未言恶寒，则知其邪不在表，而属误用汗下，使邪热内传、肺热壅盛所致。肺热蒸腾，迫津外泄，故见汗出；邪热壅迫于肺，气不得宣降，故见喘息。"无大热"是指表无大热，而热壅于里，并非热势不甚。观第136条大陷胸汤证，第169条白虎加人参汤证，第269条表邪传里，三条所云"无大热"都与此同义可证。由此可见，汗下后，病已由表入里，寒邪入里化热，证候已经发生了变化，所以不可再用桂枝汤，而应主以麻黄杏仁甘草石膏汤清热宣肺。

本证因属邪热壅肺，肺气上逆，还可见咳嗽，且兼口渴、苔黄、脉数等症。

麻杏甘石汤证、桂枝加厚朴杏子汤证及麻黄汤证皆有气喘，宜作鉴别（表1-19）。

表1-19　麻杏甘石汤证、桂枝加厚朴杏子汤证、麻黄汤证鉴别表

鉴别项	麻杏甘石汤证	桂枝加厚朴杏子汤证	麻黄汤证
证候	喘、咳、汗出、口渴、苔黄、脉数	喘、自汗出，发热恶寒、头痛，苔白、脉浮缓	喘、无汗、发热恶寒，头痛，苔白、脉浮紧
病机	邪热壅肺，肺失宣肃	风寒袭表，营卫不和兼肺寒气逆	风寒束表，卫遏营郁，肺气失宣
治法	清宣肺热	解肌祛风，调和营卫，兼降气平喘	辛温发表，宣肺平喘
方药	麻黄、杏仁、石膏、炙甘草	桂枝、芍药、生姜、大枣、炙甘草、厚朴、杏仁	麻黄、桂枝、杏仁、炙甘草

【选注】方有执：夫以汗下不同而治同者，汗与下虽殊，其为反误而致变喘则一。惟其喘一，所以同归于一治也。（《伤寒论条辨·太阳篇》）

尤在泾：发汗后，汗出而喘，无大热者，其邪不在肌腠，而入肺中，缘邪气外闭之时，肺中已自蕴热，发汗之后，其邪不从汗而出之表者，必从内而并于肺耳。（《伤寒贯珠集·太阳篇》）

【治法】清宣肺热。

【方药】麻黄杏仁甘草石膏湯方

麻黄四兩，去節　杏仁五十箇，去皮尖　甘草二兩，炙　石膏半斤，碎，綿裹

上四味，以水七升，煮麻黄，减二升，去上沫，内諸藥，煮取二升，去滓，温服一升。本云，黄耳杯[1]。

【词解】[1] 黄耳杯：耳杯为古代饮器，亦称羽觞，椭圆形，多为铜制，故名，实容一升。

【方义】麻黄配石膏清宣肺热而定喘，且石膏倍重于麻黄则宣肺平喘而不温燥，清泄肺热而不凉滞，使麻黄辛温之性而转为辛凉之用。杏仁宣降肺气，协同麻黄以增平喘之功。甘草和中缓急，调和诸药。本方寒温相配，扬长避短，十分合理。

本证汗出用麻黄，无大热用石膏，似乎矛盾。其实麻黄不配桂枝，则发汗力微，而宣肺平喘之功著。同时，本证汗出缘于肺热蒸迫，故清泄肺热即所以止汗。"无大热"前已论及，乃表无大热，而肺热壅盛，本方麻黄、石膏相配，清热宣肺之功独擅，而无温燥或凉遏之弊。

【临床应用】本方应用范围甚广，现代主要用于治疗肺热之病证。如急性支气管炎、小儿痉挛性支气管炎、支气管哮喘、毛细支气管炎、老年性慢性支气管炎、肺炎、百日咳。并据肺开窍于鼻，用以治疗鼻炎、鼻窦炎。据肺合皮毛可推及治疗荨麻疹、玫瑰糠疹、皮肤瘙痒症、风疹等皮肤病。此外，还有人用本方治疗遗尿、痔疮、风水、盗汗、咽喉肿痛、急性

结膜炎、角膜溃疡、急性虹膜睫状体炎等各科杂病。

使用本方尤其要注意掌握石膏与麻黄的用量比例，原方二药用量为 2:1，如肺热较重，可加大石膏用量，用至 5:1~10:1。若表证未解不汗出者可使用麻黄：石膏为 1:2~1:3；若热盛津伤而无汗者，可用 1:10，以增强清热生津之功，亦可再酌加生津之天花粉、生地等。但对小儿体弱者，石膏用量不宜过大，亦可加淮山药以益气健脾。

【现代研究】现代药理研究证实，本方具有解热、镇静、止咳、平喘、利尿、抗病毒、抗过敏等作用。

【案例】

（1）有邱某者，患肺炎，高烧不退，咳嗽频剧，呼吸喘促，胸膈疼痛，痰中夹有浅褐色血液，间有谵语如见鬼状，请会诊。患者体温 40℃，脉象洪大，我拟给予麻黄杏仁甘草石膏汤。有议青霉素与白虎并用者，我说，此证注射青霉素固未尝不可，至于用白虎汤似嫌太早，因白虎清热擅长，而平喘止咳之功则不若麻杏甘石汤。此证高热喘促，是热邪迫肺；痰中夹血、血色带褐、胸膈疼痛，均系内热壅盛，肺气闭塞之故。正宜麻黄、杏仁宣肺气，疏肺邪，石膏清里热，甘草和中缓急。经过商讨，遂决定用本方。方用石膏 72g，麻黄 9g，杏仁 9g，甘草 6g，水煎，分 3 次服，每隔 1 小时服 1 次，服完 1 剂后，症状减约十之七八。后分别用蒌贝温胆汤（瓜蒌实、川贝母、茯苓、法夏、稻香陈、枳实、竹茹、甘草）；生脉散合泻白散（潞党参、麦门冬、五味子、地骨皮、桑白皮、生甘草）两剂，恢复健康。（俞长荣《伤寒论汇要分析》）

（2）刘某，男，8 岁。1991 年 4 月 6 日初诊。继肺炎好转后小便频数 2 月余，曾经中西医多方医治罔效而就诊于笔者。刻诊：小便频数日数十次，甚则 10 分钟内数次，伴尿色赤，时而咳嗽，气粗，咳痰黄色，面红口渴，烦躁不宁。舌质红，苔薄黄，脉弦数。证属邪热恋肺，通调失司，膀胱气化不利，治宜清宣肺热，方用麻杏甘石汤：麻黄 6g，石膏 20g，杏仁 6g，炙甘草 6g，日 1 剂，水煎服。药进 3 剂后，小便次数明显减少，余证锐减。药已中病，继服上方 3 剂后，小便正常，他症消失，病告痊愈。随诊半年无复发。［李富春，等．国医论坛，1992；(5)：14］

（三）白虎加人参汤证

【原文】服桂枝湯，大汗出後，大煩渴不解，脈洪大者，白虎加人參湯主之。(26)

【提要】服桂枝汤后，热盛津伤，转属阳明的证治。

【分析】服桂枝汤，大汗出，是发汗不得法。汗为阴液，又赖阳气的蒸化，大汗后导致津伤热盛，气阴两虚，故大烦、大渴，虽大量饮水而不能解。里热蒸腾，气血涌盛，脉见洪大。然里热盛而气液不足，故脉虽洪大，但按之较软。此时表证荡然无存，同时发热不退，身体灼热。不恶寒反恶热，舌苔黄燥等里热之征，必然并见。治宜清热益气生津，方用白虎加人参汤。

本条与第 25 条前半段"服桂枝汤，大汗出，脉洪大者，与桂枝汤，如前法"文字近似，而病机、治法大不相同，应加以鉴别。第 25 条是服桂枝汤，汗不如法，以致大汗出而表未解。其脉由前之浮缓而变为洪大，乃大汗出、阳气盛于外之故，是脉虽变而证未变，病仍在太阳之表，里无烦渴等热证，所以还应治以桂枝汤，如前法，切不可过早使用白虎汤。本条是服桂枝汤大汗出后，表证全无，而且大烦渴不解，脉洪大，则脉变证亦变，为里热燔灼，病已转属阳明，故以白虎加人参汤治疗。两证辨证的要点，在于烦渴等里热证和表证的有无。

【选注】尤在泾：服桂枝汤后，大汗出，脉洪大，与上条同（指第 25 条。编者注），而大烦渴不解，则其邪去表而之里，不在太阳之经，而入阳明之府矣。阳明者，两阳之交，而津液之府也。邪气入之，足以增热气而耗津液，是以大烦渴不解。方用石膏、辛甘大寒，直清胃热而为君；而以知母之咸寒佐之；人参、甘草、粳米之甘，则以之救津液之虚，抑以制石膏之悍也。曰白虎者，盖取金气彻热之义云耳。(《伤寒贯珠集·太阳篇》)

【治法】辛寒清热，益气生津。

【方药】**白虎加人参汤方**

知母六两　　石膏一斤，碎，绵裹　　甘草炙，二两　　粳米六合　　人参三两

上五味，以水一斗，煮米熟汤成，去滓，温服一升，日三服。

【方义】用白虎汤以清阳明之热，加人参以益气生津。

【案例】李某，男，62岁，工人。素日体弱，4月1日外感头痛发热，无汗，翌日周身壮热、恶寒，口渴引饮，医治数日不效。4月6日延为诊视，脉来洪数，一息六至而无滑象，沉取不实，壮热口渴，思饮冰水，舌苔黄褐色，口干燥，少津液，大便二日一行，小便赤涩，坐起时稍一费力，即觉气不足用。此证虽属外感，因有伏热，病即发热而渴，但不恶寒，翌日即壮热引饮，延至数日，口干无津，舌苔黄褐，邪热炽盛，已传阳明，乃温病之重证。

惟脉虽洪数而无滑象，是其素虚体弱所致，虚中有实，故于邪热炽盛之时而现不足之象，宜大清邪热，兼扶正气，白虎加人参汤加减治之。处方：党参15g，生石膏45g，元参30g，甘草6g，知母9g，枸杞子12g。加水五碗，分三次温服。连服2剂后，壮热已退，气已较充，惟脉仍有洪象，舌苔仅退一半，气虽较充，尚未恢复原状。因照方党参改为12g，生石膏15g，甘草6g，知母6g，枸杞子9g。又服2剂而愈。[王品三．广东医学·祖国医学版，1963；1：35]

(四) 葛根芩连汤证

【原文】太陽病，桂枝證，醫反下之，利遂不止[1]，脉促者，表未解也；喘而汗出者，葛根黃芩黃連湯主之。(34)

【词解】[1] 利遂不止：下利因而不止。

【提要】太阳病误下，里热挟表邪下利的两种证治。

【分析】本条当分两段读：从"太阳病"至"表未解也"为一段，其下利仍以表证为主；从"喘而汗出者"以下为一段，说明表证误下后，病邪已入里化热，引起下利，其证以里证为主。

太阳病桂枝证，本不该下而误用下法，以致损伤胃肠，出现下利不止。此时下利之属表、属里，须根据脉证加以辨别。若脉象急促或短促者，表明其人阳气盛，正气仍有抗邪外达之势，外邪尚未全陷于里，原有的桂枝证仍在，故曰"表未解也。"既因表邪未解，下迫肠道而致下利，故治法应以解表为主，表解则利自止，此即第一段的基本内容。

第二段下利与喘而汗出同见，知外邪已化热。热迫肠腑，致传导失职，故见下利（多伴有灼肛等）；表里之热逼迫于肺，肺失清肃故喘；热邪蒸腾，迫津外泄则汗出。当用葛根黄芩黄连汤清热止利兼以解表。

【选注】周禹载：桂枝证误下，利遂不止者，因邪未入里，而胃已受伤。设使脉促，则虽下利而表邪尚在，仍当与桂枝矣。只以喘而汗出，则外邪内陷，上侵则喘，下奔则泄，故舍桂枝而用葛根，取其因势达外，本府本经之为便也。(《伤寒论三注·太阳篇》)

[按] 周注中"桂枝"指桂枝汤，"葛根"系指葛根芩连汤。

【治法】清热止利，兼以透表。

【方药】**葛根黃芩黃連湯方**

葛根半斤　甘草二兩,炙　黄芩三兩　黄連三兩

上四味，以水八升，先煮葛根，減二升，內諸藥，煮取二升，去滓，分溫再服。

【方义】本方为表里双解之剂，葛根轻清升发，升津止利，又有透邪之功。黄芩、黄连苦寒清热，厚肠胃，坚阴止利。炙甘草甘缓和中，协调诸药。四药配伍，重在清热止利，兼能透表，故不论表证有无，均可用之，亦不论泄泻或痢疾，但以肠热为主者，亦可用之。

【临床应用】本方虽为表里双解之剂，但侧重于清里热、止热利。临床上最常用于里热腹泻，略兼表邪的协热利。近代多用本方治疗多种热性下利，如急性肠炎、小儿腹泻、急性菌痢、慢性泄泻证属湿热者，其疗效确实。还用以治疗多种热病，如流行性乙型脑炎、流行性脑脊髓膜炎、病毒性脑炎、肠伤寒、上呼吸道感染等，治疗过程中当权衡表里邪热之轻重以及各种兼症进行加减。

【现代研究】现代药理研究表明，黄连对多型痢疾杆菌、伤寒、副伤寒杆菌以及多种其他病原微生物均有强烈的抑制和杀灭作用，并能增强白细胞及网状内皮细胞的吞噬功能，促进淋巴细胞的转移。葛根有解痉和解热的作用，黄芩具有解热、镇痛、抗变态反应、广谱抗菌、调整免疫功能等作用。甘草亦有解毒、抗炎效能。复方实验表明，诸药相配，不仅能增强抗菌能力，且可避免抗药性的产生，还对内毒素所致发热有显著的解热作用。总之，本方具有抗菌、抗炎、解毒、解热、解除肠管痉挛、增强免疫功能等作用。

【案例】王某，女，49岁，农民，1990年12月15日入院。畏寒身热、汗出头痛、口干而渴近半月，咽痛咳嗽，痰黄黏稠，不易咳出，舌红苔黄腻，脉浮数。体检：神清，热性病容，体温40℃，心率120次/分，规则，血压18.7/11.5kPa，两肺呼吸音粗糙，右下可闻及湿性啰音，腹平软无殊。胸片提示：右下肺炎。血常规：血红蛋白120g/L，白细胞总数4.9×10^9/L，中性0.75，淋巴0.25，血沉89mm/h。血肥达氏反应阴性。西诊诊断：肺炎。中医辨证属风热犯肺，宜葛根芩连汤加味：葛根、黄芩各10g，生甘草5g，黄连6g，清水豆卷10g，杭菊15g，浙贝、杏仁、炒苏子各10g。服药3剂，体温渐降，咳嗽减轻，痰少。续服7剂，体温正常，胸片复查：吸收好转。[傅伯熙. 浙江中医学院学报，1995，(5)：25]

自学指导

1. 太阳病因误治失治等，可使病邪传里化热，而成热证。此段所列热证有：热扰胸膈的栀子豉汤类证、邪热壅肺的麻杏甘石汤证，俱属上焦热证；有阳明燥热津伤的白虎加人参汤证，属中焦热证；有葛根芩连汤证，属肠热偏下等。就全论而言，太阳病传为热证，不止于此，故凡由太阳病传为热证者，当与此合看。

2. 栀子豉汤证以热扰胸膈为基本病理，以心烦懊憹为基本证候。并随热郁的轻重，而有胸中窒、心中结痛之不同，均以栀子豉汤主之。若兼少气者，栀子甘草豉汤主之；兼呕者，栀子生姜豉汤主之；兼腹满者，栀子厚朴汤主之；兼中寒下利者，栀子干姜汤主之。栀子豉汤类证，热邪虽在胸膈，但与结胸证不同，因为无形邪热结聚，故以心下柔软不痛为辨证要点。其有兼腹满者，仍非阳明腑实证，以其无腹硬而痛、大便不通为辨。栀子豉汤为苦寒之剂，对于平素中焦有寒、大便稀溏者慎用。

3. 麻杏甘石汤乃外邪内传、肺热壅盛之证，以汗出而喘、口渴、苔黄、脉数等为主，不必强调表证之有无。白虎加人参汤证，乃大汗后，热传阳明，津气两伤所致，以大热、大汗出、大烦渴不解、脉洪大为特征。第26条所论之白虎加人参汤证，为服桂枝汤大汗出后

所形成，其文字与第 25 条颇为相似，而证候治法，大不相同，应详加鉴别（请参阅第 26 条）。葛根芩连汤证是热迫肠道而下利的证候，病情以内热为主；证候以下利灼肛、喘而汗出为特征；治法以清热止利为首务。还须注意，第 34 条宜分两段读，详见该条之"分析"。

【复习思考题】

1. 栀子豉汤证及其类证有几种证型，各自的证候、病机、治法、方药是什么？

2. 胸膈有热，中焦有寒者，可用栀子干姜汤；为什么又说平素中焦虚寒者，禁用栀子汤？

3. 麻杏甘石汤、麻黄汤、桂枝加厚朴杏子汤都可以治喘，它们的证治有何不同？

4. 葛根芩连汤证的证候、病机、治法、方药如何？它与葛根汤所治下利有何不同？

5. 白虎加人参汤证与第 25 条桂枝汤证有何不同？

六、虚寒证

【目的要求】

1. 掌握心阳虚证、脾胃阳虚证、肾阳虚证中各种证候类型的辨证论治。

2. 熟悉心阳虚奔豚证两证的证治。

3. 了解胃寒吐逆证。

【自学时数】8 学时。

（一）心阳虚证

1. 桂枝甘草汤证

【原文】發汗過多，其人叉手自冒心[1]，心下悸[2]，欲得按者，桂枝甘草湯主之。(64)

【词解】

[1] 叉手自冒心：两手交叉按压于心胸部位。冒，覆盖、按压之意。

[2] 心下悸：当指心悸，即心跳不宁。

【分析】汗为心液，发汗过多，则心阳随液外泄，以致心阳虚。心阳不足，空虚无主，而见心悸不宁。虚则喜按，故患者常以双手按其心胸部，以求稍安。此证临床除心悸喜按外，还可见到胸闷、气短、乏力等。

【选注】尤在泾：心为阳脏，而汗为心之液，发汗过多，心阳伤，其人叉手自冒心者，里虚欲为外护也。悸，心动也，欲得按者，心动筑筑然不宁，欲得按而止之也。是宜补助心阳为主，桂枝、甘草，辛甘相合，乃生阳化气之良剂也。（《伤寒贯珠集·太阳篇》）

徐灵胎：发汗不误，误在过多。汗为心液，多则心气虚。二味扶阳补中，此乃阳虚之轻者，甚而振振欲擗地，则真武汤矣。一证而轻重不同，用方迥异，其义精矣。（《伤寒论类方·太阳篇》）

【治法】温通心阳。

【方药】**桂枝甘草湯方**

桂枝四兩，去皮　甘草二兩，炙

上二味，以水三升，煮取一升，去滓，顿服。

【方义】桂枝辛甘性温，入心助阳；炙甘草甘温，益气补中。两药相伍，有辛甘合化、温通心阳之功。心阳得复，则心悸可愈。本方为温通心阳的祖方，临床常在此方基础上加减，以适应病情变化。

【临床应用】本方现代多用于心血管病，如加五味子治疗体质性低血压；加肉桂，以开水冲泡频频代茶饮治低血压症。还有加味治疗心源性哮喘和自主神经功能紊乱等报道。使用本方时应注意保持药味单捷的特点，桂枝用量要两倍于甘草，以利温复心阳。

【现代研究】本方有温通经脉、促进血液循环的作用。

【案例】林某，男，39岁。1960年8月10日门诊。自诉心悸而痛，喜按，多天来服许多止痛药均罔效，大小便正常，时有自汗出。诊其六脉微缓，苔白滑，断为虚痛。用桂枝甘草汤（桂枝18g、甘草9g）顿服，服后痛即消失。[胡梦先. 福建中医药，1964，(5)：封3]

2. 桂枝甘草龙骨牡蛎汤证

【原文】火逆[1]下之，因烧针[2]烦躁者，桂枝甘草龍骨牡蠣湯主之。(118)

【词解】

[1] 火逆：误用火疗而发生的变证。

[2] 烧针：即温针。

【提要】心阳虚烦躁的证治。

【分析】误用火疗而导致变证，又用下法来治疗，这是一误再误，使心阳受损、心神浮越而引起烦躁，可用桂枝甘草龙骨牡蛎汤，复心阳以安神。

本条烧针已包括在火逆之内，非先火逆，复误下，又烧针之意。烧针劫汗，损伤心阳的机制，与第64条大体一致，故心悸亦当为主证之一，惟因心阳虚损较重，而致心神浮越，躁动肢体，引起烦躁，是病深一层。

【选注】丹波元简：烧针即火逆，非火逆而又烧针。成氏为先火而下之，又加烧针，凡三误。程氏、王氏、志聪、锡驹、魏氏等注并同，皆谬矣。（《伤寒论辑义·太阳篇》）

柯韵伯：火逆又下之，因烧针而烦躁，即惊狂之渐也，急用桂枝甘草以安神，加龙骨牡蛎以救逆，比前方（指桂枝去芍药加蜀漆牡蛎龙骨救逆汤。编者注）简而切当。（《伤寒来苏集·伤寒附翼·太阳方总论》）

【治法】温通心阳，潜镇安神。

【方药】桂枝甘草龍骨牡蠣湯方

桂枝一两，去皮　甘草二两，炙　牡蠣二两，熬　龍骨二两

上四味，以水五升，煮取二升半，去滓，温服八合，日三服。

【方义】桂枝、甘草温通心阳，龙骨、牡蛎潜镇安神而止烦躁。

【临床应用】本方用于治疗心阳虚而致心悸，烦躁不宁，怵惕不寐，多汗，脉虚浮等症。因精神刺激而见心悸甚者也适用。现代多用于具有上述见症之神经衰弱症候群，神经官能症、窦（室）性心动过速，胃及十二指肠溃疡，变异性心绞痛，支气管哮喘，胃肠痉挛，三叉神经痛，面肌痉挛，更年期综合征等。

【现代研究】现代实验研究表明，桂枝、甘草能扩张血管，促进血液循环，改善心脏功能。龙骨、牡蛎含钙质，有安神、缓解肌肉痉挛、抑制脑兴奋、降低刺激阈值、止汗等作用。

【案例】皮某，女，36岁，干部。1990年9月24日因心慌，胸闷反复发作1年，加重1周入院。入院时症见：心悸、胸闷不适，心痛，气短，夜寐不安，舌质淡苔薄，脉沉细而代，T36℃，脉搏76次/min，心律不齐，未闻及杂音，血、尿常规正常，心电图示频发性期前收缩（也称早搏）伴左前半支传导阻滞，部分T波改变。西医诊断：病毒性心肌炎，心律失常，室性期前收缩。中医诊断：胸痹并心悸，心阳不振。辨证：心阳不振，心气不足。治宜益气温阳，安神定悸。处方：桂枝10g，龙骨10g，牡蛎20g，炙甘草10g，红参10g，丹参15g，苦参10g，全瓜蒌10g，薤白10g，黄芪15g，郁金10g，治疗过程中用药略有增减，服药30剂后胸闷心悸、心痛气短、夜寐不安等症状消失，心电图未发现期前收缩。以后仍用原方加减服用20剂，半年内追踪未见复发。[王小娟，郭建生. 湖南中医学院学报，1994，（1）：23]

3. 桂枝去芍药加蜀漆牡蛎龙骨救逆汤证

【原文】傷寒脈浮，醫以火迫劫之[1]，亡陽[2]，必驚狂，臥起不安者，桂枝去芍藥加蜀漆牡蠣龍骨救逆湯主之。（112）

【词解】

[1] 火迫劫之：用火法（如烧针、火熨之类）强迫发汗。

[2] 亡阳：这里指亡心阳。即心阳损耗，神气浮越之谓。

【提要】心阳虚致发惊狂的证治。

【分析】伤寒脉浮，主病在表，应如法汗解，断不得以火法劫汗。若用烧针、火熨等法强行发汗，汗出过多，必亡心阳，使心神不得敛养；又因心胸阳气不足，水饮浊痰乘机上扰，神明失守，故见惊狂，卧起不安等症。治当温通心阳，镇惊安神兼祛痰浊，用桂枝去芍药加蜀漆牡蛎龙骨救逆汤。

《素问·至真要大论》云："诸躁狂越，皆属于火"，说明躁、狂证候，多因火盛而致，验于临床，固属多见，而本条指出"亡阳（亡心阳），必惊狂"，亦和《素问·腹中论》所谓："石之（指砭石刺之。笔者注）则阳气虚，虚则狂"的基本精神一致，其机制为阳虚而心神浮越，说明阳虚亦可致狂，临床虽属少见，而温补安神之法不可废除。

桂枝甘草汤证、桂枝甘草龙骨牡蛎汤证及本证，均属心阳虚证，但有轻重之别，兹列表鉴别（表1-20）。

表1-20　桂甘汤证、桂甘龙牡汤证、桂枝去芍药加蜀漆牡蛎龙骨救逆汤证鉴别表

鉴别项	桂枝甘草汤证	桂枝甘草龙骨牡蛎汤证	桂枝去芍药加蜀漆牡蛎龙骨救逆汤证
证候	心悸喜按，舌淡苔白	心悸，烦躁	惊狂，卧起不安
病机	心阳虚（轻）	心阳虚（中），心神浮越	心阳虚（重），痰浊扰心、神明失守
治法	温通心阳	温通心阳，潜镇安神	温通心阳，镇惊安神，兼祛痰浊
药物	桂枝、甘草	桂枝、甘草、龙骨、牡蛎	桂枝、甘草、龙骨、牡蛎、蜀漆、生姜、大枣

【选注】曹颖甫：方用龙、牡以收散亡之阳。蜀漆以去上窜之痰，而惊狂乃定；于桂枝汤原方去芍药者，方欲收之，不欲其泄之也。又按，亡阳有二：汗出阳虚者，宜附子以收之；汗出阳浮者，宜龙骨牡蛎以收之。（《曹氏伤寒金匮发微合刊·太阳篇》）

【治法】温通心阳，镇惊安神，兼祛痰浊。

【方药】桂枝去芍藥加蜀漆牡蠣龍骨救逆湯方

桂枝三兩，去皮　甘草二兩，炙　生薑三兩，切　大棗十二枚，擘　牡蠣五兩，熬　蜀漆三兩，洗去腥　龍骨四兩

上七味，以水一斗二升，先煮蜀漆，減二升，内諸藥，煮取三升，去滓，温服一升。本云桂枝湯，今去芍藥，加蜀漆、牡蠣、龍骨。

【方义】本方由桂枝汤加减而成。用桂枝汤去芍药之酸苦阴柔，而取桂枝、甘草相配，以复心阳。生姜，大枣益中焦而行营卫，有利心阳之恢复。加龙骨、牡蛎重镇潜以安定心神，因亡阳之证，常兼痰浊，故加蜀漆以祛之。又因用于火逆坏证，故称"救逆汤"。

【临床应用】本方现代用于治疗疟疾、流感、失眠、惊狂、动悸不安、精神分裂症、神经衰弱症、惊痫性歇斯的里、巴塞征、高血压、阿米巴痢、气管炎等辨证属心阳虚挟痰浊者。

【现代研究】本方具有发汗解热、健胃制酸、抗疟、抗流感病毒等作用。

【案例】梁某，男，36 岁。1964 年 6 月 1 日初诊。病因大惊而起，日夜恐惧不安。晚上不敢独宿，即使有人陪伴，亦难安寐而时惊醒。白天不敢独行，即使有人陪伴，也触目多惊而畏缩不前。每逢可怕之事（即使并不可怕的事，也常引以为怕），即自发呆而身寒肢厥，拘急并引入阴筋，手足心出汗。发作过后，则矢气尿多。饮食减少，舌淡苔白，脉弦。投以桂枝汤去芍药加龙骨牡蛎等（桂枝 12g，炙甘草 24g，生姜 9g，大枣 9 枚，生龙骨 50g，生牡蛎 50g，远志 9g，桂圆肉 100g，小麦 100g），连服 3 剂，夜寐渐安，恐惧感大减，发呆次数减少，可以独自外出行走，不再需人陪伴，但时当夏令，犹穿夹衣，自汗恶风，上方加入黄芪 15g，白芍 9g，再进数剂而病获痊愈。（《伤寒知要》）

（二）心阳虚奔豚证

1. 桂枝加桂汤证

【原文】燒針令其汗，針處被寒，核起而赤者，必發奔豚[1]。氣從少腹上衝心者，灸其核上各一壯[2]，與桂枝加桂湯，更加桂二兩也。（117）

【词解】

[1] 奔豚：证候名。豚即猪，以气上冲犹如豚之奔而得名。

[2] 一壮：指把艾绒作成艾柱，烧完一个艾柱为一壮。

【分析】用烧针的方法迫令病人发汗，外邪不解，针刺的部位被风寒所袭，寒闭阳郁，卫气不行，故局部红肿如核状。同时因烧针强使汗出，损伤心阳，阳虚阴乘，下焦之寒气乘虚上逆，故发奔豚。其治当先以艾柱灸针处之赤核各一壮，用以温阳散寒；再内服桂枝加桂汤平冲降逆，扶心阳之虚。

奔豚的典型证候，据《金匮要略·奔豚气病篇》记载："师曰：奔豚病，从少腹起，上冲咽喉，发作欲死，复还止……"可与本条合参。

【选注】成无己：烧针发汗，则损阴血，而惊动心气，针处被寒，气聚而成核，心气因惊而虚，肾气乘寒气而动，发为奔豚。《金匮要略》曰："病有奔豚，从惊发得之"，肾气欲上乘心，故其气从少腹上冲心也。先灸核上以散其寒，与桂枝加桂汤以泄奔豚之气。（《注解伤寒论·辨太阳病脉证并治中》）

【治法】温通心阳，平冲降逆。

【方药】**桂枝加桂湯方**

桂枝五兩，去皮　芍藥三兩　生薑三兩，切　甘草二兩，炙　大棗十二枚，擘

上五味，以水七升，煮取三升，去滓，温服一升。本云，桂枝湯今加桂滿五兩。所以加桂者，以能泄奔豚氣也。

【方义】本方为桂枝汤加重桂枝用量而成，重用桂枝配甘草，更佐姜枣，辛甘合化，温

通心阳而降冲逆。用芍药、甘草酸甘化阴而柔肝缓急，共为调和阴阳、平冲降逆之方。

对于本方是用桂枝，还是用肉桂，历来有争议。方有执认为应是肉桂，不是桂枝；柯韵伯、徐灵胎认为桂枝，而不是肉桂；章虚谷则认为若用于治疗肾邪上冲，宜加肉桂，而用于解太阳之邪，宜加桂枝。以上虽各有其理，但从原文"更加桂二两"、"今加桂满五两"的文意而论，当是加桂枝。但考汉代药学专著《神农本草经》所载之桂，并未分桂枝与肉桂，故只能从《伤寒论》原文加以推测。如果从现代临床运用而言，桂枝、肉桂确有区别，而对于奔豚证又俱可酌情选用，章氏之说可供参考。

【临床应用】本方不仅能治疗奔豚气，亦能治疗其他冲气上逆证。即使没有表证亦可使用本方，如有表证未罢，本方亦有一定的解肌作用。现代多用于外感病、癔病、神经官能症、更年期综合征、膈肌痉挛、雷诺病、冻疮等。

【案例】一壮年妇女，病奔豚月余。按其病起之初，原由心阳不足，心火不能下交于肾遂致下元虚寒，而寒浊之气，复乘心阳之虚而上冲胸咽。冲则气急欲死，辄呼人捶胸拍背，旋即消逝无踪。因发作频繁，痛苦较大，所以患者表情紧张，形状狼狈，以为必有异物作祟。脉象两寸浮数无力，关尺沉微，舌苔白润。证为阳虚奔豚，治以桂枝加桂汤加减，药为：桂枝15g，白芍10g，生姜10g，炙甘草7g，油桂3g（研细，药液冲下），半夏10g，厚朴10g，吴茱萸10g，大枣12枚。前后共用药5剂，而阳复寒散饮降，冲气因平而瘥。20余年不曾发作。（吴禹鼎．经方临证录．陕西科学技术出版社，1994．42）

2. 茯苓桂枝甘草大枣汤证

【原文】發汗後，其人臍下悸者，欲作奔豚，茯苓桂枝甘草大棗湯主之。（65）

【提要】汗后心阳虚欲作奔豚的证治。

【分析】发汗后，虚其心阳，心火不能下蛰于肾，肾水无以蒸化，以致水停下焦并欲乘虚上逆，故脐下筑筑然跳动，是为水气初动，犹如奔豚之将作，其人必多伴有小便不利，治用茯苓桂枝甘草大枣汤通阳化气行水。

本证与桂枝加桂汤证虽均属心阳虚奔豚证，但奔豚有已作与待发之别（表1-21）。

表1-21 苓桂甘枣汤证、桂枝加桂汤证鉴别表

鉴别点	茯苓桂枝甘草大枣汤证	桂枝加桂汤证
证候	脐下悸，欲作奔豚（无奔豚的典型证候）或有心悸和小便不利	气从少腹上冲心，发作欲死，复还止
病机	心阳虚损，下焦水气欲上逆	心阳虚损，下焦阴寒之气上逆
治法	温通心阳化气行水	温通心阳，平冲降逆
方药	茯苓桂枝甘草大枣汤重用茯苓（半斤）以淡渗利水	桂枝加桂汤，重用桂枝（五两）以平冲降逆

【选注】《医宗金鉴》发汗后心下悸者，乃虚其心中之阳，本经自病也。今发汗后，脐下悸，欲作奔豚者，乃心阳虚，而肾水之阴邪，乘虚欲上干于心也。主之以茯苓桂枝甘草大枣汤者，一以扶阳，一以补土，使水邪不致上干，则脐下之悸可安矣。（《订正仲景全书·伤寒论注·太阳篇》）

【治法】温通心阳，化气行水。

【方药】茯苓桂枝甘草大棗湯方

茯苓半斤　桂枝四两，去皮　甘草二两，炙　大棗十五枚，擘

上四味，以甘爛水一斗，先煮茯苓，減二升，内諸藥，煮取三升，去滓，

温服一升，日三服。

作甘澜水法：取水二斗，置大盆内，以杓扬之，水上有珠子五六千颗相逐，取用之。

【方义】本方为桂枝甘草汤加茯苓、大枣而成。重用茯苓利水宁心为君，配伍桂枝、甘草温通心阳，佐以大枣补脾而助健运之功，故本方重在通阳化气以行水。心阳复，水饮去，则悸动可止。

甘烂水，又名"劳水"。《玉函经》作"甘烂水"。程林曰："扬之无力，取其不助肾邪也。"李中梓又说："用甘烂水者，取其动而不已，理停滞之水也。"其意是将水扬多遍，令其烂熟，可去其水寒之性而不助水邪之义。按：烂，注家多作澜。

【临床应用】现代多用于治疗神经性心悸、假性癫痫、神经衰弱、慢性肾炎、慢性肠狭窄、胃扩张、胃部有振水音等病辨证属心阳虚欲作奔豚者。

（三）脾胃阳虚证

1. 茯苓桂枝白术甘草汤证

【原文】傷寒若吐、若下後，心下逆滿，氣上衝胸，起則頭眩[1]，脉沉緊，發汗則動經[2]，身為振振[3]搖者，茯苓桂枝白术甘草湯主之。(67)

【词解】

[1] 头眩：目眩，两眼发花。

[2] 动经：扰动经脉。

[3] 振振：动摇不定貌。

【提要】脾阳虚水停的证治及禁忌。

【分析】本条"茯苓桂枝白术甘草汤主之"应接在"脉沉紧"之后，为倒装文法。伤寒误用吐下，损伤脾阳，致使水液不能正常输布，停而为饮。饮邪阻逆于胸脘之间，故心下逆满，气上冲胸；水饮阻隔，清阳之气不得上升头部以养清窍，故起则头眩；脉沉主水（《金匮要略·水气病篇》："脉得诸沉，当责有水"），紧主寒，寒凝则水饮不化，故治当温阳化水，用苓桂术甘汤治疗。

"发汗则动经，身为振振摇者"，是说对脾虚水停证，不知温阳健脾利水之法，反据沉紧之脉，以为寒甚而误汗，必致阳虚更甚，经脉无阳以温，加之水饮浸渍，故必伤动经脉之气，身体为之振颤动摇，是病更深一层，由脾及肾之象，当与第82条真武汤证互参。

【选注】尤在泾：此伤寒邪解而饮发之证。饮停于中则满，逆于上则气冲而头眩，入于经则身振振而动摇。《金匮》云："膈间支饮，其人喘满，心下痞坚，其脉沉紧"。又云："心下有痰饮，胸胁支满，目眩。"又云："其人振振身瞤剧，必有伏饮"是也。发汗则动经者，无邪可发，而反动其经气，故与茯苓、白术以蠲饮气，桂枝、甘草以生阳气，所谓病痰饮者，当以温药和之也。（《伤寒贯珠集·太阳篇》）

丹波元坚：此条止脉沉紧，即此汤所主，是若吐若下，胃虚饮动致之。倘更发汗，伤其表阳，则变为动经，而身振振摇，是与身瞤动振振欲擗地（第82条真武汤证——编者注）相同，即真武所主也。盖此当为两截看，稍与倒装法类似。又其方专取利水以健胃，与甘枣汤有小异，《金鉴》以中焦下焦为辨，其说为协。（《伤寒论述义·述兼变诸证》）

〔按〕尤注将本条文字连成一气，并为一证理解，认为"发汗则动经，身为振振摇者"，仍属苓桂术甘汤所主之范畴，并引《金匮要略》"其人振振身瞤剧，必有伏饮"为证。但《金匮要略》所谓伏饮，是指水饮潜伏不去而言，其证繁多，非一律以苓桂术甘汤主治。况且本条"身为振振摇"之症，见于饮停而复汗之后，病则由中阳不足之水停，进而演成脾肾阳虚之水停，其病更深一层，当与第82条"振振欲擗地"相类，已属真武汤所主之范畴。所以，本条当从丹波元坚的意见，作倒装句读，于病情较为符合。

【治法】温阳健脾，利水化饮。

【方药】**茯苓桂枝白术甘草汤方**

茯苓四两 桂枝三两，去皮 白术 甘草各二两，炙

上四味，以水六升，煮取三升，去滓，分温三服。

【方义】本方为温阳健脾，利水化饮的主方。茯苓淡渗利水，利水而寓通阳之意；桂枝温阳化气，化气而藏利水之功。白术健脾燥湿，配苓桂，其治重在中焦。炙甘草益气而助运化之力。四药相伍，正合"病痰饮者，当以温药和之"的精神。

【临床应用】近代多用本方治疗慢性支气管炎、支气管哮喘、高血压脑病、充血性心力衰竭、慢性胃炎、胃溃疡病、内耳眩晕病、慢性肾炎、遗尿症等证属脾阳不足、水气内停者。

【现代研究】现代实验研究本方既能镇静、利尿、抗过敏，抑制毛细血管通透性，促进积液排泄；又能调整血液循环，增强心肌对能量的摄取及心肌收缩力，减轻心脏负担；并能改善耳蜗循环；并有明显抗菌、抗病毒和祛痰、止咳作用，又可抑制结核杆菌的生长和致病性；亦有抗溃疡的作用。

【案例】

（1）吴某，男，36岁。1961年11月15日就诊，主诉：夏间，上山砍柴，劳动归来，汗流口渴，傍晚饮冷水两碗，翌晨中脘突觉不舒，历旬余，渐感呼吸频促，继则短气似喘，胸胁支满、目眩、食欲减退、精神委靡，小便欠畅，如此缠绵数月，经当地医师以肾气丸等治疗，症反加剧，遂来求治。诊脉沉弦而滑，舌苔垢。认为水饮内停为患，治以健脾燥湿，利水蠲饮，用苓桂术甘汤加姜枣主之。处方：茯苓15g，桂枝6g，白术15g，甘草4.5g，生姜3片，大枣3片，水煎服，连服两剂。11月17日二诊：服药后，气急稍平，小便略畅，仍照前法加重剂量与之。茯苓36g，桂枝9g，白术30g，甘草9g，生姜3片（连皮），大枣7枚。11月19日3诊：上药服后，舌苔已净，脉象转缓，小便通利，胸闷、目眩、短气等症消失，食量亦增。以素体虚弱，照原方加党参15g，炙黄芪15g，嘱连服5剂以善其后。[杨济苍. 福建中医药，1964，(5)：36]

（2）侯某，女，68岁，农民。曾诊断为骨髓瘤，证见后背持续闷痛，兼背恶寒，似凉风吹背；背连两胁至上腹部有一环状皮肤紧束区，如腰带捆扎；面部皮肤对痛觉甚为敏感，不可触及，转动身体时内衣摩擦则疼痛难忍。虽每日口服大量布洛芬、去痛片，收效甚微，终日坐眠，不能宽衣平卧。X线及CT证实第九胸椎椎体破坏。舌质淡，苔白腻，脉弦紧。根据《金匮》"水在肝，胁下支满，嚏而痛"；"心下有留饮，其人背寒冷如掌大"；"留饮者，胁下痛引缺盆，咳嗽则转甚"，诊断为痰饮，投苓桂术甘汤：茯苓12g，桂枝、白术各10g，甘草9g，每日1剂，水煎服。药进3剂痛减，5剂后环状紧束感基本消失，可宽衣平卧。原方再进4剂，腰带样捆扎感解除，疼痛消失。[刘建亮. 国医论坛，1995，(1)：12]

2. 茯苓甘草汤证

【原文】伤寒汗出而渴者，五苓散主之；不渴者，茯苓甘草汤主之。(73)

【提要】五苓散证与茯苓甘草汤证的辨证要点。

【分析】本条以口渴与否，辨五苓散证及茯苓甘草汤证，而省略了两证的主要表现。五苓散证口渴，为太阳之邪循经入腑，膀胱气化失职，水停下焦，气不化津，津不上承所致，故必兼小便不利。茯苓甘草汤证为胃阳不足，水饮停于中焦，水津尚能敷布，故口不渴，多

兼心下悸（第 127 条）或有四肢厥逆（第 356 条）。两者均为水停为患，故都以温阳化水之法，不过前者重在通阳利水，后者重在温胃散水。

苓桂术甘汤、苓桂草枣汤与本方仅一味药之差，主治证候各异，兹将三方鉴别列于表 1-22。

表 1-22　苓桂术甘汤证、苓桂甘枣汤证、茯苓甘草汤证鉴别表

鉴别项	苓桂术甘汤证	苓桂草枣汤证	茯苓甘草汤证
证候	心下逆满，气上冲胸，起则头眩，脉沉紧	脐下悸，欲作奔豚或有心悸和小便不利	口不渴，心下悸或有四肢厥逆
病机	脾阳虚，水停中焦	心阳虚，水停下焦并欲上逆	胃阳虚，水停中焦
治法	温阳健脾，利水化饮	温通心阳，化气行水	温胃化饮
方药	用白术配苓桂，重在温脾利水，治在中焦脾	重用茯苓配桂枣，温阳崇土，重在治下焦欲动的水邪而宁心	重用生姜温胃散饮，治在中焦胃

【选注】张隐庵：不渴者，津液犹得上达，但调中和胃可也，茯苓甘草汤主之。方中四味主调中和胃而通利三焦。（《伤寒集注·太阳篇》）

承澹盦：本条仅举出汗出渴与不渴，分别举用两方，实为简略。五苓散衔接上二条而下，因可省文，而茯苓甘草汤不能以汗出不渴四字即可指证用此方，其中必有缺文无疑。柯韵伯云："当有心下悸"，诚是。（《伤寒论新注·太阳篇》）

【治法】温胃化饮。

【方药】茯苓甘草湯方

茯苓二兩　桂枝二兩，去皮　甘草一兩，炙　生薑三兩，切

上四味，以水四升，煮取二升，去滓，分温三服。

【方义】本方重用生姜温胃散水，茯苓、桂枝通阳行水，甘草和中，合为温胃化饮，通阳行水之剂。

【临床应用】本方对外感兼中焦水停，或胃阳不足，心下停水之证无论有无表证均可用之。现代每以本方与苓桂术甘汤合方治疗某些痰饮病症，或合苓桂草枣汤治疗心脏病心悸属寒证者。

【现代研究】实验研究表明，方中生姜对胃液的分泌呈双相作用，对血管运动中枢及呼吸中枢均有兴奋作用，对心脏亦有直接兴奋作用，可能是通过调节内脏功能活动以宣散水饮之邪。

【案例】陈某，男，26 岁。因夏天抗旱担水浇地，过劳之余，口中干渴殊甚，乃俯首水桶而暴饮，当时甚快，来日发现心下动悸殊甚，以致影响睡眠，屡次就医，服药无数，然病不除。经友人介绍，请余诊治，令其仰卧床上，以手打其心下，则跳动应手，如是用手振颤其上腹部，则水在胃中漉漉作响，声闻于外。余曰：此振水音也，为胃中有水之证。问其小便尚利，脉弦而苔水滑。处方：茯苓 12g，桂枝 10g，生姜汁一大杯，炙甘草 6g，嘱煎好药兑入姜汁服。服后便觉热辣气味直抵于胃，而胃中响动更甚。不多时觉腹痛欲泻，登厕泻出水液甚多，因则病减。又照方服 1 剂而悸不发矣。（刘渡舟《伤寒十四讲》）

3. 小建中汤证

【原文】伤寒二三日，心中悸而烦者，小建中汤主之。（102）

【提要】里虚伤寒，心悸而烦的证治。

【分析】伤寒仅二三日，尚属新病，若未经误治即见心悸而烦者，必是里气先虚，心脾不足，气血双亏，复被邪扰而成。可见本证患者素体心脾两虚，气血不足，感邪后，正虚心无所主则悸，邪扰神志不宁则烦，为里虚邪扰之证。

本条以"伤寒"二字冠首，当与太阳受邪有关，不用解表之法者，以其里虚明显，故用小建中汤温中健脾、调补气血为主，安内以攘外，有里和而营卫自调之妙。

【选注】《医宗金鉴》：伤寒二三日，未经汗下，即心悸而烦，必其人中气素虚，虽有表证，亦不可汗之。盖心悸阳已微，心烦阴已弱，故以小建中汤，先建其中，兼调荣卫也。（《医宗金鉴·订正仲景全书·伤寒论注》）

尤在泾：伤寒里虚则悸，邪扰则烦，正虚不足，而邪欲入内也。是不可攻其邪，但与小建中汤温养中气，中气立则邪自解。（《伤寒贯珠集·太阳篇》）

【治法】温中健脾，调和气血。

【方药】小建中湯方

桂枝三两,去皮　　甘草二两,炙　　大棗十二枚,擘　　芍藥六两　　生薑三两,切　　膠飴一升

上六味，以水七升，煮取三升，去滓，内饴，更上微火消解，温服一升，日三服。嘔家不可用建中汤，以甜故也。

【方义】本方即桂枝汤倍用芍药加饴糖而成，因组合法度不同，则变解表之方，而为建中之剂。桂枝汤中桂枝、芍药等量以解肌祛风，调和营卫；本方则以饴糖为君，芍药倍于桂枝，以甘守酸敛之性，使通行营卫之品而补益中州，以昌盛气血生化之源。况且芍药药量独重，更显其缓急止痛之功。故能温中健脾，补虚缓急，平补阴阳，调和气血。亦如尤在泾所言"是方甘与辛合而生阳，酸得甘助而生阴，阴阳相生，中气自立。是故求阴阳之和者，必于中气；求中气之立者，必以建中也"。（《金匮要略心典·血痹虚劳病脉证并治》）

【临床应用】《伤寒论》用本方治疗心脾两虚的心中悸而烦和脾虚肝乘的腹中急痛证。《金匮要略》还用以治疗虚劳里急腹痛及虚黄等证。近年来本方的临床运用比较广泛，多用于治疗胃及十二指肠溃疡、胃下垂、胃弛缓、胃肠痉挛、慢性肝炎、习惯性便秘、痛经、贫血、小儿营养不良、消化不良、再生障碍贫血、过敏性紫癜、血小板减少性紫癜等辨证属脾胃阳虚为主者。

【现代研究】现代药理证实本方具有镇痛、镇静、抗炎、抗溃疡、抗惊厥等作用。还有降低胃张力的效应。

【案例】李某，男，年30岁，1976年1月27日来诊。胃痛2月，多方服药不效，且经常反酸。大便正常。舌苔薄腻、舌质稍暗，脉象弦滑。X线钡透诊为十二指肠壶腹部溃疡、胃窦炎。大便潜血（＋）。当时辨为"瘀血型胃脘痛"，给予自验二香汤加减，服12剂后疼痛消失，大便潜血转阴而自动停治。至1979年8月18日，又来诊云：自2月前脘痛又发，大便潜血阳性，又投与二陈汤，二香汤等10余剂不效。9月6日来诊云：胃脘仍痛如故，空腹或饭前或夜间疼痛为甚，喜热怕冷，泛酸而无嗳气，轻度腹胀，大便每日一行尚好。大便潜血阴性。细观其脉右弦左涩，舌质淡红，舌苔薄白，改用小建中汤：桂枝10g，白芍20g，甘草10g，生姜10g，大枣5枚，饴糖30g（烊化）每日煎服1剂。9月21日来诊云：服药6剂后脘痛明显减轻，服12剂后疼痛消失，仍有轻度反酸，脉象转为沉弱。X线钡剂复查，十二指肠壶腹部充盈欠佳，但外形尚好，轻度激惹未见龛影，其他正常。遂用上方加吴萸6g，尾连6g，党参15g，嘱再服12剂为之善后。（王占玺《伤寒论临床研究》）

4. 厚朴生姜半夏甘草人参汤证

【原文】發汗後，腹脹滿者，厚朴生薑半夏甘草人參湯主之。(66)

【提要】脾虚气滞腹胀的证治。

【分析】发汗使阳气外泄，可致脾虚，或脾气素虚，一经发汗，脾虚更显。因脾司运化，而又主大腹，脾虚失运，湿邪内阻，气滞于腹，则壅而作满。此为虚中挟滞之证。虚指脾气虚，滞指邪气壅滞，故立消补兼施之法，主以厚朴生姜半夏甘草人参汤。

本证腹胀满由脾虚气滞所致，并非有形实邪阻滞，故多按之不痛，并具腹满时减，复如故的特点。

另外，本证主要由于脾虚失运而成，不可拘泥于"发汗后"云云。仲景这句话，是提供我们追溯病史和分析病机的参考。

【选注】尤在泾：发汗后，表邪虽解，而腹胀满者，汗多伤阳，气窒不行也，是不可以徒补，补之则气愈窒。亦不可径攻，攻之则阳益伤。故以人参、甘草、生姜助阳气，厚朴、半夏行滞气，乃补泻兼行之法也。(《伤寒贯珠集·太阳篇》)

李培生：本证腹胀满，既可见于伤寒，尤多见于杂病。病由脾阳不足，不能健运水谷，因而浊气壅滞，为腹满。……故用厚朴为主药，以理气消满；半夏、生姜，降逆和胃；人参、炙草益气和中，是消补兼行法，但理气消滞之药重于补气，循此亦可体会其证治大意。(《柯氏伤寒附翼笺正·太阴方总论》)

【治法】温运脾阳，宽中除满。

【方药】**厚朴生薑半夏甘草人參湯方**

厚朴半斤，炙，去皮　　生薑半斤，切　　半夏半升，洗　　甘草二兩，炙　　人參一兩

上五味，以水一斗，煮取三升，去滓，温服一升，日三服。

【方义】厚朴苦温，宽中消满；生姜辛温宣散，走而不守；半夏辛温，降逆开结；人参、甘草甘温补益脾气而助运化。诸药配合补而不滞，消而无伤，为消补兼施之剂。但厚朴、生姜、半夏量大，人参、甘草量小，故以行气消满为主，重点在消。

【临床应用】本方现代多用于治疗慢性胃炎、慢性胃肠炎、胃及十二指肠溃疡病、胃下垂、慢性胃肠功能紊乱、慢性肝炎、妊娠恶阻等疾病，辨证属脾虚湿阻气滞者。

【案例】王某，26 岁。1960 年 4 月 30 日初诊。月经二月未行，不纳不饥，口多涎沫，胸腹胀满，大便溏薄，脉细滑无力，舌苔白，面色苍白，予香砂平胃散加炮姜、谷芽。4 月 8 日复诊，诸恙较前略好，用厚朴生姜半夏甘草人参汤，连服 3 剂，诸症消失，于同年 10 月分娩。[余胜吾. 浙江中医杂志，1965，(8)：35]

5.胃寒吐逆证

【原文】病人脈數，數為熱，當消穀引食[1]，而反吐者，此以發汗，令陽氣微，膈氣[2]虚，脈乃數也。數為客熱[3]，不能消穀，以胃中虚冷，故吐也。(122)

【词解】

[1] 消谷引食：消化谷物而能食，即易饥而多食的意思。

[2] 膈气：膈，即横膈膜。膈气指膈间阳气。

[3] 客热：此指假热。

【提要】辨汗后引起胃寒吐逆而见假热之证。

【分析】病人脉数而能消谷多食的，是胃阳旺而有热。今脉虽数，不能食而反吐者，是因发汗不当，致令膈间阳气虚，胃阳亦显不足，中焦升降失常故出现吐逆，因而这种数脉也是真寒假热的表现。

本条胃寒吐逆而见数脉，是因胃中虚冷，中虚气血失于统摄，虚阳躁动所致，实非真热，故仲景称为"客热"。其脉必数而无力，并伴见不能消谷而反吐等虚寒证。此与胃热证脉数有力，并伴见消谷引食等实热征象，自不难鉴别。另外，仲景在本条指出胃寒吐逆而见数脉，也是针对"病人脉数，数为热"的一般规律，而提示对数脉亦应通常达变，知其亦主真寒假热的另一面。

【选注】程郊倩：见数脉而反吐者，数为热脉，无力则为虚脉，膈虚阳客于上，不能下温，故令胃中虚冷。热为客热，寒为真寒，究其根由，只由发汗令阳气微，然则阳气之珍重何如，而可误汗乎？（引自《订正仲景全书·伤寒论注·阳明篇》）

（四）肾阳虚证

1. 干姜附子汤证

【原文】下之後，復發汗，晝日煩躁不得眠，夜而安静，不嘔，不渴，無表證，脉沉微，身無大熱者，乾薑附子湯主之。(61)

【提要】下后复汗，致肾阳虚烦躁的证治。

【分析】下后复汗，致阳气大伤，阴寒内盛，虚阳外扰，故发烦躁。昼日阳气旺，阳虚之体，得天时阳气之助，则能与阴相争，故病者昼日烦躁不得眠（既言阳虚烦躁，则手足厥冷等，自在不言之中）。夜间阳气衰，阴气盛，以阳虚之体，无阳相助，不能与阴相争，故病者安静。但这种安静是与烦躁相对而言，实际上是烦躁过后，精神疲惫已极，呈似睡非睡之状，并非安静如常（亦有烦躁、安静呈不规则的交替出现，临证之时，但求阳虚、脉微、烦躁为准，不必拘于昼躁而夜静）。因阳气大虚，鼓动无力，故脉沉微。至于不呕、不渴、无表证及身无大热是为鉴别诊断而设。因三阳病多有烦躁，呕为少阳病主症，渴为阳明病主症，今不呕，不渴，说明病非少阳与阳明。太阳病之烦躁，表证明显，今无表证是病不在太阳。身无大热则说明无三阳之实热，但因虚阳外扰而见烦躁，似乎热象，实非真热。总之，本证以阳虚烦躁为主，病情发展迅速，常为虚脱之先兆，故急需投干姜附子汤，急救回阳，免生他变。

【选注】吕榛村：按下后则阴气盛而阳已虚，复发汗以散其阳，则虚阳扰乱，故昼日烦躁不得眠也。夜而安静，非吉兆也。止以入夜纯阴用事，而衰阳欲躁扰不能也。此法不用甘草，较四逆汤尤峻，取其直破阴霾，复还阳气。必审无呕渴表证，脉沉微身无大热者，则烦躁为阳虚扰乱之烦躁，乃可主以此方而不至误用也。（《伤寒寻源·干姜附子汤》）

【治法】急救回阳。

【方药】乾薑附子湯方

乾薑一兩　附子一枚，生用，去皮，切八片

上二味，以水三升，煮取一升，去滓，頓服。

【方义】本方是四逆汤去甘草而成。干姜、生附子，辛温大热急救回阳，以治阴寒气盛而阳气骤然大虚之证。不用甘草者，是不欲其缓，以免牵制姜附单刀直入之势。一次顿服，是取药力集中，收效迅速耳。

论中凡回阳救急，俱用生附子，且必配干姜，为不易之法。后人有"附子无姜不热"之说，深合大论精神，此回阳急救之法在药物配伍上的体现。

【临床应用】现代多用于治疗心衰水肿，肾炎浮肿，感染性休克，低血糖眩晕、梅尼埃征等辨证属肾阳虚者。并认为治疗休克及低血压时，与生脉饮合用，其效更佳。

2. 茯苓四逆汤证

【原文】發汗，若下之，病仍不解，煩躁者，茯苓四逆湯主之。(69)

【提要】汗下后肾阴阳俱虚烦躁的证治。

【分析】误用汗下后，病仍不解，反增烦躁，是阴阳俱损，病已转属少阴，并非表证不解。阳虚而神气浮越，阴虚而阳无所恋，故生烦躁。

本条叙证过于简略，若从茯苓四逆汤的药物组成加以推测，可知本证肾阴阳俱虚，但以肾阳虚为主并兼有水气为患，除见烦躁外，还可能出现恶寒、肢厥、下利、脉沉微等。因茯苓四逆汤由四逆加人参汤再加茯苓而成，又寓干姜附子汤意。四逆加人参汤见于385条"恶寒脉微而复利，利止亡血也"的阳亡液脱证，干姜附子汤则"无表证，脉沉微"已如上条所述。本方重用茯苓，可宁心、通阳、利水，因而可能兼有水气为患，故用本方回阳益阴，兼伐水邪。

本证与干姜附子汤同为肾阳虚烦躁证，但两者同中有异（表1-23）。

表1-23 茯苓四逆汤证、干姜附子汤证鉴别表

鉴别项	茯苓四逆汤证	干姜附子汤证
证候	烦躁不分昼夜，伴恶寒，肢厥，下利，脉沉微等。	昼日烦躁，夜而安静，不呕不渴，无表证，身无大热，脉沉微。
病机	肾阳虚为主，阴亦不足，或兼水气为患（病重势缓）。	肾阳暴虚（病轻势急）
治法	回阳益阴（兼伐水邪）	急救回阳
方药	干姜、生附子、人参、茯苓、甘草	干姜、生附子

【选注】成无己：发汗若下，病宜解也，若病仍不解，则发汗外虚阳气，下之内虚阴气，阴阳俱虚，邪独不解，故生烦躁，与茯苓四逆汤以复阴阳之气。（《注解伤寒论·辨太阳病脉证并治中》）

《医宗金鉴》：大青龙证，不汗出之烦躁，乃未经汗下之烦躁，属实；此条病不解之烦躁，乃汗下后之烦躁，属虚。然脉之浮紧沉微，自当别之，恐其误人，故谆谆言之也。（《医宗金鉴·订正仲景全书·伤寒论注》）

【治法】回阳益阴（兼伐水邪）。

【方药】茯苓四逆湯方

茯苓四两　人参一两　附子一枚，生用，去皮，破八片　甘草二两，炙　乾薑一两半

上五味，以水五升，煮取三升，去滓，温服七合，日二服。

【方义】本方以干姜、生附子破阴回阳为主，配人参于回阳中有益阴之效，益阴中有助阳之功，阳虚而阴液不继者，多取此法。重用茯苓四两，助姜附通阳利水以消阴翳，协人参壮元气以安精神，炙甘草补中而调和诸药，共成回阳益阴兼伐水邪之剂。

【临床应用】本方现代可用于风湿性心脏病心力衰竭，冠心病心肌梗死，完全性右束支

传导阻滞，急性胃炎，慢性胃肠炎及震颤麻痹等病辨证属于肾阳虚，阴亦不足者。

【案例】段某，素体衰弱，形体消瘦，患病年余，久治不愈。证见两目欲脱，烦躁欲死，以头冲墙，高声呼烦。家属诉：初起微烦头痛，屡经诊治，因其烦躁，均用寒凉清热之剂，多剂无效，病反增剧。面色青黑，精神极惫，气喘不足以息，急汗如油而凉，四肢厥逆，脉沉细欲绝。拟方如下：茯苓 30g，高丽参 30g，炮附子 30g，炮干姜 30g，甘草 30g。急服之。服后烦躁自止，后减其量，继服十余剂而愈。[周连三，等．中医杂志，1965；(1)：29]

3. 真武汤证

【原文】太陽病發汗，汗出不解，其人仍發熱，心下悸，頭眩，身瞤動[1]，振振欲擗地[2]者，真武湯主之。(82)

【词解】

[1] 身瞤动：身体筋肉跳动。

[2] 振振欲擗地：肢体颤动欲扑倒于地。擗同扑，跌倒。

【提要】太阳病过汗而致肾阳虚水泛的证治。

【分析】太阳病若误发虚人之汗，或汗不得法，可内伤少阴阳气，产生变证而致病不解，阳气内虚，虚阳外越，所以其人仍发热。肾主水，赖阳气以蒸化，因阳虚不能化气行水，水气泛溢，上逆凌心，故心下悸，上犯清阳，故头目昏眩。《素问·生气通天论》云："阳气者，精则养神，柔则养筋"，今阳气虚不能温煦筋脉肌肉，反受水气之浸渍，故轻则身体筋肉跳动，严重者全身颤抖，有欲倒之势。本证即使没有全身浮肿，但已属于阳虚水泛证，宜用真武汤温阳化气行水（表1-24）。

表1-24　苓桂术甘汤证、真武汤证鉴别表

鉴别项	第67条苓桂术甘汤证	第82条真武汤证
证候	心下逆满，气上冲胸，起则头眩，脉沉紧。	发热，心下悸，头眩，身瞤动，振振欲擗地。
病机	脾阳虚，水停心下	肾阳虚，水泛全身
治法	温阳健脾，利水化饮	温肾助阳，化气行水
方药	白术、茯苓、桂枝、甘草	白术、茯苓、附子、生姜、白芍

本条为太阳病发汗伤及肾阳而成，而脾虚水停证误用汗法，使阳气进一步损伤，亦可累及少阴而成本证。如第67条："伤寒，若吐，若下后，心下逆满，气上冲胸，起则头眩，脉沉紧"一段，即脾虚水停证，而"发汗则动经，身为振振摇者"，则与本证基本一致，宜先后互参。又因两证都属阳虚水停，其病机同中有异。

【选注】丹波元坚：此证虚阳外越，故发热；阳虚饮动，故心下悸；饮阻清阳，故头眩；经脉衰弱，为饮被动，故身瞤动，振振欲擗地。其用此方者，以扶阳利水也。此身瞤动，与大青龙变肉瞤殆异矣。（《伤寒论述义·述兼变诸证》）

喻嘉言：汗虽出而热不退，则邪未尽而正气大伤，况里虚为悸，上虚为眩，经虚为瞤，身振振摇，无往而非亡阳之象，所以行真武把关坐镇之法也。（《尚论篇·卷四》）

〔按〕也有注家认为本证发热仍属太阳病表证未罢者。可供参考。

本条证候、病因病机当与少阴篇第316条互参，其治法、方药、方义、临床运用、现代研究等，宜参见其后者。

【案例】张某，男，34岁。1963年8月17日就诊。素体虚弱，外感风寒，服解表药后高热退，但午后潮热不退。继服辛凉解表之剂，然发热渐高，持续不退。又投凉药泻下，则大汗不止，诸法救之无效，抬来我院诊治。证见：形体消瘦，精神萎靡，汗出如雨，担架衣被浸湿，低热仍不退，筋脉拘急，眩晕不能站立，二便均无，四肢厥冷，脉沉细。此表阳不固，虚阳外越。治宜温阳固表。处方：炮附片（先煎）、白芍、白术、茯苓、生姜各30g，大剂频频饮之，汗出稍止而神气复，继服上方7剂，发热亦随之而愈。

[周连三，等. 新医药学杂志，1979，（12）：17]

自 学 指 导

1. 此段讨论虚寒证，包括心阳虚证、心阳虚奔豚证、脾胃阳虚证、肾阳虚证。此段与前段联系来看，当知太阳病因某种原因，既有变化为实热者，亦有变化为虚寒证者，每随人体阴阳偏盛偏衰、治疗当否等因素而定。

2. 心阳虚证，以桂枝甘草汤证为代表。其证多因太阳病发汗太过，损伤心阳而成。证候以心下悸，欲得按为主，用桂枝甘草汤温通心阳，则心悸可愈。桂枝甘草龙骨牡蛎汤证成于火逆误下之后，病机与桂枝甘草汤大体相同，惟心阳受损较重，而心神浮越，故以桂枝甘草温通心阳，龙骨牡蛎潜镇安神。桂枝去芍药加蜀漆牡蛎龙骨救逆汤证，亦成于表病误火，致心阳外亡，而见惊狂，卧起不安之象，可见心阳虚损而心神浮越更重，且兼痰浊扰心，故以本方温通心阳，镇惊安神，兼祛痰浊。学习以上三证，当知性质基本相同而有轻重之别。须说明的是，惊狂一证，虽以热实为多，而本证却属心阳虚寒，从而补出了温补安神之法。

3. 心阳虚奔豚证有二证：一是桂枝加桂汤证，是典型的奔豚证，乃心阳虚损，下焦阴寒之气乘机上逆，表现为气从少腹上冲心，发作欲死，复还止，治疗除用灸法外，主用本方以温通心阳，而平冲降逆；二是苓桂草枣汤证，为心阳虚损，下焦水气欲上逆，以脐下筑筑跳动为主症，欲作奔豚而无奔豚之典型证候，主用本方温通心阳，化气行水。两者同中有异，学者宜细心辨识。

4. 脾胃阳虚有五证：一是苓桂术甘汤证，见于第67条，该条有倒装文法，并宜分两段读。该证乃误治后脾阳失运，水停于内，中焦之水饮上逆，故现心下逆满，气上冲胸，起则头眩，脉沉紧等症，用本方温阳健脾，利水化饮。二是茯苓甘草汤证，该证为胃阳不足，水饮停于中焦所致，故口不渴，并多兼有心下悸、厥逆等，用本方温胃化饮。三是小建中汤证，为心脾不足，气血双亏，复被邪扰所致，但脾虚而气血生化之源不旺是其病根，心中悸而烦是其主症。掌握这一辨证精神，则本方健脾之剂，亦为补气血之方，自可不言而喻。四是厚朴生姜半夏甘草人参汤证，乃汗后脾气虚，致运化无力，湿邪内阻，气滞于腹所致。病证以腹胀，时有所减，按之不痛、舌苔白、脉缓为特征，治以消补兼施（以消为主），令脾健而气行，则腹胀自消。五是胃寒吐逆而见假热之证。所谓假热是指胃寒吐逆反见数脉，是因胃中虚冷，中虚气血失于统摄，虚阳躁动所致。以上五证说明脾胃阳虚证有脾阳虚水停、胃阳虚水停、脾虚气血双亏、脾虚气滞、胃寒假热等等不同，因此辨脾胃阳虚证，应随时注意寒热虚实和寒热真假，以及夹饮、夹滞等不同变化。

5. 肾阳虚证有三证：一是干姜附子汤证，由汗下失序，肾阳暴虚所致。昼日烦躁不得眠，夜而安静，脉沉微是其典型证候；不呕不渴，无表证，是其辨证要点。因阳气暴亡，故用干姜附子汤急救回阳。二是茯苓四逆汤证，亦以烦躁为主症，但无昼夜之分。以方测证，还可能出现恶寒、肢厥、下利、脉微等，其病机以肾阳虚为主，阴亦不足，或兼水气为患，故用茯苓四逆汤回阳益阴，兼伐水邪。三是真武汤证，由于太阳汗不如法而伤及肾阳，致成阳虚水泛证。证见发热、心下悸、头眩、身瞤动、振振欲擗地等，治用真武汤温阳化气行水。

【复习思考题】

1．心阳虚证有哪些不同的证型，各自的证候、病机、治法、方药是什么？

2．桂枝加桂汤证与苓桂甘枣汤证有何区别？

3．苓桂术甘汤证、苓桂草枣汤证、茯苓甘草汤证的证候、病机、治法、方药有什么不同？

4．小建中汤证和厚朴生姜半夏甘草人参汤证的证治如何？

5．干姜附子汤证与茯苓四逆汤证有何区别？

6．第67条应如何阅读？苓桂术甘汤证与第82条真武汤证的证治有何不同？

七、阴阳两虚及阴阳转化证

【目的要求】

1．掌握芍药甘草附子汤证、炙甘草汤证的证治。

2．熟悉第29条太阳病有阴阳寒热虚实的转化，及其治疗大法。

3．了解结代脉的特征及预后。

【自学时数】4学时。

（一）阴阳两虚证

1．芍药甘草附子汤证

【原文】下之後，復發汗，必振寒[1]，脉微细。所以然者，以内外俱虚[2]故也。（60）

【词解】

[1] 振寒：战栗恶寒。

[2] 内外俱虚：指表里阴阳俱不足。

【提要】下后复汗，表里阴阳俱虚的脉证。

【分析】下之损阴液而虚其里，里既虚而复汗之，则损阳气以虚其表，故为表里阴阳俱虚。阳主温煦，阳虚则振栗而恶寒。脉微是阳虚无力鼓动所致。阴主濡润，阴虚则不能灌溉脉道，故脉细。

脉微与脉细不同：脉微以力量言，即脉来无力而微弱，似有似无；脉细以形象言，即脉体细小如丝，但指下分明。学者宜明辨之。

本条为亡阳而阴液不继的阴阳俱虚证，治当阴阳双顾，但须辨别阴阳之损伤孰重孰轻，而有所侧重。若阳虚为重者，则主以救阳之法，而兼顾阴液；若阴虚为重者，则主以救阴之法，而兼顾阳气；若两者之虚，相对均衡时，则以甘温和养为宜。

【选注】尤在泾：既下复汗，身振寒而脉微细者，阴阳并伤，而内外俱虚也，是必以甘温之剂，和之养之为当。（《伤寒贯珠集·太阳篇》）

唐容川：兹因复发其汗，伤其阳气，气虚生寒，是以发寒而振。惟其气虚，则脉应之而微，微者气不能鼓出，故脉之动轻；惟其血虚，则脉应之而细，细者血管中血少，故缩而窄小。所以然者，内被下而血虚，外被汗而气虚故也。（《伤寒论浅注补正·太阳篇》）

【原文】發汗，病不解，反恶寒者，虚故也，芍藥甘草附子湯主之。（68）

【提要】汗后阴阳两虚的证治。

【分析】"反恶寒"是发汗后病仍未愈的辨证关键。若为表证未解，应恶寒仍在，且与发热、头痛、脉浮等同见，不能称为"反恶寒"。今发汗后"反恶寒"，是恶寒较前更重，又不见发热、脉浮等证，则"病不解"是指病情起了变化，并非表不解。从"虚故也"之断语及用芍药甘草附子汤来看，本证当属阴阳俱虚。阳虚不能温煦肌表，故恶寒反剧；阴虚筋脉失于濡润，则可能见脚挛急（参见第29条）；阳虚无力鼓动血行，阴虚不能充盈脉道，阴阳两虚，则脉微细（参见第60条）。治以芍药甘草附子汤扶阳益阴。

【选注】成无己：今发汗病且不解，又反恶寒者，营卫俱虚也。汗出则营虚，恶寒则卫虚，与芍药甘草附子汤以补营卫。（《注解伤寒论·辨太阳病脉证并治中》）

陈恭溥：芍药甘草附子汤，育阴扶阳之方也。（《伤寒方解·卷上》）

【治法】扶阳益阴。

【方药】芍藥甘草附子湯方

芍藥　甘草各三兩，炙　附子一枚，炮，去皮，破八片

上三味，以水五升，煮取一升五合，去滓，分温三服。

【方义】附子辛热，温经复阳以实卫气；芍药，甘草酸甘化阴以养营血。三药配合，有阴阳双补之妙。

【案例】对阳痿之舌淡脉弱的阳虚证，纯用刚燥之药往往欲速则不达，当配合养阴填精之品，始为王道之师。选用芍药甘草附子汤……药虽3味，但双补阴阳。笔者临床常采用本方加温阳解痉之蜈蚣，填精补脾之仙灵脾为基础方；偏阳虚者重用附子，并增巴戟天；偏阴虚者重用芍药，并增甘杞。临床治疗阳虚及阴阳两虚之阳痿18例，服药20～60剂，治愈13例。如治陈某，36岁，教师，1989年4月17日初诊。27岁结婚，已生一女。患阳痿3年，经查外生殖器正常，前列腺液及常规化验均正常，屡用鹿茸精、丙酸睾丸素及填精壮阳中药未效。候见不举，偶举旋即疲软如故。舌淡红苔白，脉沉细乏力。予芍药甘草附子汤加味：白芍60g，炙甘草30g，附子15g，蜈蚣1条，仙灵脾30g，巴戟15g，10剂阳事可举，30剂宿疾尽除。[涂钟馨. 国医论坛. 1993, (6)：12]

2. 炙甘草汤证

【原文】傷寒，脉結代，心動悸，炙甘草湯主之。(177)

【提要】心阴心阳两虚的证治。

【分析】条文冠"伤寒"两字，指出病起于感受风寒邪气。今不见太阳表证，而现脉结代、心动悸为主的证候，说明病已由表入里，损及少阴。因太阳与少阴为表里，少阴为心肾两脏，外邪若不传足少阴肾，便传手少阴心。心阴不足，则心失所养，心阳不振则鼓动无力，故脉结代，心动悸是心之阴阳俱虚所致。治疗应当补益心之气血阴阳，方用炙甘草汤。

结代脉，是脉律不齐而有歇止的一类脉象，二脉各有特征，下条将作专门介绍。

仲景将本条列于太阳篇之末（宋版《伤寒论》如此排列），是有其重要意义的，这是将病及少阴心主，脉证起了根本变化的证候结尾，作为总结全篇的示意。使我们看到伤寒由表及里，由阳转阴的病变过程，特别突出反映了太阳与少阴在病理变化上的联系。同时，也体现了仲景将伤寒杂病合论的思想，即柯韵伯所谓："伤寒之中，最多杂病，内外夹杂，虚实互呈，故将伤寒杂病而合参之。"因此，这一安排是值得我们深思的。

【选注】程扶生：此又为议补者，立变法也。曰伤寒，则有邪气未解也；心主血，曰脉结代、心动悸，则是血虚而真气不相续也。故峻补其阴以生血，更通其阳以散寒，无阳则无以缩摄微阴，故方中用桂枝汤去芍药，而渍以清酒，所以挽真气于将绝之候，而避中寒于脉

弱之时也。观小建中汤，而后知伤寒有补阳之方，观炙甘草汤，而后知伤寒有补阴之法也。（引自《订正仲景全书·伤寒论注·太阳篇》）

《医宗金鉴》：心动悸者，谓心下筑筑，惕惕然动而不自安也。若因汗下者多虚，不因汗下者多热，欲饮水小便不利者属饮，厥而下利者属寒。今病伤寒，不因汗下而心动悸，又无饮热寒虚之证，但据结代不足之阴脉，即主以炙甘草汤者，以其人平日血气衰微，不任寒邪，故脉不能续行也。此时虽有伤寒之表未罢，亦在所不顾，总以补中生血复脉为急，通行营卫为主也。（医宗金鉴·订正仲景全书·伤寒论注·太阳篇）

【治法】通阳复脉，滋阴养血。

【方药】炙甘草湯方

甘草四兩，炙　生薑三兩，切　人参二兩　生地黄一斤　桂枝三兩，去皮　阿膠二兩　麥門冬半升，去心　麻仁半升　大棗三十枚，擘

上九味，以清酒七升，水八升，先煮八味，取三升，去滓，内膠烊消盡，温服一升，日三服。一名復脉湯。

【方义】本方以炙甘草为君，补中益气，而昌气血生化之源；人参、大枣补气滋液；配生地、阿胶、麦冬、麻仁养心阴，滋心血，以充养血脉。然阴无阳则无以化，故用桂枝、生姜宣阳化阴，更以清酒煎煮，以助血脉之运行。如是则阴阳得平，脉复而心悸自安。

陶弘景在《本经别录》中，指出甘草"通血脉，利血气"，对揭示炙甘草在本方中的作用值得注意。同时，本方用生地黄一斤，为群药之魁，亦非单为养阴而设，考《神农本草经》载地黄"主伤中，逐血痹"；《本经别录》注"通血脉，利气力"也应留心体会。大枣用至30枚，在全论中，以此为最。《神农本草经》载大枣"补少气，少津液"，较之大枣补脾胃之说更为得体。

【临床应用】现代多用于治疗病毒性心肌炎、风心病、冠心病、心绞痛、心律不齐、克山病期前收缩、病态窦房结综合征、贫血、肺结核、甲亢、慢性胃炎、溃疡病等多种疾病，辨证属阴阳气血俱虚者效果较好。

【现代研究】现代药理研究提示，本方对多种原因所致之动物实验性心律失常，有明显的抑制作用；能促进心肌DNA和心肌细胞蛋白质的合成，还能提高脾细胞核蛋白的合成，从而能改善心肌结构，促进其功能的恢复；能显著提高小鼠的耐缺氧能力。

【案例】患者男某，年50，经日胸闷心悸，动则短气较甚，头晕身困，夜眠欠佳，饮食减少。血压17.3/11.3kPa；心界不大，心率90次/min，偶见二联律；心电图基本正常。脉代，舌白质淡。证为心阴心阳两虚，气少血弱所致心脏阴血不足，则心失所养而胸闷心悸，夜眠欠佳。

脉代为心之阴阳气血俱不足之象。遵仲景法，与炙甘草汤补阴阳，调气血。药为：炙甘草10g，生地60g，麦冬25g，阿胶10g，人参10g，桂枝60g，生姜10g，胡麻仁5g，大枣30枚，水酒各半煎药，去渣留汁，复将煎成之人参汁合为一起。分两次温服，前后合计共服用此方30余剂，效果尚佳，无不良反应。尤其在服用期间，胸闷气短消失，偶尔出现心悸，头晕身困明显改善，夜眠尚佳，食欲进步，脉代渐稀，二便正常。复查：血压16/10kPa（120/75mmHg），心率82次/min，心电图发现右束支传导阻滞。（吴禹鼎.经方临证录.陕西科技出版社；1994.43）

【原文】脉按之來緩，時一止復來者，名曰結。又脉來動[1]而中止，更來小數[2]，中有還者反動[3]，名曰結，陰也。脉來動而中止，不能自還，因而復動者，名曰代，陰也。得此脉者，必難治。（178）

【词解】

[1] 动：指脉搏跳动。

[2] 小数：略为快一些。非指小脉和数脉。

[3] 反动：复动。反即复。

【提要】承上条辨结代脉的特征及预后。

【分析】结脉和代脉是脉律不整齐而有间歇的一类脉象，但两者有所不同。其中脉搏缓中一止，复来者；或在搏动过程中发生中止，止后复来之脉，有一二次搏动较快者，都为结脉。代脉是动而中止，不能自还，良久方至。可见两者的主要区别是结脉的歇止时间短，而代脉的歇止时间长。后世脉学则更以止无定数和止有定数来作为区分结脉与代脉的标准，使我们临证辨脉时更加便捷。如《校注医醇賸义》说："迟而时有一止，旋止旋还，并无定数，谓之结脉。"《诊家正眼》云："代脉之止，止有常数……良久方至。"

结代二脉各有特征，一般不能并见，其所以并称者，是因为都属阴脉，并均有间歇的一类脉象，故以类相从而并称。

结代二脉多由心之阴阳气血俱虚，心失所养，鼓动无力所致，其病多重，故曰："得此脉者，必难治。"但难治并非不治，如上条所载炙甘草汤，临床用之得当，常收到较好疗效。此外，也有因痰食阻滞，瘀血凝结，剧烈吐泻，卒然失血，水饮内停等，而见结、代之脉者，则不可一概而论，应具体问题具体分析，针对其病因病机，或祛邪或扶正，不得专守炙甘草汤一法。又有健康青年，或孕妇于动息之间偶见结、代（发时一般每分钟不超过三次），而无病象者，不得作为病态。

【选注】陈修园：结能还，而代不能还。脉按之来缓，不及四至，而时一止复来者，是阴气结，阳气不能相待，此名结。然不特缓而中止为结。又脉来动而中止，更来小数，中有还者反动，是阴气固结已甚而阳气不得至，故小数而动也，亦名结，此为阴盛也。结脉之止，时或一止，其止却无常数。若脉来动而中止，止有常数，既止，遂不能自还，阳不能自还，而阴代之，因而复动者，俨如更代、交代之象，名曰代。此独阴无阳，得此脉者必难治。（《伤寒论浅注·太阳篇》）

（二）阴阳转化证

【原文】伤寒脉浮，自汗出，小便数，心烦，微恶寒，脚挛急[1]，反与桂枝欲攻其表，此误也。得之便厥[2]，咽中干，烦躁，吐逆者，作甘草干薑汤与之，以復其阳；若厥愈足温者，更作芍藥甘草汤与之，其脚即伸；若胃氣不和，讝語[3]者，少與调胃承氣汤；若重發汗，復加燒針者，四逆汤主之。(29)

【词解】

[1] 挛急：筋肉拘急，伸展不利。

[2] 厥：此指四肢发凉。又称厥逆。

[3] 谵语：疾而呫语也。见《集韵》。

【提要】伤寒挟虚误汗的变证及随证施治之法。

【分析】本证初起即见脉浮、自汗出、微恶寒，系太阳中风证；兼见心烦、小便数是阳不能制水、虚阳上扰所致；脚挛急为阴虚不能濡润筋脉之象。这是阴阳两虚之人感受外邪，治当扶正解表，若反与桂枝汤攻其表，必犯虚虚之戒，是为误治。误治后，表证不复存在，而阴阳之气更伤，阳愈虚则生厥逆；阴愈耗则咽中干。阳虚而阴寒气逆，犯胃扰心则吐逆烦躁。此种阴阳两虚，错综复杂之证，治当分清主次，先后有序。据阳固则阴存，阳生则阴长之理，先投甘草干姜汤以复其阳，待阳回厥愈足温之后，再与芍药甘草汤，酸甘化阴，阴液复则脚挛急、咽干自愈。

阴阳俱虚之人，在用药补救过程中，往往容易造成阴阳的偏盛偏衰。如用热药过多，阳复太过，可更伤阴液，化燥化热，致成胃中燥热的谵语症，可少与调胃承气汤，泻热和胃而止谵语。若再用汗法攻表，或以烧针劫汗，致使阳气损伤更甚，其病传入少阴，而见厥逆吐利之症，当急用四逆汤回阳救逆为宜。

本条详尽地论述了虚人外感误治后虚实并见，寒热互呈的种种变化及随证救治之法，是设法以御变的写法，充分体现了"观其脉证，知犯何逆，随证治之"的原则。

【选注】曹颖甫：甘草干姜汤温胃以复脾阳，而手足自温。所以不用附子者，以四肢禀气于脾，而不禀气于肾也。其不用龙骨、牡蛎以定烦躁，吴茱萸汤以止吐逆者，为中脘气和，外脱之阳气，自能还入于胃中也。此误用桂枝汤后救逆第一方治，而以复中阳为急务者也。（《伤寒金匮发微合刊·太阳篇》）

章虚谷：前方（指甘草干姜汤。编者注）辛甘化阳，此方（指芍药甘草汤。编者注）酸甘化阴，皆是脾胃之药。前方甘多于辛，辛从甘而守中助阳，此方酸甘并用，故专入营和阴，厥逆既回，阳气已达，故和营血，其足挛即伸也。（《伤寒论本旨·太阳篇方》）

【治法】先温中以复阳，后酸甘而复阴。（泻热和胃与回阳救逆法，分别见于阳明及少阴病篇）

【方药】

1.甘草乾薑湯方

甘草四兩，炙　乾薑二兩

上二味，以水三升，煮取一升五合，去滓，分温再服。

2.芍藥甘草湯方

白芍藥　甘草各四兩，炙

【按】刘渡舟《伤寒论校注》此方为白芍药，同时加注曰《千金翼》卷九、《玉函》卷七，无"白"字，是。

上二味，以水三升，煮取一升五合，去滓，分温再服。

3.調胃承氣湯方（方见阳明篇）

4.四逆湯方（方见少阴篇）

【方义】

1.甘草干姜汤为辛甘温中复阳之方。炙甘草补中益气，干姜温中复阳，二药配伍，辛甘合化为阳，中阳得复，则厥回足温。

2.芍药甘草汤中芍药酸苦微寒，养营和血，而擅缓解拘急之功。炙甘草甘温，补中缓急，二药合用，酸甘化阴，阴复而筋得所养，则脚挛急自伸。（调胃承气汤与四逆汤的方义，分别见于阳明及少阴篇）

【临床应用】甘草干姜汤在《伤寒论》中治疗误用汗法后阴阳俱虚者，以本方复中阳。在《金匮要略》中治疗虚寒性肺痿。近代常用本方治疗胃脘痛、腹痛、腹泻、吐酸、泛吐清涎、哮喘、眩晕、遗尿、痛经、带下、鼻衄、吐血等，证属中焦阳虚，脾弱肺寒者。

芍药甘草汤在《伤寒论》中治疗筋脉失养的脚挛急。《医学心悟》指出本方止腹痛如神。近代医家应用更广，已扩展到内、外、妇、儿等科，常用于多种痛证，如三叉神经痛、坐骨神经痛、带状疱疹后遗神经痛、肋间神经痛、胃脘痛、腹痛、痛经等。还用于各种痉挛，如顽固性呃逆、乙状结肠痉挛、胃痉挛、腓肠肌痉挛、癔病性痉挛、面肌抽搐症等。

【现代研究】甘草干姜汤可对抗副交感神经兴奋，并能缓解平滑肌痉挛。

芍药甘草汤对平滑肌、横纹肌的挛急，不管是中枢性的，或是末梢性的，均有镇静作用。另外，对血中睾丸酮有降低作用。

【案例】

（1）胡某，女，67岁。小便频数已月余，每日排尿约20余次，甚则每刻钟就欲小便一次，但无尿路刺激征。曾多次查尿常规、尿糖及有关检查皆无异常，经中西医药治疗少效而就诊。问其病史，有慢性喘息性支气管炎已10年，遇寒加重，咳吐白色泡沫痰，量多。咳甚时常有小便自遗，大便时稀，舌体胖嫩，舌质淡红，边有齿痕，脉虚弱以右寸为甚。证属肺气虚寒，水液失控。治以温肺散寒，补益肺气，摄津缩尿。甘草干姜汤加味：炙甘草24g，干姜15g，益智仁、桑螵蛸各10g，3剂，每日1剂，水煎服。药尽，尿次减少过半，药已中的，上方加黄芪、党参各15g，继服5剂，每日小便6～7次。为巩固疗效，后期以培土生金等法调治半月。随治1年，小便次数正常。[陈维初.国医论坛.1996，（1）：16]

（2）罗某，女，64岁。左侧面颊阵发性剧痛已2周，曾经某医院诊断为"三叉神经痛"。近来发作次数更加频繁，每因吞咽或说话而引起剧痛，痛时闭目流泪，翘嘴咬牙，历10余秒钟可得暂停，旋止旋作，日渐萎靡，头晕目眩，食饮皆废，脉象缓大，舌上无苔，中见裂纹。投以养血祛风方（四物汤加细辛、钩藤、僵虫等）2剂乏效，乃改用芍药甘草汤：芍药（酒炒）30g，甘草（蜜炙）12g，服2剂后疼痛若失，唯感痛处尚有麻木感。守原方续服2剂，诸症悉除。7个月未曾复发。[陈汉维.江西医药杂志，1965，（7）：909]

自 学 指 导

1. 此段讨论阴阳两虚及阴阳转化证。前者以芍药甘草附子汤证和炙甘草汤证为代表；后者在第29条中进行了具体的论述。

2. 芍药甘草附子汤证，为汗后病不解，而恶寒加重，脚挛急，脉微细等，乃阴阳两虚所致，故用本方扶阳益阴。学习本证，当掌握以方测证方法，才能全面理解。

3. 炙甘草汤证病虽起于感受风寒邪气，但已由表入里，损及手少阴心。以心阳不振，鼓动无力；心阴不足，心失所养，则脉结代，心动悸，故用本方补阴阳，调气血，复血脉。方以炙甘草为君，取其补中益气，而昌气血生化之源，从而达到"通血脉，利血气"之作用。就全方而论，阴药较多，阳药量少，是于阴中求阳之方。上述脉证，杂病亦多见，仍可使用本方。第178条具体讨论结、代二脉，结脉又分两种，其一，缓中一止，复来者；其二，缓中一止，复来时有一二次搏动较快者，皆谓之结脉，皆止无定数。代脉是动而中止，不能自还，良久方至，止有定数。结、代脉皆属阴，见此脉者，常为病重而难治。然则青年人，或孕妇，偶见此脉（发时一分钟不超过三次）而无病象者，不得作为病态。

4. 第29条以设法御变的写法，说明太阳病发生传变时，可依一定条件，而有寒热虚实之转化。这是根据众多的临床事实，加以总结提高，而设专文讨论，并非在一个病人身上必然会有这些变化。关于具体辨证内容，请参阅该条。

【复习思考题】

1. 芍药甘草附子汤所主证候及病机是什么？

2. 炙甘草汤证的证候、病机、治法、方药是什么？

3. 如何区分结、代二脉？

4. 第 29 条伤寒挟虚误汗，阴阳寒热虚实的转化如何？

八、结胸证

【目的要求】

1. 掌握热实结胸与寒实结胸的辨证论治。

2. 了解"病发于阳而反下之，热入因作结胸；病发于阴而反下之，因作痞"的涵义和结胸危重证。

【自学时数】 6 学时。

（一）结胸证辨

【原文】 問曰：病有結胸[1]，有藏結[2]，其狀何如？答曰：按之痛，寸脉浮，關脉沉，名曰結胸也。（128）

【词解】

[1] 结胸：证候名。胸指人体前部，包括胸与腹。结胸是有形之邪结于胸膈心下，以胸脘部硬痛为主症的一种病证。

[2] 脏结：证候名。脏结与结胸相似，但病变性质不同，是脏气虚衰，阴寒凝结的一种病证。

【提要】 设问答以讨论结胸和脏结证，并指出结胸的主要脉证。

【分析】 结胸与脏结有相似的脘腹胀满疼痛，故有提出来进行讨论的必要。结胸为邪气内陷，并与有形之痰水搏结于胸膈心下而成，其证属实，多为阳证；脏结为脏气极虚，阴寒内盛，复为邪结所致，其证属虚中挟实，为阴证。二者有阴阳虚实的区别。

心下按之痛，为结胸的主症，是热（或寒）邪与痰水互结于胸膈（心下），所以按之有压痛感。寸脉浮、关脉沉是结胸的主脉，寸脉浮说明胸中邪实；关脉以候中，关脉沉说明痰水结于心下。寸浮关沉的脉象，是有形实邪结于胸膈（心下）之象。

【选注】 尤在泾：此设为问答，以辨结胸脏结之异。结胸者，邪结胸中，按之则痛。脏结者，邪结肠间，按之亦痛。如结胸者，谓如结胸之按而痛也。然胸高而脏下，胸阳而脏阴，病状虽同，而所处之位则不同。（《伤寒贯珠集·太阳篇》）

汪苓友：夫结胸、脏结何以云太阳病，以两者皆太阳病误下所致也。盖结胸病始因误下而伤其上焦之阳，阳气既伤，则风寒之邪乘虚而入，上结于胸。按之则痛者，胸中实也。……若脏结病则不然，其始亦因误下而伤其中焦之阴，阴血既伤，则风寒之邪亦乘虚而入，内结于脏。（《伤寒论辨证广注·辨太阳病脉证并治法下》）

（二）热实结胸

1. 大陷胸汤证

【原文】 太陽病，脉浮而動[1]數，浮則為風，數則為熱，動則為痛，數則為虚，頭痛發熱，微盗汗出，而反惡寒者，表未解也。醫反下之，動數變遲，膈内拒痛，胃中空虛，客氣[2]動膈，短氣躁煩，心中懊憹，陽氣[3]內陷，心下因鞕，則為結胸，大陷胸湯主之。若不結胸，但頭汗出，餘處無汗，劑頸而還，小便不利，身必發黃。（134）

【词解】

[1] 动：见于关上，应指滑利，无头无尾，其形如豆。此脉多见于疼痛。

[2] 客气：外来的邪气。

[3] 阳气：这里指表邪，不是指正气。

【提要】辨表证误下形成结胸或发黄的变证。

【分析】本条当分三段读。自"太阳病"至"表未解也"为第一段，论述病在太阳，虽邪有欲入里之兆，但表仍未解。太阳病，脉浮而动数，浮脉主表，动脉为阴阳相搏而主痛，数为阳盛主热。动数之脉与浮并见，为风邪在表，其义与第57条"脉浮数者，可更发汗"略同。"数则为虚"是承"数则为热"句而来，指出其热虽有入里之势，却并未与体内有形之实邪相结，故这里的"虚"，并非正气之"虚"，而为里无实邪之义，因此，"数则为虚"是指风邪在表，而里无实邪。头痛发热是表证，微盗汗出，似病邪有入里之象，然病邪入里当不恶寒，今反恶寒，说明表证未解，盗汗亦为营卫不和所致。

自"医反下之"至"大陷胸汤主之"为第二段，说明表证误下，形成结胸的机制及证治。表证误下后，胃中空虚，外邪（客气）陷入胸膈，热与水结，气机不通则膈内拒痛；邪结在胸，气机受阻，呼吸不利则短气；邪热内扰，心神不安则躁烦懊憹；热与水结，为有形之邪阻塞所致，故"心下因硬"。总因表邪（阳气）内陷，邪结于内，故原来动数之表脉亦变为迟而有力的里脉。治当泄热逐水，用大陷胸汤。

自"若不结胸"至"身必发黄"为第三段，说明表证误下，热入中焦，与湿相聚而发黄的另一病变机转。湿热郁蒸于上，则但头汗出；湿热不得外越则身无汗，齐颈而还；湿热不得下行，则小便不利。热不得外越，湿不得下泄，湿热蕴结于中，熏蒸肝胆，而为发黄之证。此节虽未言治法，而清热利湿之意，自在其中。

本条结胸的躁烦和心中懊憹与栀子豉汤证不同，栀子豉汤证是无形邪热留扰胸膈，虽有烦躁，心中懊憹，但按之心下濡（参见第375条），一般不痛。大结胸汤证是水热互结，为有形之实邪阻滞，故心下硬痛。两证病因、病机都有区别，自不难辨。

【选注】方有执：太阳之脉本浮，动数者，欲传也。浮则为风四句，承上文以释其义。头痛至表未解也，言前证，然太阳本自汗，而言微盗汗，本恶寒而言反恶寒者，稽久而然也。医反下之，至大陷胸汤主之，言误治之变，与救变之治。膈，心胸之间也。拒，格拒也，言邪气入膈，膈气与邪气相格拒而为痛也。空虚，言真气与食气皆因下而致亏损也。客气，邪气也。短气，真气不足以息也。懊憹，悔恨之意，心为邪乱而不宁也。阳气，客气之别名也，以本外邪，故曰客；以邪本风，故曰阳气。以里虚也，因而蹈入，故曰内陷。（《伤寒论条辨·太阳篇》）

浅田栗园：此条分作三截看，则其义判然。至"表未解也"，第一截，论并病之证也；至"大陷胸汤主之"，第二截，述所谓所以成结胸者，以下之太早故也之义；"若不结胸"以下，示有太阳之变，不归于结胸而归于发黄者也。（《伤寒论识·太阳篇》）

【治法】泻热逐水破结。

【方药】大陷胸汤方

大黄六两，去皮　芒消一升　甘遂一钱匕

上三味，以水六升，先煮大黄取二升，去滓，内芒消，煮一两沸，内甘遂末，温服一升。得快利，止后服。

【方义】本方为泻热逐水之峻剂。甘遂峻逐水饮，破其结滞，大黄泻热荡实；芒硝泻热软坚破结，三药合用，共奏泻热逐水破结之功。

本方先煮大黄，去滓后纳芒硝，煮一二沸。最后纳甘遂末，不去滓。因为甘遂采用煎法而去滓，则逐水之力甚弱，故不去滓，连末服下。服药后，"得快利，止后服"，是恐过剂损伤正气。

【临床应用】现代多用于治疗急性肠梗阻、急性腹膜炎、上消化道穿孔、胆道感杂、急性胰腺炎、急性阑尾炎、出血热合并肺水肿、渗出性胸膜炎、肝硬化、肾炎、肾衰、胸腹水等辨证属于水热互结的热实结胸者。

【现代研究】现代药理研究提示：本方对正常动物有明显的利尿作用。对二氯化汞所致肾功能衰竭家兔血中尿素氮虽无明显影响，但可抑制中毒家兔尿毒症性胸、腹水的产生。还能增强非特异免疫功能。

【案例】13例均属单纯性高位梗阻，其中完全梗阻者4例，不完全性梗阻9例。处方：大黄10～15g，芒硝10～15g，甘遂末3～5g，加水500mL煎大黄至300mL，纳芒硝煎两沸去滓，冲入甘遂末。口服150mL，3小时后若不下，再服余药。若服后但矢气，不下者，或泻下不畅，4小时后再服如前法。13例患者经用药后，均在6～23小时内痛、胀、呕、闭等症状消失。[王国彦. 国医论坛，1991，(4)：13]

【原文】伤寒六七日，结胸热实，脉沉而紧，心下痛，按之石鞭者，大陷胸汤主之。(135)

【提要】大结胸证的证治。

【分析】伤寒数日，未经误治，因素体阳气偏盛，表邪传里化热而表证已罢，热陷胸中，与水饮互结成实，故称"结胸热实"。这里"结胸"是言病位，"热实"是讲病性，此与第141条"寒实结胸"正好相对。水热互结于胸膈，气血阻滞不通，故见心下痛，按之石硬。所谓"石硬"，是形容心下肌肉紧张特甚。因邪结部位较高，故硬痛以胸膈心下为主，此与阳明腑实之腹满痛、绕脐痛不同。脉沉紧是大结胸的典型脉象，沉脉候里而主水，紧脉为邪实而主痛。脉证俱实，故以大陷胸汤峻泻逐水。

前言结胸因误下而成，此论结胸，不曰误治，可见结胸证亦有自身演变而成者，不可拘泥。

【选注】程郊倩：结胸一证，虽曰阳邪陷入，然阴阳二字从虚实寒热上区别，非从中风伤寒上区别。表热盛实转入胃府，则为阳明证；表热盛实，不转入胃府，而陷入于膈，则为结胸证。故不必误下始成也。伤寒六七日有竟成结胸者，以热已成实，而填塞在胸也。脉沉紧，心下痛，按之石硬，知邪热聚于此一处矣。……此处之紧脉以痛得之，不作寒断。(引自《伤寒论辑义·太阳篇》)

汪苓友：或问脉沉紧，焉知非寒实结胸？余答云：胸中者，阳气之所聚也。邪热当胸而结，直至心下，石硬且痛，则脉不但沉紧，甚至有伏而不见者，医人乌可以脉沉紧为非热耶？大抵辨结胸之法，但当凭证最为有准。(《伤寒论辨证广注·太阳篇》)

【原文】伤寒十余日，热结在里，复往来寒热者，与大柴胡汤；但结胸，无大

熱者，此為水結在胸脇也，但頭微汗出者，大陷胸湯主之。（136）

【提要】辨少阳兼里实与大结胸证。

【分析】伤寒十余日，表邪已化热入里。条文点出"热结在里"，则知为热结阳明，腑燥成实。又见往来寒热等，则知少阳病亦未解，故病属少阳而兼阳明里实，除上述见证外，参考第103、第165条可推知还当有呕不止、心下急、郁郁微烦，或发热汗出不解，心中痞硬，呕吐而下利等，宜用大柴胡汤，一则和解少阳，一则通下里实。如果但见心下硬满而痛，外无大热，是邪热入里，与水饮相结于胸胁而成结胸证。但头微汗出，是水热互结，不得充达于全身，而郁蒸于上所致。当用大陷胸汤，泻水热而破结滞。

本条"水结在胸胁"与上条"结胸热实"相呼应，指出结胸为水热互结之证。否则，水、热缺一，便不得为结胸。如误治后仅是热留胸膈，则为栀子豉汤证；如仅系水饮结聚胸膈，则为悬饮证。可见，本条所以说"此为水结在胸胁"是与"热结在里"对举而言，不能片面理解。至于结胸既为热实之证，何言"无大热"？这是指热与水结在胸膈之里，表无大热，亦与第63条"无大热"同义。

【选注】柯韵伯：上条（指第131条。编者注）言热入是结胸之因，此条言水结是结胸之本，互相发明结胸病源。若不误下，则热不入，热不入则水不结，若胸胁无水气，则热必入胃而不结于胸胁矣。此因误下热入，太阳寒水之邪，亦随热而内陷于胸胁间，水邪热邪，结而不散，故名曰结胸。粗工不解此义，竟另列水结胸一证，由是多岐滋惑矣。不思大陷胸汤丸，仲景用甘遂、葶苈何为耶？无大热，指表言，未下时大热，下后无大热，可知大热乘虚入里矣。但头微汗者，热气上蒸也；余处无汗者，水气内结也。水结于内，则热不得散；热结于内，则水不得行。故用甘遂以直攻其水，任硝黄以大下其热。所谓其次治六腑也，又大变乎五苓十枣等法。（《伤寒来苏集·伤寒论注·陷胸汤证》）

【原文】太陽病，重發汗而復下之，不大便五六日，舌上燥而渴，日晡所[1]小有潮熱，從心下至少腹鞕滿而痛，不可近者[2]，大陷胸湯主之。（137）

【词解】

[1] 日晡所：傍晚时分。

[2] 不可近：疼痛拒按。

【提要】太阳病发汗，本为正治之法，但宜中病即止。若重发汗，必伤津液，复加攻下，使邪热内陷。本已津伤胃燥，而邪热又与水饮互结于胸膈，致津液不能上布，则见口燥而渴；实热内结，腑气不通，故五六日不大便。因燥热已累及阳明，故亦可见日晡所潮热，但由于本证属水热互结在胸膈之间，而非阳明燥结成实，故仅表现为小有潮热。水热之邪弥漫于腹，泛溢上下，则可见从心下至少腹硬满而痛不可近，是为结胸之重证，治疗仍以大陷胸汤泻热逐水破结。

本证与阳明腑实证相比，彼为燥热与宿垢结聚在胃肠；此为热与水饮互结于胸膈心下。故两证虽均可见口渴、舌燥、苔黄、不大便等，但以阳明腑实证为显，且阳明腑实腹痛拒按，多为绕脐痛，或大腹痛（总以脐腹为中心），必伴见潮热谵语，脉沉实有力等。本证则心下痛，按之石硬，甚则从心下至少腹硬满疼痛而不可近（以心下为重心），或小有潮热，脉沉紧等，临床不难鉴别。

【选注】喻嘉言：不大便，燥渴，日晡所潮热，少腹硬满，证与阳明颇同，但小有潮热则不似阳明大热，从心下至少腹，手不可近，则阳明又不如此大痛，因是辨其为太阳结胸，兼阳明内实也。缘误汗复误下，重伤津液，不大便而燥渴潮热，虽太阳阳明，亦属下证，但太阳痰饮内结，必用陷胸汤，由胸胁以及胃肠荡涤始无余。若但下肠胃结热，反遗胸上痰饮，则非治矣。（《尚论篇·太阳篇》）

丹波元简：舌上燥干而渴，与脏结之舌上滑白，大分别处。（《伤寒论辑义·太阳篇》）

【原文】結胸證，其脉浮大者，不可下，下之則死。（132）

【提要】结胸证脉浮大禁用下法。

【分析】结胸之脉以沉紧有力为主，是脉证相符，攻下无忧。本条言结胸证，其脉浮大，则不可用下法，其原因有二：一是结胸证，若脉浮大有力，当是表邪未解，应先解表，后逐水饮，否则，前因误下而成结胸，今若再下，必致外邪尽陷而使病情恶化，故不可下；二是结胸证，若脉浮大无力，多是正气已虚，应先补其虚而后用逐水之法，或攻补兼施，如果一味蛮下，则犯虚虚之戒，必然使正气不支而预后不良，故亦不可下。由此可见，对于脉证不符的结胸证，使用大陷胸汤（丸）时，应十分谨慎，切勿孟浪从事。

第128条言"寸脉浮，关脉沉，名曰结胸"，与此条寸关尺三部俱浮不同。彼浮脉仅见于寸口，为邪实于上的反映，必浮而有力，关脉仍沉、为水饮在内之本象。此条不可用下的机制已如上述，两者不能混淆。

【选注】成无己：结胸为邪结胸中，属上焦之分，得寸脉浮，关脉沉者，为在里，则可下。若脉浮大，心下虽结，是在表者犹多，未全结也，下之重虚，邪气复结，则难可制，故云下之则死。（《注解伤寒论·辨太阳脉证并治下》）

方有执：此示人凭脉不凭证之要旨，戒人勿孟浪之意。夫结胸之为阳邪内陷，法固当下，下必待实。浮为在表，大则为虚，浮虚相搏，则表犹有未尽入，而里未全实可知，下则尚虚之里气必脱，未尽之表邪皆陷，祸可立至。如此而命尽，谓非医咎何，是故致戒也。（《伤寒论条辨·太阳篇》）

【原文】結胸證悉具，煩躁者亦死。（133）

【提要】辨结胸证的预后。

【分析】"结胸证悉具"，是指大结胸的主证已全备，如心下痛，按之石硬，甚则从心下至少腹硬满而痛不可近，不大便，舌上燥而渴，日晡所潮热，脉沉紧等，反映了水热胶结，邪气盛实，病情极为重笃。若再见烦躁，则是正气散乱，正不胜邪之象。如此邪实正虚之病，攻之则正虚不支，不攻则邪实不去，预后不良，故曰"死。"

第134条之结胸证，亦有烦躁，而不曰"死"，是因其证只有心下硬，膈内拒痛，并非结胸证悉具，且其烦躁为正邪相争所致，并非正气虚弱，故可用大陷胸汤攻下。本条则为结胸证悉具，邪实正虚，故不可与之相比。

【选注】成无己：结胸证悉具，邪结已深也，烦躁者，正气散乱也。邪气胜正，病者必死。（《注解伤寒论·辨太阳脉证并治下》）

尤在泾：伤寒邪欲入而烦躁者，正气与邪争也。邪既结而烦躁者，正气不胜而将欲散乱也。结胸证悉具，谓脉沉紧，心下痛，按之石硬，及不大便，舌上燥而渴，日晡所潮热，如上文所云是也。而又烦躁不宁，则邪结甚深，而正虚欲散，或下利者，是邪气淫溢，际上极下，所谓病胜脏也。虽欲不死，其可得乎。（《伤寒贯珠集·太阳篇》）

2．大陷胸丸证

【原文】病發於陽，而反下之，熱入因作結胸；病發於陰，而反下之，因作痞[1]也。所以成結胸者，以下之太早故也。結胸者，項亦强，如柔痙[2]狀，下之則和，宜大陷胸丸。（131）

【词解】

[1] 痞：证候名。痞有闭塞不通之意，如心下痞，即心下有闭塞不通的感觉。

[2] 柔痉："痉"当作"痉"，证候名。痉是以项背强直，角弓反张为主症的疾病。有汗的叫柔痉，无汗的叫刚痉。

【提要】辨结胸与痞的成因，以及热实结胸偏于上的证治。

【分析】本条可分成两段，从"病发于阳"至"以下之太早故也"为上段，论述结胸与痞的成因。从"结胸者"以下为下段，论大陷胸丸的证治。

本条上段指出结胸与痞都是表邪误用下法，表邪内陷所形成。"病发于阳"、"病发于阴"是指体质之强弱，胃阳之盛衰而言。即胃阳素旺，体质较强者误下之后，病邪化热入里，实邪结聚而成结胸；胃阳不足，体质较弱者误下之后，病邪内陷，或化热或寒热夹杂，并无有形实邪结聚，成为痞证。结胸、痞证的形成，固然有因误下而致者，可是不因误下，邪气内入而成者，亦复不少，临床但以脉证为凭，不必刻求误下与否。

下段既言"结胸"，必见胸膈心下硬满疼痛等症。其证的特点是如柔痉状，说明出现项背强直，甚或角弓反张，发热汗出等症，提示水热结聚的部位偏高，影响上部经脉不利，且兼水热郁蒸所致，宜用大陷胸丸峻药缓攻。

【选注】费晋卿：变汤为丸，加葶苈、杏仁以泻肺气，是专为上焦喘满而设。（《医方论·太阳篇》）

李培生：柯氏认为本证重在气结，自属扼要之论。因肺主一身之气，为水之高原，气郁则水热结实，而为结胸；反之，既属结胸，又能阻碍胸中大气正常运行，自必有喘促呼吸不利之证。方用大陷胸丸，取杏仁、葶苈子降气通痹，大黄芒硝泻热去实，甘遂逐水破结，使以白蜜为丸煮服。是为结胸之偏於高位者立法，亦有《内经》："补上治上治以缓"之意。（《柯氏伤寒附翼笺正·太阳方总论》）

【治法】逐水破结，峻药缓攻。

【方药】大陷胸丸方

大黄半斤　葶藶子半升，熬　芒消半升　杏仁半升，去皮尖，熬黑

上四味，擣篩二味，内杏仁、芒消，合研如脂，和散，取如彈丸一枚；別擣甘遂末一錢匕，白蜜二合，水二升，煮取一升，溫頓服之，一宿乃下，如不下，更服，取下為效，禁如藥法。

【方义】本方为大陷胸汤加葶苈子、杏仁、白蜜而成。大黄、芒硝泄热破结以荡实邪，甘遂逐水饮，葶苈、杏仁泻肺利气，白蜜甘缓和中，共奏泻热逐水之效。本方之力虽峻，但改汤为丸，又制小其服，并用白蜜同煎，是变峻泻为缓攻，且加入宣肺利气之品，故利于结胸证而邪结偏上者。

本方除需如法炮制外，还须注意，煮丸后不去滓，顿服。

【临床应用】现代可用于慢性支气管炎、支气管哮喘、肺气肿、胸膜炎、胸腔积液、乳腺增生、食管炎等病证属水热结实偏上者。

【案例】罗某，素有茶癖，每日把壶长饮，习以为常。身体硕胖，面目光亮，每以身健而自豪。冬季感受风寒后，自服青宁丸与救苦丹，病不效而胸中硬痛，呼吸不利，项背拘急，俯仰为难。经人介绍，乃请余诊。其脉弦而有力，舌苔白厚而腻。辨为伏饮踞于胸膈，而风寒之邪又化热入里，热与水结于上，乃大陷胸丸证。为疏：大黄9g，芒硝6g，葶苈子9g，杏仁9g，水2碗，蜜半碗，煎成多半碗，后下甘遂末1g。服1剂，大便泻下两次，而胸中顿爽。又服1剂，泻下4次，从此病告愈，而饮茶之嗜亦淡。（刘渡舟《新编伤寒论类方》）

3．小陷胸汤证

【原文】小結胸病，正在心下，按之則痛，脉浮滑者，小陷胸湯主之。（138）

【提要】辨小结胸的证治。

【分析】小结胸证是热实结胸轻证。其证多由表邪入里，或表证误下，邪热内陷，与心下（胃脘部）之痰饮相结而成。胀满部位正在心下，比大结胸的范围要小。按之则痛，不按不痛，结聚程度比大结胸要轻。脉浮滑反映痰热结聚之象，与大结胸之脉沉紧亦有轻重之别，故用小陷胸汤清热涤痰开结。为了全面鉴别大、小结胸证的证治，兹列表比较鉴别（表1-25）。

表1-25 大结胸证、小结胸证鉴别表

证名	病位	主症	主脉	病机	病情	治法
大结胸证	从心下至少腹	硬痛拒按	沉紧	热与水结	较重	泻热逐水
小结胸证	正在心下	正在心下	浮滑	热与痰结	较轻	清热化痰

【选注】成无己：心下硬痛，手不可近者，结胸也。正在心下，按之则痛，是热气犹浅，谓之小结胸。结胸脉沉紧，或寸浮关沉。今脉浮滑，知热未深结，与小陷胸汤，以除胸膈上结热。（《注解伤寒论·辨太阳脉证并治下》）

柯韵伯：结胸有轻重，立方分大小。从心下至小腹，按之石硬而痛不可近者，为大结胸；正在心下，未及胁腹，按之则痛，未曾石硬者，为小结胸。大结胸是水结在胸腹，故脉沉紧。小结胸是痰结于心下，故脉浮滑。水结宜下，故用甘遂、葶、杏、硝、黄等下之。痰结可消，故用黄连、半夏、瓜蒌以消之，水气能结为痰，其人之阳气重可知矣。（《伤寒来苏集·伤寒论注·泻心汤证》）

【治法】清热涤痰，蠲饮散结。

【方药】小陷胸汤方

黄连一兩　半夏半升，洗　栝樓實大者一枚

上三味，以水六升，先煮栝樓，取三升，去滓，内諸藥，煮取二升，去滓，分温三服。

【方义】方用黄连苦寒，以清泄心下之热；半夏辛温，化痰蠲饮而散结；瓜蒌实甘寒滑润，清热涤痰而开结。三药配伍，辛开苦降，有清热化痰散结之功。

本证与大陷胸汤证有轻重之不同，故方有大小缓急之异，两方对比，此用黄连清热于中，彼用大黄破结而导下；此用半夏辛开化痰，彼用甘遂峻逐水饮；此用瓜蒌清热涤痰而兼润滑导下，彼用芒硝软坚润下，而助其泻下破结之功。可见仲景处方用药，随证出入，法度谨严。

【临床应用】现代多用于急慢性胃炎、胆囊炎、胆道蛔虫症、肝炎、胰腺炎、急慢性支气管炎、肺炎、胸膜炎、冠心病、肺心病等辨证属于痰热互结者。由于本方药性平和，清热化痰散结疗效可靠，故临床运用十分广泛。

【现代研究】现代药理证明，本方具有抗菌、抗炎、解热、利胆、镇咳祛痰、和胃止呕、扩张冠脉、降低血脂、抗急性心肌缺血及通便等作用。

【案例】

（1）一老年妇人，50余岁，正在心下胃脘部疼痛，且痛时有包块鼓起，形如馒头之半，心疑为癌患而甚畏惧，即往医院欲作钡餐透视。在等待期间，因疼痛加剧不可忍耐，而请中医诊治。脉见弦滑，舌质偏红，苔黄不甚厚，胃脘虽痛但按之不硬，大便不爽，遂辨为小结胸证。服小陷胸汤2剂后，大便泻下黄涎甚多，痛止而包块消失。后作X线钡餐透视，查无异常。（刘渡舟《伤寒论诠解》）

（2）刘某，女，32岁，1977年7月6日诊。因情志抑郁，右乳包块肿痛半年余，经前期及经期加重。先后在某医院检查，诊断为乳腺增生，用丙酸睾丸酮等药治效不显。查右乳外侧有3个大小不等之半圆形包块，其中最大者为3cm×2.6cm×1.4cm，质较硬，表面光滑，与皮肤、肌筋膜无粘连，可推动，压痛（＋），舌苔白腻、夹黄、质红，脉滑。处方：瓜蒌50g，半夏9g，黄连、柴胡各12g，赤芍、王不留行各20g，青皮、川楝子各10g，银花30g，水煎服，6剂。服后痛减，包块缩小，仍以开郁散结、清热化痰、调理冲任法治疗两个月经周期，乳核消失。[韩庆捷. 陕西中医，1992，（2），27]

（三）寒实结胸证

【原文】……寒實結胸，無熱證者，與三物小陷胸湯。白散亦可服。（141）

　　[按] 本条宋本原为"与三物小陷胸汤。白散亦可服"。考《金匮玉函经》、《千金翼方》均无"陷胸汤"
　　及"亦可服"六字，当系衍文，故应读为"与三物白散"。

【提要】辨寒实结胸的证治。

【分析】寒实结胸，也是结胸证的一种，是与热实结胸对举而言的，为寒邪与痰饮相结于胸膈心下所致。其证除一般结胸必有的胸膈心下硬满疼痛之外，其特点是有寒证、实证而无热证，治疗可用三物白散温下寒实，涤痰破结。本证与热实结胸有寒热阴阳之异，鉴别见表1-26。

表1-26　热实结胸证、寒实结证鉴别

证名	病机	主症	主脉	治疗
热实结胸	大结胸为热与水结于胸膈心下；小结胸为热与痰结于心下	大结胸心下痛，按之石硬，甚则从心下至少腹硬满而痛不可近，或项强如柔痉；小结胸正在心下，按之则痛	大结胸寸浮关沉或沉紧；小结胸浮滑	泄热逐水急则用大陷胸，缓则用大陷胸丸；清热涤痰开结用小陷胸汤
寒实结胸	寒与痰水相结于胸膈心下	有类似的胸膈心下硬满疼痛，但无热象	沉紧	温下寒实，涤痰破结，与三物白散

【选注】《医宗金鉴》：无热证之下，与三物小陷胸汤，当是"三物白散"，小陷胸汤四字，必是传写之误。桔梗、贝母、巴豆三物，其色皆白，有三物白散之义，温而能攻，与寒实之理相属。小陷胸汤乃瓜蒌、黄连、皆性寒之品，岂可以治寒实结胸之证乎。"亦可服"三字亦衍文也。（《医宗金鉴·订正仲景全书·伤寒论注》）

浅田栗园：寒实对热实而言，寒即瓜蒂散所谓胸中有寒之寒，实亦胸中实，非里之寒也。盖短气，膈内拒痛，大类大陷胸汤，而彼则有身热燥渴等热证，此则不然，故曰无热证，以明其有寒证也。于是不用大黄、甘遂，而用巴豆吐泄水寒之气则愈。可见，治法亦有冰炭之差别。（《伤寒论识·太阳篇》）

【治法】温下寒实，涤痰破结。

【方药】三物白散方

桔梗三分　巴豆一分，去皮心，熬黑研如脂　贝母三分

上三味爲散，内巴豆，更於臼中杵之，以白飮和服，强人半錢匕，羸者减之。病在膈上必吐，在膈下必利。不利進熱粥一杯；利過不止，進冷粥一杯。

【方义】本方治寒实结胸，用巴豆大辛大热，泻下冷积，散寒逐水，破结搜邪为主药，贝母化痰散结，桔梗祛痰排脓，载药上行，三药合用有温下寒实、涤痰破结之功。

由于巴豆不仅有强烈的泻下作用，还有一定的催吐作用，所以服药后，病在膈上，寒实邪气可因其高而吐之；病在膈下，寒实邪气可随其势而泻之。但药性猛烈，故当用米汤送服，对体弱者，亦宜减量。为了加强或抑制泻下作用，可用热粥或冷粥进行调节，总以保胃气、存津液为要。

【临床应用】《金匮要略》用本方治疗肺痈，后世亦有用于痰厥、食厥等痰食阻塞于上中二焦之证。现代用于治疗胸膜炎、胸腔积液、肺脓疡、白喉、肠梗阻、胆囊炎、胆石症、胆道蛔虫以及流行性出血热肾功衰竭尿毒症等辨证属于寒实结胸者。桔梗、巴豆、贝母三味药以3：1：3的比例研粉和匀，米汤送服。主药巴豆目前常用量内服每次0.1g。如投药4小时未见排便可再用一剂量，以日泻4～5次为宜，每日巴豆用量不超过0.4g。

【案例】任某，男，25岁，工人，1981年12月15日入院。患者素嗜烟酒，并有胸膜炎病史。其人痰湿素盛，时值寒冬，劳动后汗出脱衣受凉而病，遂发胸胁胀痛，痛甚如椎刺，咳嗽痰多，泛恶欲呕，伴头晕目眩，纳食不香，大便未行，无发热气急。曾用中西药治疗十余日，无明显好转，而住院治疗。证如上述，舌淡红，苔白厚，脉弦滑有力。证属寒实结胸，治当温下寒实，涤痰破结。用《伤寒论》三物白散。处方：巴豆霜5g、贝母15g、桔硬15g，上三味共研末，每次1.5g，温开水调服。病人当日服1.5g，腹泻稀便四次。次日上、下午各服1.5g，先腹痛灼热，肠中鸣响，继之泻下稀水，便中挟有痰涎样白冻6次后，头晕目眩、泛恶欲呕消失，胸痛好转，咳嗽减少。观患者病邪尚盛，正气未伤，舌脉同前，故继用散剂3日，腹泻达30余次之多。泻后虽觉乏力，但食欲增加，胸部仍有隐痛，白苔转薄，脉细缓，即停服散剂，投以六君子汤善后，共住院13日，诸症消失，痊愈出院。[王治强，等. 中医杂志，1982（7）：7]

自学指导

1. 大结胸证多由误下（亦有不经误下）热入，与水饮结于胸膈心下而成。其证为结胸热实而外无表热，胸胁及心下硬痛，甚则从心下至少腹硬满而痛不可近，日晡所小有潮热，舌上燥而渴，大便秘结，脉沉紧等。治宜泻热逐水破结，大陷胸汤主之。若邪结高位，除心下及胸膈硬痛外，尚有项强如柔痉状、短气等症，仍宜泻热逐水破结，惟其病位偏上，不宜速下，故以大陷胸丸，峻药缓图之。若病有兼挟者，更应从权计议，如结胸证，其脉浮大者，或为外邪未解，或为正气已虚，均忌攻下，否则，可使外邪内陷，加重病情，或致邪实而正气不支，酿成危重之候。又如结胸证悉具，烦躁者，是邪实而正气散乱之象，故禁攻逐之法。结胸证还需与大柴胡汤证、阳明腑实证加以鉴别（第136、第137条），方不至有误。

2. 小结胸证，为热邪与痰饮结聚于心下，其证心下硬满，按之则痛，脉浮滑，或舌红苔黄腻等，治当清热涤痰开结，小陷胸汤主之。大、小结胸证同中有异，宜加鉴别（参阅第138条）。

3. 寒实结胸为寒邪与痰饮相结于胸膈心下而成，其证心下及胸膈硬痛，但所伴者为寒

象，而毫无热征，故与三物白散，温下寒实，涤痰破结。寒实结胸与热实结胸有阴阳寒热之异，最需仔细辨析（参阅第 141 条）。

【复习思考题】

1．大陷胸汤证的证候、病机、治法、方药是什么？
2．大陷胸丸适于什么病情？为什么？
3．小结胸证的证候、病机、治法、方药是什么？它如何与大结胸证鉴别？
4．寒实结胸证的证候、病机、治法、方药是什么？它如何与大陷胸汤证鉴别？

九、脏结证

【目的要求】 了解脏结证的成因、证候及治疗大法。
【自学时数】 2 学时。

【原文】 何謂藏結？答曰：如結胸狀，飲食如故，時時下利，寸脉浮，關脉小細沉緊，名曰藏結。舌上白胎滑者，難治。(129)

【提要】 论脏结的脉证及预后。

【分析】 本条承接第 128 条辨结胸与脏结的脉证，两者虽都有类似的心下硬满疼痛的症状，但脏结因脏气大虚，元阳不振，阴寒之邪凝结在脏而成，故又与结胸证不同。由于寒结在脏，胃腑无实邪壅滞，尚能受纳，故"饮食如故"（然而脏与腑关系密切，若病重而深者，未必饮食如故，所以应当活看）。因脾肾阳微，阴寒下趋，水谷不别，所以"时时下利"。寸脉浮，主阳虚于上，必按之无力，关脉小细沉紧，主寒实于里。脏结见寸脉浮，关脉小细沉紧，说明其病属脏气虚，阴邪内结，为虚实错杂之证。若见舌苔白滑，知阴寒更盛，阳气更衰。寒结之实，非攻不去，脏气之虚，又不耐攻伐，故曰"难治"。结胸与脏结同中有异，兹列表 1-27 予以鉴别。

表 1-27　结胸与脏结鉴别表

证名	病机	病性	证候	预后
结胸（热实结胸）	热邪与水饮相结于胸膈心下	阳热实	心下硬满而痛，甚则从心下至少腹硬满而痛不可近，寸浮关沉，舌苔黄燥，伴见燥热证	一般可治
脏结	脏气大虚元阳不振，阴寒凝结	阴寒虚	有类似结胸的胸膈心下硬满疼痛，时时下利，饮食如故，寸浮无力，关脉小细沉紧，舌苔白滑，伴见虚寒证	难治

【选注】 尤在泾：脏结者，邪结肠间，按之亦痛。如结胸者，谓如结胸之按而痛也。然胸高而脏下，胸阳而脏阴，病况虽同，而所处之位则不同，是以结胸不能食，脏结则饮食如故，结胸不必下利，脏结则时时下利，结胸关脉沉，脏结则更小细紧。而其病之从表入里，与表犹未尽之故，则又无不同，故结胸、脏结，其寸脉俱浮也。舌上白胎滑者，在里之阳不振，入结之邪已深，结邪非攻不去，而脏虚又不可攻，故曰难治。（《伤寒贯珠集·太阳篇》）

柯韵伯：如结胸状而非结胸者，结胸则不能食，不下利，舌上燥而渴，按之痛，脉虽沉紧而实大，此则结在脏不在腑，故见证种种不同。夫硬而不通谓之结，此能食而利亦谓之结者，是结在无形之气分，五脏不通，故曰脏结。与阴结之不能食而大便硬，不同者，是阴结尚为胃病，而无关于脏也。五脏以心为主，舌为心之外候，舌苔白而滑，是水来克火，心火几熄矣，故难治。(《伤寒来苏集·伤寒论注·陷胸汤证》)

【原文】藏結無陽證，不往來寒熱，其人反靜，舌上白胎滑者，不可攻也。(130)

【提要】辨脏结的证候及治禁。

【分析】本条用"无阳证"三字，进一步说明脏结证的属性，是纯阴无阳。同时，也概括指出了脏结不见发热、口渴、心烦等阳热证候。"不往来寒热"，说明需要与少阳证鉴别。因脏结证亦有胸胁硬满疼痛，而类似少阳病，但不往来寒热，则非少阳可知。邪全入里，如正与邪争，应见烦扰不安，今其人反静，则正阳弱而不振可知。舌上苔滑，亦为阳虚之象，反映脏结为正气虚衰，阴寒凝结所致，因正虚不耐攻伐，故曰"不可攻也"。

对于脏结证，上条云"难治"，本条言"不可攻也"，都未出治法，但难治而非不治，不可攻亦只戒一味蛮攻。若论治法，仍可攻补兼施，如温脏散结之类。

【选注】柯韵伯：结胸是阳邪下陷，尚有阳证见于外，故脉虽沉紧，有可攻之理。脏结是积渐凝结而为阴，五脏之阳已竭也，外无烦躁、潮热之阳，舌无黄黑芒刺之胎，虽有硬满之证，慎不可攻。理中四逆辈温之，尚有可生之义。(《伤寒来苏集·伤寒论注·陷胸汤证》)

程扶生：经言脏结白苔滑者，只言难治，未尝言不可治也。只言脏结无热，舌苔滑者不可攻。未尝言脏结有热，舌苔不滑者，亦不可攻也。(引自《订正仲景全书·伤寒论注·太阳篇》)

【原文】病脅下素有痞[1]，連在臍傍，痛引少腹，入陰筋[2]者，此名藏結，死。(167)

【词解】

[1] 痞：此指痞块。

[2] 阴筋：即阴茎。

【提要】痞块连在脐旁已久，说明脏结日久而深重，当属于癥积之类，乃久病入络而病及血分的表现。这种病人突然出现少腹剧痛，痛引阴部，病涉三阴经之分野，肝、脾、肾之脏气皆虚，阴寒凝结于三阴之部，其病情危重可知，故云："此名脏结，死。"

厥阴肝脉，过阴器，抵少腹，挟胃属肝络胆，上贯膈，布胁肋，而本病胁下素有痞，连在脐旁，痛引少腹入阴筋，虽病涉及三阴经之分野，但尤以厥阴最为明显。

【选注】程扶生：宿结之邪与新结之邪交结不解，痞连脐旁，脾脏结也；痛引少腹，肾脏结也；自胁入阴筋，肝脏结也。三阴之脏俱结，故主死。(引自《订正仲景全书·伤寒论注·太阳篇》)

自 学 指 导

脏结证为五脏阳气大衰，阴寒之邪凝结于脏而成。其证如结胸状，是指其类似结胸之胸胁及心下硬满疼痛。但彼为阳热实证，此为阴寒虚证，因而本证时时下利，寸脉浮而无力，关脉小细沉紧，舌苔白滑。因胃腑尚未受其影响，故有饮食如故者。脏结证还有积渐形成痞块，连在脐旁，痛引少腹入阴筋者，为三阴之脏俱结，病主危笃。脏结虽无治法，但以理推之，则温养脏气，祛寒散结之法可用。

【复习思考题】

你对脏结证有什么认识?

〔成肇仁〕

十、痞证

【目的要求】

1. 掌握大黄黄连泻心汤证、附子泻心汤证、半夏泻心汤证、生姜泻心汤证、甘草泻心汤证的证治。
2. 熟悉赤石脂禹余粮汤证、旋覆代赭汤证、黄连汤证的证治。
3. 了解痞证的病因病机与证候特点。

【自学时数】6 学时。

(一) 痞证的形成

【原文】脉浮而紧，而復下之，紧反入裏，则作痞[1]，按之自濡[2]，但氣痞耳。(151)

【词解】

[1] 痞: 痞有闭塞不通之意。

[2] 濡: 柔软。

【提要】论痞证的病因病机与证候特点。

【分析】痞证多因表证误下而成。脉浮而紧，是为表脉，脉既如此，当必有表证相伴。表证当以汗解之，即使表里合病，亦应遵循先表后里之法。今病在表，而反用下法，误下则里虚邪陷，以致中焦脾胃升降失常，气机不利，而壅滞于心下，遂成痞证，故曰"紧反入里，则作痞。""紧"是举脉象，而概言在表之寒邪。"入里"者，邪气乘虚内陷入里也。痞证的特点，为心下痞塞，但满不痛，按之柔软。盖心下为无形之邪所阻，脾胃气机失常，故尔痞塞不通，故曰"按之自濡，但气痞耳。"若心下硬痛，则非本证。

《伤寒论》原文所论之痞，多因表证误治而成。然而临床所见，不因误治而成者，亦复不少。如饮食不慎；劳倦所伤；脾胃素虚复感外邪，或肝胃不和，或情志影响等，在一定条件下，皆可致痞，故学者不可因"误下"而印定眼目。

本证当与结胸证相鉴别。结胸证为水热之邪互结于胸膈所致，故其证或见胸脘硬痛，或见从心下至少腹硬满疼痛。而痞证为无形之邪内阻，气机痞塞而成，故按之自濡而不硬不痛 (表 1-28)。

【选注】尤在泾: 此申言所以成痞之故，浮而紧者，伤寒之脉，所谓病发于阴也。紧反入里者，寒邪因下而内陷，与热入因作结胸同意。但结胸心下硬满而痛，痞则按之濡而不硬不痛。所以然者，阳邪内陷，止于胃中，与水谷相结则成结胸。阴邪内陷，止于胃中，与气液相结则为痞。是以结胸为实，而按之硬痛；痞病为虚，而按之自濡耳。(《伤寒贯珠集·太阳篇下》)

方有执: 濡与软同，古字通用。复亦反也。紧反入里，言寒邪转内伏也。濡，言不硬不痛，而柔软也。痞，言气隔不通而塞也。(《伤寒论条辨·辨太阳病脉证并治下》)

表 1-28　痞证、结胸、脏结鉴别表

鉴别要点	痞证	结胸	脏结
病因病机	无形邪热结于心下;或脾胃损伤,寒热错杂于中焦,升降失常	邪热与水饮结于胸膈	脏气大虚,阴寒内结于脏
病性	①热痞:属热属阳;②脾胃不和致痞:属虚实互见,寒热错杂	属阳,属热,属实	属阴,属寒,属虚
病证	①热痞:心下痞,按之濡,口渴,脉数,苔黄;②脾胃不和致痞:心下痞,呕吐,肠鸣下利等	心烦,心下硬痛,甚则从心下至少腹硬痛,不大便,日晡所小有潮热,脉沉紧	如结胸状,饮食如故,时时下利,舌上苔滑者,难治
治则	①热痞:宜清泄;②脾胃不和致痞:宜辛开苦降,和胃消痞	泄热逐水	温里补虚,通阳散结

(二) 大黄黄连泻心汤证

【原文】心下痞,按之濡,其脉關上浮者,大黄黄連瀉心湯主之。(154)

【提要】论热痞的证治。

【分析】本条重点论述热痞脉证特征。心下痞,按之濡,是谓心下(胃脘)有痞塞不通之感,但按之柔软,而不坚硬疼痛。关脉以候中焦,浮主阳热,是为无形邪热结于心下,气机壅滞,故心下有闭塞不通之感。因未与有形之邪相结,故虽痞塞而不疼痛。

本条只举一脉一证,虽然简括,但已清楚地概括了热痞的病因、病机、病位、病性以及证候特征。本证属热,除心下痞外,多伴有口渴、心烦、小便赤、舌红、苔黄等证,故宜用大黄黄连泻心汤清泄邪热,则痞满自消。

本证心下痞,按之柔软不痛,自有别于心下痛,按之石硬,寸脉浮关脉沉之大结胸证。故"按之濡"是辨证之关键。若见全腹柔软,抵抗力低于正常者,又多属于虚寒证,法宜温补,切忌苦寒。

【选注】成无己:心下硬,按之痛,关脉沉者,实热也;心下痞,按之濡,其脉关上浮者,虚热也。大黄黄连泻心汤,以导其虚热。(《注解伤寒论·辨太阳病脉证并治下》)

尤在泾:成氏所谓虚热者,对燥屎而言也,非阴虚阳虚之谓。盖热邪入里,与糟粕相结,则为实热,不与糟粕相结即为虚热,本方以大黄黄连为剂,而不用枳朴芒硝者,盖以泻热,非以荡实也。(《伤寒贯珠集·太阳篇下》)

钱天来:心下者,心之下,中脘之上,胃之上脘也。胃居心之下,故曰心下也。……其脉关上浮者,浮为阳邪,浮主在上。关为中焦,寸为上焦,因邪在中焦,故关上浮也。……按之濡,乃无形之邪热也。热虽无形,然非苦寒以泄之不能去也,故以此汤主之。(《伤寒溯源集·太阳病中篇》)

【治法】泄热消痞。

【方药】大黄黄连瀉心湯方

大黄二兩　黃連一兩

上二味,以麻沸湯[1]二升,漬[2]之须臾,絞去滓,分温再服。

臣億等看詳大黄黄连瀉心湯,諸本皆二味,又後附子瀉心湯,用大黄、黄連、黄芩、附子,恐是前方中亦有黄芩,後但加附子也,故後云附子瀉心湯,本云加附子也。

【词解】

[1] 麻沸汤:滚沸的水,即开水。

［2］渍：浸泡。

【方义】本方按宋版原文，仅大黄、黄连二味，当是传写之误，故林亿等加按语认为还应有黄芩一味，其是。

大黄、黄连、黄芩均为苦寒之品，大黄泻热和胃开结，黄连善清心胃之火，黄芩亦善清中上二焦之热，三味合用，使热邪得去，气机通畅，则痞满自消。

本方煎服法尤有妙义，大黄、黄连、黄芩苦寒，气味俱厚，若煎服必下攻肠道而具泻下作用。今不取煎煮，而以麻沸汤浸泡少顷，绞汁饮服，意在取其气之轻扬，不欲其味之重浊，使之利于清上部无形之邪热，而不在泻下有形之邪结。《订正仲景全书·伤寒论·太阳篇》云："仅得其无形之气，不重其有形之味。"或问：就一般而言，大黄后煎，或泡服，具有较强的泻下作用，何言不至泻下，而但清无形之热？这是因为欲明大黄是否发挥泻下作用，除注意煎制方法以外，还必须注意其用量之大小。观承气诸方、大黄均用四两，故有较强的泻下作用。而本方之大黄仅得承气汤之半，况且以沸水浸泡较短时间，故其作用，不在泻下，而在清热。

【临床应用】众多古代方书中记载，大黄黄连泻心汤，除用治热痞之外，也可用于治疗其他热证，如悬雍垂肿痛、乳房肿块、心腹胀满兼黄疸、吐血、衄血、眼目赤肿、口舌生疮、心膈烦躁、溲赤便结、小儿积热等证。更有改汤炼蜜为丸的记载。近代用本方或单味大黄、或以本方加减治疗上消化道出血、炎性胃肠病、咯血、衄血、急性扁桃腺炎、目赤肿痛与耳疖，以及因热引起的皮肤病、亢奋性的精神病等取得良好的效果。

【现代研究】现代药理研究证实，大黄黄连泻心汤中大黄含有大黄素、大黄酸、芦荟大黄素、大黄酚等。对金黄色葡萄球菌、霍乱弧菌、大肠杆菌、痢疾杆菌、绿脓杆菌、肺炎双球菌等，均有较强的抑制作用。大黄酸类物质，能刺激肠壁，引起血管收缩，分泌增加，使大肠内容物易于排出，从而达到泻下通便的作用。芦荟素能引起盆腔内脏充血，因而具有活血通经的作用。黄连主要含小檗碱等，抗菌谱很广，对痢疾杆菌、伤寒杆菌、大肠、脓绿、白喉、百日咳、结核杆菌以及钩端螺旋体、阿米巴原虫、各型流感病毒、皮肤真菌均有抑制作用。又有实验结果表明，本方有明显的抗氧化作用和抑制血小板凝集作用。

【案例】

（1）孙某，男，60岁。病鼻衄而心烦，心下痞满，小便色黄，大便不爽，舌苔黄，脉寸关皆数。辨为心胃之火，上犯阳络，胃气有余，搏而成痞。用大黄9g，黄连、黄芩各6g，以麻沸汤煎药，只饮1碗，其病应手而愈。(《通俗伤寒论讲话》)

（2）史某，50岁。酒客大吐狂血成盆，六脉洪数。面赤，三阳实火为病。与大黄18g、黄连15g、黄芩15g，1剂而止，2剂脉平。后7日又发，脉如故，又2剂。(《吴鞠通医案》)

（3）李某，1966年，因长途旅涉，心火胃燥致吐血甚多，时止时作。特来邀余。症见心中烦热，面容憔悴，唇燥，舌红苔黄，脉洪。遂拟大黄黄连泻心汤加生地、鲜茅根1剂。服后当夜血止，次日守原方加太子参，去鲜茅根1剂，以巩固疗效。后嘱其清淡饮食自调而愈。［林文犀. 古方新用. 新中医，1979，(5)：42］

【原文】伤寒大下後，復發汗，心下痞，惡寒者，表未解也。不可攻痞，當先解表，表解乃可攻痞。解表宜桂枝湯，攻痞宜大黄黄連瀉心湯。(164)

【提要】心下痞而兼表证未解的证治。

【分析】伤寒是为表证，治当发汗解表。即使表证兼有里实，一般也应先汗后下，乃正治之法。今病在表，却使用下法，必使胃气受伤而引邪深入。医者不察，复因表证未解，再与发汗，是为汗下失序，导致表证仍在，而邪热乘虚内陷，滞塞中焦，气机不畅，而成心下痞。若表邪尽陷于里，则恶寒罢，为表证不复存在；今仍见恶寒，是表邪未解之征。既言"表未解"必伴见发热、头痛、脉浮等。如是表里同病，治则应遵循表里先后之法，先行解表，而后治痞。若先攻痞，则不仅有郁遏表邪之弊，且有引邪内陷之机，而发生变证。故曰："不可攻痞，当先解表，表解乃可攻痞。解表宜桂枝汤，攻痞宜大黄黄连泻心汤。"

纵观仲景治疗风寒表证，就一般而言，中风宜用桂枝汤，伤寒宜用麻黄汤。本条以"伤寒"冠首，而"宜桂枝汤"者，是因前已汗下、腠理已开，且邪气已经内陷，故虽有表证未解，也不可妄用峻汗之法，而只宜桂枝汤调和营卫以解表。

本证表里同病，治宜先表后里，是对里证不急者言。如果表里同病，里证较甚且病势危急者，治又宜先里后表。如第124条"表证乃在"，因为邪陷与血相结于下焦，成蓄血重证，而径用抵当汤主之，便是其例。

【选注】成无己：大下后，复发汗，则表之邪当悉已，此心下痞而恶寒者，表里之邪俱不解也。因表不解而下之，为心下痞，先与桂枝汤解表，表解乃与大黄黄连泻心汤攻痞。《内经》曰："从外之内而盛于内者，先治其外，而后调其内"。（《注解伤寒论·辨太阳病脉证并治法下》）

尤在泾：大下复汗，正虚邪入，心下则痞，当与泻心汤如上法矣。若其人恶寒者，邪虽入里，而表犹未罢，则不可径攻其痞，当先以桂枝汤解其表，而后以大黄黄连泻心汤攻其痞。不然，恐痞虽解而表邪复入里为患也，况痞亦未必能解耶。（《伤寒贯珠集·太阳篇下》）

《医宗金鉴》：伤寒大下后复发汗，先下后汗，治失其序矣。邪热陷入，心下痞结，治当攻里，若恶寒者，为表未尽也，表邪未尽，则不可攻痞，当先解表，表解乃可攻痞，解表宜桂枝汤者，以其为已汗下之表也，攻痞宜大黄黄连泻心汤者，以其为表解里热之痞也。（《医宗金鉴·订正仲景全书·伤寒论注》）

（三）附子泻心汤证

【原文】心下痞，而復惡寒汗出者，附子瀉心湯主之。（155）

【提要】热痞兼表阳虚的证治。

【分析】本条承接第154条而论，其心下痞，而复恶寒汗出，并用附子泻心汤，是知心下痞当属热痞，乃中焦有热，气机不畅使然。其恶寒汗出，非表邪不解，而是卫外之阳有所虚损。阳虚则不能温分肉，充肌肤，肥腠理，司开合，故见恶寒汗出之证。其治法，若纯以扶阳，则更助其热；纯以清热，则阳气愈虚。故取寒温并用、清热与温阳兼顾之法，用大黄黄连泻心汤，泻热消痞；加附子，扶阳固表。

本条"心下痞，而复恶寒汗出"与第164条之"心下痞恶寒者，表未解也，"文字相似，但其证候、病机与治法却有所不同。两者心下痞皆为热痞，是相同之处。其区别在于，彼为热痞兼表证未解，故除恶寒外，尚见发热、头痛、脉浮等表证，治宜先解表后治痞；本条属热痞兼表阳不足，故恶寒与汗出并见，且无脉浮头痛等表证，治宜附子泻心汤，寒温并用、攻补兼施为法。

本条与第154条同属热痞，但同中有异，彼为单纯热痞，此为热痞兼表阳不足，故治略有不同。

【选注】尤在泾：此即上条而引其说，谓心下痞，按之濡，关脉浮者，当与大黄黄连泻心汤，泻心下之虚热；若其人复恶寒而汗出，证兼阳虚不足者，又须加附子，以复表阳之气，乃寒温并用，邪正兼治之法也。（《伤寒贯珠集·太阳篇下》）

徐灵胎：此条不过二语，而妙理无穷。前条发汗之后恶寒则用桂枝。此条汗出恶寒则用附子。盖发汗之后，汗已止而犹恶寒，乃表邪未尽，故先用桂枝以去表邪，此恶寒而仍汗出，则亡阳在即，故加附子以回阳气。又彼先后分二方，此并为一方者，何也？盖彼有表复有里，此则只有里病，故有分有合也。（《伤寒类方·太阳篇》）

【治法】泄热消痞，扶阳固表。

【方药】附子瀉心湯方

大黄二两　黄连一两　黄芩一两　附子一枚，炮，去皮，破，别煮取汁

上四味，切三味，以麻沸湯二升漬之，須臾，絞去滓，内附子汁，分温再服。

【方义】本方由大黄黄连泻心汤加附子而成。取苦寒之三黄，用麻沸汤浸泡绞汁，是取其气之轻扬，以清泻心胸之热邪而消痞；用辛热之附子另煎取汁，得醇厚之药力，以温经扶阳而固表。四味相合，寒温并用，此乃生熟有别，性味有异，共凑泄热消痞、扶阳固表之功效。正如尤在泾谓："此证邪热有余而正阳不足，设治邪而遗正，则恶寒益甚；或补阳而遗热，则痞满益增。此方寒热补泻，并投互治，诚不得已之苦心，然使无法以制之，鲜不混而无功矣。方以麻沸汤渍寒药，别煮附子取汁，合和与服，则寒热异其气，生熟异其性，药虽同行，而功则各凑，乃先圣之妙用也。"（《伤寒贯珠集·太阳篇下》）

【临床应用】大量临床报道，附子泻心汤方用于治疗消化系统、神经系统的疾病而病机与本证相同者，有较好疗效，如胃脘痛、呕恶不能食、急性菌痢、腹胀痛、齿衄以及神经性头痛、热厥下利等。

【现代研究】有实验研究表明，本方对小白鼠在常压下缺氧、异丙肾上腺素致缺氧、结扎双侧颈总动脉致缺氧以及氰化钾、亚硝酸钠致缺氧均有不同程度的对抗作用，实验结果以结扎双侧颈总动脉所致缺氧最为明显，由此可以推测本方更宜用于脑缺氧性疾病。

【案例】

（1）宁乡学生某，得外感数月，屡治不愈。延诊时，自云：胸满，上身热而汗出，腰以下恶风，时夏历六月，以被围绕，取视前所服方皆时俗清利，搔不着痒之品。舌苔淡黄，脉弦。与附子泻心汤，阅2日复诊，云药完2剂，疾如失矣，为疏善后方而归。（《遁园医案》）

（2）郑某，男，36岁。因操劳过度，忽然口吐鲜血，吐血后畏寒，胸中痞闷，足胫冷，面色赤，脉浮扎，显系心火上炎，形成上热自热，下寒自寒现象。现吐血未止，急则治标，拟"釜底抽薪法，但病者尚有畏寒感觉，虑及阳虚，遂决定先以附子泻心汤，以三黄泻心火，使热下行；附子固护阳气。处方：大黄9g、黄芩6g、黄连9g、附子6g。次日复诊，血止，胸痞解除，但全身发热，心悸，脉搏弦细，此乃大出血之虚热。拟清余热，交心肾法，与黄连阿胶汤2剂后，热退，脉转沉细，心悸未除，精神疲倦。嗣以归脾汤去木香、龙眼肉，加胶饴60g，服两剂而愈。（《伤寒论汇要分析》）

（四）半夏泻心汤证

【原文】傷寒五六日，嘔而發熱者，柴胡湯證具，而以他藥下之，柴胡證仍在者，復與柴胡湯。此雖已下之，不為逆，必蒸蒸而振[1]，却發熱汗出而解。若心下滿而鞕痛者，此為結胸也，大陷胸湯主之。但滿而不痛者，此為痞，柴胡不中與之，宜半夏瀉心湯。（149）

【词解】［1］蒸蒸而振：蒸蒸，形容发热较甚，热势由里向外蒸发。振，振动，因恶寒而身体震颤，称为寒战。

【提要】辨少阳证、大结胸证与痞证。

【分析】本条始为伤寒，病在表，经过五六日，为邪已传少阳，故"呕而发热者，柴胡汤证具"。呕而发热为少阳病主症，依据第101条"伤寒中风，有柴胡证，但见一证便是，不必悉具"之论，治当和解少阳，主以小柴胡汤。若治不遵法，而妄行攻下，致使病情出现三种不同的演变。

其一，柴胡证仍在。是虽经误下，但病情未变，呕而发热尚存。说明其人体质较强、正气旺盛，虽经误下，而邪未内陷，病情未因误下而发生变化，可复与小柴胡汤，和解少阳。经服柴胡汤后，正气得药力相助，奋起抗邪，而发生较为激烈的正邪交争过程，故出现"蒸蒸而振，却发热汗出而解"的"战汗"现象。

其二，成结胸证。若误下后，邪热内陷与素有之水饮结于胸膈，则成热实结胸证。证见心下满硬痛等，治以大陷胸汤泻热逐水破结。

其三，成痞证。若误下后，脾胃损伤而生寒，外邪内陷而为热，以致寒热错杂于中，脾胃升降失职，气机壅滞不通，而成痞证。治宜半夏泻心汤和中降逆消痞。

半夏泻心汤证，以心下"但满而不痛""为其辨证要点，自与心下硬满疼痛的结胸证有别。此外据《金匮要略·呕吐哕下利病篇》所载"呕而肠鸣心下痞者，半夏泻心汤主之"，以及根据生姜泻心汤、甘草泻心汤证的推测，本证当有恶心、呕吐、肠鸣下利等（表1-29）。

表1-29　柴胡证、大结胸证、痞证鉴别表

证型	病机	病位	主症	主方
柴胡证	邪犯少阳枢机不利	主要在胸胁	呕而发热胸胁胀满等	小柴胡汤
大结胸证	水热互结	主要在胸膈	结胸热实硬满疼痛	大陷胸汤
痞证	寒热错杂于中脾胃升降失常	局限在心下	心下痞满而不痛等	半夏泻心汤

【选注】成无己：伤寒五六日，邪在半表半里之时；呕而发热，邪在半表半里之证，是为柴胡证具。以他药下之，柴胡证不罢者，不为逆，却与柴胡汤则愈。至于下后，邪气传里，亦有阴阳之异。阳邪传里者，则结于胸中为结胸，以胸中为阳受气之分，与陷胸汤以下其结；阴邪传里者，则留于心下为痞，以心下为阴受气之分，与半夏泻心汤以通其痞。经曰：病发于阳而反下之，热入因作结胸；病发于阴而反下之，因作痞，此之谓也。（《注解伤寒论·辨太阳病脉证并治中》）

尤在泾：结胸与痞，不特太阳误下有之，即少阳下亦有之，柴胡证具者，少阳呕而发热及脉弦、口苦等证具在也，是宜和解，而反攻之，于法为逆。若柴胡证仍在者，复与柴胡汤和之即愈，此虽已下之，不为逆也。蒸蒸而振者，气内作而与邪争胜，则发热汗出而邪解也。若无柴胡证而心下满而硬痛者，则为结胸。其满而不痛者，则为痞。均非柴胡证所得而治之矣。结胸宜大陷胸汤，痞宜半夏泻心汤，各因其证而施治也。（《伤寒贯珠集·太阳篇下》）

【治法】和中降逆消痞。

【方药】半夏瀉心湯方

半夏半升，洗　黄芩　乾薑　人參　甘草炙，各三兩　黄連一兩　大棗十二枚，擘

上七味，以水一斗，煮取六升，去滓，再煎取三升，温服一升，日三服。

【方义】本方以半夏为君，故名半夏泻心汤。痞因寒热错杂，气机痞塞而成，故既用苦寒之芩连以泄热和胃，又用辛温之姜、夏以驱寒而散结降逆止呕。更佐以人参、甘草、大枣甘温益气，补益脾胃，助其健运，以复其升降之职。诸药相合，为辛开苦降、寒温并用、阴阳并调、消补兼施之法，共奏降逆和中、畅达气机、消除痞满之功效。

本方的药物组成，实为小柴胡汤去柴胡、加黄连，以干姜易生姜而成。因本方具有和阴阳、顺升降、调虚实的功用，故亦属和解之剂，是治痞之良方。方后云"去滓再煎"，其目的在于使药性和合，而利于和解。

【临床应用】半夏泻心汤临床应用甚广，如急性胃肠炎、慢性肠炎、慢性胃炎、胃溃疡病、慢性痢疾、或慢性胆囊炎，以及上消化道出血，辨证见寒热夹杂者均可应用半夏泻心汤，再随证适当加减，每取得较好疗效。

【现代研究】现代药理研究证实，半夏泻心汤中半夏主要含有β-固甾醇葡萄糖苷和游离的β-固甾醇挥发油、植物甾醇、皂苷、辛辣性醇类、生物碱等。具有镇静呕吐中枢、咳嗽中枢、解除支气管痉挛和祛痰作用，并有一定的降压和解毒作用。生姜含挥发油，能促进血液循环并可发汗；所含姜辣素能刺激胃液分泌，兴奋肠管促进消化的健胃作用。黄芩、黄连具有广谱抗菌消炎作用。人参可加强大脑皮质的兴奋过程和抑制过程，有强心、扩张周围血管作用和强壮、抗疲劳作用。甘草具有解除平滑肌痉挛，抑制胃酸分泌作用，对溃疡面有保护作用。将本方组成的单味药及某部分药加以组合，分别制备其煎液提取物，测定其对cAMP磷酸二酯酶的抑制活性，结果表明，本方的抑制活性来自黄芩、甘草。大枣对这些生药的抑制活性呈拮抗性作用。人参呈相乘作用。黄连与抑制活性强的黄芩、甘草组合产生沉淀，与甘草组合抑制活性降低，与黄芩组合抑制活性上升。说明了大枣、人参、黄连对本方的配合效果。

【案例】

（1）顾某，大暑中患胸痞颅胀，脉浮、虚大而濡，气口独显滑象，此湿热泛溢于膈上也。与清暑益气2剂，颅胀止而胸痞不除，与半夏泻心汤减炮姜去大枣加枳实，一服而愈。（《续名医类案》）

（2）曹某，男，38岁，教师。胃疼痞满，纳谷不香，呕血3日，每日3～4次，为紫暗色血水、色似苋菜汤，并排大便如墨，形瘦神疲，乏力，舌苔黄腻，脉细数。询问病史患胃病已3年余，以往曾经X线钡餐检查，诊断为十二指肠壶腹部溃疡，大便隐血试验（＋＋＋），已服用西药治疗，呕血未止。其后中医诊治，证属热伤血络，迫血外溢。治以清胃降逆，除痞止血：制半夏6g，炒黄芩6g，黄连3g，炮姜炭3g，小蓟根10g，阿胶10g（烊化），延胡索10g，党参10g，炙甘草6g，大枣15g，水煎服，每日1剂。服药5剂后呕血止，大便转黄。以原方继续调治，半年后痊愈。X线钡餐检查阴性，随访10余年未见复发。[闫捷.半夏泻心汤治疗胃及十二指肠溃疡出血.上海中医药杂志，1984；（2）：23]

（3）张某，男，36岁。素嗜酒成癖，1969年发现呕吐，心下痞满，大便不调之证，多方治疗而效不显。其脉弦滑，舌苔则白，此酒湿伤脾，郁而生痰，痰浊碍胃，升降失常，胃气不降（夹痰）则呕吐，脾气不升则作泻，升降不调，寒热相捆，中气则痞。治以和胃降逆，涤痰消痞。拟方：半夏12g，干姜6g，黄芩9g，黄连6g，党参9g，炙甘草9g，大枣7枚。

服1剂，大便下白色黏涎甚多，呕吐十去其七。又服1剂，痞利皆解，凡四剂痊愈。（刘渡舟《伤寒挈要》）

（五）生姜泻心汤证

【原文】伤寒汗出，解之后，胃中不和，心下痞鞭，干噫食臭[1]，胁下有水

氣，腹中雷鳴[2]，下利者，生薑瀉心湯主之。（157）

【词解】

［1］干噫食臭：噫同嗳，臭（音 xiù）。干噫食臭即嗳气有食物馊腐气味。

［2］腹中雷鸣：形容腹中有漉漉作响的声音，即肠鸣。

【提要】胃虚不化水饮食滞致痞的证治。

【分析】本条阐述生姜泻心汤证的病因病机，证候特点和治法。伤寒病在表，汗出之后，表邪虽解，但若汗后失于调理或汗不如法，易损伤脾胃之气；或因其人平素脾胃虚弱，易使外邪乘机内陷，以致寒热互结，阻于心下，脾胃升降功能失职，故"胃中不和，心下痞硬"。痞证就一般而言，是痞满而按之柔软。此言痞硬者，乃兼水饮食滞。然虽痞硬，却按之不痛为辨证要点，故仍与结胸证之心下痞满硬痛大有差别。本证因脾胃虚弱，不能腐熟水谷，谷不化则必然滞塞而腐败，更兼水饮内停，于是中焦升降逆乱，浊气不降，故干噫食臭；清气不升，水气偏走大肠，则腹中雷鸣下利，治宜辛开苦降，宣散水气，以生姜泻心汤为主方。

本证与半夏泻心汤证大同小异。所同者，两证均属脾胃虚弱，寒热错杂于中，升降失常，气机痞塞，心下痞满，呕吐、肠鸣下利为其共有见证。所不同的是，本证胃不和较甚，又兼水食停滞，故心下痞硬，干噫食臭，腹中雷鸣。

【选注】方有执：解，谓大邪退散也。胃为中土，温润则和，不和者，汗后亡津液，邪乍退散，正未全复而尚弱也。痞硬，伏饮搏膈也。噫，饱食臭也。食臭，殽（音段 dùn。孵卵不成鸟之败卵——笔者注）气也。平人过饱伤食，则噫食臭。病人初瘥，脾胃尚弱，化输未强，虽无过饱，犹之过饱而然也。水气，亦谓饮也。雷鸣者，脾为阴，胃为阳，阴阳不和，薄动之声也。下利者，惟阴阳之不和，则水谷不分清，所以杂进而走注也。（《伤寒论条辨·辨太阳病脉证并治中》）

尤在泾：汗解之后，胃中不和，既不能运行真气，亦不能消化饮食，于是心中痞硬，干噫食臭，《金匮》所谓中焦气未和，不能消谷，故令人噫是也。噫，嗳食气也。胁下有水气，腹中雷鸣下利者，土德不及，水邪为殃也。故以泻心消痞，加生姜以和胃。（《伤寒贯珠集·太阳篇下》）

陈修园：伤寒汗出，外邪已解之后，惟是胃中不和，不和则气滞内结，故为心下痞硬，不和则气逆而上冲，故为干噫。盖胃为所司者，水谷也，胃气和则谷消而水化矣，兹则谷不消而作腐，故为食臭，水不化而横流，故为胁下有水气。腹中雷鸣下利者，水谷不消，糟粕未成而遽下，逆其势则不平，所谓物不得其平则鸣者是也，以生姜泻心汤主之。（《伤寒论浅注·辨太阳病脉证》）

【治法】和胃降逆，化饮消痞。

【方药】生薑瀉心湯方

生薑四兩，切　甘草三兩，炙　人參三兩　乾薑一兩　黃芩三兩　半夏半升，洗　黃連一兩　大棗十二枚，擘

上八味，以水一斗，煮取六升，去滓，再煎取三升，温服一升，日三服。附子瀉心湯，本云加附子。半夏瀉心湯，甘草瀉心湯，同體別名耳。生薑瀉心湯，本云理中人參黃芩湯，去桂枝、术，加黃連并瀉肝法。

【方义】生姜泻心汤即半夏泻心汤减干姜用量，再加生姜而成，其组方原则仍属辛开苦

降，阴阳并调之法。但因本证胃虚食滞，兼有水饮内停。故重用生姜，协同少量干姜，意在温胃而宣散水气降逆止呕。姜夏相配，以增强和胃降逆化饮消痞之功。姜夏与芩连为伍，辛开苦降，以开泄寒热错杂之痞塞。更佐以人参、甘草、大枣补益脾胃而复中焦升降之职。诸药相合，共奏和胃降逆、宣散水气、化饮消痞之功效。

【临床应用】文献报道，生姜泻心汤临床大多应用于消化系统疾病，如急慢性胃炎、慢性肠炎、幽门梗阻、胃及十二指肠壶腹部溃疡、胃下垂、妊娠呕吐等。

【现代研究】实验研究表明，生姜泻心汤能显著延长家兔血浆复钙时间，明显降低纤维蛋白原含量。正交试验表明，其抗凝作用主要为炙甘草、党参、黄芩、黄连。生姜泻心汤的水煎液对离体蛙心有明显的兴奋作用，可使其心肌收缩力增加；对离体肠管在小量时就呈现明显的兴奋作用，可使其收缩幅度增大，剂量加大后亦未见痉挛性收缩。

【案例】

（1）潘某初患头痛，往来寒热，余以小柴胡汤，愈之已逾旬矣。后复得疾，诸医杂治益剧。延诊时云：胸中痞满，欲呕不呕，大便溏泄，腹中水奔作响，脉之紧而数，疏生姜泻心汤。1剂和，2剂愈。（《遯园医案》）

（2）胡某，男，患慢性胃炎。自觉心下有膨闷感，经年，胃中当饱食后嗳生食气，所谓"干噫食臭"；腹中常有走注之雷鸣声。形体瘦削，面少光泽。认为是胃肠机能衰弱，食物停滞，腐败成气，增大容积，所谓"心下痞硬"；胃中停水不去，有时下走肠间，所谓"腹中雷鸣"。因疏方予之：生姜12g，炙甘草9g，党参9g，干姜9g，黄芩9g，黄连3g（忌开大量），半夏9g，大枣4枚（擘）。

以水八盅，煎至4盅，去滓再煎，取2盅，分2次温服。服1周后所有症状基本消失，惟食欲不振，投以加味六君子汤，胃纳见佳。（《岳美中医案集》）

（3）潘某，女，49岁。心下痞，高起如拳，嗳气频作，呕吐酸苦水液，肠鸣漉漉，大便溏，饮食不思，日见疲惫。脉滑按之无力，舌胖嫩，苔水滑而虚浮而黄。触按其胃脘部，似有块物，但重按即无，抬手又起，中空无物，故属气痞。拟方：生姜15g，干姜3g，黄连3g，黄芩6g，党参6g，炙甘草9g，半夏9g，茯苓18g，大枣7枚。服2剂，则心下块物消退，饮食好转。照原方又进2剂，诸证皆除。为巩固疗效，又服2剂愈。（《伤寒论通俗讲话》）

（六）甘草泻心汤证

【原文】傷寒中風，醫反下之，其人下利日數十行，穀不化[1]，腹中雷鳴，心下痞鞕而滿，乾嘔心煩不得安，醫見心下痞，謂病不盡，復下之，其痞益甚，此非結熱[2]，但以胃中虛，客氣上逆，故使鞕也，甘草瀉心湯主之。（158）

【词解】

[1] 谷不化：食物不消化。

[2] 结热：指实热之邪聚结。

【提要】脾胃虚弱、痞利俱甚的证治。

【分析】伤寒或中风，皆属病在表，法当汗解之，而不宜攻下，医反用下法攻其里，必致脾胃损伤，外邪乘虚内陷，以致寒热错杂于中焦，升降失其常度，气机痞塞，故见心下痞硬而满。脾胃虚甚，不能腐熟、运化，以致清阳不升，水谷不别，下奔肠道而腹中雷鸣有声，下利频作；浊阴不降，虚气上逆，则干呕、心烦不得安。以上诸症，是因下后，脾胃虚甚，邪气内陷，升降失常所致，病情虽重，但仍属痞证范畴，故用甘草泻心汤治之。

"医见心下痞，谓病不尽，复下之，其痞益甚"，是进一步阐述痞利俱甚之原因。由于医者不明脾胃不和、寒热错杂致痞之因，而误认"心下痞硬满"为实邪阻滞之阳明证或结胸证，再行攻下之法，而导致脾胃之气更伤，中焦逆乱更甚，使虚者愈虚，气逆者愈逆，则心下痞硬等证，不仅不除，反而更为加剧。此皆误下所致，故自注曰"此非结热，但以胃中虚，客气上逆，故使硬也。"

本证与半夏泻心汤证、生姜泻心汤证同属脾胃不和、寒热错杂、气机痞塞之痞证，但仍有区别：半夏泻心汤证，因脾胃虚弱、寒热错杂而成，以心下痞满而呕、肠鸣、下利为主；生姜泻心汤则兼有水饮食滞，以心下痞硬、干噫食臭、腹中雷鸣下利为主；甘草泻心汤证，因反复误下，脾胃虚弱较前二证均为突出，以痞利俱甚、水谷不化、干呕心烦不得安为主。三者证情相似，主治略同，当于同中求异。

本证为表证反复误下而成，但结合临床，若平素脾胃素虚之人亦可形成。而且表证误下不仅形成痞证，如论中"下之后，其气上冲者，可与桂枝汤"（第15条）；"太阳病，下之微喘者，表未解故也，桂枝加厚朴杏子汤主之"（第43条）；"伤寒，医反下之，续得下利清谷不止"（第91条）等，皆为表病误下，而其病理转归各有不同。学者全在依证而辨，不可拘泥于一字一句，综观《伤寒论》前后内容，方能全面理解其精神实质。

【选注】成无己：伤寒中风，是伤寒或中风也。邪气在表，医反下之，虚其肠胃而气内陷也。下利日数十行，谷不化，腹中雷鸣者，下后里虚胃弱也。心下痞硬，干呕心烦，不得安者，客气上逆也。与泻心汤以攻表，加甘草以补虚。前以汗后为虚，是外伤阳气，故加生姜；此以下后胃虚，是内损阴气，故加甘草。（《注解伤寒论·辨太阳病脉证并治法下》）

钱天来：伤寒中风者，言或中风，或伤寒也，谓无论伤寒、中风之有表证者，但误下皆可致变，非后人所谓风邪入里则为结胸，寒邪陷入则为痞也。下利日数十行，误下伤胃，中气失守，随药势而下奔也。完谷不化，胃寒不杀谷也。腹中雷鸣，误下则胃肠已伤、中焦虚冷，气滞不得流行，脾弱不能转运，欲通而不得，故但留滞于腹中作响而已。是以阴气填塞于心下硬满而为痞也。胃气受伤，阴邪上逆而干呕，阳受阴迫，虚阳上走而心烦不安也。医见心下痞满，以为热邪未尽而复下之，则胃中阳气益虚，其痞益甚，不知此非热邪所结，但以胃脘之阳伤损，真气空虚，故客气得以上逆，客气者，非外入之邪也。乃胃肠已虚，下焦之阴气上逆，以非本经之气，故为客气，客气上逆，致成痞硬耳，当以甘草泻心汤主之。（《伤寒溯源集·太阳病篇》）

《医宗金鉴》：毋论伤寒中风，表未解总不当下。医反下之，或成痞，或作利。今其人以误下之故，下利日数十行，水谷不化，腹中雷鸣，是邪乘里虚而利也。心下痞硬而满，干呕，心烦不得安，是邪陷胸，虚而上逆也。似此痞利，表里兼病，法当用桂枝加人参汤两解之。医惟以心下痞，谓病不尽，复下之，其痞益甚，可见此痞非热结，亦非寒结，乃乘误下中虚，而邪气上逆，阳陷阴凝之痞也。故以甘草泻心汤以缓其急，而和其中也。（《医宗金鉴·订正仲景全书·伤寒论注》）

【治法】和胃补中，消痞止利。

【方药】甘草泻心汤方

甘草四兩，炙　黄芩三兩　乾薑三兩　半夏半升，洗　大棗十二枚，擘　黄連一兩

上六味，以水一斗，煮取六升，去滓，再煎取三升，温服一升，日三服。

臣億等謹按：上生薑瀉心湯法，本云理中人參黄芩湯，今詳瀉心湯以療痞，痞氣因發陰而生，是半夏、生薑、甘草瀉心三方，皆本於理中也，其方必各有人參，今甘草瀉心中無者，脫落之也。又按《千金》并《外臺秘要》，治傷寒䘌食用此方皆有人參，知脫落無疑。

【方义】此方即半夏泻心汤加重甘草用量而成。甘草，甘平之品，独入脾胃，为中宫之补剂，能健脾胃，固中气之虚羸。证因脾胃虚甚而谷不化，肠鸣下利频作，故重用甘草以益中洲之虚，而缓客气之上逆；佐人参、大枣则补中益气之力更增；半夏辛开降逆和胃，消痞止呕；芩连苦寒清热，解邪热之烦；干姜之辛，温中散寒。诸药协和，寒温并用，使脾胃之气得复，升降调和，阴阳通达，其痞消利止而愈。五泻心汤证及方剂鉴别如表1-30、表1-31。

表1-30 五泻心汤证鉴别表

证型	主症	病机	治法
大黄黄连泻心汤证	心下痞，按之濡，关上脉浮	邪热聚结心下	泄热消痞
附子泻心汤证	心下痞，恶寒汗出	邪热聚结心下，兼阳虚不固	泄热消痞，扶阳固表
半夏泻心汤证	心下痞，呕，肠鸣下利	误下损伤脾胃，寒热错杂于中，升降失职	和中降逆消痞
生姜泻心汤证	心下痞硬，干噫食臭，腹中雷鸣下利	脾胃虚弱，饮食停滞，水气不化	和胃消痞，宣散水气
甘草泻心汤证	心下痞硬而满，干呕心烦不得安，下利频作，谷不化，腹中雷鸣	反复误下，脾胃重伤，虚气上逆	和胃补中，消痞止利

表1-31 五泻心汤药物剂量表

证型	黄连	黄芩	半夏	甘草	人参	干姜	大枣	大黄	生姜	附子
大黄黄连泻心汤	一两	*						二两		
附子泻心汤	一两	一两						二两		一枚
半夏泻心汤	一两	三两	半升	三两	三两	三两	十二枚			
生姜泻心汤	一两	三两	半升	三两	三两	一两	十二枚		四两	
甘草泻心汤	一两	三两	半升	四两	**	三两	十二枚			

注：*大黄黄连泻心汤，宜加黄芩；**甘草泻心汤为脾胃重伤之证，应有人参。（此二味为原方缺）

【临床应用】本方临床常用治于胃及十二指肠溃疡，急慢性胃肠炎等病，也有报道用治阴部瘙痒、溃烂、口腔糜烂、神经衰弱、失眠等。

【案例】

（1）刘某，男，36岁。1976年10月23日初诊。四年前因伤食引起腹泻，经治获愈。但遇进食稍多或略进油腻即复发。发时脘腹胀闷，肠鸣漉漉，大便稀溏，夹有不消化食物或黏液，日2～3次，并有心悸、失眠、眩晕，脉象沉细，舌苔白而微腻。腹平软，脐周轻度压痛，经治无效。予甘草泻心汤（炙甘草、党参各12g，黄连3g，黄芩、姜半夏、干姜各9g，红枣6枚）加白术、川朴、茯苓、秫米、焦三仙。服3剂即大便成形、纳增，睡眠转佳，尚有肠鸣、心悸。原方去川朴、加桂枝。续服6剂，大便正常。以参苓白术归脾丸善后。于2年8个月后随访，腹泻未再发作。（《伤寒论方医案选编》）

（2）郭某，女，36岁。口腔及外阴溃疡半年，在某院诊断为口、眼、生殖器综合征，曾用激素治疗，效果不佳。据其脉证，诊为狐惑病。采用甘草泻心汤加味。方用生甘草30g，党参18g，生姜6g，干姜3g，半夏12g，黄连6g，黄芩9g，大枣7枚（擘），生地30g。水煎服，12剂。另用生甘草12g，苦参12g，4剂煎水，外洗阴部。复诊时口腔及外阴溃疡已基本治愈。仍按原方再服14剂，外洗方4剂，患者未再复诊。（《赵锡武医疗经验》）

（七）痞证辨证

【原文】傷寒服湯藥，下利不止，心下痞鞕。服瀉心湯已，復以他藥下之，利

不止，醫以理中與之，利益甚。理中者，理中焦，此利在下焦，赤石脂禹餘粮湯主之。復不止者，當利其小便。(159)

【提要】辨误下后致心下痞硬及下利不止的几种不同证治。

【分析】伤寒为病在表，而用汤药泻下，显属误治，以致脾胃受伤，寒热错杂，升降失常。清阳不升，则下利不止；浊阴不降，则心下痞硬，此属痞证，若以泻心汤一类方剂和胃消痞，本属对证。若服泻心汤而病情暂时未愈，当是病重药轻之故，仍可续服。若医者辨证不明，反认为是胃肠有积滞而再用下法，必然更伤阳气，以致下利不仅不愈，反而更趋严重。此乃既因延误时日，又迭经误治，不仅伤及中焦，而且损及下焦，造成滑脱失禁之证，若用理中汤治疗，是药不对证，自然不效。故曰："理中者理中焦，此利在下焦。"此时应以收涩固脱之赤石脂禹余粮汤治之。假设下利不止，又兼有小便不利者，此乃清浊不分，水液偏渗于大肠所致，宜用分利小便法，使水湿去而利自止。

本条从病机入手，设法御变，着重阐述四种不同证治：①脾胃虚弱，表邪内陷，寒热错杂，升降失常，气机痞塞而见心下痞硬，下利不止者，当以泻心汤类和胃消痞。②脾胃虚寒，下利不止者，治宜理中汤类，以温中止利。③久利滑脱，下焦失固者，宜赤石脂禹余粮汤固摄之。④若属脾之转输功能失职，清浊不分而下利不止，小便不利者，当分利之，如五苓散之类。以上仅为举例方式，说明下利有多种证候、多种治法，以示"观其脉证，随证治之"之意。故学习本条，还应联系其余下利诸条，如葛根汤证、葛根芩连汤证、黄芩汤证、桂枝人参汤证、四逆汤类证，以及热结旁流等等，方能得其全貌。

【选注】成无己：伤寒服汤药下后，利不止，而心下痞硬者，气虚而客气上逆也，与泻心汤攻之则痞已，医复以他药下之，又虚其里，致利不止也。理中丸，脾胃虚热下利者，服之愈。此以下焦虚，故与之，其利益甚。《圣济经》曰：滑利气脱，欲其收也。如开肠洞泄，便溺遗失，涩剂所以收之。此利由下焦不约，与赤石脂余粮汤以涩洞泄。下焦主分清浊，下利者，水谷不分也。若服涩剂，而利不止，当利小便，以分其气。(《注解伤寒论·辨太阳病脉证并治下》)

尤在泾：汤药，亦下药也。下后下利痞硬，泻心汤是已。而以他药下之，以虚益虚，邪气虽去，下焦不约，利无止期，故不宜参术姜草之安中，而宜赤脂、禹粮之固下也。乃服之而利犹不止，则是下焦分注之所，清浊不别故也，故当利其小便。(《伤寒贯珠集·太阳病篇下》)

【治法】涩肠固脱止利。

【方药】赤石脂禹餘粮湯方

赤石脂一斤，碎　　太一禹餘粮一斤，碎

上二味，以水六升，煮取二升，去滓，分温三服。

【方义】赤石脂甘酸性温，功能温涩收敛；太一禹余粮甘涩而平，有补脾固涩止泻之效，二药相合，共为收涩固脱而治久利滑脱之方。

【临床应用】现临床应用本方大都遵循仲景原旨，以治下焦滑脱失禁久泻不止者。

【案例】陈某，男，56岁，职员。患者于10年前，因便秘努责，导致脱肛，劳累即坠。甚至脱出寸余，非送不入。继而并发痔疮，经常失血，多方医治不愈。按脉虚细，舌淡，形体羸瘦、肤色苍白、精神萎颓、腰膝无力、纳食滞呆、大便溏泄。证属气虚下陷，脾肾阳微。以赤石脂禹余粮汤固肠涩脱为主，加以温补脾肾，升提中气，药用赤石脂、禹余粮各15g，菟丝子、炒白术各9g，补骨脂6g，炙甘草、升麻、炮干姜各 4.5g。服 3 剂后，直肠脱出能自收入，粪便略调。继服 3 剂，直肠未脱出肛门，大便正常，食欲增加。后随症略为损益，续服 6 剂，脱肛完全治愈。1 年后来诊，见其肤色润泽，精神饱满，询知脱肛未复发。[邱寿松. 赤石脂禹余粮汤加味治疗脱肛. 浙江中医杂志，1966，(2)：22]

【原文】本以下之，故心下痞，與瀉心湯。痞不解，其人渴而口燥煩，小便不利者，五苓散主之。(156)

【提要】水气内停而致心下痞的证治。

【分析】"本以下之、故心下痞"，是言痞因误下而成，治与泻心汤，本属正治之法，其病当解。但服汤后，其痞不解，且小便不利，因知既非热痞，亦非寒热错杂之痞，而是由于膀胱气化失司，水停下焦，逆于心下，阻碍气机升降所致。水蓄下焦，不能气化以上承，故见燥烦渴饮；复不能气化而出，故小便不利；水液内停逆于心下、气机升降失常而使中焦痞塞，故心下痞。治以五苓散化气利水，则诸症自解（表 1-32）。

表 1-32　泻心汤证与五苓散证心下痞鉴别表

证型	相同点	不同点			辨证要点
		主症	病机	治法	
半夏、生姜、甘草泻心汤证	心下痞	心下痞、呕、肠鸣下利等	脾胃不和，寒热错杂于中焦，气机不畅	辛开苦降，和胃消痞	痞为主证
五苓散证		心下痞、渴、口燥心烦、小便不利、少腹胀满等	膀胱气化失司，水停下焦，逆于心下，气机不畅	通阳化气行水	痞为副证

【选注】成无己：本以下后成痞，当与泻心汤除之；若服之痞不解，其人渴而口燥烦，小便不利者，为水饮内蓄，津液不行，非热痞也，与五苓散，发汗散水则愈。（《注解伤寒论·辨太阳病脉证并治下》）

《医宗金鉴》：本以下之早，故成心下痞。如系结热成实之痞，则宜大黄黄连泻心汤，寒攻之法也；如系外寒内热之痞则宜附子泻心汤，温攻之法也；如系虚热水气之痞，则宜生姜泻心汤，散饮之法也；如系虚热而呕之痞，则宜半夏泻心汤，折逆之法也；如系虚热益甚之痞，则宜甘草泻心汤，缓急之法也。今以诸泻心汤，审证与之，而痞不解，则当审其人，若渴而口燥，心烦小便不利者，非辨证不明，药力之不及也。盖水饮内蓄，津液不行，故痞病不解耳。宜五苓散外发内利，汗出小便利则愈，于此可类推矣。（《医宗金鉴·订正仲景全书·伤寒论注》）

【原文】傷寒發汗，若吐若下，解後，心下痞鞕，噫氣[1]不除者，旋覆代赭湯主之。(161)

【词解】[1] 噫气：即嗳气。指气从胃中上逆，冒出有声，其声沉长，不似呕逆声急促。

【提要】胃虚痰阻，噫气不除的证治。

【分析】伤寒为病在表，若汗不如法，或经吐下之误，表邪虽解，但误治脾胃气伤。以致脾胃运化腐熟功能失常，而痰饮内聚，停于中焦，气机不畅，故见心下痞硬；胃虚气逆，则噫气不除。治以旋覆代赭汤和胃降逆化痰。

本证病机，另有一说，即为"胃不和，而肝气上逆"，观方中代赭石有镇肝降逆之效，故此说可供参考。

本条与第 157 条生姜泻心汤证均有心下痞硬、噫气之证，应予鉴别（表 1-33）。

表 1-33　旋覆代赭汤证、生姜泻心汤证鉴别表

| 证型 | 病因病机 | 证候 | | 治法 |
		相同点	不同点	
生姜泻心汤证	伤寒汗出后，寒热错杂，胃虚食滞，水气不化	心下痞硬	干噫食臭、肠鸣下利等	和胃消痞，宣散水气
旋覆代赭汤证	伤寒汗吐下后，胃虚痰阻，虚气上逆		噫气而无食臭下利	和胃降逆，化痰下气

【选注】张路玉：汗吐下法备而后表解，则中气必虚，虚则浊气不降，而痰饮上逆，故作痞硬，逆气上冲，而正气不续，噫气不除，所以用代赭领人参下行，以镇安其逆气，微加解邪涤饮以开痞，则噫气自除耳。（《伤寒缵论·太阳篇》）

汪苓友：此噫气，比前生姜泻心汤之干噫不同，是虽噫而不致食臭，故知其为中气虚也。与旋覆代赭石汤，以补虚散痞下逆气。（《伤寒论辨证广注·太阳篇》）

【治法】和胃降逆，化痰下气。

【方药】旋覆代赭湯方

旋覆花三两　人参二两　生薑五两　代赭一两　甘草三两，炙　半夏半升，洗　大棗十二枚，擘

上七味，以水一斗，煮取六升，去滓，再煎取三升。温服一升，日三服。

【方义】本方即生姜泻心汤去干姜、黄芩、黄连，加旋覆、代赭而成。其心下痞硬、噫气不除，因胃虚痰阻、虚气上逆所致，而无寒热互阻，故不取干姜、芩、连寒温之性，而用旋覆花消痰下气、软坚散结。代赭石重镇降逆、配生姜半夏和胃化饮而消痞。合人参、甘草、大枣补益脾胃。诸药相伍，具和胃化痰、重镇降逆，安定中焦之功效。

【临床应用】旋覆代赭汤临床多用于胃气虚弱、气逆不降或肝胃不和、肝气犯胃、妊娠恶阻等所致的嗳气或呃逆；也有用于因脾胃虚弱而生痰，痰阻肺气不降而致的咳嗽气急，可根据病情不同，适当加减。

【现代研究】现代药理研究表明：旋覆花主要成分含有黄酮类化合物及菊糖等。代赭石主要成分含三氧化二铁，以及镁、铝、钙等元素，对中枢神经有镇静作用，在肠道能收敛肠壁、保护黏膜。半夏在本方主要起健胃镇咳作用。生姜有效成分为结晶性姜油酮和油状物姜烯酮，具有降逆止呕、促进循环、健胃止泻、抗菌消炎、祛痰镇咳等作用。参、草、枣在本方能滋补脾胃。

【案例】

（1）林某，男，37岁，干部。嗳气频作，胸闷脘满已3个月。现呕吐、少食、吞咽不爽，消瘦，乏力，大便不利，面色晦暗。舌尖红，苔薄白，脉弦细滑。证为肝胃失调，气逆不降。治以辛开苦降，和胃降逆。方用旋覆代赭汤和橘枳生姜汤加减：旋覆花9g，代赭石6g，北沙参9g，半夏9g，麦冬9g，陈皮4.5g，炒枳壳4.5g，姜黄连1.5g，生姜1g，生甘草3g，水煎服。二诊：服药3剂，胃脘舒适，嗳气已止，食欲少增。舌苔薄黄，脉沉滑数。改用理气和中清热化痰法，拟橘枳二陈汤加减，连服8剂收功。（《吴少怀医案》）

（2）谌某，女，56岁。多年来经常眩晕呕吐，屡治少效，经某医院诊断为"梅尼埃氏综合征"。近半月来，头晕旋转，目黑眼花，卧床不起，起则眩倒，日夜呕吐不止，吐出物纯系黏滑痰涎，饮食不能下咽，烦冤心悸、面色苍黄、两颧微红、精神不振。脉象虚弦而滑，舌苔白腻中心微黄。证属肝风潜越，痰浊壅

阻，病在肝胃二经。法当潜敛肝风、镇平胃逆，尤以温化痰浊为当务之急。拟方：旋覆花、枳实、竹茹各9g，煅赭石15g，法半夏、陈皮各6g，生姜3片，水煎服，缓缓进药。服3剂，眩晕大减，呕逆渐平，勉强进食，但苔腻未化，脉象如前，原方再进。旬日之内，眩晕呕吐俱止，苔腻渐化，颧红已退，面色转好。惟食量甚少，倦怠乏力。改用旋覆代赭石汤加香砂归芍善后，再治半月，逐渐向愈。两年后追访，未见复发。[陈松筠. 旋覆代赭石汤治疗眩晕50例. 浙江中医杂志，1966，(7)：30]

(3) 宋某，女，35岁，工人。半年前因父患食管癌病故，嗣后渐觉喉部有梗塞感，曾作食管钡餐透视及食管脱落细胞检查3次，均未发现异常。因症状持续存在，转来就诊：诊见患者自觉咽中如有物阻，吞之不入，吐之不出，失眠噩梦，沉默寡言，胸闷噫气，频频叹息，自觉胸部有气上冲，舌苔薄白，脉弦。予基本方：旋覆花、党参、法夏、炙甘草、酸枣仁、柏子仁各10g，代赭石、大枣各30g，生姜3片，加苏梗、厚朴，5剂，日服1剂。二诊时因喉部梗塞感显著减轻，余证亦好转，前方续服5剂（隔日1剂）而愈。至今2年余正常工作。[刘浩江. 旋覆代赭汤加味治疗癔症球45例. 上海中医药杂志，1984，(4)：18]

【原文】伤寒胸中[1]有热，胃中[2]有邪气[3]，腹中痛，欲呕吐者，黄连汤主之。（173）

【词解】

[1]、[2] 胸中、胃中：此言部位之上下。胸中，指胃脘以上，连及胸膈。胃中，即指胃脘以下，包括脾与肠。

[3] 邪气：此指寒邪。

【提要】上热下寒，腹痛欲呕吐的证治。

【分析】本条主要阐述上热下寒之证治。热邪在上，影响胃的肃降功能而失于和降，则欲呕吐。寒邪在下，脾与肠皆寒，以致寒凝气滞，脉络不和，则腹中疼痛，治宜黄连汤，清上温下。

本证与泻心汤证同属寒热夹杂之证。但泻心汤证是寒热互结于心下，故以心下痞为主症；本证则是寒自为寒，热自为热，寒热上下互阻，故以呕吐、腹中痛为主症，二者宜加鉴别。

【选注】成无己：湿家下后，舌上如苔者，以丹田有热，胸上有寒，是邪气入里，而为下热上寒也；此伤寒邪气传里，而为下寒上热也。胃中有邪气，使阴阳不交，阴不得升，而独治于下，为下寒腹中痛；阳不得降而独治于上，为胸中热，欲呕吐。与黄连汤，升降阴阳之气。（《注解伤寒论·辨太阳病脉证并治下》）

《医宗金鉴》：伤寒未解，欲呕吐者，胸中有热邪上逆也；腹中痛者，胃中有寒邪内攻也。此热邪在胸，寒邪在胃，阴阳之气不和，失其升降之常，故用黄连汤寒温互用，甘苦并施，以调理阴阳而和解之也。（《医宗金鉴·订正仲景全书·伤寒论注》）

【治法】清上温下，和胃降逆。

【方药】黄连汤方

黄连三两　甘草三两，炙　乾薑三两　桂枝三两，去皮　人參二两　半夏半升，洗
大棗十二枚，擘

上七味，以水一斗，煮取六升，去滓，温服，晝三夜二。

【方义】本方黄连苦寒以清在上之热；干姜辛热以温在下之寒。配半夏和胃降逆以止呕吐，桂枝辛温以通阳散寒，佐人参、甘草、大枣补益和中，共为辛开苦降，调和脾胃，恢复

中焦升降之剂。

黄连汤乃半夏泻心汤去黄芩加桂枝而成，二方用药仅一味之差，而主治病证，迥然有别。半夏泻心汤证为寒热错杂结于心下，以心下痞满、呕逆、肠鸣下利为主症，故姜夏芩连并用，以解寒热互结之势。黄连汤证，为寒热上下相阻，重在腹中疼，欲呕吐，故重用黄连为主药，清热邪于上。去黄芩加桂枝，取其宣通上下阴阳之意。其药"昼三夜二"少量频服，是使药性持久，交道阴阳，调理脾胃。

【临床应用】临床常用本方治疗急慢性胃炎、急慢性胃肠炎、胃及十二指肠溃疡、急慢性胰腺炎、慢性胆道感染或慢性痢疾等消化系统疾病。

【案例】

（1）王某，男，45岁。晚间突然胃脘疼痛，呕吐不已，呕吐物初为食物，后为痰沫，次晨呕出绿色胆液，饮水即呕，乃来就诊。

按其痛处确在脐上部，脉象弦数，舌尖也赤，苔薄黄，证属胸中有热，胃中有寒，寒热不调，阴阳升降失常，法当和解。处方：黄连3g，淡干姜2.4g，法半夏9g，潞党参9g，川桂枝3g，甘草2.4g，大枣3枚，嘱服一贴，徐徐饮之，以防将药呕出。3日后复诊：药后呕吐已止，惟脘部尚有微痛。仍宗原方，以巩固疗效。5个月后随访，并未复发。（《伤寒论方医案选编》）

（2）罗某，男，48岁。1971年3月就诊。病者胃脘疼痛，牵引右胁下痞满不舒，食后腹胀，有时大便溏软，厌油，腹泻稀溏，失于寒温则呕吐，痞满更甚，经钡餐排除溃疡病，又作胆囊造影，证实为慢性胆囊炎。脉象弦缓，舌质淡红，苔白黄腻，拟用黄连汤加味：黄连6g，干姜6g，法半夏9g，党参12g，炙甘草6g，桂枝6g，大枣3枚，瓜蒌壳15g，郁金9g。服3剂药后痞满大减，舌转为薄白微黄而润，再进5剂，饮食增加，厌油好转。继服原方20余剂，病告痊愈。[陈瑞华.泻心汤类方的探讨·新医药学杂志，1977，（6）：35]

自 学 指 导

1. 痞证多为因误下后邪气内陷，结于心下而成，以心下痞、按之濡软而不痛为其证候特征。

2. 五泻心汤证习惯上称为痞证，按其病因病机与不同的证候表现，可以分为两类：一为热痞，其中包括大黄黄连泻心汤证、附子泻心汤证。一为脾胃不和、寒热错杂致痞，包括半夏泻心汤证、生姜泻心汤证、甘草泻心汤证。至于五苓散证、旋覆代赭汤证、黄连汤证，虽然均有心下痞的症状，但不属痞证的范畴，它们各有其主证，应相互鉴别。赤石脂禹余粮汤证一般无心下痞，因其下利与痞证同，故于第159条中论述下利的辨证论治时，涉及此证。

3. 热痞多因伤寒误下或表病传里，无形邪热壅聚于心下，气机不利所致。惟其热而无形，故以心下痞、按之柔软不痛，关上脉浮，口渴，心烦，舌红苔黄为其临床表现。治宜大黄黄连泻心汤，以泄热消痞。本方以麻沸汤浸渍，犹有妙义，是取其泻热，而不欲其攻下。若症如上述，又见恶寒、汗出者，为热痞而兼表阳不足使然，宜用附子泻心汤，以泄热消痞、扶阳固表。本方三黄用沸水浸泡，义同上述，别煮附子取汁，合和与服，则寒热异其气，生熟异其性，药虽同行，功则各奏，制方用药之妙，宜师法之。

4. 附子泻心汤证有恶寒汗出现象，而痞证兼表未解者，亦有之，何以为辨？盖附子泻心汤证，除恶寒汗出外，必无脉浮头痛发热等表证；而痞证兼表未解者，乃必见之症也，二者不难鉴别。凡痞证兼表者，必先解表，表解乃可攻痞，为一定不移之法。

5. 脾胃不和，寒热错杂致痞，包括半夏泻心汤证、生姜泻心汤证、甘草泻心汤证。三证大同小异，学习时首先全面掌握半夏泻心汤证的证候、病机、治法、方药，其余二证自可迎刃而解。半夏泻心汤证，常因表证或少阳病误下而成。脾胃不和，寒热错杂，升降失职是其病机。呕而肠鸣、心下痞、下利乃其证候。治宜和中降逆消痞，半夏泻心汤主之。生姜泻心汤证的证候、病机大体同上，惟因兼水食停滞，故以心下痞硬、干噫食臭为其特征。治宜生姜泻心汤，和胃降逆、宣散水气。甘草泻心汤证亦与半夏泻心汤证大致相同，惟其胃虚及痞、利俱甚，故以下利日数十行、谷不化、腹中雷鸣、心下痞硬而满、干呕心烦不得安为其特征，治宜甘草泻心汤和中补虚、消痞止利。

6. 痞证多有下利，故第159条设法御变，以类相从，而讨论了若干下利证候，是从一个侧面反复比较各种下利之异同。

7. 凡痞证皆因无形之邪聚结于心下，故心下痞塞不适而按之柔软不痛，此为与结胸证鉴别之关键。又痞证病在中焦胃脘，与少阳无关，故无往来寒热、胸胁苦满等症，是与少阳证鉴别之要点。

8. 有些病证可出现心下痞的症状，但病因病机、证候特点与五泻心汤证大不相同，为辨证论治而附于此一并讨论：五苓散证之心下痞，为水蓄下焦，水气上逆所致。证见心下痞，口渴而躁烦，小便不利，少腹胀满，治宜化气利水；旋覆代赭汤之心下痞，由胃虚痰阻、浊气上逆而成。以心下痞硬，噫气不除为特征，治宜和胃降逆涤痰下气为法。黄连汤证即上热下寒，与半夏泻心汤证似是而非。其辨证要点在于本证以腹中痛、欲呕吐为主，与半夏泻心汤证之显著区别。

【复习思考题】

1. 痞证的成因为何？其证候特点是什么？

2. 大黄黄连泻心汤、附子泻心汤所主证候与病机有何不同？二方的煎服法有什么临床意义？热痞兼表证未解，应如何与附子泻心汤证鉴别？

3. 半夏、生姜、甘草泻心汤证的病机、证候、治法、方药有何异同？

4. 黄连汤证与半夏泻心汤证的病机、证候、治法、方药有何异同？

5. 旋覆代赭汤证的病机、证候、治法、方药是什么？它与痞证、与结胸证如何区别？

6. 《伤寒论》中哪些方证中可出现心下痞的症状？

十一、火逆证

【目的要求】了解火逆证以及凡病阴阳自和者为欲愈的机制。
【自学时数】4学时。

【原文】太阳病，二日反躁，凡[1]熨[2]其背，而大汗出，大[3]热入胃，胃中水竭，躁烦，必发谵语。十余日振慄自下利者，此为欲解也。故其汗从腰以下不得汗，欲小便不得，反呕，欲失溲，足下恶风，大便鞕，小便当数，而反不数，及不多，大便已，头卓然而痛[4]，其人足心必热，穀氣[5]下流故也。(110)

【词解】

[1] 凡：《注解伤寒论》卷三作"反"，可从。

[2] 熨：属于热疗，是将药物炙热，或用食盐、砖瓦烧热后用棉布包裹，置于患处，具有取暖发汗或温散寒凝的功效。

[3] 大：《玉函》卷二，作"火"，可从。

[4] 头卓然而痛：即突然感到头痛。

[5] 谷气：即水谷之精气。

【提要】论述太阳病误火后的变证及其自愈的病机。

【分析】本条宜分作两段解释。自"太阳病二日"至"此为欲解也"为第一段，是论述太阳病误治后的变证及向愈之机。太阳病二日，谓病在表，不当烦躁而见烦躁之证，故曰"反躁。"既见烦躁，知表邪未解而里热已盛。此时应解散表邪，清里宣透，治以辛凉，切忌辛温火攻发汗。今误以火熨背取汗，迫使大汗出，以致汗出津伤，里热更盛，则烦躁、谵语等证接踵而至。若病至十余日，火邪渐衰，津液得复，阳气通达，每有振慄汗出自下利而解的情况，此乃正胜邪却，病将向愈之佳兆，故曰"此为欲解也。"

自"故其汗从腰以下不得汗"至"谷气下流故也"为第二段，是进一步申述欲解之机制，并补述误火后的症状。前述表证误用火疗造成表邪未解而又里热炽盛，邪热迫津外泄，故见腰以上有汗，而腰以下不得汗，欲小便也不得。胃热神昏，除烦躁谵语外，又有膀胱失约，时欲失溲之证。但因热灼津伤，津液枯竭，故小便当数而反不数不多。津枯则肠燥，故大便硬。火热入胃，胃失和降，故气逆作呕。火热炎上，阳气不能通达，故足下逆冷而恶风寒。病情如此，欲知其预后，当据证而辨。今见大便得通，则是邪有去路，说明津液得以恢复，阳气得以通达，所以由足下恶风转为足心发热。正气伸展驱邪外出，故卓然头痛，此皆正胜邪却之反应，即病有欲解之可能。故句末申述欲解的原因在于"谷气下流故也"。

【选注】成无己：太阳病二日，则邪在表，不当发燥，而反躁者，热气行于里也。反熨其背而发汗，大汗出，则胃中干燥，火热入胃，胃中燥热，躁烦而谵语，至十余日振慄，自下利者，火邪势微，阴气复生，津液得复也，故为欲解。火邪去，大汗出则愈。若从腰以下不得汗，则津液不得下通，故欲小便不得，热气上逆反呕也。欲失溲，足下恶风者，气不得通于下而虚也。津液偏渗令大便硬者，小便当数。经曰：小便数者，大便必硬也。此以火热内燥，津液不得下通，故小便不数及不多也。若火热消，津液和，则结硬之便得润，因自大便也。便已，头卓然而痛者，先大便硬，则阳气不得下通，既得大便，则阳气降下，头中阳虚，故卓然而痛。谷气者，阳气也。先阳气不通于下之时，足下恶风，今阳气得下，故足心热也。（《注解伤寒论·辨太阳病脉证并治下》）

程郊倩：此条病源在火热入胃，胃中水竭，邪已入府，故以通大便去之，从来未经指出，必欲待小便自利，大便自多，岂有邪火炽盛之时，而能使小便自利，大便自多也哉……谷气下流，照着腰已下不得汗后，前此上下气成阻绝，大便一通，上气从下降，而下气从上升矣，故头卓然痛，而足心热，经所谓天气下降，气流于地，地气上升，气腾于天也。（《伤寒后条辨·辨太阳病脉证》）

【原文】太陽病中風，以火劫發汗，邪風被火熱，血氣流溢，失其常度。兩陽相熏灼[1]，其身發黃。陽盛[2]則欲衄，陰虛[3]小便難。陰陽俱虛竭，身體則枯

· 130 ·

燥，但頭汗出，劑[4]頸而還，腹滿微喘，口乾咽爛，或不大便，久則讝語，甚者至噦[5]，手足躁擾，捻衣摸床[6]。小便利者，其人可治。(111)

【词解】

[1] 两阳相熏灼：风为阳邪，火亦属阳，中风用火劫，故称为两阳相熏灼。

[2] 阳盛：指邪热炽盛，以邪气言。

[3] 阴虚：指阴液虚，以正气言。

[4] 剂：通齐。

[5] 噦：即呃逆。

[6] 捻衣摸床：指病人神志昏糊时，两手不自主地反复摸弄衣被床帐。

【提要】太阳中风误以火劫发汗的变证及其预后。

【分析】太阳中风，法当解肌祛风，调和营卫，治以桂枝汤。若误以火法取汗，则不仅风邪不能解，反加火邪为害，必伤其气血，而使变证丛生。因风为阳邪，火亦属阳，邪风被火热迫劫，则风火相煽，热毒炽烈、气血沸腾，以致运行失其常度。正因如此，则伤害脏腑，肆虐不已。若火毒内攻，伤及肝胆，使其疏泄太过，胆汁横溢，则为发黄证。火热上蒸，血液妄行，灼伤阳络则为鼻衄。火热下灼，阴液匮乏，则为小便难。火劫发汗，既能伤津，复能耗气，以致气血阴阳俱虚竭，肌肤筋脉失于濡润，则身体枯燥不荣。阳热亢盛，迫津外泄，本应全身汗出，但因火劫津伤，不能全身作汗，则见但头汗出，剂颈而还。火热炎于上，则口干咽烂。邪归阳明，燥热内结，腑气不通，肺气不降，则腹满微喘，大便秘结不解。久则热邪愈炽，上扰心神，则生谵语。甚至胃津枯竭、胃气败坏而为呃逆，即《素问·宝命全形论》"病深者，其声噦"是也。更见手足躁扰、捻衣摸床、神志昏糊，则属阴阳欲绝之证。病延至此，已达危险阶段。欲判断其预后，每以津液之存亡最为关键。若小便利者，是为津液虽伤，但未至尽亡，生机尚在，故曰"小便利者，其人可治。"若小便全无，则津液消亡，化源枯竭，脏腑功能败溃，其预后不良。

上述变证，皆由中风误火，以致火毒内攻，阳盛阴虚所引起。但学者注意阳盛阴虚之变证在急性热病中，却不尽因表证误用火法而得，因此不可局限于误治与否，临床总以脉证为凭。且证虽危笃，仍当积极予以清热救阴，以挽垂危。

本条之发黄，乃由火热内攻，熏灼肝胆，津液耗竭，胆汁溢于周身所致，与湿热发黄有别，二者不可混淆。

【选注】喻嘉言：风，阳也，火亦阳也，邪风更被火热助之，则血气沸腾，所以失其常度，热气弥漫，所以蒸身为黄。然阳邪盛于阳位者，尚或可从衄解，可从汗解；至于阳邪深入阴分，势必劫尽精津，所以剂颈以下不得汗，口干咽烂，肺焦喘促，身体枯燥，小便难，大便秘，手足扰动，谵语噦逆，乃是一团邪火内炽，真阴倾刻立尽之象。有非药力所能胜者，必其人小便尚利，阴未尽伤，始得以行驱阳救阴之治也。噫，亦危矣。仲景以小便利一端，辨真阴之亡与未亡最细。盖水出高源，小便利则津液不枯，肺气不逆可知也；肾以膀胱为府，小便利则膀胱之化行，肾水不枯可知也。"(《尚论篇·太阳篇》)

张隐庵：通节皆危险之证，重在小便利者其人可治，所谓阴阳自和者，勿治之，得小便利必自愈。(《伤寒论集注·辨太阳病脉证并治下》)

【原文】形作伤寒[1]，其脉不弦紧而弱。弱者必渴，被火[2]必讝语。弱者發

热脉浮，解之当汗出愈。(113)

【词解】

[1] 形作伤寒：指病形类似伤寒证。

[2] 被火：指误用火法治疗。

【提要】论述温病伤阴，禁用火法治疗。

【分析】形作伤寒，是言其证候类似伤寒证，当有恶寒、发热、头痛、身疼、无汗等证。但伤寒之脉应弦紧，今脉不弦紧而弱，此"脉弱"是与伤寒脉紧对举而言，并非脉微弱之弱。联系"弱者必渴"和"弱者发热脉浮"两句，则知脉弱与口渴、发热等症并见，当属温病初起之脉证。因为温病初起，邪在卫分，表阳郁遏，所以可出现恶寒、发热、脉浮等证。此时宜用辛凉宣散之法，祛邪得汗而愈。故曰："……解之当汗出愈。"若将恶寒、发热、无汗误为风寒，而妄以火攻取汗，则温邪得火，致使邪热愈炽，津液愈伤，火热并归于胃，胃热上蒸，扰乱心神，则发生神昏谵语等变证。

【选注】成无己：形作伤寒，谓头痛身热也。脉不弦紧，则无伤寒表脉也。经曰：诸弱发热，则脉弱者为里热，故云弱者必渴。若被火气，两热相合，搏于胃中，胃中燥烦，必发谵语，脉弱发热者，得脉浮为邪气还表，当汗出而解矣。(《注解伤寒论·辨太阳病脉证并治中》)

钱天来：此温病之似伤寒者也。形作伤寒者，谓其形象有似乎伤寒，亦有头项强痛，发热体痛，恶寒无汗之证，而实非伤寒也。因其脉不似伤寒之弦紧而反弱，弱者、细软无力之谓也。如今之发斑者，每见轻软细数无伦之脉，而其实则口燥舌焦，齿垢目赤、发热谵语，乃脉不应证之病也。故弱者必渴，以脉虽似弱，而邪热则盛于里，故胃热而渴也。以邪热炽盛之证，又形似伤寒之无汗，故误用火劫取汗之法，必致温邪得火，邪热愈炽，胃热神昏而语言不伦，遂成至剧难治之病矣。若前所谓其脉不弦紧而弱者，身发热而又见浮脉，乃弱脉变为浮脉，为邪气还表而复归于太阳也，宜用解散之法，当汗出而愈矣。(《伤寒溯源集·温病风温痉湿喝篇》)

【原文】太陽病，以火熏[1]之，不得汗，其人必躁，到經不解，必清血[2]，名為火邪。(114)

【词解】

[1] 火熏：为古代烧坑，铺药、酒、水取气，病人卧于其上，以熏蒸取汗达到治病的一种方法。

[2] 清血：清，同圊，登厕之意。清血，即便血。

【提要】表证误用火法导致便血的变证。

【分析】太阳病，当以发汗解表为正治。今误以火熏，不仅不得汗解，反而导致阳郁更甚，火热之邪内攻，心神被扰，则其人烦躁不安。火热入于经脉、灼伤阴络，迫血妄行，血从下泄，则发生便血。其证因火热为患，故名曰"火邪。"

【选注】成无己：此火邪迫血而血下行者也。太阳病用火熏之，不得汗，则热无从出。阴虚被火，必发躁也。六日传经尽，至七日再到太阳经，则热气当解，若不解，热气逼血下行，必清血。清，厕也。(《注解伤寒论·辨太阳病脉证并治中》)

程郊倩：阴虚被火，热无从出，故其人必躁扰不宁。到经者，随经入里也。火邪内攻，由浅及深，循行一周，经既尽矣。若不解则热邪且陷入血室矣，必当圊血。缘阳邪不从汗解，因火袭入阴络，故逼血下行，名为火邪。苟火邪不尽，圍血必不止，故申其名示人以治火邪，而不治其血也。(《伤寒论后条辨·辨太阳病脉证》)

【原文】脉浮熱甚，而反灸之，此為實。實以虚治，因火而動，必咽燥吐血。(115)

【提要】表实热证误用灸法的变证。

【分析】脉浮热甚，为邪郁在表，阳热不得宣散所致，病属表实热证，当用发汗解表以泄其热。而艾灸则热气入里为治里虚寒之法，今以此法治热甚之证，是实证误用了治虚寒之法，故曰："实以虚治。"其结果导致表热被火邪所迫，闭郁更甚，火热内攻，上灼阳络，动血伤阴，故阴伤而咽燥，动血而吐血，病因火而劫阴动血，故曰"因火而动。"

本条与上条，一为火熏而致便血，一为艾灸而吐血，皆为被火之误，其病机均属于热炽于内，迫血妄行。惟因火邪所伤部位不同，有上下之异，其伤阴络者，必便血；其伤阳络者，则咽燥吐血。正如《灵枢·百病始生篇》云："阳络伤则血外溢，血外溢则衄血；阴络伤则内溢，血内溢则后血。"本条虽未列治法，而清热泻火之法，自在不言之中。

【选注】成无己：此火邪迫血，而血上行者也。脉浮热甚为表实，医以脉浮为虚，用火灸之，因火气动血，迫血上行，故咽燥唾血。(《注解伤寒论·辨太阳病脉证并治中》)

喻嘉言：脉浮热甚，邪气甚也，邪气盛则实，反灸之，是实以虚治也，血随火炎而妄逆，在所必至矣。咽燥者，火势上逼，枯涸之应耳。(《尚论后篇·温证上篇》)

【原文】微數之脉，慎不可灸，因火為邪，則為煩逆，追虚逐實[1]，血散脉中，火氣雖微，內攻有力，焦骨傷筋[2]，血難復也。脉浮，宜以汗解，用火灸之，邪無從出[3]，因火而盛，病從腰以下必重而痹，名火逆也。欲自解者，必當先煩，煩乃有汗而解。何以知之？脉浮，故知汗出解。(116)

【词解】

[1] 追虚逐实：阴本虚，而更用火法，灼伤其阴，使阴虚者益虚，谓之追虚；热本实，而反用火法助长里热，使邪实者更实，谓之逐实。

[2] 焦骨伤筋：是形容阴血被火熏灼，筋骨失养而形成痿废的病变。

[3] 邪无从出：指误治后，表邪不能从汗出而解。

【提要】论阴虚内热和表证未解误用灸法的变证及自愈之病机。

【分析】本条宜分作三段理解。

自"微数之脉"至"血难复也"为第一段。此言阴虚内热之证，误用灸法而导致焦骨伤筋之变证。脉微主里虚，数为有热。今微数并见，证属阴虚火旺，法当甘寒滋润，清热养阴，故谓"慎不可灸。"此证若用火灸，则阴血愈伤，而火热更甚，火热攻冲，则心胸烦闷气逆。盖以阴血本虚，而以火法更劫其阴；热邪本实，而以火法助其热，以致"追虚逐实"，使火热散于血脉之中，熏灼营血，则筋骨无所濡养，终成痿废之患。病深重如此，再议养阴复血之法，则为时已晚，故曰："火气虽微，内攻有力，焦骨伤筋，血难复也。"

自"脉浮"至"名火逆也"为第二段，是言表证未解，误用火灸而导致腰以下麻痹的变证。盖脉浮主表，表证而见表脉，是正气向外抗邪的反映，理应顺其势而发汗解表，则邪从汗出而解。若误用火灸，亦为"实以虚治"。因而变证丛生。火邪助阳，而使阳热更盛，更耗气血。气伤运动无力，故肢体困重；血伤筋脉失养，故腰以下麻痹不仁。以上皆因误灸所致，故名"火逆。"

自"欲自解者"至"脉浮故知汗出解"为第三段，是承"脉浮，宜以汗解"之，而讨论表证自愈之机。凡病欲自愈，必俟气血恢复，正气内充，正胜邪却，有驱邪外出之能力，方有自愈之可能。其先为脉浮表病，宜以汗解，而反用火灸，有热盛阴伤而发生变证者，前已论述。今虽误灸，所幸病者正气尚旺，损伤不重，当正气未复之时，故有自愈之机。其证候表现则为"先烦"，随后汗出而解。此时先烦脉浮汗出而解，皆因正气来复，正邪交争，正胜邪却之征象，故曰"脉浮，故知汗出解。"

【选注】成无己：微数之脉，则为热也。灸则除寒，不能散热，是慎不可灸也。若反灸之，热因火则甚，遂为烦逆。灸本以追虚，而复逐热为实。热则伤血，又加火气，使血散脉中，气主煦之，血主濡之，气血消散，不能濡润筋骨，致骨焦筋伤，血散而难复也。脉浮在表，宜以汗解之。医以火灸取汗而不得汗，邪无从出，又加火气相助，则热愈甚，身半以上，同天之阳，半身以下，同地之阴，火性炎上则腰以下阴气独治，故从腰以下必重而痹也。烦，热也。邪气还表，则为烦热，汗出而解。以脉浮，故为邪还表也。（《注解伤寒论·辨太阳病脉证并治中》）

程郊倩：若血少阴虚之人，脉见微数，尤不可灸。虚邪因火内入，上攻则为烦为逆。血本虚也，而更加火，则为追虚。热本实也，而更加火，是为逐实。夫行于脉中者营血也，血少被逐，脉中无复血聚矣。艾火虽微，孤行无御，内攻有力矣。无血可逼，燎原乃在筋骨，盖气主煦之，血主濡之，筋骨失其所濡，而火所到处，其骨必焦，其筋必损，盖伤真阴者未有不流散于经脉者也。虽复滋养营血，终难复旧，此枯槁之形立见，纵善调护，亦终身为残废之人而已，可不慎欤！脉浮在表，汗解为宜矣，用火灸之，不能得汗，则邪无出路，因火而盛，虽不必焦骨伤筋，而火阻其邪，阴气渐竭。下焦乃营血所治，营气竭而莫运，必重著而为痹，名曰火逆。则欲治其痹者，宜先治其火矣……如诊得脉浮，即是邪还于表之兆，切勿妄治其烦，使汗却而当解者反不解也。（《伤寒论后条辨·辨太阳病脉证篇》）

【原文】太陽傷寒者，加溫針[1]必驚也。（119）

【词解】[1] 温针：即烧针。

【提要】伤寒误用温针的变证。

【分析】太阳伤寒，当以发汗解表为正治之法。若误用温针取汗，不仅表邪不解，反而被火逼迫内陷，烧针助邪热劫烁营血，以致邪热扰乱神明，心神不宁，而出现惊恐的变证。

【选注】章虚谷：太阳伤寒，邪闭营卫，阳气已郁，用药发汗，则外解而阳伸，妄用温针，不能解表，反使火气入营，内扰于心，则必惊甚则狂也。（《伤寒本旨·汗吐下后并误治诸证》）

尤在泾：寒邪在表，不以汗解，而以温针，心虚，热入，必作惊也。（《伤寒贯珠集·太阳篇下》）

十二、欲愈候

【原文】凡病，若發汗、若吐、若下、若亡血、亡津液，陰陽自和者，必自愈。（58）

【提要】凡病，阴阳自和者，可自愈。

【分析】凡病，泛指一切病证，非限于中风、伤寒。若发汗、若吐、若下，若亡血之

"若"字，作"或"字解，为不定之辞。汗、吐、下虽为祛邪之大法，然用之不当，或当用而不循其法，势必损伤人体正气，或损阴或损阳，或耗气或亡血。又如吐衄、便血、金创、产后、崩漏等，虽不曾发汗，仍是亡血、亡津液之病，非必发汗而然。其病愈否，每以人体正气的强弱为转移。若虽有亡血亡津液之证，但正气尚旺者，则机体有自我调节之能力，或通过恰当的调养，或借助药物的治疗促使阴阳之气在新的条件下，趋于新的平衡统一，如是"阴平阳秘"，而其病自愈。

"阴阳自和"乃中医治病之宗旨。中医学术认为，一切疾病者都会造成阴阳失调，无论通过机体自我调节，还是借助药物和其他疗法，皆可殊途同归，旨在调和阴阳，却病健身，这是中医治疗学上的一种重要学术思想。

【选注】《医宗金鉴》：凡病，谓不论中风、伤寒，一切病也。若发汗，若吐，若下，若亡血，若亡津液，施治得宜，自然愈矣。即或治得宜，虽不见愈，亦不至变诸坏逆，则其邪正皆衰，可不必施治，惟当静以俟之，诊其阴阳自和，必能自愈也。(《医宗金鉴·订正仲景全书·伤寒论注》)

【原文】大下之後，復發汗，小便不利者，亡津液故也。勿治之，得小便利，必自愈。(59)

【提要】论误治津伤而小便不利者，禁利小便，俟津复自愈。

【分析】大下之后，复发其汗，以致重伤津液而见小便不利，切不可妄用利小便之法。盖小便不利，由津伤所致，若再施以利水之剂，势必津液愈伤而病愈重，故曰"勿治之。"可待津液回复，化源充沛，则不利小便而小便自利，故病可愈。

本条举例以论述上条阴阳自和之意义。汗下津伤而小便不利，必须是病邪已去而津液未复者，始可善自调摄，俟其自身调节作用，使津液回复化源充沛而愈。倘若病邪未去，而津液已伤者，则绝不可坐待自愈，应需积极采取措施，以祛邪扶正、促其康复。

【选注】成无己：因亡津液而小便不利者，不可以药利之，俟津液足，小便利必自愈也。(《注解伤寒论·辨太阳病脉证并治中》)

柯韵伯：勿治之，是禁其勿得利小便，非待其自愈之谓也。然以亡津液之人，勿生其津液，焉得小便利？欲小便利，治在益其津液也。(《伤寒来苏集·伤寒论注》)

章虚谷：下多亡阴液，汗多亡阳津，故小便不利，勿妄治之，以饮食调理，得津液生，而小便利，必自愈也。(《伤寒论本旨·汗吐下后并误治诸证》)

自学指导

1. 火逆证是论述太阳表证误用火法治疗而引起的种种变证。故凡表证，均应禁忌火法。尤其是表里热盛者，或阴虚火旺者，误用火法，其后果更为严重。

2. 《伤寒论》所论述火逆证内容较多，本节仅列原文 7 条，主要为火邪内攻，阴伤热盛诸种变化，其余原文因分类关系，而散见于其他章节，如桂枝去芍药加蜀漆牡蛎龙骨救逆汤证、桂枝甘草龙骨牡蛎汤证、桂枝加桂汤证，则列入"心阳虚证"中，故应参考其余原文，方得全貌。

3. 第 110 条，为火热入胃、胃中水竭之变，其有欲解与不解之转归，每以阴液盛衰、火邪强弱为转移。第 111 条重在两阳相熏灼，伤害脏腑，灼津耗气，肆虐不已，火毒内攻，其身发黄，病重而复杂。第 113 条为温病初起而形似伤寒，误火形成胃热炽盛之证。第

114、第115两条为火邪入于血脉之中，迫血妄行，或为便血，或为吐血。第116条因火邪追虚逐实，而成痿废、麻痹之患，若所伤较轻，阴能自复者，尚有汗出而解之机。第119条为火气入营、内扰心神而惊惕不安。上述诸证均无治法及方药，当从辨证论治的精神而求其治法：如火逆而热盛者，必当清热；阴伤者，法宜养阴；血热妄行者，务须凉血散血；火毒发黄者，当清热解毒、养阴凉血、疏利肝胆为治。

4. 火逆证之原意是误用火疗致变，现临床火疗甚少，然辨证论治当活看，如温燥太过，常与火疗无异；外邪传里，六淫化火，也即火热之患。学者须审证求因，贵在通常达变。

5. 欲愈候共列两条原文，论述疾病不论是邪实，还是正虚，均可通过机体的自行调节或药物的治疗，而达到阴阳自和疾病可愈之目的。这是中医治疗学上的一种重要学术思想，乃至今日仍有着重要的实用价值。

【复习思考题】
1. 什么是火逆证？
2. 简述太阳病误用火疗而产生的变证及其机制。
3. 你对"阴阳自和"如何理解，有什么临床意义？

第五节　太阳病类似证

【目的要求】
1. 掌握风湿证、悬饮证的证治。
2. 熟悉胸膈痰实证。
3. 了解悬饮兼有表证者，应先解表后攻饮。
【自学时数】2学时。

一、风湿证

【原文】傷寒八九日，風濕相搏，身體疼煩[1]，不能自轉側，不嘔，不渴，脉浮虚而濇者，桂枝附子湯主之。若其人大便鞕，小便自利者，去桂加白术湯主之。(174)

【词解】[1] 身体疼烦：全身疼痛而致心烦不安。
【提要】风寒湿邪痹着于肌肉的证治。
【分析】本条论述由风寒湿邪相搏为病因；以身体疼烦，不能自转侧，脉浮虚而涩为主要表现的痹证。即《素问·痹论》所说："风寒湿三气杂至，合而为痹也"之意。由于风寒湿邪痹着于肌肉导致营卫不调，气血运行不畅，故见周身烦疼，难以转侧，可伴见恶寒发热。因风性疏泄，故脉浮；肌腠开泄，表阳不固，故见汗出，脉虚；寒湿阻滞，气血不畅，故见脉涩。

此证初起，有发热，恶寒，汗出，身体痛烦，脉浮等，与太阳表证有类似之处，宜加以鉴别。盖太阳病虽有身痛，但一般不重，亦不致难以转侧，可见本条虽冠以"伤寒"二字而实非伤寒表证，故名太阳类似证。况且不呕不渴，自与少阳、阳明无关。

本证之治疗，宜祛风散寒、除湿止痛，方用桂枝附子汤。若其人大便硬，小便自利者，是风邪已去，湿邪仍存。由于湿邪阻滞，运化失常，脾不能为胃行津液，故大便硬；膀胱气化已通，故小便自利。由此可证前者，当是大便溏，小便不利，如《金匮要略》所言："湿痹之候，小便不利，大便反快"是也。治宜桂枝附子汤去走表化气之桂枝，加健脾燥湿之白术，因名桂枝附子去桂加白术汤。

【选注】成无己：伤寒与中风家，至七八日再经之时，则邪气多在里，身必不苦疼痛，复身体痛烦，不能转侧者，风湿相搏者。烦者，风也。身疼不能自转侧者，湿也。经曰：风则浮虚。《脉经》曰；脉来涩者，为病寒湿也。不呕不渴，里无邪也，脉得浮虚而涩，身有疼烦，知风湿但在经也，与桂枝附子汤，以散表之风湿。桂，发汗走津液。此小便利、大便硬为津液不足，去桂加白术。（《注解伤寒论·辨太阳病脉证并治下》）

《医宗金鉴》：伤寒八九日，不呕不渴，是无伤寒里病之证也；脉浮虚涩，是无伤寒表病之脉也。脉浮虚，主在表，虚风也，涩者，主在经，寒湿也。身体疼烦，属风也，不能转侧，属湿也。乃风湿相搏之证，非伤寒也。与桂枝附子汤温散其风湿，使从表而解也。若脉浮实者，则又当以麻黄加术汤，大发其风湿也。如其人有是证，虽大便硬，小便自利，而不议下者，以其非邪热入里之硬，乃风燥湿去之硬，故仍以桂枝附子汤去桂枝，以大便硬，小便自利，不欲其发汗，再夺津液也；加白术，以身重著，湿在肉分，用以佐附子逐湿气于肌也。（《医宗金鉴·订正仲景全书·伤寒论注》）

【治法】祛风散寒，除湿止痛。

【方药】

1. 桂枝附子汤方

桂枝四两，去皮　附子三枚，炮，去皮，破　生薑二两，切　大棗十二枚，擘　甘草二两，炙

上五味，以水六升，煮取二升，去滓，分温三服。

2. 去桂加白术汤

附子三枚，炮，去皮，破　白术四两　生薑三两，切　甘草二两，炙　大棗十二枚，擘

上五味，以水六升，煮取二升，去滓，分温三服。初一服，其人身如痹，半日许复服之，三服都尽，其人如冒状，勿怪，此以附子、术，併走皮内，逐水氣未得除，故使之耳。法当加桂四两。此本一方二法，以大便鞭，小便自利，去桂也；以大便不鞭，小便不利，当加桂。附子三枚恐多也，虚弱家及产妇，宜减服之。

【方义】桂枝附子汤，由桂枝、炮附子、生姜、大枣、甘草五味药组成。方中桂枝祛风，温通经络；附子温经扶阳，散寒湿而止痛，助卫阳以固表；生姜、甘草、大枣辛甘发散，而调和营卫，使风湿之邪得以从外而解。

若其人大便硬，小便自利，为风去湿存，阳气已通，故不宜桂枝化气达表，而用白术健脾燥湿，此名桂枝附子去桂加白术汤。

以上两方附子都用三枚，方后云："分温三服，初一服，其人身如痹，半日许复服之，三服都尽，其人如冒状，勿怪。"这是大剂量附子服后药性发作时的瞑眩现象，正如《尚书·

说命上》说："若药不瞑眩，厥疾弗瘳。"不过应注意附子用量过大须防止毒性反应。

本条桂枝附子汤与第 22 条之桂枝去芍药加附子汤，药味完全一致，仅因桂枝、附子用量不同，而主治各异。彼为风寒表虚证兼胸满、恶寒、脉微，故用桂枝汤去芍药，以治表虚兼胸满，方中桂枝三两，另加熟附子一枚以温经复阳而治脉微、恶寒。此为风寒湿邪留着肌肉，疼痛不得屈伸，故须加重桂枝通阳化气以祛风，重用熟附子三枚，温经逐寒湿而止痛。二者均不用芍药，以其阴柔酸敛，有碍温经通阳功效故也。

【临床应用】桂枝附子汤与桂枝附子去桂加白术汤，现代临床大多用治坐骨神经痛、膝关节炎、腰膝痛、风湿痹证等，前方以风寒湿邪留着肌肤及关节并以风邪为甚者；后者则以湿邪偏胜为宜。此外也有用治寒疝、阳痿早泄等。

【现代研究】现代药理研究证明，桂枝附子汤与去桂加白术汤方中桂枝具有镇静、镇痛、抗惊厥作用，并有解热、活血通络作用。附子有抗炎、镇痛和镇静作用，还有局麻与抗寒冷功效。甘草具有皮质激素样作用，能增强肾上腺皮质功能，提高机体内分泌调节能力。生姜亦有抗炎、镇痛作用。大枣能增加血清总蛋白、白蛋白，促进血液循环，提高机体免疫力。也有学者研究证明，本方加白术、白芍、茯苓，对类风湿性关节炎具有抗炎作用，其机制可能与免疫反应和一些化学介质的作用有关，并可避免皮质醇及非皮质醇类抗炎药的显著不良反应。

【案例】黄某，女，24 岁。下肢关节疼痛已年余，曾经中西医治疗，效果不显。现关节疼痛，尤以右膝关节为甚，伸屈痛剧，行走困难，遇阴雨天则疼痛难忍。胃纳尚好，大便时结时溏，面色㿠白，苔白润滑。脉弦紧，重按无力。诊为寒湿痹证。处方：桂枝尖 30g，炮附子 24g，生姜 18g，炙甘草 12g，大枣 4 枚，3 剂。

复诊，服药后痛减半，精神、食欲转佳。处方：桂枝尖 30g，炮附子 30g，生姜 24g，炙甘草 18g，大枣 6 枚，连服 10 剂，疼痛完全消失。[程祖培医案. 广东医学·祖国医学版，1964，(6)：40]

【原文】風濕相搏，骨節疼煩，掣痛[1]不得屈伸，近之則痛劇，汗出短氣，小便不利，惡風不欲去衣，或身微腫者，甘草附子湯主之。(175)

【词解】[1] 掣痛：疼痛而有牵引拘急之感。

【提要】风寒湿邪痹着于关节的证治。

【分析】本证属于风寒湿邪搏结于关节所致。盖寒性阴凝、主收引，湿邪黏腻重着，使气血凝滞，经脉不利，故骨节疼痛剧烈，牵引拘急，屈伸困难，触摸之更痛；风胜于肌表，卫阳不固，所以汗出；汗出肌疏，不胜风寒，故恶风不欲去衣。湿邪内阻，三焦气化不利，上则呼吸短气，下则小便不利，甚则湿邪溢于肌肤而为身肿。治以温经散寒、祛湿止痛。方用甘草附子汤。

本证与上条同为风寒湿邪侵袭肌体引起的痹证，均有恶风、汗出、身疼痛等。但上条风湿之邪主要侵犯肌肉，表现为身体疼痛、沉重、难以转侧；本证则主要侵犯关节，表现为关节疼痛，牵引拘急，屈伸困难，并见短气、身肿等证。两证在病变部位上，有重在肌肉与重在关节之异，在病情程度上，有彼轻此重之别。

【选注】成无己：风则伤卫，湿流关节，风湿相搏，两邪乱经，故骨节疼烦，掣痛不得屈伸，近之则痛剧也。风胜则卫气不固，汗出、短气、恶风不欲去衣，为风在表。湿胜则水气不行，小便不利，或身微肿，为湿外搏也。与甘草附子汤，散湿固卫气。（《注解伤寒论·辨太阳病脉证并治下》）

尤在泾：此亦湿胜阳微之证，其治亦不出助阳驱湿，如上条之法也。盖风湿在表，本当从汗而解，而汗出表虚者，不宜重发其汗，恶风不欲去衣，卫虚阳弱之征，故以桂枝附子助阳气，白术甘草崇土气，云得微汗则解者，非正发汗也，阳胜而阴自解耳。（《伤寒贯珠集·太阳篇下》）

【治法】温阳散寒、除湿止痛。

【方药】甘草附子湯方

甘草二兩，炙　附子二枚，炮，去皮，破　白术二兩　桂枝四兩，去皮

上四味，以水六升，煮取三升，去滓，温服一升，日三服。初服得微汗則解，能食，汗止復煩者，將服五合。恐一升多者，宜服六七合為始。

【方义】方中附子辛热以温经散寒，白术苦温以健脾燥湿，桂枝辛温，与附子、白术同用，既能温阳固表，又能祛风湿、通经络。寒湿得去则疼痛自止，卫气得固则恶风汗出可愈，气化通行，则小便不利、短气、身肿悉除。配以甘草之甘缓，调和诸药，并能补益中焦，有助于扶正祛邪。

本方与桂枝附子汤、去桂加白术汤三方均为治风寒湿痹之方，但各有侧重，临证应根据病情区别应用：风湿侵犯肌肉而偏于风邪在表者，宜选用桂枝附子汤；风湿侵犯肌肉而偏于湿邪在里者，宜选用去桂加白术汤；风湿侵犯关节而风湿俱盛者，宜选用甘草附子汤。

【临床应用】据文献报道，临床用甘草附子汤加减治疗风寒湿痹、肩周炎、急慢性风湿性关节炎、类风湿性脊柱炎、坐骨神经痛等。

【案例】患者男性，32岁。1969年6月28日初诊；养鸭为业，经常下水，患风湿痛7年，时发作。现风湿痛发作已7天，以左侧肩、腰、髋、膝各关节疼痛最剧，近之则大声呼痛，极度敏感，但不红肿；左手足不能上举，各肋骨及脊柱骨亦酸痛；扁桃体红肿，渴喜热饮，饮热汤后全身汗出淋漓、气促、小便短少，微发热（37.4℃）；舌苔薄白、脉沉细数。方用炮附子10g，白术6g，桂枝12g，炙甘草6g。服1剂后热退（36.7℃），各关节疼痛减轻，原方续服2剂。诸症大有好转，惟各关节痛。后以原方倍其量，即炮附子20g，白术9g，桂枝24g，炙甘草10g，药后颇效，左手足能自由活动。续服1剂而愈。（《伤寒论方运用法·真武汤类方》）

二、十枣汤证

【原文】太陽中風、下利嘔逆，表解者，乃可攻之。其人漐漐汗出，發作有時，頭痛，心下痞鞕滿，引脇下痛，乾嘔短氣，汗出不惡寒者，此表解裏未和也，十棗湯主之。（152）

【提要】悬饮的证治。

【分析】本条宜分作两段理解：自"太阳中风"至"乃可攻之"为一段。论述外有风邪，内有悬饮之证。既云太阳中风，当有发热、恶风寒、头痛、汗出等证。因饮邪停聚胸胁，阻碍气机，升降失常，故上逆而为干呕，下迫而为下利，并见胸胁心下痞硬疼痛，短气，咳嗽等。如此表里同病，法当先行解表，表解后，方可攻逐水饮。故曰："表解者，乃可攻之。"

自"其人漐漐汗出"至"十枣汤主之"为一段，是述里有悬饮外无表证，可经用攻逐水饮之法。饮为有形之邪，停聚于胸胁之间，以致胸阳不振，气机壅滞，故有心下痞硬满，牵引胸胁疼痛之证；肺气受阻，所以呼吸短气。饮邪虽聚于胸胁，然随气机升降，亦可伤害其余，而有种种症状，如外走皮肤、则漐漐汗出；时而气机暂通，饮不外攻故有时无汗。饮溢

于胃，胃气上逆，则呕吐。上干清阳则为头痛。此皆水饮结于胸胁不解，走窜上下，阻碍三焦，牵连周身所致。此非一般温化利水之法所能奏效者，故以十枣汤峻逐水饮。

本证与大结胸证有相似之处，应予鉴别：大结胸证为水热互结于胸中，证见心下连及胸膈而硬满疼痛；甚则从心下至少腹硬痛，手不可近，伴见潮热、烦渴、舌苔黄燥等热象，方用大陷胸汤以泻热逐水破结。本证为水饮结于胸膈，证见心下痞硬满，引胁下痛，伴见头痛汗出、呕逆、咳嗽等，而热象不显，方用十枣汤攻逐悬饮。

【选注】成无己：下利，呕逆，里受邪也。邪在里者，可下，亦须待表解者，乃可攻之。其人漐漐汗出，发作有时，不恶寒者，表已解也。头痛、心下痞硬满，引胁下痛，干呕，短气者，邪热内蓄而有伏饮，是里未和也，与十枣汤，下热逐饮。(《注解伤寒论·太阳病脉证并治下》)

尤在泾：此外中风寒，内有悬饮之证。下利呕逆，饮之上攻而复下注也。然必风邪已解，而后可攻其饮。若其人漐漐汗出而不恶寒，为表已解，心下痞硬满引胁下痛，干呕短气，为里未和，虽头痛而发作有时，知非风邪在经，而是饮气上攻也，故宜十枣汤，下气逐饮。(《伤寒贯珠集·太阳篇下》)

喻嘉言：此证与结胸颇同，但结胸者，邪结于胸，其位高。此在心下及胁，其位卑，然必表解乃可攻之，亦与攻结胸之戒不殊也。其人漐漐汗出，发作有时，而非昼夜俱笃，即此便是表解之征，虽有头痛，心下痞硬满，引胁下痛，干呕、短气诸症乃邪结之本证，不得以表证名之。若待本证尽除，后乃攻之，不坐误时日乎，故复申其义，见汗出不恶寒，便是表解可攻之候，虑何深耶。盖外邪挟饮，两相搏结，设外邪不解，何缘而得汗出津津乎。攻药取十枣汤者，正与结胸之陷胸汤相仿。因伤寒门中种种下法，多为胃实而设。胃实者，邪热烁干津液，肠胃俱结，不得不用苦寒而以荡涤之。今证在胸胁，而不在胃，则胃中津液，未经热耗，而荡涤胸胃之药，无所取矣。故取蠲饮逐水于胸胁之间，以为下法也。(《尚论篇·太阳经上篇》)

【治法】攻逐水饮

【方药】十枣汤方

芫花，熬　甘遂　大戟

上三味等分，各别捣为散，以水一升半，先煮大枣肥者十枚，取八合，去滓，内药末，强人服一钱匕，羸人服半钱，温服之，平旦[1]服。若下少，病不除者，明日更服，加半钱。得快下利后，糜粥自养。

【词解】[1] 平旦：指太阳刚升起之时，即清晨。

【方义】方中芫花、甘遂、大戟均苦寒有毒，功能泻水，三药合用，其性峻烈迅猛，故以肥大枣十枚煎汤调服，以顾护胃气。须平旦服药者，以其胃中空虚无物，有利于药物直驱肠道，及时发挥泻下之作用，而不致逗留于胃，引起呕吐。惟其作用峻猛，故须中病即止，不可过剂。故方后曰："强人服一钱匕，羸人服半钱"，"若下少，病不除者，明日更服加半钱"。"得快利后，糜粥自养"；皆着眼于祛邪而不伤正，值得重视。

【临床应用】据临床报道，十枣汤主要用于渗出性胸膜炎，也有用于腹水、水肿的报道。

【现代研究】现代实验研究证实十枣汤的药理作用归纳有三个方面：

(1) 泻下作用：小鼠实验表明芫花、甘遂、大戟具有强烈的泻下作用。芫花能兴奋肠道，使蠕动增加，张力提高，引起强烈水泻和腹痛，并可增加肝胆汁流量。甘遂能增强其肠内的推进与推净速度。

（2）利尿作用：芫花可使大鼠尿量及排钠率显著增加，加大剂量时排钾也增加。无论灌服或静脉注射，无论对正常动物，或对盐水动物，其利尿作用均很明显。大戟对盐水动物也有显著利尿作用。

（3）其他作用：实验表明芫花有显著的镇咳、祛痰作用，其乙醇提取物还有镇痛、镇静、抗咖啡因致惊厥等作用。此外，大戟、甘遂、芫花均有轻度的抗菌活性。

【案例】

（1）李某，女，52岁。以潮热盗汗，左侧胸痛，干咳少痰，气喘不能平卧8天入院。入院检查：一般情况差。半卧位，气管右移，腹隆起，腹水（＋＋），腹围83cm。胸透证实：左侧胸膜炎，大量积液。血沉71mm/h。入院后第3天，作诊断性胸穿，抽出胸水500mL，唇红，舌红苔白，脉弦而滑。

西医诊断：左侧渗出性胸膜炎，多发性浆膜积液。

中医诊断：悬饮。

入院次日开始服十枣汤，间日1剂，每次大便泻水很多。自觉症状好转，可以平卧、体温下降，偶有低热出现，腹胀亦减。胸透证实：胸水明显吸收。自后对十枣汤已适应，大便泻水不多。于26日后开始改用大陷胸汤，连服3剂，泻水颇多，症状续有减轻。37天后胸透证实：左侧胸膜炎较前明显吸收。后以清肺化痰之剂作善后之治。[钱远铭．渗出性胸膜炎中医治疗病例报告．新医药通讯，1977；（2）：14]

（2）何某，男，36岁。5天前恶寒发热、咳嗽，右侧胸胁疼痛，某院以感冒、胃痛治疗，病情未见好转，复加气急胸痛。经超声波、胸透等诊为"右侧渗出性胸膜炎（中等量积液）"。体温39.4℃，舌偏红，苔白腻，脉滑数。此为外邪犯肺，肺气郁滞，不能散布津液，导致水饮内停胸胁而成。治宜攻逐水饮，予十枣汤治疗，隔日1次，3次后身热退，咳嗽气急缓解，胸痛亦减，纳食增加，舌淡红，苔白腻，脉象弦滑。胸透显示右侧胸膜积液已少。改用三子养亲汤加味：炙苏子、葶苈子、白芥子、杏仁、陈皮各10g，桑白皮12g，桔梗、法半夏各6g，茯苓、瓜蒌皮、车前子（包）各15g，3剂后再服十枣汤1次，以攻逐余邪，后经胸透已无胸水，超声波检查正常。诸症悉退，继以健脾方药善后。[陈友亮．十枣汤的临床应用．浙江中医杂志，1983；（12）：533]

三、瓜蒂散证

【原文】病如桂枝證，頭不痛，項不強，寸脉微浮，胸中痞鞕，氣上衝喉咽，不得息者，此為胸有寒[1]也。當吐之，宜瓜蒂散。（166）

【词解】[1] 胸有寒：指邪结胸中，即痰实结于胸中。

【提要】痰实阻于胸膈的证治。

【分析】病如桂枝证，是指有发热、恶风、汗出等症，但头不痛、项不强，仅见寸脉微浮，是知非太阳中风。此乃胸中痰实阻滞，肺失肃降，卫气不宣所致。因痰涎壅塞于胸膈，阻碍气机，故胸中痞硬；邪实阻滞，肺气不降，故气上冲咽，呼吸困难。以上见证皆因痰涎实邪为患，邪居高位，故宜因势利导而用瓜蒂散涌吐之。

【选注】尤在泾：此痰饮类伤寒证，寒为寒饮，非寒邪也。《活人》云，饮之为病，能令人憎寒发热，状类伤寒，但头不痛，项不强为异，正此之谓。脉浮者，病在膈间，而非客邪，故不盛而微也。胸有寒饮，足以阻清阳而碍肺气，故胸中痞硬，气上冲咽喉，不得息也。经曰，其高者因而越之。《千金》云，气浮上部，顿塞心胸，胸中满者，吐之则愈，瓜蒂散能吐胸中与邪相结之饮也。（《伤寒贯珠集·辨太阳篇下》）

喻嘉言：寒者痰也，痰饮内动，身必有汗，加以发热恶寒，全似中风，但头不痛，项不强，此非外入之风，乃内蕴之痰，窒塞胸间，宜用瓜蒂散，以涌出其痰也。（《尚论篇·痰病》）

【治法】涌吐痰实。

【方药】瓜蒂散方

瓜蒂一分，熬黄　赤小豆一分

上二味，各别擣篩，為散已，合治之，取一錢匕，以香豉一合，用熱湯七合，煮作稀糜，去滓，取汁和散，溫頓服之。不吐者，少少加，得快吐乃止。諸亡血虛家，不可與瓜蒂散。

【方义】本方根据《素问·阴阳应象大论》："其高者，因而越之"的原则制定，以吐法驱除上焦胸膈的痰饮实邪。方中瓜蒂味极苦，有催吐作用；赤小豆味甘酸，功能利水消肿。两药配伍，具有酸苦涌泄之功。香豉轻清宣泄，载药上行，更助涌吐之力。诸药相合，涌吐之力峻猛。若用之得当，收效甚捷；用之不当，最易伤人，因此体虚、失血之人应当慎用。

【临床应用】现代临床运用瓜蒂催吐的报道比较少见。而且有误用大量瓜蒂而中毒死亡的报道。古代文献记载瓜蒂主要用于痰实壅塞胸膈以上，欲吐不吐之证，取瓜蒂用之，意在催吐，但毒性较大，故使用时必须慎重。

【现代研究】现代研究主要是对单味瓜蒂的药理研究，其瓜蒂主要成分为甜瓜素。经实验动物内服，有呕吐与下利的症状，因甜瓜素能刺激胃感觉神经、反射性地兴奋呕吐中枢而引起呕吐和下利。甜瓜素 0.02g/kg 以上的剂量给犬喂服，引起强烈呕吐，终至呼吸中枢麻痹而死亡。以 2.5mg/kg 注射于家兔静脉，亦可致死。

自 学 指 导

1．太阳病类似证，本非太阳病，当属杂病范围，惟其有时出现发热、恶寒、汗出等类似太阳病的证候，故设太阳病类似证一节，以资区别而明治法。

2．风湿证为风寒湿邪侵袭人体肌肉或关节所引起的痹证，初起多有发热、恶寒、汗出、身疼痛、脉浮等与太阳病相似的症状，但太阳病虽身体疼痛，却无身重难以转侧等风湿证的特征，临床上不难鉴别。

痹证因感受风寒湿邪的轻重与深浅不同，其临床表现不一：若风寒湿邪留着于肌肉，证见发热、恶寒、汗出、脉浮，身体疼痛难以转侧，小便不利，大便溏，治以温经散寒，祛风除湿为法。风邪盛者，取桂枝附子汤；风祛湿存者，当用去桂加白术汤。若风寒湿邪痹着于关节，证见骨节疼痛而烦，屈伸不利，痛处拒按，汗出，恶风，短气，水便不利，身或微肿。治以温经散寒，祛湿止痛，方用甘草附子汤。

3．十枣汤证即悬饮证，为水饮之邪结于胸膈所致，证见漐漐汗出，发作有时，头痛，心下痞硬满，引胁下痛，干呕，短气，不恶寒，寸脉微浮。治用十枣汤峻逐悬饮。悬饮证若兼表邪不解而见发热，恶寒汗出、头痛、脉浮等症者，则应先解表，后攻其饮，此乃不移之法。

十枣汤证与大陷胸汤证不同，彼为水热互结于胸中，心下连及胸膈硬满疼痛，甚则从心下至少腹硬痛，手不可近，伴见潮热、烦渴、舌苔黄燥等热象。治用大陷胸汤泻热逐水破结；十枣汤证为水饮结于胸膈，心下痞硬满，引胁下痛，伴见头痛、汗出、呕逆、咳嗽等证，但热象不显，治用十枣汤峻逐水饮。

4．瓜蒂散证，为痰涎壅阻于胸膈，证见胸中痞硬，气上冲咽喉不得息，虽有发热、恶寒、汗出等现象，但头不痛、项不强、浮脉仅见于寸部，欲知非桂枝证。乃邪实阻滞，因实邪在上，故宜因势利导而用瓜蒂散涌吐。

【复习思考题】

1．桂枝附子汤、去桂加白术汤、甘草附子汤各主治什么证候？其病机、治法、方药有何异同？

2．桂枝附子汤与桂枝去芍药加附子汤其主治证候、病机、治法、方药有何异同？

3．十枣汤主治什么证候？其病机、治法如何？十枣汤的服法有何特点？

4．瓜蒂散主治什么证候？其病机、治法如何？服用瓜蒂散有哪些注意事项？

第六节　辨表里治法及其先后缓急

【目的要求】掌握表里先后缓急的治则。

【自学时数】2学时。

【原文】太陽病，十日以去，脉浮細而嗜卧[1]者，外已解也。設胸滿脇痛者，與小柴胡湯。脉但浮者，與麻黄湯。(37)

【词解】[1]嗜卧：嗜，喜爱之意。嗜卧，形容病邪初解，精神疲乏而喜睡。

【提要】辨太阳病日久的三种转归。

【分析】患太阳病十日以上，病程已久，病情变化常不拘一途，应根据证候变化而作适当治疗。本条即论述太阳病日久，可以出现三种不同转归：一是太阳病日久经过适当治疗，出现脉浮细而嗜卧，说明外邪已去，表证也随之消失，但由于病人汗解之后正气尚未全复，故疲倦而嗜卧，此属病趋痊愈之佳象。二是太阳病日久，病人出现胸满胁痛，胸胁为少阳经脉分布之区，说明表邪内传少阳，枢机不利，经气受阻，故可按少阳施治，与小柴胡汤和解少阳。三是太阳病程虽久，但仍见脉浮等太阳表证，而未见其他变化，是知证仍属太阳伤寒，治当发汗解表而与麻黄汤。

【选注】成无己：十日已去，向解之时也，脉浮细而嗜卧者，表邪已罢也，病虽已，和解之，若脉但浮而不细者，则邪气但在表也，与麻黄汤发散之。(《注解伤寒论·辨太阳病脉证并治中》)

尤在泾：太阳病，至十余日之久，脉浮不紧而细，人不躁烦而嗜卧，所谓紧去人安，其病为已解也。下二段是就未解时说，谓脉浮细不嗜卧，而胸满胁痛者，邪已入少阳，为未解也，则当与小柴胡汤。若脉但浮而不细，不嗜卧者，邪犹在太阳而未解也，仍当与麻黄汤，非外已解而犹和之发之之谓也。(《伤寒贯珠集·太阳正治法》)

【原文】本發汗，而復下之，此為逆也；若先發汗，治不為逆。本先下之，而

反汗之，為逆；若先下之，治不為逆。(90)

【提要】辨表里同病，汗下先后的治法。

【分析】治疗外感病，必先辨别表里。凡患表证，如太阳中风或伤寒证，当用汗法，使邪从汗而解。若是里热实证，当用清热泻实之法，使邪从下解，这是单纯表证或里证的一般治则。若表里同病，则应根据表里证的轻重缓急，采用先治表后治里，或先治里后治表，或表里同治的治疗原则。"本发汗"，指病有表里证存在，本当发汗，若发汗后表不解，可以再汗。"复下之"，是指表未解而改用下法，这是治疗上的错误。"本先下之"，是指表里同病，里证已急，当先用下法。若"反汗之"，亦是误治。仲景在此反复告诫医者，一定要遵循汗下先后之常理，否则，将导致变证丛生。

【选注】成无己：病在表者，汗之为宜，下之为逆；病在里者，下之为宜，汗之为逆。(《注解伤寒论·辨太阳病脉证并治中》)

汪苓友：大约治伤寒之法，表证急者，即宜汗。里证急者，即宜下。不可拘泥于发汗而后下也。汗下得宜，治不为逆。(《伤寒论辨证广注·辨太阳病脉证并治法中》)

【原文】傷寒不大便六七日，頭痛有熱者，與承氣湯。其小便清者，知不在裏，仍在表也，當須發汗。若頭痛者，必衄，宜桂枝湯。(56)

【提要】根据小便清否辨表里证治。

【分析】外感病不大便数日，并见头痛、发热等证，当辨其表里之属性而定汗下之治法。若见其人小便黄赤，以及腹满硬痛，蒸蒸发热或潮热、濈然汗出，脉沉实等，为里热结实，浊热上扰之征，可用承气汤攻下实热，使里实得去，腑气得通，则诸证可愈。若外感病不大便数日，见头痛、发热等，但其人小便清长，腹不硬满，知无里热，而病仍在表，虽不大便数日，当是病盛于表，而里气失和所致。治当辛温解表，用桂枝汤表解里和，则大便自通。

"若头痛者，必衄"句，当在条文之末，属倒装文法。是言太阳病时日较久，头痛较甚，为邪郁较甚，损伤阳络而致衄血。其机制与第46、第47两条伤寒致衄相似。

【选注】成无己：不大便六七日，头痛有热者，故宜当下；若小便清，知里无热，则不可下。经曰：小便数者，大便必硬，不更衣十日无所苦也。况此不大便六七日，小便清者，不可责邪在里，是仍在表也，与桂枝汤以解外。若头痛不已，为表不罢，郁甚于经，迫血妄行，上为衄也。(《注解伤寒论·辨太阳病脉证并治中》)

《医宗金鉴》：伤寒不大便六七日，里已实，似可下也。头痛热未已，表未罢，可汗也。然欲下则有头痛发热之表，欲汗则有不大便之里，值此两难之时，惟当以小便辨之，其小便浑赤，是热已在里，即有头痛发热之表，亦属里热，与承气汤下之可也。若小便清白，是热尚在表也，即有不大便之里，仍属表邪，宜以桂枝汤解之。然伤寒头痛不论表里，若苦头痛者，是热剧于荣，故必作衄，衄则荣热解矣，方其未衄之时，无汗宜麻黄汤、有汗宜桂枝汤汗之，则不衄而解矣。(《医宗金鉴·订正仲景全书·伤寒论注》)

【原文】傷寒，醫下之，續得下利清穀[1]不止，身疼痛者，急當救裏；後身疼痛，清便自調[2]者，急當救表。救裏宜四逆湯，救表宜桂枝湯。(91)

【词解】

[1] 下利清谷：清，同圊，入厕之意。下利清谷即泻下不消化的食物。

[2] 清便自调：指大便恢复正常。

【提要】辨伤寒误下后表里先后缓急的治法。

【分析】伤寒当先解表，即使兼有里实者，须待表解后再议攻下，此为常法，不应有误。本条是伤寒误下伤及脾肾阳气，病由太阳之表内陷少阴之里，以致阳气衰微，阴寒内盛而下利清谷不止。此时虽有身疼痛等表证，亦无暇顾及，因为脾肾阳衰，为重且急，若再行解表，必将造成虚脱之变证，故必先以四逆汤回阳救逆，温在里之虚寒，则下利可止。阳回利止，从而赢得驱邪外出之机，或能表邪自解。若利止后，仍有身疼痛等表证未除，再以桂枝汤解表祛邪，则无后顾之忧。

【选注】成无己：伤寒下之，续得下利清谷不止，身疼痛，急当救里者，以里气不足，必先救之，急与四逆汤。得清便自调，知里气已和，然后急与桂枝汤以救表。身疼痛者，表邪也。《内经》曰：病发而不足，标而本之，先治其标，后治其本。此以寒为本也。（《注解伤寒论·辨太阳病脉证并法中》）

尤在泾：伤寒下后，邪气变热，乘虚入里者，则为协热下利，其邪未入里，而脏虚生寒者，则为下利清谷。各因其人邪气之寒热，与脏气之阴阳而为病也。身疼痛者，邪在表也。然脏气不充，则无以为发汗散邪之地，故必以温药舍其表而救其里，服后清便自调，里气已固，而身痛不除，则又以甘辛发散为急，不然，表之邪又将入里而增患矣。而救里用四逆；救表用桂枝，与厥阴篇下利腹胀满，身疼痛条略同，彼为寒邪中阴，此为寒药伤里，而其温中散邪，先表后里之法则一也（疑"先表后里"为"先里后表"之误——编者注）。（《伤寒贯珠集·太阳篇下》）

【原文】病發熱頭痛，脉反沉，若不差，身體疼痛，當救其裏，四逆湯方。(92)

【提要】辨表里同病，先里后表的证治。

【分析】病发热头痛，以示有太阳表证。表证应见脉浮，今脉沉，沉脉主里，是脉证不符，故曰"反"。沉脉有虚实之分，沉而有力者属实；沉细无力者属虚。本条提出"当救其里，宜四逆汤"，当属沉细无力之脉。结合第 301 条"少阴病，始得之，反发热，脉沉者，麻黄附子细辛汤主之"来看，可推测本证开始即为太阳与少阴两感证，当与麻黄附子细辛汤温经发汗，双解表里。若双解表里之法无效，病不差者，说明里证较重且急，虽有身疼痛之表证，还当先救其里，用四逆汤。此处，虽未言治表，实则寓解表法于温里之中，待阳气恢复之后，或有不解表而表自解之机。

第 91 条与第 92 条同为表里同病，里病为虚寒性质，且里急而重。然第 91 条为太阳病误下，邪陷少阴，而为太少同病；第 92 条则未经误治，起病即见发热头痛而脉沉，为太阳少阴两感证。两条大同小异，由于总的病机相同，故均采取先救其里的治则，而用四逆汤。以后是否再行桂枝汤，则要根据里阳恢复之后，表证能否自解而定。

【选注】柯韵伯：此太阳麻黄汤证，病为在表，脉当浮而反沉，此为逆也。若汗之不差，即身体疼痛不罢，当凭其脉之沉而为在里矣。阳证见阴脉，是阳消阴长之兆也。热虽发于表，为虚阳，寒反据于里，是真阴矣。必有里证伏而未见，籍其表阳之尚存，乘其阴之未发，迎而而夺之，庶无吐利厥逆之患，里和而表自解矣。（《伤寒来苏集·伤寒论注》）

《医宗金鉴》：身体疼痛之下，当有"下利清谷"四字，方合温其里之文。观太阴篇（系指《医宗金鉴》一书的编次篇目——笔者注）云：伤寒医下之，续得下利清谷不止，身痛者，急当救里，宜四逆汤。此虽未下，但脉反沉，可知里寒，必是脱简。（《医宗金鉴·订正

【原文】太陽病，先下而不愈，因復發汗，以此表裏俱虛，其人因致冒[1]，冒家汗出自愈。所以然者，汗出表和故也。裏未和，然後復下之。(93)

【词解】[1] 冒：头晕目眩，如有物蒙罩之状。

【提要】辨太阳病汗下失序致冒的证治。

【分析】太阳病汗下失序，先下而虚其里，复发汗而虚其表，以致表里之气俱虚，而表邪依然未尽。邪乘虚人，阳气郁遏，欲伸不能，正邪相争，于是头目昏蒙，因而致冒。此时，若正虚不甚，郁阳得伸，即有抗邪外出之机；或正气得药物相助，而驱邪出表，皆能使正胜邪却，而汗出病愈。因为冒家能汗出，乃阳气通畅、表气已和，邪气亦将随汗而解之佳兆。故曰："汗出表和故也。"若汗出表解后，尚有腑气不和而里实存者，再行泻下之法，以和其里。

本条"先下之，复发汗"，"里未和，然后复下之"，寓表里同病，治须分先后缓急而施之意。盖表里同病，一般应先解表后治里，表解则里自和；若里未和，再行治里，乃"治不为逆"。今太阳病汗下失序，已逆之在先，所幸正复表解，则"然后复下之"，是顺理成章。

【选注】成无己：冒者，郁也，下之则里虚而亡血；汗之则表虚而亡阳，表里俱虚，寒气怫郁，其人因致冒。《金匮要略》曰：亡血复汗，寒多故令郁冒，汗之则怫郁之邪得解则冒愈。又曰：冒家自解必大汗出，汗出表和而里未和者，然后复下之。(《注解伤寒论·辨太阳病脉证并治中》)

《医宗金鉴》：太阳表病，当汗不汗，先下之而不愈，因复发其汗，以此表里俱虚，因虚其人致冒，理必然也。冒家者，谓凡因病而昏冒者也，然冒家或有汗出自愈，其所以然者，非表里俱虚，乃邪正皆衰，表里自和故也。得汗出而自愈者，和于表也；得下利而自愈者，和于里也。得里未和，然后下之，宜调胃承气汤和之。由此推之，得表未和，然后汗之，当以桂枝汤和之，自在言外矣。(《医宗金鉴·订正仲景全书·伤寒论注》)

【原文】太陽病未解，脉陰陽俱停[1]，必先振慄[2]汗出而解。但陽脉微[3]者，先汗出而解；但陰脉微[4]者，下之而解。若欲下之，宜調胃承氣湯。(94)

【词解】

[1] 脉阴阳俱停：阴阳指尺寸而言，即寸、关、尺三部。脉阴阳俱停，即三部脉象隐伏难现。

[2] 振栗：即寒战。

[3] 阳脉微：此指寸脉显现。

[4] 阴脉微：此指尺脉显现。

【提要】辨脉诊和战汗欲解的机制。

【分析】太阳病未解，必见恶寒发热、头痛、脉浮等症。若病人平素正气较弱，或病中正气暂且不足，则邪气欲入，而正气拒之，以致气血被阻，经脉流行不利，故出现脉搏一时隐伏不现，而生寒战。这是正邪相争，欲作战汗之佳兆，一旦阳郁得伸，郁极乃发，急欲驱邪外出，则先作寒战、继而发热、随之周身汗出而解，这种现象通常称为"战汗"。战汗之后邪去病瘥，脉搏亦趋于正常。

若表邪不解，亦不能战汗者，须依脉证变化而判断病机转化。如只见寸脉显现，是谓

"阳脉微"，说明病势向外，可先行发汗解表。如见尺脉显现，说明病势向内，里气闭郁不通，应以泻下里实为治气通而病得愈。至于泻下的方剂，如调胃承气汤类可予斟酌。当然，既用下法，则必有可下之证，其意已明矣。

本条"脉阴阳俱停"，仅为战汗前的一时性反映，当与伏脉类似，但与正气败绝，气血不能运行，生机即将休止的脉绝显然不同，须辨认精确，以免失误。

【选注】《医宗金鉴》：太阳病未解，当见未解之脉，今不见未解之脉，而阴阳俱停，三部沉伏不见；既三部沉伏不见，则当见可死之证，而又不见可死之证，是欲作解之兆也。作解之兆，必先见振栗汗出而始解者，乃邪正交争作汗故也。但作解之脉，不能久停，脉之将出，必有其先。先者何？先于三部上下阴阳沉伏不见处求之也。若从寸脉阳部微微而见者，则知病势向外，必先汗出而解；若从尺脉阴部微微而见者，则知病势向内，必自下利而解；如不自下利，若欲下之以和里，宜调胃承气汤主之。由此推之，则可知如不自汗出，若欲汗之以和表，宜麻桂各半汤主之也。观若欲下之，宜调胃承气汤，意甚轻治，无取于大下，俱在言外矣。（《医宗金鉴·订正仲景全书·伤寒论注》）

汪苓友：愚以邪气即乘之后，恐其脉未必尽出于微，若脉既微，必无用承气汤下之之理。大抵脉微二字，当活看。此非微弱之微，乃邪而脉道细伏之意，邪滞于经，则表气不得条达，故阳脉微；邪滞于府，则里气不能通畅，故阴脉微。（《伤寒论辨证广注·辨太阳病脉证并治中》）

自学指导

1. 学习本节首先应明确病有表里之分，治有先后缓急之别。表病治表，里病治里，此乃常法。而当表里同病之时，则应根据表里证的轻重缓急而采取或先表后里或先里后表的治法。

2. 一般而言，表里同病，以表证为急时，应先解其表，后治其里。如第90条所言"本发汗而复下之，此为逆也；若先发汗，治不为逆……属于这种情况。先里后表的治法，宜于表里同病，而以里证为急的病情。里证又有里实与虚寒之不同。若表里同病，里证属实热性质，若里证尚轻者，应先表后里，或表里同治。若里证既重且急，则宜先治其里，待里证解除之后，再予解表，如第90条"……本先下之，而反汗之为逆；若先下之，治不为逆"，即此。里证属虚寒性质，既重且急者，先温其里，后治其表，仍是定法。温里宜四逆汤类；治表宜桂枝汤类，如第91、第92条所论病证即是。至于表里同病二者病证均衡，则应采取表里同治的方法。因条文分类，这类条文散见于有关章节，应有机地联系，全面理解其意。如柴胡桂枝汤是太阳与少阳同治；桂枝人参汤是太阳与太阴同治；麻黄附子细辛汤则是太阳与少阴同治等。

3. 原文第37、第56条是论述太阳表证日久、病情有传变之可能，但必须据证而辨，不可以日程而推断传变与否。如第37条讨论了太阳病日久的三种转归，一为太阳病欲解；一为邪传少阳；一为太阳病未解。第56条讨论了不大便六七日，头痛发汗等症解，仍需辨其表里属性，如伴见小便清者，当是偏盛于表，里热未炽，故宜桂枝汤以解外。若小便黄者，知里已炽，则宜调胃承气汤以泻里热。

4. 第93、第94两条则是论述太阳病，随感邪之轻重，及体质之强弱，有随时外解及内传之可能，即使经过误治，但得正气尚能抗邪者，仍有郁冒汗出而解之机。又有外邪郁久不解，而正气郁而求伸，作战汗而解者，不可不知。

【复习思考题】

1. 举例说明表里同病，表里先后治法如何？
2. 试述太阳病郁冒汗出而解和战汗而解的机制。

【附】备考原文

【原文】問曰：證象陽旦，按法治之而增劇，厥逆，咽中乾，兩脛拘急而讝語。師曰：言夜半手足當溫，兩脚當伸，後如師言，何以知此？答曰：寸口脈浮而大，浮為風，大為虛，風則生微熱，虛則兩脛攣，病形象桂枝，因加附子參其間，增桂令汗出，附子溫經，亡陽故也。厥逆咽中乾，煩躁，陽明內結，讝語煩亂，更飲甘草乾薑湯，夜半陽氣還，兩足當熱，脛尚微拘急，重與芍藥甘草湯，爾乃脛伸，以承氣湯微溏，則止其讝語，故知病可愈。(30)

【原文】未持脈時，病人手叉自冒心，師因教試令欬，而不欬者，此必兩耳聾無聞也，所以然者，以重發汗，虛故如此。發汗後，飲水多必喘，以水灌之亦喘。(75)

【原文】傷寒腹滿讝語，寸口脈浮而緊，此肝乘脾也，名曰縱，刺期門。(108)

【原文】傷寒發熱，嗇嗇惡寒，大渴欲飲水，其腹必滿。自汗出，小便利，其病欲解，此肝乘肺也，名曰橫，刺期門。(109)

【原文】太陽病，當惡寒發熱，今自汗出，反不惡寒發熱，關上脈細數者，以醫吐之過也。一二日吐之者，腹中飢，口不能食；三四日吐之者，不喜糜粥，欲食冷食，朝食暮吐。以醫吐之所致也，此為小逆。(120)

【原文】太陽病吐之，但太陽病當惡寒，今反不惡寒，不欲近衣，此為吐之內煩也。(121)

【原文】太陽病，過經十餘日，心下溫溫欲吐，而胸中痛，大便反溏，腹微滿，鬱鬱微煩，先此時自極吐下者，與調胃承氣湯。若不爾者，不可與。但欲嘔，胸中痛，微溏者，此非柴胡湯證，以嘔故知極吐下也。調胃承氣湯。(123)

【原文】太陽病，二三日，不能臥，但欲起，心下必結，脈微弱者，此本有寒分也。反下之，若利止，必作結胸；未止者，四日復下之，此作協熱利也。(139)

【原文】太陽病，下之，其脈促，不結胸者，此為欲解也。脈浮者，必結胸。脈緊者，必咽痛。脈弦者，必兩脇拘急。脈細數者，頭痛未止。脈沉緊者，必欲嘔。脈沉滑者，協熱利。脈浮滑者，必下血。(140)

【原文】病在陽，應以汗解之，反以冷水潠之，若灌之，其熱被劫不得去，彌更益煩，肉上粟起，意欲飲水；反不渴者，服文蛤散；若不差者，與五苓散……(141)

【原文】太陽少陽併病，而反下之，成結胸，心下鞕，下利不止，水漿不下，其人心煩。(150)

【原文】太陽病，醫發汗，遂發熱惡寒，因復下之，心下痞，表裏俱虛，陰陽氣併竭，無陽則陰獨，復加燒針，因胸煩，面色青黃，膚瞤者，難治；今色微黃，手足溫者，易愈。(153)

【原文】傷寒吐下後，發汗，虛煩，脈甚微，八九日心下痞鞕，脇下痛，氣上衝咽喉，

眩冒，經脉動惕者，久而成痿。(160)

太阳篇小结

太阳篇用较大篇幅讨论风寒表证，此为外感病的初期阶段，以"脉浮，头项强痛而恶寒"为提纲。风寒表证有中风、伤寒和表郁轻证三大基本证型。另外，第 6 条所述温病，习惯上有称为太阳温病者，实则以"发热而渴，不恶寒"而提挈温病之主要特征，说明论中寓含温病内容。然则，由于历史的局限性，论中有关温病内容，既不丰富，又未形成体系，故需参考后世温病学。

太阳中风（表虚）证的病因病机为风寒袭表，营卫不调（卫强营弱）。以发热、恶风寒、头痛、自汗出、脉浮缓为主要临床表现。治宜调和营卫，解肌祛风，方用桂枝汤。太阳伤寒（表实）证的病因病机为风寒束表，卫闭营郁，以发热，恶风寒，头疼身痛，无汗，脉浮紧为主要临床表现，治宜发汗解表，方用麻黄汤。表郁轻证，是太阳病日久邪微，表证仍在，表现为发热恶寒，如症状一日几度发，比较其轻重，可选用桂枝麻黄各半汤、桂枝二麻黄一汤。若兼内热者，宜桂枝二越婢一汤。

风寒表证各有不同的兼证。如中风（表虚）证兼经气不利而见项背强几几的桂枝加葛根汤证；兼肺气不利而咳喘的桂枝加厚朴杏子汤证；兼胸阳不振而脉促胸满或脉微恶寒的桂枝去芍药汤证或桂枝去芍药加附子汤证；兼表阳虚而汗漏不止的桂枝加附子汤证；兼营气不足而身痛的桂枝加芍药生姜各一两人参三两新加汤证；兼阳虚水停而心下满微痛，小便不利之桂枝去桂加茯苓白术汤证。伤寒（表实）证有兼太阳经气不利而项背强几几或内迫胃肠而呕利的葛根汤证、葛根加半夏汤证；兼水饮犯肺的小青龙汤证；兼里热躁烦的大青龙汤证。

太阳表邪不解，循经入里，可形成太阳病里证（亦称太阳腑证）。太阳里证有蓄水、蓄血之分。蓄水证以小便不利，少腹里急，微热消渴，或烦渴，脉浮，或浮数等为主要临床表现。甚则水入即吐，或有少腹里急等证。乃水蓄下焦膀胱气化不行所致。治以通阳化气利水，主方为五苓散。蓄血证以小便自利少腹急结或硬满，甚者少腹硬痛，神志失常（如狂或发狂），脉沉涩或沉结为主要临床表现。是邪热与血结于下焦所致，治以攻逐瘀血。随蓄血之轻重缓急，分别选用桃核承气汤、抵当汤或抵当丸。

蓄水、蓄血两证，皆可兼表邪未解，蓄水证用五苓散可表里兼治，而蓄血证则须依据里证的轻重缓急，有先治表，或先治里的不同。

太阳表证，治宜汗解；太阳里证，或化气行水，或活血逐瘀，乃一定不移之法，失此均为误治。即令当用之法无误，而有太过，不及者，仍属误治。误治则易导致病情变化，又随人体阴阳偏胜偏衰之别或感邪轻重之异，病情仍可发生变化，非独误治为然。病情变化之后，有明显六经征象可辨者，则依各经证治而行。有些变化，既不见其余五经征象，又非坏病，一般称作变证。太阳篇有较大篇幅讨论变证，分述于下。

热证 凡误治失治，或其他原因，使病邪入里化热者，均属热证。又随热踞部位不同，而有以下情形，如见心中懊憹、虚烦不得眠者，是无形邪热留扰胸膈的栀子豉汤类证；见汗出而喘，表无大热者，是邪热壅肺的麻黄杏仁甘草石膏汤证；有服桂枝汤，大汗出后，大热、大烦渴不解、脉洪大者，乃热入阳明，津气两伤所致，白虎加人参汤主之；有下利脉促，喘而汗出者，乃邪热内迫肠道（或兼表证未解）所致，葛根芩连汤主之。

虚寒证 太阳病在一定条件下，亦可损伤阳气，而形成虚寒证，随损伤脏腑不同，又有不同证候。

（1）心阳虚证：有发汗过多，心阳虚损，而致叉手自冒心，心下悸，欲得按者，桂枝甘草汤主之；有火逆下之，因烧针烦躁者，桂枝甘草龙骨牡蛎汤主之；有伤寒误用火劫发汗，以致惊狂，卧起不安者，乃心阳虚损心神浮越所致，主以桂枝去芍药加牡蛎龙骨救逆汤。有心阳虚欲作奔豚者，桂枝加桂汤主之；有心阳虚，下焦水气上逆，其人脐下悸，欲作奔豚者，茯苓桂枝甘草大枣汤主之。

（2）脾胃阳虚证：有脾虚水停，而见心下逆满、气上冲胸、起则头眩、小便不利、脉沉紧者，主以茯苓桂枝白术甘草汤。有胃阳不足，水停心下胃脘，而见心下痞满不适，或心悸，不渴者，主以茯苓甘草汤；有伤寒初起，即见心中悸而烦者，乃心脾两虚，气血不足所致，主以小建中汤；有汗后脾虚气滞，腹胀满者，主以厚朴生姜甘草半夏人参汤；有误用吐法，以致胃中虚冷呕吐，脉虚数者，论中虽未出方，然可根据吴茱萸汤化裁。

（3）肾阳虚证：有肾阳虚衰，阴寒邪盛而致虚阳外扰，见昼日烦躁不得眠、夜而安静，不呕，不渴无表证，脉沉微，身无大热者，干姜附子汤主之。有烦躁不安、四脚厥逆、脉微，或下利者，乃肾阳虚衰为主，或兼阴虚水停所致，茯苓四逆汤主之。有阳虚水泛而见小便不利，头眩，身眴动，振振欲擗地，身微肿者真武汤主之。

阴阳两虚证 有阴阳俱虚而见恶寒或振寒，脚挛急，脉微细者，用芍药甘草附子汤以扶阳益阴；有心阴心阳两虚，而见心动悸，脉结代者，以炙甘草汤为主方。另外，第29条所述病情始为表证兼阳虚，而见脉浮，自汗出，小便数，心烦，微恶寒，脚挛急等，此时不知扶阳解表，而反用桂枝汤攻其表，以致前证未愈，而为阴阳两虚证候，更见厥逆，咽中干，烦躁，吐逆等，治宜先扶其阳，用甘草干姜汤；后复其阴，用芍药甘草汤。若误治后见胃气不和谵语者，少与调胃承气汤；若肾阳不足者，四逆汤主之。示人当据阴阳转化，而定其治法。

结胸证 病邪入里化热，并与痰水互结者，谓之结胸证，据病情不同，宜分别论治。有水热结于胸膈，见胸膈疼痛拒按或心下痛，按之石硬，甚或从心下至少腹硬满而痛，不可近，日晡潮热者，为大结胸证，主以大陷胸汤。若病情尚缓，而部位偏上，见胸膈痛，项强如柔痓状者，主以大陷胸丸。有痰热结于心下，按之则痛，脉浮滑者，为小结胸证，主以小陷胸汤。又有寒实结于胸膈，症状类似大结胸证，而无热象可辨者，乃寒实结胸证，主以三物白散。

脏结证 由脏气衰微，阴寒凝结而成。其证胁下素有痞，连在脐旁，痛引少腹入阴筋，或时时下利，舌上苔滑，寸脉浮，关脉小细沉紧，其病危笃。

痞证 痞证分为热痞和寒热错杂致痞两类。热痞由无形邪热结于心下而成，其证心下痞按之柔软不痛，或有口渴，心烦，苔黄等，治宜大黄黄连泻心汤，以泻热消痞。若兼表证未解者，应先解表，后治痞。有热痞而兼表阳虚者，其证在热痞基础上兼恶寒汗出等，治宜附子泻心汤以泻热消痞，兼扶阳固表。寒热错杂致痞，由寒热之邪错杂于中焦，结于心下，使中焦升降失常所致。若见心下痞，按之柔软（一般不痛），呕逆，肠鸣，下利者，属半夏泻心汤证。若心下痞硬，干噫食臭，胁下有水气，腹中雷鸣下利者，是寒热错杂，而兼水饮食滞，属生姜泻心汤证。若心下痞硬，其人下利日数十行，谷不化，腹中雷鸣，干呕心烦不得安者，是寒热错杂而痞利俱盛，属甘草泻心汤证。

在痞证之后，列有赤石脂禹余粮汤证、五苓散证、旋覆代赭汤证、黄连汤证等，各有主症，以其均可出现心下痞之症状，故附列于此，以资鉴别。

火逆诸证　综合火逆诸证来看，多因火逆伤阴而出现阴伤内热、津液内竭、肌肤失濡、气血紊乱等多种变证，论中治法未详，宜于清热救阴法中求之。

太阳病类似证　类似证，顾名思义，谓病非太阳表证，而有某些症状类似表证者，宜加鉴别。计有下列证候，兹分述之。

（1）风湿证：此为风寒湿邪相搏，侵犯肌肉、骨节之证候，亦可称为痹证。其侵犯肌肉者，身体疼烦，不能自转侧，不呕不渴，大便溏，小便不利，脉浮虚而涩，宜桂枝附子汤，祛风散寒，祛湿止痛。若其人大便硬，小便自利者，是风去湿存，气化尚能通行，宜去桂枝加白术汤。其侵犯骨节者，骨节疼烦，掣痛不得屈伸，近之则痛剧，汗出短气，小便不利，恶风不欲去衣，或身微肿，宜甘草附子汤，以温阳散寒，除湿止痛。

（2）十枣汤证：此证由水饮之邪结于胸膈所致，见絷絷汗出，发作有时，心下痞硬满，引胁下痛，干呕短气等，治宜十枣汤，以峻逐悬饮。然须表解者，乃可攻之。

（3）瓜蒂散证：此证为痰实结于胸脘而成，其病如桂枝证，头不痛，项不强，寸脉微浮，胸中痞硬，气上冲咽喉，呼吸不利等，因病位较高，故宜因势利导，用瓜蒂散吐之。

太阳篇中，有关表里治法先后缓急问题，讨论较多，今撮其要点如下：其一，表里同病，以表证为主者，法宜先表后里。其二，表里同病，以里证为重为急者，法宜先里后表，其三，表里同病，表、里证相对均衡者，法宜表里同治。

[鲁家法]

第二章　辨阳明病脉证并治

　　阳明，是指手阳明大肠和足阳明胃而言，且与手太阴肺、足太阴脾互为表里。手阳明经脉，从示指（原称食指）外侧循臂，上颈至面部。足阳明经脉，起于鼻梁凹陷处两侧，络于目，从缺盆下循胸腹至足。二者经脉相连，其腑相通，生理功能十分密切。

　　胃主燥、主降、主受纳、腐熟水谷；脾主湿、主升、主运化转输。大肠主传导糟粕，有赖肺气的肃降和津液的输布。阳明、太阴彼此协调，相济为用，共同完成水谷的受纳、腐熟、运化、吸收功能。如此则水谷精微物质得以供养全身，而化生气血。故阳明有"多气多血"之说。

　　病邪侵袭阳明，致使胃肠功能失常，邪从燥热之化。且因邪正相争，其势激烈，邪实而正盛，故阳明病每多见于外感病的邪热极盛阶段，其病变性质大多属里实热证。

　　阳明病的病理机制，仲景概括为"胃家实"。"胃家"是整个胃肠的泛称；"实"是指邪气盛实而言。阳明病的证候表现有两大类型：一为燥热亢盛，肠胃无燥屎阻结，出现身大热、汗出、不恶寒、反恶热、烦渴不解、脉洪大等，称为阳明热证（或称阳明经证）。二为燥热之邪与肠中糟粕搏结而成燥屎，腑气不通，出现潮热、谵语、腹满硬痛、或绕脐痛、大便秘结、手足濈然汗出、脉沉实有力、舌苔黄燥、或焦裂起刺等，称为阳明病实证（或称阳明腑证）。此外，表证已罢，或热病之后余热未尽，邪热留扰胸膈，出现心烦懊憹不得眠，为栀子豉汤证；阳明病下后，损伤津液，余热未尽，水热互结，出现脉浮发热、渴欲饮水、小便不利者，为猪苓汤证。还有因胃热约束脾的转输功能，以致脾不能为胃行其津液，胃肠失润而大便硬者，为麻子仁丸证等。此皆已涉及阳明，故均列入本篇。

　　若阳明病热邪不解，与太阴脾湿相合，湿热郁于中焦，热不得外泄，湿不得下行，湿热熏蒸肝胆，而致身黄、发热、小便不利者，为阳明发黄证；也有阳明热盛，深入血分，而见口燥但欲漱水不欲咽、鼻衄等，则是阳明燥热耗血动血的缘故。

　　阳明病以热证实证为主，但也有寒证，如阳明中寒，其代表汤证吴茱萸汤证即是。

　　阳明病的成因主要有三个方面：一为太阳病失治或误治，耗伤津液，胃中干燥而转属者，谓之"太阳阳明"；一为少阳病误用发汗、利小便等法，伤津化燥而成者，谓之"少阳阳明"；一为素体阳旺，或有宿食，或因燥热所感，病证直从阳明化燥成实者，谓之"正阳阳明"。另外，尚有阴寒证郁久化热，或少阴病热化证邪传阳明而成者。其中尤以太阴转归阳明者较为多见，故有"实则阳明、虚则太阴"之说。学者应该明辨阳明病中这种寒热虚实的相互转化。

　　阳明病的治疗原则，主要是清、下两法。阳明热证用清法，如白虎汤之类；若邪热内扰，郁于胸膈，宜清宣郁热，如栀子豉汤类；若水热互结，小便不利，则宜育阴润燥，清热利水，如猪苓汤。阳明实证用下法，如三承气汤类；若津伤便秘，宜用润下或导法，如麻子仁丸、猪胆汁及蜜煎导；若湿热熏蒸发黄，则宜清热利湿，如茵陈蒿汤之类。若属阳明中寒证，则宜用温中和胃、降逆止呕之法。总之，阳明里热实证的治疗原则是以清下实热、保存津液为主；而不可妄用发汗、利小便等法。

第一节　阳明病纲要

【目的要求】

1. 掌握"胃家实"的含义及作为阳明病提纲的意义。

2. 熟悉阳明病的病因、病机、主证、主脉，明确其与太阳、少阳病脉证的鉴别要点。

【自学时数】 6 学时。

一、阳明病提纲

【原文】 陽明之為病，胃家實是也。（180）

【提要】 阳明病的提纲。

【分析】 阳明病是由胃家实所形成的。"胃家"统括胃肠，《灵枢·本输篇》曰："大肠小肠皆属于胃"，是从功能与结构上说明胃与肠腑的关系。"实"，指"邪气实"，《素问·通评虚实论》"邪气盛则实"是也。阳明为水谷之海，多气多血之经，主燥热之化。病邪深入阳明，邪从燥化，胃肠燥热亢盛，病变以里热实为特征，《素问·刺志论》所谓"气实者热也"即是。故阳明病有气分大热与腑实燥结之分。若燥热之邪未与肠中积滞相结，而弥漫于全身，以身大热、口大渴、大汗出、不恶寒反恶热、脉洪大为主要证候者，称为阳明病热证；若阳明燥热与肠中糟粕相结，形成燥屎而阻于肠道，以潮热、谵语、手足濈然汗出、腹胀满疼痛拒按、不大便、脉沉实有力等为主要证候者，称做阳明病实证。此条《玉函经》卷三冠于阳明病篇之首，是从总体上揭示阳明病的证候特征及邪从燥化的病理本质，故将其作为阳明病的提纲。

【选注】 柯韵伯：阳明为传化之腑，当更实更虚。食入胃实而肠虚，食下肠实而胃虚。若但实不虚，斯为阳明之病根矣。胃实不是阳明病，而阳明之为病，悉从胃实上得来，故以胃家实为阳明一经之总纲也。然致实之由，最宜详审。有实于未病之先者，有实于得病之后者，有风寒外束热不得越而实者，有妄汗吐下，重亡津液而实者，有从本经热盛而实者，有从他经转属而实者。此只举其病根在实，而勿得以胃实即为可下之症。按阳明提纲，与《内经·热论》不同，《热论》重在经络，病为在表，此以里为主，里不和，即是阳明病。（《伤寒来苏集·伤寒论注·阳明脉证》）

尤在泾：胃者，汇也。水谷之海，为阳明之腑也。胃家实者，邪热入胃，与糟粕相结而成，实非胃气自盛也。凡伤寒腹满便闭，潮热，转失气，手足濈濈汗出等证，皆是阳明胃实之证也。（《伤寒贯珠集·阳明篇上》）

余无言：胃家实之实字，约有二义，食物积滞而实者，实也。表热传里而实者，亦实也。食滞而实者，是为承气汤证；热入而实者，是为白虎汤证。故承气、白虎，均为阳明病正治之方也。（《伤寒论新义·阳明篇》）

二、阳明病外证

【原文】問曰：陽明病外證云何？答曰：身熱，汗自出，不惡寒，反惡熱也。(182)

【提要】阳明病的外证。

【分析】阳明病属里热实证，其反映在外的证候叫做"外证"。即所谓有诸内必形诸外之意。阳明病因里热炽盛，蒸腾于外，故见身热。热邪太盛，迫津外泄，故汗自出。不恶寒，是无太阳表证。反恶热，言其里热亢盛，病者有恶热之感。恶热而下一"反"字，说明其与太阳中风表虚证身热汗出恶风寒者不同。本条胃家实是病根，身热汗出，不恶寒反恶热是外证，充分反映出阳明病的本质。无论阳明热证，或阳明实证，都必然具有这些证候。但一般而言，阳明热证热势较高，汗出较多；阳明实证热势往往不高，汗亦较少，或身无汗，而手足濈然汗出，其不恶寒反恶热则一。又身热汗出是太阳阳明所共有之证，鉴别的方法，惟在恶寒与恶热。其次，则太阳脉浮，阳明热证之脉多洪大，实证之脉多沉实，如此而已。

【选注】柯韵伯：阳明主里，而亦有外证者，有诸中而形诸外，非另有外证也。胃实之外见者，其身则蒸蒸然，里热炽而达于外，与太阳表邪发热者不同。其汗则濈濈然，从内溢而无止息，与太阳风邪为汗者不同。表寒已散，故不恶寒。里热闭结，故反恶热。只因有胃家实之病根，即见身热自汗之外证，不恶寒反恶热之病情。(《伤寒来苏集·伤寒论注·阳明脉证》)

汪苓友：上言阳明病，系胃家内实，其外见证，从未言及，故此条又设为问答。……夫身热与发热异，以其热在肌肉之分，非若发热之翕翕然，仅在皮肤以外也。汗自出者，腑中实热，则津液受其蒸迫，故其汗则自出也。又此条汗自出，与太阳中风汗自出亦有异。太阳病，则汗虽出而不能透，故其出亦甚少。此条病则汗由内热蒸出，其出必多，而不能止也。不恶寒者，邪不在表也。反恶热者，明其热在里也。伤寒当恶寒，故以恶热为反。……夫恶热虽在内之证，愚以其状必见于外，或扬手掷足，迸去覆盖，势所必至，因外以征内，其为阳明腑实证无疑矣。《尚论篇》以此条病，辨阳明中风证兼太阳。若以其邪犹在于经，大误之极。大抵此条病，乃承气汤证。(《伤寒论辨证广注·辨阳明病脉证并治法》)

三、阳明病主脉

【原文】傷寒三日，陽明脉大。(186)

【提要】阳明病的主脉。

【分析】伤寒当指广义，非单指太阳伤寒证。三日为约略之数，不必拘泥于表面文字。阳明为水谷之海，属多血多气之经，故《素问·至真要大论》云"两阳合明"，谓之阳明。阳明主里。外邪入里，侵犯阳明，化热化燥，则病邪势盛，正气抗邪亦呈旺盛之象。里热亢盛，气血奔腾，故脉应之而大。大为阳盛内实之诊，《素问·脉要精微论》谓"大则病进"，是与此义相合。然阳明病有热证与实证之分。如属热证，则脉象多呈洪大滑数；实证则脉象多为沉实有力。故此条脉大应为脉体阔大有力，无论阳明热证或实证，皆以脉大为其共同特征。

惟脉大尚有虚实之辨。此条脉大为燥热盛实。若脉大而无力，甚或浮大而无根，即仲景所谓"大为虚"(第30条)之脉，不可不察。

【选注】《医宗金鉴》：伤寒一日太阳，二日阳明，三日少阳，乃《内经》言传经之次第，非必以日数拘也。此云三日脉大者，谓不兼太阳阳明之浮大，亦不兼少阳阳明之弦大，而正见正阳阳明之大脉也。盖由表传里，邪热入胃，而成内实之诊，故其脉象有如此者。（《医宗金鉴·订正仲景全书·伤寒论注》）

沈明宗：此正阳明之脉也。《经》谓一日太阳，二日阳明，三日少阳，乃传经次第之常，诚非拘于日数而治病也。故仲景另出手眼，谓三日阳明脉大。因阳明乃多气多血之腑，风寒传入，邪盛于中，故脉显大，而为阳明邪实之正脉。但病阳明，务具此脉，方可下夺。或兼太阳之浮紧，少阳之弦细，或迟疾滑涩虚弱，乃属气血阴阳之虚，虽见大实大满，亦当迟徊顾虚，或以小承气汤试之，或蜜煎导法，或补泻兼行，不得直施攻下，以致变患百出。（《伤寒六经辨证治法·阳明中篇证治大意》）

第二节　阳明病病因病机

【原文】問曰：病有太陽陽明，有正陽陽明，有少陽陽明，何謂也？答曰：太陽陽明者，脾約[1]是也；正陽陽明者，胃家實是也；少陽陽明者，發汗利小便已，胃中燥煩實，大便難是也。（179）

【词解】[1] 脾约：胃肠燥热，损伤津液，使脾不能为胃行其津液，以致大便秘结者，称做"脾约"。

【提要】阳明病的成因。

【分析】阳明病形成的原因主要有三个方面：一是由太阳病转变而来，叫做太阳阳明。多因太阳病发汗太过，或误用吐、下、利小便等法，损伤津液，外邪入里，化热化燥，胃肠燥热，约束脾的转输功能，而致大便秘结的，称为脾约。二是外邪入里，直犯阳明而形成，叫做正阳阳明。多因胃肠素有内热，或挟有宿食，邪气入里，化燥成实，腑气不通者，名胃家实。三是由少阳病转变而来的，叫做少阳阳明。多因少阳病误用发汗、吐下、利小便等法，耗伤津液，以致邪归阳明，化燥成实，而大便坚涩难解者，谓之大便难。

阳明病属里热实证，邪热内陷，燥实搏结，即所谓胃家实者是也。如其来路，有从太阳、或少阳误治而致者，有燥热直犯阳明而成者，不可拘一隅而为执。至于其证候，无论成因如何，均有形成脾约、或胃家实、或大便难之可能，并非太阳病误治只形成脾约，燥热发自阳明只形成胃家实，少阳病误治只形成大便难。此条是互文见义文法，当与其他类似条文合参。若泥定于表面字句，单以原因而限定证候，恐与临床实际不合，亦有违于大论本旨。如第181条所述的阳明病，是从太阳病误治而来，其证候有不更衣（脾约证）、内实（胃家实）、大便难之不同，可以证明其例。

【选注】《医宗金鉴》：阳明病可下之证，不止胃家实也。其纲有三，故又设问答以明之也。太阳之邪，乘胃燥热，传入阳明，谓之太阳阳明，不更衣无所苦，名脾约者是也。太阳之邪，乘胃宿食，与燥热结，谓之正阳阳明，不大便，内实满痛，名胃家实者是也。太阳之邪，已到少阳，法当和解，而反发汗利小便，伤其津液，少阳之邪，复乘胃燥，转属阳明，谓之少阳阳明，大便涩而难出，名大便难是也。（《医宗金鉴·订正仲景全书·伤寒论注》）

尤在泾：太阳阳明者，病在太阳，而兼阳明内实，以其人胃阳素盛，脾阴不布，屎小而硬，病成脾约，于是太阳方受邪气，而阳明已成内实也。正阳阳明者，邪热入胃，糟粕内结，为阳明自病，《活人》所谓病人本谷盛气实是也。少阳阳明者，病从少阳而转属阳明得之，发汗，利小便，津液去，而胃燥实，如本论所谓伤寒十余日，热结在里，复往来寒热者，与大柴胡汤是也。此因阳明之病，有是三者之异，故设为问答以明之，而其为胃家实则一也。(《伤寒贯珠集·阳明篇上》)

【原文】問曰：何緣得陽明病？答曰：太陽病，若發汗，若下，若利小便，此亡津液，胃中乾燥，因轉屬陽明。不更衣[1]，內實，大便難者，此名陽明也。(181)

【词解】[1] 不更衣：即不解大便。成无己曰："古人登厕必更衣，不更衣者，通为不大便。"

【提要】辨太阳病误治伤津转属阳明的证候。

【分析】胃为藏津液之腑，汗、下、利小便，津液外亡，胃中干燥，病可转属阳明。但太阳转属阳明，其端有二：一为其转在阳明之经，第26条所谓"服桂枝汤，大汗出后，大烦渴不解，脉洪大者，白虎加人参汤主之"是也；一为其转在阳明之腑，如第248条"太阳病三日，发汗不解，蒸蒸发热者，属胃也，调胃承气汤主之"即是。此条言太阳病，法当汗解，若汗不如法，或发汗太过，或误用下法，或妄利小便，致使津液耗伤，胃肠干燥，而形成阳明病。其病之始因，亦统括经腑两方面说。然由于病机有差异，程度有轻重，故可见不更衣（脾约证）、内实（胃家实）、大便难三种证候，均属阳明病可下之证范畴。

第179条言脾约、胃家实、大便难，分别来自太阳、阳明、少阳病之误治；本条言太阳病误治，可有不更衣、内实、大便难。两条互文见义，宜相互合参。

【选注】《医宗金鉴》：邪在太阳时，发汗，若下，若利小便，皆为去邪而设，治之诚当，则邪解而愈矣。如其不当，徒亡津液，致令胃中干燥，则未尽之表邪，乘其燥热，因而转属阳明。为胃实之病者有三：曰不更衣，即太阳阳明，脾约是也；曰内实，即正阳阳明，胃家实是也；曰大便难，即少阳阳明，大便难是也。三者虽均为可下之证，然不无轻重之别，脾约自轻于大便难，大便难自轻于胃家实。盖病脾约、大便难者，因其人津液素亏，或因汗下利小便，施治失宜所致。若胃实者，则其人阳气素盛，胃有宿食，即未经汗下，而亦入胃成实也。故已经汗下者，为夺血致燥之阳明，以滋燥为主，未经汗下者，为热盛致燥之阳明，以攻热为急。此三承气汤、脾约丸、及蜜煎、土瓜根、猪胆汁导法之所由分也。(《医宗金鉴·订正仲景全书·伤寒论注》)

【原文】問曰：病有得之一日，不發熱而惡寒者，何也？答曰：雖得之一日，惡寒將自罷，即自汗出而惡熱也。(183)

【提要】阳明初感的见证与辨证要点。

【分析】阳明病的外证是身热、汗自出、不恶寒、反恶热，病诸中必形诸外，故最能反映出阳明燥化胃实热盛的本质。此条谓阳明初起有不发热而恶寒者，究其原因，或表寒未罢，里热未发；或阳郁不伸，燥热未著，故至一二日间，出现此阳明前驱症状。虽则如此，但恶寒时间较为短暂，其程度也极其轻微，因随其邪热深入，阳明燥热显现，其本象发露于外，则恶寒将很快自行解除，而自汗出、恶热等证，即接踵而来。

阳明病初起恶寒与太阳病恶寒不同：太阳病恶寒，一般程度较重，持续不能自罢，且伴有一系列太阳证；阳明病恶寒，一般程度较轻，时间短暂，可以自罢，而继之身体灼热，汗出，目赤鼻干，口渴苔黄，脉大等里热实证。

【选注】成无己：邪客在阳明，当发热而不恶寒。今得之一日，犹不发热而恶寒者，即邪未全入腑，尚带表邪；若表邪全入，则更无恶寒，必自汗出而恶热也。（《注解伤寒论·辨阳明病脉证并治》）

周扬俊：承上言，虽云反恶热，亦有得之一日而恶寒者，曰此尚在太阳居多耳。若至转阳明，未有不罢而恶热者。（《伤寒论三注·阳明篇》）

【原文】問曰：惡寒何故自罷？答曰：陽明居中，主土也[1]，萬物所歸，無所復傳，始雖惡寒，二日自止，此為陽明病也。（184）

【词解】[1] 阳明居中，主土：据五行学说，脾胃属土。土之方位属中央，而脾胃居中焦，故曰阳明居中主土。

【提要】承上条说明恶寒自罢的原因。

【分析】本条自设问答，阐释阳明病恶寒自罢是因为"阳明居中主土，万物所归，无所复传"，此以五行学说为依据而说。足阳明胃，与足太阴脾同居于中而属土。在生理状况下，胃家主燥，以阳气用事，受纳水谷，并通过脾的作用，游溢精气而灌溉四旁，使四肢百骸、经络脏腑皆受其滋养，犹万物生于土。病理条件下，如病在太阳或在少阳，或因邪热亢炽，或因亡津致燥，可以转属阳明，即使三阴，当阴尽阳复之际，亦有转为阳明之可能，犹万物归于土也。因胃为阳土，燥化迅速，故初病之恶寒，必随其燥化，而迅速自罢，并出现自汗出而恶热的阳明病证。

六经病皆有恶寒，惟阳明之恶寒，因热化迅速，可以很快自罢，他经恶寒则不同。太阳病恶寒与发热并见，未经治疗，恶寒常可迁延多日。若治疗适当，恶寒一罢，则太阳病随之而愈。少阳病为寒热往来，若不经治疗，很难在较短时间内消失。三阴病虚寒证，一般为恶寒而不发热，不用温里回阳之剂，则恶寒鲜有自罢者。

至于"万物所归、无所复传"之说，应当灵活看待。所谓"万物所归"，是言阳明居中主土，以燥为本，一旦中土为病，主乎燥化，则表里寒热之邪，脏腑偏胜之气，皆可在一定条件下转归阳明，而化燥则一。并非一切病证，不论何种条件，皆可转属阳明。"无所复传"，是说病入阳明，燥热结实形成之后，腑气不通，不用下法，则实邪不得解除的病理趋势，而非泛指阳明概不传变。由此可见，阳明病既有无可传变之实邪，复有可以传变之热邪。如阳明热盛动血，有致衄者；更有清下太过，实邪去后而转为三阴证者，便是其例。

【选注】成无己：胃为水谷之海，主养四旁。四旁有病，皆能传于胃。入胃则更不复传。如太阳传之入胃，则更不传阳明。阳明病传之入胃，则更不传少阳。少阳病传之入胃，则更不传三阴。（《注解伤寒论·辨阳明病脉证并治》）

柯韵伯：太阳病八九日，尚有恶寒证。若少阳往来寒热，三阴恶寒转甚，非发汗温中，何能自罢？惟阳明恶寒，未经表散，即能自止，与他经不同。始虽恶寒二句，语意在阳明居中句上。夫知阳明之恶寒易止，便知阳明为病之本矣。胃为戊土，位处中州，表里寒热之邪，无所归，无所不化，皆从燥化而为实，实则无所复传，此胃家实所以为阳明之病根矣。（《伤寒来苏集·伤寒论注·阳明脉证》）

【原文】本太陽初得病時，發其汗，汗先出不徹[1]，因轉屬陽明也。傷寒發

熱無汗，嘔不能食，而反汗出濈濈然[2]者，是轉屬陽明也。(185)

【词解】

[1] 彻：透也。

[2] 汗出濈濈然：濈，音辑（jí）。是发热汗出连绵不断的意思。

【提要】太阳病汗出不彻及伤寒里热亢盛均可转属阳明。

【分析】本条可分为两段读。第一段言太阳病因发汗不彻而转属阳明。太阳病初起，当用汗法治疗，如发汗得当，则病邪可随之而去；若发汗不彻，病邪不能透达于外，而入里化热伤津，因而转属阳明。此与第48条"二阳并病，太阳初得病时，发其汗，汗先出不彻，因转属阳明，续自微汗出，不恶寒"相较，两者文义相近，皆说明太阳表证，汗出不彻，阳郁不伸，易化燥成热，而转属阳明也。第二段谓太阳病未经误治亦可转属阳明。伤寒发热无汗，属于太阳表寒实证，然若阳旺之体，胃阳偏盛，或素蕴内热，则表邪易入里化热，而转属阳明。内热炽盛，胃气上逆，故呕不能食。燥热成实，迫津外泄，故濈濈然汗出，其为转属阳明之典型外证。可知病机之演变，表病之传否，虽由于外来病邪，但内因实起决定之作用。又濈然汗出而云"反"者，是针对"无汗"句来，说明表证已罢，病邪尽归阳明，故曰"是转属阳明也"。

"呕不能食"之证，三阳三阴皆可出现。惟太阳中风鼻鸣干呕，是与发热恶寒、自汗脉浮并见；太阳伤寒之体痛呕逆，是与恶寒无汗等证并见；太阴之呕吐，必腹满自利；少阴、厥阴之呕吐，以脉微肢厥，下利清谷为多见。而本证呕不能食，继之汗出濈濈，则是寒邪化热，表病入里，里热熏蒸，转属阳明之确征。但还须结合其他证情，则更为周到。如有呕尚未罢，腑未全实，虽有潮热，手足濈然汗出等证，下之不可不慎者，如第204条云"伤寒呕多，虽有阳明证，不可攻之。"可为一证。若"二阳并病，太阳证罢，但发潮热，手足漐漐汗出，大便难而谵语者"，是病转阳明内实，则可攻之，如第220条所云即是。

综合第179、第181、第185三条可以看出，太阳病转属阳明有以下几种情况：一是发汗太过，或误用下法，妄利小便，损伤津液而转属；二是发汗不彻，阳郁不伸，邪热入里而转属；三是不经发汗或误治，因燥热亢盛，而形成阳明病。

【选注】柯韵伯：彻，止也，即汗出多之互辞。胃实之病机，在汗出多，病情在不能食，初因寒邪外束，故无汗，继而胃阳遽发，故反汗多。即呕不能食时，可知其人胃家素实，与干呕不同。而反汗出，则非太阳之中风，是阳明之病实矣。(《伤寒来苏集·伤寒论注·阳明脉证》)

冉雪峰：一条分为两条，此属阳明病，两条文合为一条，正是汉文古朴疏宕处。《玉函》、《千金翼》，伤寒二字，作病一字。此必抄写笔误。伤寒是针对下无汗言。寒伤太阳无汗，邪转阳明，濈濈汗出。故即其濈濈汗出，可肯定其转属阳明。阳明当汗，而曰反，是指病初未转的太阳言，不是指已转的阳明言。若去伤寒字，此反字即无着落。转属二字，亦当体会，为阳明，是已离脱太阳转属，不过不属太阳。事实上常多太阳余证存在。学者认清此点，则一切疑义，可以扫除。(《冉注伤寒论·辨阳明病脉证并治》)

【原文】傷寒轉繫陽明者，其人濈然微汗出也。(188)

【提要】伤寒转属阳明的证候。

【分析】伤寒转属阳明，自有阳明之典型外证。濈然汗出，即是阳明燥化，里热蒸腾，汗液外泄使然。汗出虽微，却连续不断，是阳明病的特征之一，故断为转系阳明。阳明病濈然微汗出,既可见于阳明热证,也可见于阳明实证。如属热证,除前述者外,当有身大热,不恶寒,反恶热,烦渴不解,脉洪大等;如属实证,则可伴见潮热,谵语,腹满硬痛,不大便,脉沉实有力等。尤须申明者,濈然汗出也有不属阳明热证实证,而为阳明中寒者,如第191条"阳明病,若中寒者,不能食,小便不利,手足濈然汗出"即是。故审病问疾,须结合全部脉证加以辨析,通常达变,方能准确判断。

本条以"伤寒"二字冠首,当属广义而言,并非专指太阳伤寒,应看做是外感疾病之总称。

【选注】汪苓友:此承上文(指第187条,笔者注)而申言之。上言伤寒系在太阴,要之既转而系于阳明。其人外证,不但小便利,当濈然微汗出,盖热蒸于内,汗润于外,汗虽微而腑实之证矣。(《伤寒论辨证广注·辨阳明病脉证并治法》)

李培生:伤寒转属阳明,自有阳明典型之外证。濈,汗出也,并有疾貌。里热蒸腾,汗液外泄,故其人濈然微汗出也。上条(指第185条,笔者注)汗先出不彻,是转属阳明前事;此条濈然微汗出,是转属阳明后事。知所先后,则知如何审证论治矣。(《柯氏伤寒论注疏正·阳明脉证上》)

自学指导

1. 第一节阳明病纲要,共列原文三条,分为三个部分:一为阳明病提纲,一为阳明病外证,一为阳明病主脉。学习本节,应该重点掌握阳明病提纲的意义,阳明病的主症主脉,明乎于此,则为以后学习阳明病的病因病机及各种证治,奠定良好基础。

2. 阳明病提纲,即第180条"阳明之为病,胃家实是也。"学习此条应注意阳明是统括胃肠而言,胃为水谷之海,多气多血之经,喜润而恶燥,宜降则和。若病邪侵入阳明,一般多从燥化,而以燥热实盛为特征。所谓"实",指邪气盛言,《素问·通评虚实论》"邪气盛则实"是也。但邪气实,有无形邪热内盛之实与燥热和肠中糟粕相结而实两类证情。"胃家实"作为提纲,主要揭示阳明燥实的病理特征。须说明者,阳明病虽以燥实为主,然随病理变化及所感邪气之不同,亦有胃腑虚寒之病,此乃一经病证中,有主有从的关系,故若全面认识阳明病,学者不但要认其主,还要知其从,更要明确阳明病中胃气盛衰及虚实的变化。

3. 阳明病的主证为"身热,汗自出,不恶寒,反恶热",在第182条称为阳明外证。阳明病反映于外的证候甚多,为何独以此条为外证,盖凡见此证者,便是阳明燥热已成,而不必待诸症显露,病情加重,方识阳明病之面目。须明确者,阳明外证不单见于阳明热证,也可见于阳明实证。主证之后,复出主脉一条(第186条),应与主证联为一体,则脉证俱备。阳明为多气多血之腑,若受燥热之威迫,气血为之涌盛,而脉必大,故"大"为阳明主脉。主脉如此,然因变化多端,故阳明篇变化之脉尚多,又不得以主脉而限定之。

4. "阳明病病因病机"一节共六条。第179条首先说明其成因,若由太阳传为阳明者,谓之太阳阳明;由少阳传入者,称为少阳阳明;病邪直入阳明,或阳明燥热内发者,便为正阳阳明。第181、第185条进而提出妄汗或利小便,致津伤燥热而邪传阳明。第188条"伤寒转系阳明者,其人濈然微汗出也",说明多气多血之腑,受燥热逼迫,以致恶热汗出之因由。此节所论阳明成因有三种,实则阳明成因非三种所能概括之。如太阴病寒湿郁久,脏邪还腑者;少阴病热化伤阴,邪归阳明者,亦是阳明之成因。成因如此,而能否成为阳明病,又与多种因素有关,如病在太阳或少阳阶段,妄用汗、吐、下、利小便等法,津伤化燥,是为邪入阳明之诱因；而平素胃阳亢盛之人，感受外邪，虽不经误治，其邪亦能从燥而化热成实，故形成阳明之渊薮，实与胃阳亢盛密切相关。学者在阅读有关内容时，应注意前后彼此联系。

5. 第183、第184条是承接第182条而来，意在阐明阳明外证之特征及其机制。一般情况下，若身热、汗自出、不恶寒、反恶热并见，便可断为阳明病。但其证初起，亦有恶寒之象，乃邪气乍入，正气未能及时伸展与邪抗争所致。少时正气得伸，正邪相争激烈，则必见不恶寒反恶热之证情。可见阳明病恶寒，多见于初期，且为时极短，可自行消失。何以如此？以阳明居中属土，"万物所归"故也。土生万物，万物归土，乃土之德也，亦物性之自然也。阳明为病，性质必反，即表里寒热之邪，因其燥化，归并阳明，而成燥热实证，况水流湿，而火就燥，故阳明燥化最速，此即阳明恶寒，迅即自罢之由来。至于"无所复传"句，是谓阳明病形成之后，多在燥热实证一途，其变化亦多在燥热津伤之中，非清非下，其病不解，决非断言阳明病无传变之可能。对此当灵活理解，而不必拘于表面文字。

【复习思考题】
1．试述阳明病提纲"胃家实"的含义。
2．阳明病的主脉主症是什么？机制怎样？
3．试述"阳明居中主土，万物所归，无所复传"的含义。

第三节　阳明热证

【目的要求】
1．掌握阳明热证的主要证候、病机、治法、方药与治禁；以及白虎汤证、白虎加人参汤证的证候、病机、治法与方药。
2．了解何谓"阳明三清法"？
【自学时数】4学时。

一、栀子豉汤证

【原文】陽明病，脉浮而緊，咽燥口苦，腹滿而喘，發熱汗出，不惡寒，反惡熱，身重。若發汗則躁，心憒憒[1]，反讝語。若加溫針，必怵惕[2]，煩躁不得眠。若下之，則胃中空虛，客氣[3]動膈，心中懊憹，舌上胎者，栀子豉湯主之。（221）

【词解】
〔1〕憒憒：憒，音溃（kuì）。憒憒，《集韵》："心乱也。"即形容心中烦乱不安之状。
〔2〕怵惕：怵，音触（chù）。惕，音替（tì）。怵惕，《孟子·公孙丑上》："今人乍见孺子将入于井，皆有怵惕恻隐之心。"即恐惧的样子。
〔3〕客气：指邪气。
【提要】阳明热证误治后的变证及下后热扰胸膈的证治。

· 160 ·

【分析】本条可分作两段理解。自"阳明病"至"身重"为一段，说明阳明病的原有证候。阳明病以脉大为主脉。此言浮紧，为阳明脉象之变例。盖里热炽盛，充斥内外，则脉按之而浮；燥热亢盛，正邪相搏，则脉显紧象。阳明热炽，津液损伤，故咽燥口苦；热邪内壅，气机阻滞，肺气上逆，故腹满而喘；热盛伤气，气机不利，因而身重。其发热汗出，不恶寒，反恶热，是阳明外证，为阳明内热炽盛迫津外泄之故，治宜辛寒清热。

自"若发汗"至"栀子豉汤主之"为第二段，说明误治后的变证，及热扰胸膈的证治。阳明病脉浮紧，属里热实证，切不可误作伤寒而妄用发汗。若妄用辛温发汗，则津液愈伤，里热愈炽。热扰心神则躁，心中愦愦然烦乱不安，更兼谵言乱语；若因脉浮紧身重，误认寒湿为患，而施以温针，强发其汗，是以火助热，内劫心神，故有惊恐不安、烦躁不得眠等证。若认腹满为燥实，而轻率攻下，则下后胃中空虚，胃肠伤损，而邪热犹存。热邪乘虚扰于胸膈，则必心烦懊恼，舌上生苔，或黄或白，或黄白相间，治宜栀子豉汤清宣胸膈郁热。

太阳篇亦有栀子豉汤证，多因表证误下而致热扰胸膈引起。本条乃阳明热证误下，胃中空虚，热扰胸膈所致，其来路虽与太阳篇的栀子豉汤证有内外之别，而基本证候大体一致，故治法相同。

本条脉浮紧与太阳之脉浮紧不同。太阳伤寒脉浮紧，轻循有余，按之略呈衰减；阳明脉浮紧，轻取有余，按之亦有余也。然还须观其证候所合，方可断为太阳或阳明之浮紧脉。属太阳者，必发热恶寒、无汗、头身疼痛；属阳明者，必见发热汗出、不恶寒反恶热、咽燥口苦、腹满身重等燥热之象。又少阴有阴阳俱紧之脉，因少阴为里虚寒证，故紧脉与沉并见，不难辨别。

此条前段与第 189 条阳明中风脉证类似，但不恶寒、反恶热、身重有所不同。彼以恶寒表邪未罢，故名中风，而以下之为戒；此不恶寒反恶热，故名阳明病，腑未成实，热邪散漫，故宜白虎为主治也。

【选注】《医宗金鉴》：此条承前条（指第 189 条，笔者注）互发其义，以明其治也。前条表证居多，戒不可误下；此条表里混淆，脉证错杂，不但不可误下，亦不可误汗也。若以脉浮而紧，误发其汗，则夺液伤阴；或加烧针，必益助阳邪，故谵语烦躁，怵惕愦乱不眠也；或以证之腹满，恶热，而误下之，则胃中空虚，客气邪热，扰动胸膈，心中懊恼，舌上生苔，是皆误下之过，宜以栀子豉汤，一涌而可安也。（《医宗金鉴·订正仲景全书·伤寒论注》）

柯韵伯：脉证与阳明中风同。彼以恶寒，故名中风，此反恶热，故名阳明病。阳明主肌肉，热甚无津液以和之，则肉不和，故身重，此阳明半表半里证也。邪已入腹，不在营卫之间，脉虽浮，不可为在表而发汗；脉虽紧，不可以身重而加温针；胃家初实，尚未燥硬，不可以喘满恶热而攻下。若妄汗之，则肾液虚，故躁；心液亡，故昏昧而愦愦；胃无津液，故大便燥硬而谵语也。若谬加温针，是以火济火，故心恐惧而怵惕。土水皆因火侮，故烦躁而不得眠也。阳明中风，病在气分，不可妄下。此既见胃实之证，下之亦不为过，但胃中以下空虚，喘满汗出，恶热身重等证或罢，而邪之客上焦者，必不因下除，故动于膈而心中懊恼不安。病在阳明，以妄汗为重，妄下为轻。舌上苔句，顶上四段来，不恶反恶，皆由心主。愦愦、怵惕、懊恼之象，皆心病所致，故当以舌验之。舌为心之外候，心热之微甚，与苔之厚薄，色之浅深，为可征也。（《伤寒来苏集·伤寒论注·阳明脉证下》）

钱天来：但言舌上苔而不言其色与状者，以意揆之，当是邪初入里，胃邪未实，其色犹未至于黄黑焦紫，必是白中微黄耳。邪气初入，既不可汗下，而烧针又非阳邪所宜，邪在膈间，治无他法，不得已而用高者越之之法，故以栀子豉汤主之。(《伤寒溯源集·阳明上篇》)

【原文】陽明病，下之，其外有熱，手足溫，不結胸，心中懊憹，飢不能食[1]，但頭汗出者，栀子豉湯主之。(228)

【词解】[1] 饥不能食：胃脘嘈杂，似饥非饥，不能进食。

【提要】阳明病下后余热留扰胸膈的证治。

【分析】阳明病，若腑实已成，自当攻下，下后燥屎去而邪热外泄，其病可愈。此条言阳明病，热邪散漫，腑未成实，而下之过早；或腑实已成，下之燥实虽去，而余热尚存，致使邪热乘机入里，郁于胸膈而成栀子豉汤证。其外有热，手足温，是下后无形邪热未尽，散漫于表之故。太阴病表证有手足温，此因外有热，故属于阳明。心中懊憹，乃邪热内扰，心中烦乱之状。胸膈毗邻胃脘，热既炎上，胃脘亦受其扰，故胃脘嘈杂，似饥非饥。邪热郁于胸膈，难以消谷，则不能进食。邪热蒸腾于上，不能全身作汗，故但头汗出。因下后邪热未与胸中水气相结，纯属阳明余热内留，并无心下痛、按之石硬等征象，故曰"不结胸"。病之重点为上焦胸膈间留有郁热，故用栀子豉汤，以清解邪热，宣郁除烦。

【选注】汪苓友：此亦阳明病误下之变证。阳明误下，邪热虽应内陷，不比太阳病误下之深，故其身外犹有余热，手足温，不结胸。手足温者，征其表和而无大邪；不结胸者，征其里和而无大邪。表里已无大邪，其邪但在胸膈之间，以故心中懊憹、饥不能食者，言懊憹之甚，则似饥非饥，嘈杂不能食也。但头汗出者，成注云：热自胸中熏蒸于上，故但头汗出而身无汗也。(《伤寒论辨证广注·辨阳明病脉证并治法》)

章虚谷：此即阳明余邪未尽，而无燥屎者，下后有形实邪已去，则无胀满之证矣。尚有无形热邪散漫，故外有热而手足温。并非误下邪陷，故不结胸，而但心中懊憹。邪热肆扰，故饥不能食，其热由胃上蒸，而出头汗。故以栀子汤轻泄涌吐，使邪从上散也。(《伤寒论本旨·阳明篇》)

二、白虎汤证

【原文】傷寒，脈浮滑，此以表有熱，裏有寒，白虎湯主之。(176)

〔按〕表有热、里有寒：此系宋版《伤寒论》原文，显然有误。林亿等在原文后有："臣亿等谨按，前篇云：热结在里，表里俱热者，白虎汤主之。又云其表不解，不可与白虎汤。此云脉浮滑，表有热，里有寒者，必表里字差矣。又阳明一证云，脉浮迟，表热里寒，四逆汤主之。又少阴一证云：里寒外热，通脉四逆汤主之。此表里自差，明矣。"由此来看，"里有寒"当作"里有热"，即"表里俱热"之意。

【提要】辨阳明病表里俱热的脉象与证治。

【分析】伤寒当指广义。伤寒脉浮滑，浮为热盛于外，即"表有热"。此表热为阳明里热外见证候，绝非太阳表热。其证当有身热汗自出，不恶寒，反恶热。滑主热炽于里，为里有热，第350条云："伤寒，脉滑而厥者，里有热"，可为一证。当可见舌苔黄燥、烦渴等证。本条用以脉赅证法，学者宜参看有关条文，前后联系。如第26条"大汗出后，大烦渴不解"，第168条"大渴，舌上干燥而烦"，第182条"身热，汗自出，不恶寒，反恶热也"等，皆是燥热炽盛之象，故用白虎汤直清之。

【选注】《医宗金鉴》：王三阳云："经文'寒'字，当'邪'字解，亦热也"，其说甚是。

若是寒字，非白虎汤证矣。注：此言伤寒太阳证罢，邪传阳明，表里俱热，而未成实之病也。脉浮滑者，浮为表有热之脉，阳明表有热，当发热汗出；滑为里有热之脉，阳明里有热，当烦渴引饮。故曰：表有热，里有热也。此为阳明表里俱热之证，白虎乃解阳明表里俱热之药，故主之也。不加人参者，以其未经汗吐下，不虚故也。（《医宗金鉴·订正仲景全书·伤寒论注》）

【治法】辛寒清热。

【方药】白虎湯方

　　知母六兩　　石膏一斤，碎　　甘草二兩，炙　　粳米六合

　　上四味，以水一斗，煮米熟，汤成，去滓，温服一升，日三服。

【方义】方中取石膏辛甘大寒，配以知母辛苦寒滑，二药同用，内清阳明大热，外退肌肤之热。炙草、粳米，益胃和中，并免寒凉太过，损伤胃气之弊。诸药相合，共奏清气泄热、生津润燥之功。

【临床应用】清代以前，白虎汤常用治一切时气、温疫、杂病、胃热、咳嗽、发斑，及小儿疱疮瘾疹、伏热等病证。现代广泛用来治疗急性传染性和感染性疾病，如流行性出血热、流行性乙型脑炎、细菌性或病毒性肺炎、钩端螺旋体病，以及流感、肠伤寒、急性菌痢、麻疹、败血症、中暑、原因不明的高热等，凡表现为气分热炽者，用本方皆可取效。此外，也用治于新陈代谢疾病如糖尿病，关节疾病如风湿性关节炎，眼科疾病如结膜炎、角膜炎、巩膜炎、虹膜炎、交感性眼炎、视神经乳头炎，皮肤科疾病夏季皮炎、药疹、顽固性过敏性皮炎等。另有报道用凉膈白虎汤治疗小儿哮喘、白虎汤加导赤散治疗产后或流产后高热，及闭经、血崩、或胎前病等属热盛者。对于反复高热之过敏性紫癜热迫血妄行之鼻衄、神经性多食症之属中消证，及自汗而属阳明蕴热者，也可用本方获效。

【现代研究】实验表明，对内毒素所致发热家兔，白虎汤有明显的解热作用。白虎汤退热作用一般认为与石膏所含钙密切有关，而肠道对石膏中钙的吸收多少则是影响退热作用强弱的重要因素。石膏中的钙在实验动物离体空肠或小肠中的透过率与吸收率，比其他钙盐（如硫酸钙、氯化钙、葡萄糖酸钙等）为高，现在已知钙离子有很强的中枢作用，能抑制产热中枢、渴感中枢、出汗中枢等，因而白虎汤在解热的同时，还可抑制出汗和烦渴感，从而解除白虎汤证的大热、大汗和大渴。

白虎汤中的知母可延缓肝细胞对皮质醇的分解代谢，当与糖皮质激素合用时，可使血浆皮质酮浓度显著升高，能对抗地塞米松对清晨皮质醇分泌高峰的抑制作用，并可减少肾上腺皮质激素的副作用，有较为复杂的保护肾上腺皮质功能的效果。甘草也有肾上腺皮质激素样作用，特别是盐皮质激素样作用，还有抗炎、解毒作用等，这些作用有可能增强机体对感染中毒等强烈应激刺激的耐受力。另外，石膏可促进吞噬细胞成熟，增强肺泡巨噬细胞对细菌的吞噬能力。小剂量石膏对离体心脏有兴奋作用，但大剂量则抑制，换液后可恢复正常。还有扩张血管及利胆、利尿、促血凝等作用。知母有明显的降糖作用，对多种致病菌有抑制作用。甘草尚具免疫调节作用。

【案例】江阴缪姓女，偶受风寒，恶风自汗，脉浮，两太阳穴痛，投以轻剂桂枝汤，计桂枝 6g，芍药 9g，甘草 3g，生姜 2 片，大枣 3 枚。汗出，头痛差，寒热亦止。不料 1 日后，忽又发热，脉转大，身烦乱，因与白虎汤。生石膏 24g，知母 15g，生甘草 9g，粳米一撮。服后，病如故。次日，又服白虎汤，孰知身热更高，烦躁更甚，大渴引饮，汗出如浆。又增重药量，为石膏 60g，知母 30g，生甘草 15g，粳米 2 杯，并

加鲜生地 60g，天花粉 30g，大、小蓟各 15g，丹皮 15g。令以大锅煎汁，口渴即饮。共饮 3 大碗，神志略清，头不痛，壮热退，并能自起大小便。尽剂后，烦躁亦安，口渴大减。翌日停服，至第 3 日，热又发，且加剧，周身骨节疼痛，思饮冰凉之品，夜中令其子取自来水饮之，尽一桶。因思此证乍发乍止，发则加剧，热又不退，证大可疑。适余子湘人在，曰：论证情，确系白虎，其势盛，则用药亦宜加重。第就白虎汤原方，加石膏至 240g，余仍其旧。仍以大锅煎汁冷饮。服后，大汗如注，湿透衣襟，诸恙悉除，不复发。惟大便不行，用麻仁丸 6g，芒硝汤送下，1 剂而瘥。（《经方实验录·白虎汤证》）

【原文】三陽合病[1]，腹滿身重，難以轉側，口不仁[2]，面垢[3]，讝語遺尿。發汗則讝語。下之則額上生汗，手足逆冷。若自汗出者，白虎湯主之。（219）

【词解】

[1] 三阳合病：即太阳、少阳、阳明三经的证候同时出现。

[2] 口不仁：即口中麻木，言语不利，食不知味。

[3] 面垢：面部如蒙油垢。

〔按〕发汗则谵语：《金匮玉函经》卷三下有"甚"字，其义可从。

【提要】三阳合病邪热偏重于阳明的证治及禁例。

【分析】本条有倒装文法，"若自汗出者，白虎汤主之"，应接在"谵语遗尿"下，则方证相应。此言三阳合病，是有三阳合病之名，而无三阳合病之实，或初为三阳病，目前已成阳明病。由于邪热内盛，胃气不能通畅，气机阻滞不利，故腹为之满。阳明热盛，伤津耗气，则身重难以转侧。此与"风温为病，脉阴阳俱浮，自汗出，身重"（第 6 条）的病机略同。胃之窍出于口，胃热炽盛，熏灼于上，津液耗伤，则口不仁。足阳明之脉起于鼻旁，循于面部；手阳明之脉起于示指外侧，亦上行面部，今阳明邪热壅滞，熏蒸胃肠浊气上泛，故面部油垢污浊。《灵枢·经别》云："足阳明之正，上至髀，入于腹里，属胃，散之脾，上通于心。"阳明胃热，循经上扰，神明不安，而见谵语。热盛神昏，膀胱失约，故见遗尿。里热迫津，向外宣泄，则汗自出。热盛如此，则当有身热、不恶寒反恶热等症，故后文以"若自汗出者"简括证候，承接前文，而申白虎汤之治法。然若以此条与白虎汤诸条对勘，则以此条为重证。

本条列举误治致变以申述其禁忌。在上述病情中，若因身重误认为表证，则胃热加重，谵语益甚；若因腹满误认为胃实而妄下之，则津液下竭，阳气无以依附而上越，故额上汗出，手足逆冷，此乃在阳明里热的基础上而见此危象，似可暂用回阳救逆法以治其标，继进甘寒救津法以理其本。

【选注】《医宗金鉴》：三阳合病者，太阳、阳明、少阳合而为病也。必太阳之头痛发热，阳明之恶热不眠，少阳之耳聋寒热等证皆具也。太阳主背，阳明主腹，少阳主侧，今一身尽为三阳邪热所困，故身重难以转侧也。胃之窍出于口，热邪上攻，故曰口不仁也。阳明主面，热邪蒸越，故面垢也。热结于里则腹满；热盛于胃，故谵语也。热迫膀胱则遗尿；热蒸肌腠，故自汗也。证虽属三阳，而热皆聚胃中，故当从阳明主治也。若从太阳之表发汗，则津液愈竭，而胃热愈深，必更增谵语。若从阳明之里下之，则阴益伤，而阳无依则散，故额汗肢冷也。要当审其未经汗下，而身热自汗出者，始为阳明的证，宜主以白虎汤，大清胃热，急救津液，以存其阴可也。（《医宗金鉴·订正仲景全书·伤寒论注》）

柯韵伯：此本阳明病，而略兼太少也。胃气不通，故腹满；阳明主肉，无气以动，故身重；难以转侧者，少阳行身之侧也。口者，胃之门户，胃气病，则津液不能上行，故不仁。

阳明病则颜黑，少阳病则面有微尘，阳气不荣于面，故垢。膀胱不约为遗溺。遗尿者，太阳本病也。虽三阳合病，而阳明证多，则当独取阳明矣。无表证则不宜汗，胃未实则不当下。此阳明半表半里证也。里热而非里实，故当用白虎汤，而不当用承气。若妄汗则津竭而谵语，误下则亡阳而额汗出而手足厥也。此自汗出，为内热甚者言耳，接遗尿句来。若自汗而无大烦大渴证，无洪大浮滑脉，当从虚治，不得妄用白虎。若额上汗出，手足冷者，见烦渴谵语等证与洪滑之脉，亦可用白虎汤。（《伤寒来苏集·伤寒论注·阳明脉证下》）

【案例】有市人李九妻，患腹痛，身体重，不能转侧，小便遗失，或作中湿治，非是也。三阳合病证，仲景云，见阳明篇第十证，"三阳合病，腹满，身重，难转侧，口不仁，面垢，谵语，遗尿"，不可汗，"汗则谵语，下则额上汗出，手足逆冷"。乃三投白虎汤而愈。（《伤寒九十论·三阳合病证第三十五》）

三、白虎加人参汤证

【原文】傷寒，脉浮，發熱無汗，其表不解，不可與白虎湯。渴欲飲水，無表證者，白虎加人參湯主之。（170）

【提要】阳明热盛津伤的证治及禁例。

【分析】伤寒脉浮，发热无汗，是表证不解，治宜发汗解表。若兼有内热烦渴之里证，仍宜从表论治，驱邪外出，如用大青龙汤、桂枝二越婢一汤类发表清热。而不可径用白虎汤。否则寒凉冰伏，外邪不去，徒损中阳，造成变证。故"其表不解，不可与白虎汤"，实为白虎汤之引申禁例。

若表证已解，即"无表证者"，而邪热尽归于里，阳明里热炽盛，伤津耗气，症见烦渴引饮；或里热蒸腾，迫津外泄，而有身热、汗自出、不恶寒、反恶热之阳明外证，则当用白虎汤直清里热，加入参以益元气，生津液。

伤寒证有脉浮，白虎汤证亦有浮滑之脉，第221条阳明热盛更有浮紧之脉，其区别在于：伤寒脉浮，必与发热恶寒无汗并见；阳明热盛脉浮，必见燥热亢盛而自汗出等证。本条言脉浮而发热无汗，是与阳明高热汗出有别。

本条治法、方药、方义，见太阳篇白虎加人参汤证下。

【选注】钱天来：此所以申明太阳阳明表里之辨，而赅其治法也。脉浮，风邪在表也。发热无汗，寒邪亦在表也。以风寒皆在表而不解，则邪热犹在太阳，未入于里，当以解表为急，犹未可以寒凉为治，故曰不可与白虎汤，恐其既不能解表，而邪又未入于里，徒伤胃气故也。若渴欲饮水，则知邪热已入阳明之里，胃中之津液枯燥矣。然犹必审其无表证者，方以白虎汤解其烦热，又加人参以救其津液也。然白虎一方，但能除胃热，而不能治胃实，倘舌苔黄黑燥裂，脉实大而胃脘绕脐硬痛者，仍当以承气攻之也。（《伤寒溯源集·太阳下篇》）

尤在泾：前二条（指第168、第169条，笔者注）既著白虎之用，此条复示白虎之戒。谓邪气虽入阳明之腑，而脉证犹带太阳之经者，则不可便与白虎汤。与之则适以留表邪，而伤胃气也。而又申之曰：渴欲饮水，无表证者，白虎加人参汤主之。其叮咛反复之意，可谓至矣。（《伤寒贯珠集·阳明篇上》）

【原文】傷寒無大熱，口燥渴，心煩，背微惡寒者，白虎加人參湯主之。（169）

【提要】阳明里热亢盛津气两伤的证治。

【分析】本条补述白虎加人参汤的证治。伤寒无大热，是表无大热，而邪归阳明，里热太盛，热极汗多使然。阳明里热炽盛，津液消灼，故口燥而渴。热盛于里，上扰心神，则心烦不安。其背微恶寒者，知恶寒尚轻微，并非全身恶寒，且其恶寒不在初病之时，而在热渴大汗之后，病处阳明大热之中，又与口燥渴、心烦等证并见，是由里热熏蒸，大量汗出，津气俱伤，表气不固所致。故治用白虎加人参汤辛寒清热，益气生津。

热结在里，其证候表现有表里俱热者；亦有表无大热、背微恶寒者；更有厥深者热亦深，而见四肢厥冷、真热假寒之征象者。其证有异，而病机大体相同。

伤寒"无大热"，在三阳篇中凡数见，有表无大热，而热壅于肺用麻杏甘石汤者，如第63条；有表无大热，而水热互结于胸膈用大陷胸汤者，如第136条；有表无大热，而阳明热炽于里用白虎加人参汤者，如本条；尚有阳气衰微，虚阳外浮，表无大热，烦躁不眠而用干姜附子汤者，如第61条。虚实不同，不可不辨。

本条背恶寒，与太阳病之恶寒不同，又与少阴病之背恶寒有异，应予鉴别：太阳恶寒，必与发热、头痛、身痛、脉浮并见，因风寒袭表，卫外失和所致，治宜汗解。少阴病背恶寒，为阳衰不能温煦所致，故恶寒较重，并伴有手足冷、口不燥渴、脉沉微、苔白滑等，治在温经扶阳，而散寒湿。本条病背恶寒，因热盛汗出，气耗肌疏，故其恶寒一般轻微，且与发热、汗出、烦渴、苔燥、脉数洪大并见，则治在清热益气生津。

【选注】成无己：无大热者，为身无大热也。口燥渴心烦者，当作阳明病，然以背微恶寒为表未全罢，所以属太阳也。背为阳，背恶寒，口中和者，少阴病也，当与附子汤，今口燥而渴，背虽恶寒，此里也。则恶寒亦不至甚，故云微恶寒，与白虎汤解表散热，加人参止渴生津。（《注解伤寒论·辨太阳病脉证并治下》）

《医宗金鉴》：伤寒无大热，不烦不渴，口中和，背恶寒，附子汤主之者，属少阴病也。今伤寒身无大热，知热渐去表入里也。口燥渴，心烦，知热已入阳明也。虽有背微恶寒一证，似乎少阴，但少阴证，口中和，今口燥渴，是口中不和也。背恶寒非阳虚恶寒，乃阳明内热熏蒸于背，汗出肌疏，故微恶之也。主白虎汤以直走阳明，大清其热。加人参者，盖有意以顾肌疏也。（《医宗金鉴·订正仲景全书·伤寒论注》）

【原文】傷寒，若吐若下後，七八日不解，熱結在裏，表裏俱熱，時時惡風，大渴，舌上乾燥而煩，欲飲水數升者，白虎加人參湯主之。（168）

【提要】伤寒吐下后热结在里，热盛津伤的证治。

【分析】伤寒当用汗解，误用吐下之法后，则外邪入里，损伤津液，盘桓数日，邪从燥化，而成阳明热盛津伤之证，并非里热兼表而病不解。热结在里，是本条病机的关键所在。因里有热结，充斥于外，故呈表里俱热之象。所谓表热者，是指里热蒸腾，迫津外泄，而有身热汗出、不恶寒反恶热等阳明外证；里热者，是指阳明热盛，津气受灼，而有舌上干燥、大烦渴不解、欲饮水数升等。其时时恶风，乃汗出过多、津气两伤、卫气不固所致，与背微恶寒的机制若同。用白虎加人参汤，即是清阳明大热兼益气生津。

本条与上条同属白虎加人参汤证，但彼为伤寒未经误治而成；此为伤寒误治而成，两者证候表现略有不同，然其病机一致，宜前后互参。

【选注】钱天来：伤寒，但言吐下，而不言发汗，明是失于解表，故七八日不解。又因吐下之误，邪气乘虚陷入，故热邪内结于里，表里俱热。时时恶风，似邪未尽入，当以表里两解为是。若大渴，舌上干燥而烦，欲饮水数升，则里热甚于表热矣。谓之表热者，乃邪热已结于里，非尚有表邪也。因里热太盛，其气腾达于外，故表间亦热，即阳明篇所谓蒸蒸发热，自内达外之热也。时时恶风者，言时常恶风也，若邪气在表，只称恶风而不曰时时矣。谓之时者，即上篇第七条（指第54条，笔者注）所谓时发热之时也。热既在里，而犹时时恶风，即所谓热则生风，及内热生外寒之义，故不必解表，而以白虎汤急解胃热，更加人参者，所以收其津液而补其吐下之虚也。（《伤寒溯源集·太阳下篇》）

汪苓友：此条伤寒病，虽自太阳经传来，要之既吐且下，而其邪不解，至七八日之时，寒郁为热，已入阳明之腑，而邪热更甚矣。里者，腑也。表者，经也。热结在里者，谓腑热甚于经也。表里俱热者，表热，则阳明经肌肉间热。时时恶风者，乃热极汗多，不能收摄，腠理疏，以故时时恶风也。里热，则胃腑中燥热，以故大渴，舌上干燥而烦，欲饮水数升。此因吐下之后，胃气虚，内亡津液，以故燥渴甚极也。与白虎汤加人参，扶正气以分解内外之邪热。（《伤寒论辨证广注·辨阳明病脉证并治法》）

【案例】从军王武经病，始呕吐，俄为医者下之，已八九日，而内外发热。予诊之，曰：当行白虎加人参汤。或云：既吐复下，是里虚矣，白虎可行乎？予曰：仲景云，见太阳篇二十八证，若下后，七八日不解，热结在里，表里俱热者，白虎加人参汤证相当也。盖吐者为其热在胃脘，而脉致令虚大，三投而愈。（《伤寒九十论·第三十六》）

【原文】若渴欲饮水，口乾舌燥者，白虎加人参汤主之。（222）

【提要】承接第221条阐述热盛津伤的证治。

【分析】此条本载于第221条栀子豉汤证下。该条论述阳明病误下余热未尽，热扰胸膈而生心中懊恼、舌上生苔之证，可用栀子豉汤清宣余热。本条承上启下，论阳明病邪热炽盛，误用下法后，不独燥热不解，而且津气损伤更为严重，故见渴欲饮水、口干舌燥等证，用白虎加人参汤直清里热，兼益气生津。

【选注】沈明宗：……若渴欲饮水，口干舌燥，邪已入胃，阳热炽盛，以防津液耗竭，故用人参白虎，生津解热而止渴。（《伤寒六经辨证治法·阳明上篇证治大意》）

汪苓友：此条本在前条（指第221条，笔者注）栀子豉汤证之下，成注云："此下后之见证。"愚意云：此条不但误下，兼之误汗所致。误下则胃中虚，误汗则胃中不惟虚，而且燥热极矣。渴欲饮水，口干舌燥者，此热邪伤气耗液之征也，故用白虎加人参汤，以清热补气润津液。（《伤寒论辨证广注·辨阳明病脉证并治法》）

【案例】朱某，女，2岁。1957年6月24日初诊。其母代诉：患儿于本月上旬，即患发热、恶寒、咳嗽，曾注射青霉素，发热仍然不退。继而渴饮无度，小便频数而量多，又曾服中药无效。诊察：发育正常，营养尚可。面赤唇红，舌质干而有微黄薄苔。头、胸、上肢溅然汗出，哭声洪亮，呼吸微促。体温39.2℃，白细胞9.6×10⁹/L，中性粒细胞20%，淋巴细胞18%，指纹浮紫。据此证，乃阳明燥热所引起的"热中"。治宜辛甘而凉，直清其热。方用白虎加人参汤加荷梗5g，蚕茧3g。每天一剂，嘱服5天。6月30日二诊：服药后热仍持续未退，但夜间则发热稍低，口渴减轻，尿量亦少，体温39℃，原方加竹叶2g，麦冬3g。7月4日三诊：病情均见减轻，体温37.6℃，惟食纳不佳，予原方加鸡内金3g，炒薏米2g，服5剂而瘥。[郭振球.小儿发热口渴尿多症50例临床观察.上海中医药，1959，(7)：29]

四、猪苓汤证

【原文】若脉浮发热，渴欲饮水，小便不利者，猪苓汤主之。（223）

【提要】承第221条言阳明津伤水热互结的证治。

【分析】本条是承接第221条而来，说明阳明病误下后有热扰胸膈证，有白虎加人参汤证，有津伤水热互结证，皆设法御变之词。本条所言，乃阳明热证误用下法，热不能除，而津液伤损，又热与水结，蓄于下焦，以致津伤水热互结。阳明余热犹存，反映在外，则脉浮发热。热存津伤，又水热互结，气不化津，故渴欲饮水。水热结于下焦，水气不利，则小便不利，此为猪苓汤的主证。故用猪苓汤清热养阴，通利小便。

本条证候与白虎加人参汤证均有发热，渴欲饮水。然彼以身大热、汗大出、大烦渴不解为特征，纯属热盛津伤之证；此则以发热、渴欲饮水、小便不利为主症，伴见舌红苔少等，病机重点在阴虚水热互结。

本条"若脉浮发热，渴欲饮水，小便不利，猪苓汤主之"，与太阳篇第71条"若脉浮，小便不利，微热消渴者，五苓散主之"，文字十分相近，但病机治法大有不同。盖彼之脉浮微热，为太阳表证未解；小便不利，消渴，由膀胱气化失职，不能化生津液使然。此证脉浮发热，是阳明下后余热未尽；渴欲饮水，责之津伤水热互结；小便不利，则是水蓄下焦而不行故也（表2-1）。

表 2-1　五苓散证、猪苓汤证鉴别表

鉴别点		五苓散证	猪苓汤证
病因病机		表邪未解，随经入里，邪与水结，膀胱气化不利	阳明下后，津伤邪热未去，水热互结于下焦
证候	同	脉浮，发热，渴，小便不利	
	异	发热伴恶寒，头痛等表证，渴欲饮水，水入则吐，舌苔白等	心烦不寐，发热不恶寒，舌质红，苔薄黄，或少苔等
治	则	化气行水，兼以解表	清热、养阴、利水
方药	同	茯苓、猪苓、泽泻	
	异	桂枝、白术	阿胶、滑石

第221、第222、第223条彼此联系，互为一体。重点揭示阳明清法三证，热在上焦者，清宣邪热；热在中焦者，辛寒清气；热在下焦者，养阴清热。深刻体现了仲景辨证论治之精神，于临床实际甚为合拍。对后世温病学说的形成与发展也起到十分重要的作用。

【选注】成无己：此下后客热客于下焦者也。邪气自表入里，客于下焦，三焦俱带热也。脉浮发热者，上焦热也。渴欲饮水者，中焦热也。小便不利者，邪客下焦，津液不得下通也。与猪苓汤利小便，以泻下焦之热也。（《注解伤寒论·辨阳明病脉证并治》）

柯韵伯：上条根首条（指第221条，笔者注）诸证，此条又根上文（指第222条，笔者注）饮水来，连用五"若"字，见仲景设法御病之详。栀子豉汤不及者，白虎汤继之；白虎汤不及者，猪苓汤继之，此阳明起手三法。所以然者，总为胃家惜津液，既不肯令胃燥，亦不肯令水渍入胃耳。（《伤寒来苏集·伤寒论注·阳明脉证下》）

【治法】育阴润燥，清热利水。

【方药】猪苓湯方

猪苓去皮　茯苓　澤瀉　阿膠　滑石碎, 各一两

上五味，以水四升，先煮四味，取二升，去滓，内阿膠烊消，温服七合，日三服。

【方义】本方用猪苓、茯苓、泽泻，甘淡渗湿利水泄热；阿胶甘平，育阴润燥；滑石甘

寒，既能清热，又能去湿通窍而利小便，一物兼二任也。合为育阴润燥、清热利水之剂，对阴伤而水热互结小便不利者尤为适宜。

【临床应用】根据猪苓汤证所主证候，即发热，渴欲饮水，小便不利，心烦不得眠，舌红少苔，脉浮或细数者，只要符合阴津伤损，水热互结，水蓄下焦之病机，便可用猪苓汤主治。古时多用本方治疗湿热、黄疸、口渴、溺赤诸病症，尤其淋病，疗效奇特。现代扩大了猪苓汤的临床运用范围，常用治于急性膀胱炎、肾盂肾炎、肾结石、肾积水、顽固性水肿、晚期肝硬化、乳糜尿、不明原因血尿及婴幼儿湿热伤阴泻等，其辨证要点仍按《伤寒论》所述，病机重点要在阴伤而水热互结，然方药运用可随证加减。

【现代研究】猪苓汤中之猪苓含麦角固醇、猪苓聚糖和粗蛋白，滑石含硅酸镁和氧化铝、氧化钙，泽泻含挥发油、生物碱等，阿胶由胶原组成，含多种氨基酸，茯苓含茯苓酸、胆碱、组氨酸及钾盐等。具有利尿、降压、抗菌、抗肿瘤、提高机体免疫功能等作用。实验研究成果表明，本方对大鼠有明显利尿作用，在人体利尿同时有保钾作用，并能改善代谢性酸中毒。其利尿作用不以破坏机体水盐平衡为特点，其利水消肿的原理与其对肾素-血管紧张素-醛固酮的影响密切相关。在动物实验中，本方提取物可抑制草酸钙性肾结石的形成，但机制尚难解释。有人用本方提取物经腹腔注入连续 5 日，可显著增强艾氏腹水癌荷瘤小鼠的网状皮系统吞噬功能，对实验性大鼠肾性肾功能不全，给服本方取得显著疗效。

【案例】

(1) 崔某，男，14 岁，学生。1973 年 7 月 15 日初诊。自诉患慢性肾炎。刻诊所见：眼睑及面部微肿，胫跗俱肿，腰酸体疲，下午两颧潮红，小便短少，舌微红。尿常规检查：尿蛋白（＋＋），红细胞（＋），白细胞（＋）。予服猪苓汤 9 剂，症状好转，尿蛋白、红细胞均消失。停药 7 天后，病又复发，尿蛋白（＋），再予猪苓汤：猪苓、泽泻各 12g，滑石 24g，阿胶（溶化）12g，清水煎服，6 剂，痊愈。随访 2 年，未有复发。按此病例辨属肾阴虚损，水道不利，用猪苓汤育阴清热，通利小便。若尿中红细胞多者可加白芍、旱莲草；白细胞多者加黄柏；血压高者加牛膝、杜仲、白芍。（《老中医经验选·医案》）

(2) 陈某，男，17 岁。右下腹剧痛，小便不利，而住院治疗。经 X 线腹部平片诊为先天性输尿管狭窄、肾积水。治疗 3 周，未见好转。就诊时，右下腹隐痛，腰痛明显，站立困难，小便频急，淋滴不畅，24 小时尿量不及 300mL，面及下肢轻度浮肿，精神委靡，唇红，舌质偏红，苔微黄，脉细弦略数。诊为溺癃，证属膀胱气滞，约而不通，水道不行。气滞则血郁络阻，故腰腹痛甚；小便不利，水无出路，溢于肌肤，而为肿胀；气滞血郁，久则化热伤阴，故唇舌均红而脉呈数象。治拟滋化源，利膀胱，佐以理气而不伤阴者，猪苓汤加减主之。处方：猪苓、阿胶各 10g，滑石、川楝子、茯苓各 15g，琥珀、木通各 6g，2 剂。二诊：小便较利，尿量约较前增加一倍，腰痛减轻，但有恶心感，脉舌同前。证已少减，药颇中的。虑前阴药过多，理气不足，仍步前法，加理气镇呕之品，并宜因势利导，使无上述之虞。上方加砂仁 5g，竹茹 10g，瞿麦、冬葵子各 15g，3 剂。三诊：小便通畅，除感腰微痛外，无其他不适。宜酌去通利之品，加补肾益气之药善后。处方：猪苓、阿胶、枸杞各 10g，茯苓、滑石、川楝子、生地、淮山药、冬葵子各 15g，琥珀 6g，砂仁 5g，5 剂。诸症解除。后自动出院，在家续服 5 剂，即能下乡劳动，于今已 5 年余，未见复发。（《伤寒论汇要分析·猪苓汤的临床运用》）

【原文】陽明病，汗出多而渴者，不可與猪苓湯，以汗多胃中燥，猪苓湯復利其小便故也。（224）

【提要】猪苓汤的禁例。

【分析】阳明病，燥热亢盛，热迫津液外泄，故汗出必多，即"阳明病，法多汗"之意。燥热伤津，复有汗多，胃中干燥，故见口渴引饮。阴津耗损，化源不足，则小便必少而不利，法当清热滋阴以治之，兼少量浆汤频饮以调之，则热除津充，小便自然通利。若误用猪苓汤利其小便，则必致津液重亡。因猪苓汤为水热相结、水气不化而设，以小便不利为主症，其虽兼育阴功能，然治以通利小便为主。若治阳明热证，则津伤更甚，邪热愈积，而生变证。故特引为禁例。

猪苓汤证与白虎汤证皆有发热而渴，汗出多而渴者为白虎汤证，渴而小便不利者为猪苓汤证，前者因燥热津伤，后者因津伤水热互结，以此为别。

【选注】成无己：《针经》曰：水谷入于口，输于肠胃，其液别为五，天寒衣薄则为溺，天热衣厚则为汗，是汗、溺一液也。汗多为津液外泄，胃中干燥，故不可与猪苓汤利小便也。（《注解伤寒论·辨阳明病脉证并治》）

汪苓友：此承上文而言猪苓汤之禁。渴欲饮水，小便不利者，猪苓汤证也。然其证汗必不多，若汗出多，虽小便不利，不可与猪苓汤。何也？汗出既多，则胃中水液外输，随饮随燥，津液少，以故作渴。复用猪苓汤以利小便，是重亡其津液，故示戒也。（《伤寒论辨证广注·辨阳明病脉证并治法》）

自学指导

1. 本节专门讨论阳明热证，共列原文 10 条，论治涉及上中下三焦。栀子豉汤证，为热扰胸膈，邪气尚未归并阳明，是属上焦证候；白虎汤证属中焦证候；猪苓汤证属下焦证候。三者之中，当以中焦为重点，如此方能使人眉目清楚，主次分明。

2. 栀子豉汤证二条：第 221 条为阳明燥热充斥，腑未结实而误下，致胃中空虚，客气动膈而成本证；第 228 条说明病有可下之证，亦有下后邪实已去，而余热留扰胸膈者。其证候虽有手足温、饥不能食、但头汗出、舌上生苔等补述，但仍以心烦懊侬为主，病机总归无形邪热扰于上焦，故治以栀子豉汤清宣胸膈郁热。

3. 白虎汤证，为阳明燥热本证之一，其证常见身大热、汗自出、不恶寒、反恶热、口渴、心烦、脉洪大等。第 176 条补述本证亦有浮滑之脉，并揭示出表里俱热之病理特征。第 219 条名为三阳合病，实则为阳明燥热独盛之重证，故有腹满身重，难以转侧，口不仁，面垢，谵语遗尿等，法当辛寒重剂，清解阳明邪热，白虎汤是其代表方剂。前证若兼津气两伤，而有口大渴不止，或背微恶寒，或时时恶风等证，则当于白虎汤中加人参以益气生津。若表未解者，不得与白虎汤。

4. 阳明篇猪苓汤证共两条。病因阳明下后，余热未清，阴液受损，水热互结于下焦而成。证见脉浮发热、渴欲饮水、水便不利、舌红苔少等。治用猪苓汤，清热育阴利水。若阳明病汗多，口渴，小便不利，是津伤化源不足之象，非津伤水热互结可比，则不得与猪苓汤复利其小便，竭夺其津液。

【复习思考题】
1．阳明篇所论栀子豉汤证与太阳篇所论栀子豉汤证，发病过程有何不同？
2．试述白虎汤证、白虎加人参汤证的证候、病机、治法、方药。
3．猪苓汤证的证候、病机、治法、方药如何？它与五苓散证的证治有何不同？

第四节 阳明实证

【目的要求】

1. 掌握阳明实证的主要证候表现，及其病机、治法、方药与治禁。

2. 掌握阳明三急下证（急下存阴）的重要意义。

3. 熟悉三承气汤证的异同鉴别。

4. 了解润导法在临床上的运用。

【自学时数】 12 学时。

一、承气汤证

（一）调胃承气汤证

【原文】 太陽病三日，發汗不解，蒸蒸發熱[1]者，屬胃[2]也，調胃承氣湯主之。（248）

【词解】

[1] 蒸蒸发热：形容发热如热气蒸腾，从内达外。

[2] 属胃：即转属阳明的意思。

【提要】 太阳病汗后转属阳明胃实的证治。

【分析】 太阳病三日，发汗不解，不是表证不解，而是病邪入里化燥而转属阳明胃实。其蒸蒸发热，是里热炽盛，如热气蒸腾，自内达外之象。燥热蒸腾如此，则濈然汗出，不恶寒，反恶热，乃势所必然，故从蒸蒸发热，而断为"胃家实"，当无疑议。然则胃家实，未必便是可下之证。承气硝黄之用，既重在去胃实，通大便；尤重在撤邪热，抑亢阳。本条举蒸蒸发热而属胃，则腹胀满不大便或心烦谵语舌燥苔黄等证，自必有之。病因燥热结实，腑气不通，然未至大实大满程度，故主用调胃承气汤泻热和胃即可。

蒸蒸发热，是病转阳明的重要特征，其与太阳病"翕翕发热"不同。阳明热证与阳明实证，皆可见有蒸蒸发热，其区别在于燥热结实与否：若未结实者，是白虎汤证；已结实者，是调胃承气汤证。

【选注】 程郊倩：何以发汗不解，便属胃？盖以胃燥素盛，故表证虽罢，而汗与热不解也。第征其热，如饮笼蒸蒸而盛，则知其汗必连绵而来，此即大便已硬之征，故曰属胃也。热虽聚于胃，而未见潮热谵语等证，主以调胃承气汤者，于下法中从乎中治，其为日未深故也。表热已除，而里热已待，病势久蕴于前矣，只从发汗后一交替耳。（《伤寒论后条辨·阳明篇》）

钱天来：蒸蒸发热，犹釜甑之蒸物，热气蒸腾，从内达外，气蒸湿润之状，非若翕翕发热之在皮肤也。邪在太阳已三日，表证未解，发热恶寒无汗之候，发汗则当热退身凉而解矣，乃邪气不解，反蒸蒸然发热，则其身热汗出不恶寒之阳明证已现，邪不在太阳可知矣。而蒸蒸之热，又为热气自内而出，并不在阳明之经，已入阳明之腑，故曰属胃也。邪既入胃，必致热耗津液，故当调和其胃气。谓之调胃者，盖以大黄去胃热，而以甘草和胃也。其所以止用调胃者，以未至潮热便硬，故不须攻下。既无潮热便硬等胃实之证，而三日即用调

胃者，以邪既入里，必损胃中之津液，且无太阳表证，故不以为早也。（《伤寒溯源集·阳明中篇》）

【治法】泻热和胃，润燥软坚。

【方药】调胃承气汤方

甘草二两，炙　芒消半升　大黄四两，清酒洗

上三味，切，以水三升，煮二物至一升，去滓，内芒消，更上微火一二沸，温顿服之，以调胃气。

【方义】本方用大黄苦寒泄热，推陈致新以去实；芒硝咸寒润燥软坚，泻热通便；炙甘草甘平和中，顾护胃气，使下而不伤正。三药配伍，有泻热和胃、润燥软坚之功。调胃承气汤服法，按宋版原文有两种：一见于太阳篇第29条，温药复阳后，致胃热谵语，"少少温服之"，以和胃气而泄燥热；一见于阳明篇第207条，是阳明燥实内结，腑气不通，取"温顿服之"，以泻热和胃，润燥软坚。本条服法，属于后者。

【临床应用】调胃承气汤本治蒸蒸发热，腹满不大便，或心烦谵语等阳明腑实轻证，其病机为燥热结实，胃气不和，故中医常用治于由此而引起的便秘、下利、呕吐、腹痛、腹满胀、蛔厥、热厥、消渴、咳嗽、黄疸、不寐等。现代医学中，有报道用本方加减治疗急性胆囊炎、慢性胆囊炎急性发作、胆道蛔虫、急性胰腺炎等急腹症而辨属燥实内阻者获效。某些急性肺炎见有大便秘结者，采用本方通腑泻热可以迅速退热。还有报道用本方加味治疗多种皮肤病如稻田皮炎、湿疹、疥疮、足癣感染、荨麻疹等效果良好。皮肤病病机多属湿热，若夹内实者，则适用于本方。另糖尿病属阳明里实证者，亦可用本方加味治疗。调胃承气汤为泻下缓剂，但若为正气虚衰、脾胃虚寒及孕妇者，宜忌用或慎用。

【现代研究】现代药理研究证实，调胃承气汤具有促进胃肠蠕动的功能，并有抗炎及改善血液循环的作用。故近顷多用治于急性胰腺炎、单纯性肠梗阻、急性菌痢、急性肺炎、黄疸、高热、糖尿病以及五官科、皮肤科、外伤科疾病等。其机制可能是解除十二指肠乳头及胰腺局部水肿，清洁肠道，减轻其毒素吸收，改善循环功能，切断其恶性循环，此为取得临床显效的基本因素。

【案例】

（1）李君长子，年19岁。四月病伤寒九日，医作阴证治之，与附子理中丸数服，其证增剧，更医又作阳证，议论差互，不敢服药，决疑于罗。罗至宾客满坐，罗不欲直言其证，但细为分解，使自度之。凡阳证者，身须大热，而手足不厥，卧则坦然，起则有力，不恶寒，反恶热，不呕不泻，渴而饮之，烦躁不得眠，能食不多语，其脉浮大而数者，阳证也。凡阴证者，身不热，而手足厥冷，恶寒，蜷卧，面向壁卧，恶闻人声，或自引衣盖覆，不烦渴，不欲食，小便自利，大便反快，其脉沉细而微迟者，皆阴证也。今诊其脉沉数得六七至，夜叫呼不绝，全不得睡，又喜饮冰水，阳证悉具，且3日不见大便，宜急下之，乃以酒煨大黄18g，炙甘草6g，芒硝15g。煎服。至夕下数行，去燥粪二十余块，是夜汗大出，次日又往视之，身凉脉静矣。（《宋元明清名医类案·罗谦甫医案》）

（2）治一人素伤烟色，平日大便七八日一行。今因外感实热，十六七日大便犹未通下，心中烦热，腹中胀满，用洗肠法下燥粪少许，而胀满烦热如旧。医者谓其气虚脉弱，不敢投降下之药。及愚诊之，知其脉虽弱而火则甚实，遂用调胃承气汤加野台参12g，生赭石、天门冬各24g，共煎汤一大碗，分三次徐徐温饮下，饮至两次，腹中作响，觉有开通之意，三次遂不敢服，迟两点钟，大便通下，内热全消，霍然愈矣。（《医学衷中参西录·阳明病三承气汤证》）

【原文】伤寒十三日，过经[1]谵语者，以有热也，当以汤下之。若小便利者，

大便當鞕，而反下利，脉調和[2]者，知醫以丸藥下之，非其治也。若自下利者，脉當微厥[3]，今反和者，此為内實也，調胃承氣湯主之。（105）

【词解】

[1] 过经：在伤寒病过程中，由一经的证候转见另一经的证候，称为过经。此处指病由太阳经转入阳明经。

[2] 脉调和：指脉与证相符合。此处指脉象与阳明病脉相一致。

[3] 脉当微厥：指脉微而四肢厥冷。一说微与厥均指脉象。本论《辨不可下病脉证并治篇》谓："厥者，脉初来大，渐渐小，更来渐大，是其候也。"两相比较，似以前一种解释为妥。

【提要】太阳转属阳明误用丸药攻下后的证治。

【分析】伤寒十余日，症见谵语，是病邪已由太阳转入阳明。阳明燥热内结，此乃谵语之根，应当用承气汤类苦寒攻下，以荡涤燥实，泄热和胃。阳明燥实之证，多为小便自利，利则水液偏渗于膀胱，肠中干燥，里热与糟粕相搏，则大便必硬，脉必沉实。今病人反见下利，脉象沉实而大，其与阳明腑实证相符。是知此等下利，乃是前医误用丸药攻下所致。考丸剂一为寒下剂，下之徒能通其大便而不能撤除热结；一为温下药，下之更能损伤阴液，助长邪热。故曰"非其治也"。误用下法，往往伤及脾胃，致虚寒下利，故今下后而利，或疑为阳热实证转为三阴虚寒。惟虚寒下利，脉当微弱，手足当见厥冷等证。而本证下利，脉来调和，胃实有热证在，两者判若霄壤。故再次叮咛曰："今反和者，此为内实也。"然虽为"内实"，毕竟经过丸药下之，胃气受损可知，故不宜峻下之剂，而主以调胃承气汤和下之。

本条与第104条柴胡加芒硝汤证，均为丸药误下后的证治。第104条原为大柴胡汤证，误用丸药下后下利而邪不解，则治法先用小柴胡汤和解少阳，后以柴胡加芒硝汤于和解中兼通下里实；本条原为承气汤证，误用丸药下后而反下利，内实未去，故以调胃承气汤泄热和胃。

【选注】柯韵伯：经者常也。过经是过其常度，非经络之经也。发于阳者七日愈，七日已上自愈，以行其经尽故也。七日不愈，是不合阴阳之数，便为过经。非十三日不解为过经也。凡表解而不了了者，十二日愈，此十三日而尚身热不解，便见其人之阳有余，过经而谵语，足征其人之胃家实。此内外有热，自阳盛阴虚也，当以承气汤下之。而医以丸药下之，是因其病久，不敢速下，恐伤胃气之意，而实非伤寒过经之治法也。（《伤寒来苏集·伤寒论注·阳明脉证下》）

汪苓友：谵语者，自言也。寒邪郁里，胃中有热，热气熏膈，则神昏而自言也。谵语有热，法当以汤荡涤之。若小便利者，津液偏渗，大便当坚硬而不出。今反下利，及诊其脉，又调和而非自利之脉，知医非其治，而以丸药下之也。若其人不因误下而自利者，其脉当微，而手足见厥，此为内虚，不可下也。今脉反和，反和者，言其脉与阳明腑证不相背之意，若脉果调和，则无病矣。此为内实，故见谵语下利等证，与调胃承气汤者，以下胃中之实热也。或问：既下利矣，则大便未必燥坚，何以汤中复用芒硝？余答云：谵语有热，是有燥屎，医用丸药下之太缓，肠中坚实之物不能去，所下者，旁流溏垢耳。据仲景法，下利谵语者，有燥屎也，宜小承气汤。今改用调胃者，以医误下之故。内实不去，胃气徒伤，故于小承气汤，去厚朴、枳实，而加甘草，以调和之也。因大便坚实，以故复加芒硝。（《伤寒论辨证广注·辨阳明病脉证并治法》）

【原文】傷寒吐後，腹脹滿者，與調胃承氣湯。(249)

【提要】阳明燥实腹满的证治。

【分析】伤寒妄用吐法，胃及上焦之邪，可因施吐而排出，然肠腑之邪则为吐法所不及，而依然留滞肠中，化燥成实。且因吐后津伤，易使邪热内陷，以致胃肠燥热，燥实阻结，腑气不通，故有腹胀满之突出症状。然单凭此证腹满，尚不足构成使用调胃承气汤之确切依据，必当伴有腹部拒按，发热，口渴，心烦，大便不通，苔黄燥，脉沉实等证，方可用调胃承气汤以泻热去实，调和胃气。

吐后腹胀满有属实热者，亦有属虚寒者。虚寒腹胀满，因脾胃损伤，气机壅滞，其胀时急时缓，喜温喜按，不痛或痛绵绵，时痛时止，苔白润，脉缓弱等，宜温中健脾，行气消满。

本条可与第248条互为补充，第248条突出胃肠燥热之证，以"蒸蒸发热"概言之，说明调胃承气汤证重在肠胃燥热偏盛；本条提出有形实邪（热与糟粕互结）阻滞，以"腹胀满"概言之，说明调胃承气汤证又属里实之证。两者各侧重于一个方面，但总属阳明燥热结实无疑。

【选注】汪苓友：伤寒虽不指何经，大都是太阳病既吐之后，则胸中热邪不得越，表证亦随之而解，以吐中有发散之义故也。今者既吐之后，腹复胀满，是邪热不因吐解，留结于胃，而为里实之证无疑矣。与调胃承气汤者，以吐后胃气受伤，不得不调之，以缓下其实也。或问治胀满，莫如厚朴、枳实，何以不用大、小承气？今者调胃承气中去枳朴，反加甘草，经云：中满者，勿食甘，其汤不与病相左邪？余曰：不然。伤寒既经吐后，则胸中之实已去，其腹胀满者，实热在胃之下脘也，若用枳朴，与病无与，徒伤其上焦之阳气，且甘草虽能作满，亦能引泻满之药，直至腹胀之所，以导去其实热。所以调胃承气汤中用甘草者，其佐硝黄而泻满之功更神，非俗医所能拟议也。(《伤寒论辨证广注·辨阳明病脉证并治法》)

【原文】陽明病，不吐不下，心煩者，可與調胃承氣湯。(207)

【提要】阳明内实热郁心烦的证治。

【分析】阳明病，未曾使用吐下之法，而有心烦，此乃阳明热实，燥结于胃肠所致。盖胃脉入通于心，胃中燥实，邪热上扰，则神明不安而心烦矣。然则本条既云阳明病，是除心烦外，必当伴有身热、汗出、不恶寒、反恶热之外证，更重要者是具有腹痛、不大便等胃实之里证，故可与调胃承气汤泄热通腑，以解心烦。

本条与栀子豉汤证都有心烦，但有虚烦与实烦之别。栀子豉汤证，多属吐下之后，余热扰于胸膈，致心烦懊憹，斯因无形邪热内扰而烦，是谓之"虚烦"，则用栀子豉汤清宣郁热。本条"不吐不下"，而阳明腑实热结，浊热上扰，见心烦或腹满痛拒按，不大便，蒸蒸发热，汗出等，此因有形实邪内阻肠胃而烦，是谓之"实烦"，故以调胃承气汤泻热和胃。

【选注】《医宗金鉴》：阳明病，谓已传阳明。不吐不下，心烦者，谓未经吐下而心烦也，其为热盛实烦可知，故与调胃承气汤泻热，而心烦自除也。(《医宗金鉴·订正仲景全书·伤寒论注》)

张隐庵：此调胃承气主调少阴火热之气于胃中也。阳明病不吐不下，则阳明胃气不虚。心烦者，少阴君火受邪而逆于胃也。故与调胃承气汤上承火热之气，而调胃中之实邪。用芒硝承君火之热，以解心烦，甘草调中，大黄引热从肠胃而出。(《伤寒论集注·阳明篇》)

（二）小承气汤证

【原文】陽明病，其人多汗，以津液外出，胃中燥，大便必鞕，鞕則譫語，小承氣湯主之。若一服譫語止者，更莫復服。(213)

【提要】阳明病汗多津伤便硬谵语的证治。

【分析】阳明病法多汗，多汗是胃燥之因。阳明病，汗出过多，津液耗伤，胃肠干燥，则大便硬结。津伤燥结，腑气不通，浊热上扰，心神不安，故发谵语。主用小承气汤，使腑气一通，燥热得泄，而谵语自止。更莫复服者，是小承气汤虽属攻下之缓剂，然若用之不当，或用而太过，亦有伤正之弊，故而郑重提出：若服药后大便通利，谵语得止，即莫再服。是取中病即止，勿使过剂之意。

【选注】尤在泾：汗生于津液，津液资于谷气，故阳明多汗，则津液外出也。津液出于阳明，而阳明亦藉养于津液，故阳明汗多，则胃中无液而燥也。胃燥则大便硬，大便硬则谵语，是宜小承气汤，以和胃而去实。若一服谵语止，更莫复服者，以津液先亡，不欲多下，以竭其阴，亦如上条（指第250条，笔者注）之意也。(《伤寒贯珠集·阳明篇上》)

柯韵伯：阳明病主津液生病，故阳明病多汗。多汗是胃燥之因，便硬是谵语之根，一服谵语止，大便虽未利，而胃濡可知矣。(《伤寒来苏集·伤寒论注·阳明脉证下》)

徐灵胎：谵语由便硬，便硬由胃燥，胃燥由汗出津少，层层相因，病情显著。(《伤寒类方·承气汤类》)

【治法】泻热通便，消滞除满。

【方药】小承氣湯方

大黄四兩，酒洗　　厚朴二兩，炙，去皮　　枳實三枚，大者，炙

上三味，以水四升，煮取一升二合，去滓，分温二服。初服湯當更衣，不爾者盡飲之。若更衣者，勿服之。

【方义】本方是由大承气汤去芒硝，减轻枳、朴药量而成。大黄苦寒泻热去实，推陈致新；厚朴苦温，行气除满；枳实苦微寒，理气破结消痞。其不用芒硝者，是本证燥坚不甚；减枳朴用量者，是取其"微和胃气，勿令致大泄下"意。适用于阳明热实燥坚不甚，痞满而实之证。本方煎法取三物同煎，不分先后，故泻热通降之力较为缓和。服药法当视病情之转变以为进退。若初服即大便通，则不必尽剂。若大便不通，则实邪未去，当"尽饮之"，至更衣为度。

【临床应用】小承气汤主治阳明腑实，燥屎阻塞，痞满为主，而燥热次之证。古时常用治于中热、伤食、便秘、下利、胃脘痛、心烦等病症。现代多用于乙型脑炎、黄疸型肝炎、胆系感染、慢性胃炎、肠梗阻、急性肾功能衰竭、支气管哮喘、细菌性痢疾等而辨属胃肠里热结实者，其中尤以对外科腹部手术后的调治较为多见。

【现代研究】现代药理研究证实，小承气汤具有增进肠道推进功能，及抗病原微生物、抗炎、解热、利胆、清除肠内容物等作用。

【案例】

(1) 市人张某，年可40。病伤寒，大便不利，日晡发热，手循衣缝，两手撮空，目直视急，更三医矣。皆曰伤寒最恶证也。不可治。后召予，予不得已往诊之。曰：此诚恶候，染此十中九死，仲景虽有证而无治法，但云脉弦者生，涩者死，况经吐下，难于用药，漫以药与，若大便得通，而脉强者，庶可料理也。遂用小承气汤与之，一投而大便通利，诸疾渐退，脉且微弦，半月得瘥。(《伤寒九十论·两手撮空证

(2) 梁某，男，28岁。住某医院，诊断为流行性乙型脑炎。病已六日，曾连服中药清热、解毒、养阴之剂，病势有增无减。会诊时，体温高 40.3℃，脉象沉数有力，腹满微硬，哕声连续，目赤不闭，无汗，手足妄动，烦躁不宁，有欲狂之势，神昏谵语，四肢微厥，昨日下利纯青黑水，此虽病邪羁踞阳明，热结旁流之象，但未至大实满，而且舌苔秽腻，色不老黄，未可与大承气汤，乃用小承气汤法微和之。服药后，哕止便通，汗出厥回，神清热退，诸证豁然，再以养阴和胃之剂调理而愈。(《蒲辅周医案·热结旁流》)

【原文】陽明病，讝語，發潮熱[1]，脉滑而疾[2]者，小承氣湯主之。因與承氣湯一升，腹中轉氣[3]者，更服一升；若不轉氣者，勿更與之。明日又不大便，脉反微濇[4]者，裹虛也，為難治，不可更與承氣湯也。(214)

【词解】

[1] 潮热：是指发热盛衰起伏而有定时，犹如潮水一般。因潮热多发于傍晚，故有称"日晡潮热"者。

[2] 脉滑而疾：脉象圆滑流利，如盘走珠，谓之滑；脉跳快速，一息七八至，则曰疾。

[3] 转气：又称转矢气，俗称放屁。

[4] 脉反微涩：脉微无力，往来艰涩。因与滑脉相对而言，故曰"反"。

【提要】阳明腑实轻证的治法及禁例。

【分析】阳明病，谵语，发潮热，脉滑而疾，是腑实燥结证具，又见阳盛之脉，故主以小承气汤，而不用大承气汤。何以如此？盖大承气汤所主，亦有潮热谵语，然更见脉沉实有力，手足濈然汗出，腹满硬痛拒按，大便不通，是肠中燥屎阻结已成，痞满燥坚俱备，则当与大承气汤攻下。此为脉滑而疾，尚为热势散漫，未成燥屎之象，虽不大便，却不宜峻攻，而只宜轻下，故与小承气汤试之。

服小承气汤后，腹中转矢气者，是肠中有燥屎，因药物的荡涤推动，气机得以转动，胃肠浊气得以下趋，则可续服承气汤原方一升，以泻下内结之燥屎。若不转矢气者，是肠腑无燥屎阻结，浊热之气不甚，而多属大便初硬后溏，则不可再用承气汤。如第 209 条云："若不转矢气者，此但初头硬后必溏，不可攻之，攻之必胀满不能食也。"

假若明日又不大便，其脉不见滑疾，反见微涩之阴脉，微为阳气虚衰，涩主阴血不足，是"里虚"也，正虚而邪实。邪实者当下，正虚则不可下，攻补两难，故曰难治。曰难治者，并非不治，若从攻补兼施立法，如用后世黄龙汤类，仍属可取。

【选注】成无己：阳明病，谵语，发潮热，若脉沉实者，内实者也，则可下。若脉滑疾，为里热未实，则未可下，先与小承气汤和之。汤入腹中，得矢气者，中有燥屎，可更与小承气汤一升以除之。若不转矢气者，是无燥屎，不可更与承气汤。至明日，邪气传时，脉得沉实紧牢之类，是里实也。反得微涩者，里气大虚也。若大便利后，脉微涩者，止为里虚而犹可。此又不大便，脉反微涩，是正气内衰，为邪所胜，故云难治。(《注解伤寒论·辨阳明病脉证并治》)

柯韵伯：脉滑而疾者，有宿食也。谵语潮热，下证具矣，与小承气试之。不转矢气，宜为易动。明日而仍不大便，其胃家似实，而脉反微涩，微为无阳，涩则血少，此为里虚，故阳证反见阴脉也。然胃家未实，阴脉尚多，故脉迟脉弱者，始可和而久可下。阳脉而变为阴脉者，不惟不可下，更不可和。脉滑者生，脉涩者死，故为难治。然滑有不同，又当详明。夫脉弱而滑，是有胃气。此脉来滑疾，是失其常度，重阳必阴，仲景早有成见，故少与小承气试之。若据谵语潮热，而与大承气，阴盛已亡矣。此脉证之假有余，小试之而即见真不足，凭脉辨证，可不慎哉。宜蜜煎导而通之，虚甚者，与四逆汤，阴得阳则解矣。(《伤寒来苏集·伤寒论注·阳明脉证下》)

【原文】太陽病，若吐若下若發汗後，微煩，小便數，大便因鞕者，與小承氣湯和之愈。(250)

【提要】太阳病误治后伤津热结的证治。

【分析】太阳病，当发汗解表，然若发汗太过，或误用吐下，外邪深入阳明，化热就燥，因成阳明内实之证。胃实津伤，燥热内炽，上扰神明，故心烦。津液虽伤，却能偏渗膀胱，致胃家失润，肠腑干燥，燥屎内结，气机壅滞，故小便数时，大便干结而硬。此属胃腑实热无疑。惟其心烦而见微，则知大便虽硬，但燥坚之程度亦微，自非大实大满之证，故治法不取硝黄并用，而以小承气汤下其邪热燥结。

小承气汤当属于下法而不属于和法。其所谓"小承气汤和之愈，"其义在于小承气汤功在泻热去实，行气破滞除满，与大承气汤相较，其泻热攻下之力较为缓和，故称之为"和下"。若较之调胃承气汤证，则本证以津伤化燥、气机阻滞为主，见腹部胀满，大便硬，心烦，舌苔黄厚等，是痞满偏重；彼证以津伤热燥，里热炽盛为主，证见蒸蒸发热、心烦、谵语、腹满、不大便、舌苔干燥而黄等，是燥实偏甚。两者治法同属通下，但有轻下与缓下之不同。

【选注】汪苓友：此条系太阳明证，太阳病既经汗吐下，其邪为已减矣。所未解者，内入于胃，胃腑实热，必不大甚，故曰微烦。微烦者，大便未必能硬，其硬者，只因小便数故也。此非大满大实之证，故云与小承气汤，和之则愈。(《伤寒论辨证广注·辨阳明病脉证并治法》)

尤在泾："若"与"或"同，病在太阳，或吐、或下、或汗，邪仍不解，而兼微烦，邪气不之表而之里也。小便数，大便因硬者，热气不之太阳之本，而之阳明之腑，可与小承气，和胃除热为主。不取大下者，以津液先亡，不欲更伤其阴耳。(《伤寒贯珠集·阳明篇上》)

(三) 大承气汤证

【原文】二陽併病，太陽證罷，但發潮熱，手足漐漐汗出，大便難而讝語者，下之則愈，宜大承氣湯。(220)

【提要】二阳并病转属阳明腑实的证治。

【分析】太阳病仍在，阳明病继起，是谓二阳并病。但本条二阳并病，未经任何治疗，而太阳表证已罢，病已完全转属阳明。阳明热盛，燥实内阻，故发潮热。阳明主四肢，若热盛而津液尚充者，多为全身汗出；若热结而津液尚少者，因热势蒸腾，逼津外泄，不能全身作汗，而仅见手足漐漐汗出。胃热上犯，心神不安，故见谵语。燥热结实，腑气不通，手足漐然汗出，则大便硬结而难解。病变重心是在阳明热邪内炽，燥屎阻结坚实，故治宜大承气汤以通下腑实，荡涤燥结。

本条与太阳病篇第48条皆为二阳并病，但彼为表证未罢，当用小发汗法；此为表证已罢，且有发潮热、手足漐漐汗出、谵语、大便难等里实证在，故宜用下法，而与大承气汤。

【选注】成无己：本太阳病，并于阳明，名曰并病。太阳证罢，是无表证。但发潮热，是热并阳明。一身汗出为热越。今手足漐漐汗出，是热聚于胃也，必大便难而谵语。《经》

曰：手足漐然而汗出者，必大便已硬也，与大承气汤以下胃中实热。(《注解伤寒论·辨阳明病脉证并治》)

尤在泾：此太阳并于阳明之证。然并病有并而未罢之证，虽入阳明，未离太阳，则可汗而不可下。……此条为并病而已罢之证，虽曰并病，实为阳明，故可下而不可汗。潮热，手足漐漐汗出，大便难，谵语，皆胃实之征，故曰下之则愈，宜大承气汤。(《伤寒贯珠集·阳明篇上》)

柯韵伯：太阳证罢，是全属阳明矣。先揭二阳并病者，见未罢时便有可下之证，今太阳一罢，则种种皆下证矣。(《伤寒来苏集·伤寒论注·阳明脉证下》)

【治法】攻下实热，荡涤燥结。

【方药】大承氣湯方

　　大黄四两，酒洗　厚朴半斤，炙，去皮　枳實五枚，炙　芒消三合

上四味，以水一斗，先煮二物，取五升，去滓，内大黄，更煮取二升，去滓，内芒消，更上微火一两沸，分温再服。得下，餘勿服。

【方义】本方即调胃承气汤与小承气汤之合方去甘草而成。方中大黄苦寒，酒洗，泻热去实，推陈致新；芒硝咸寒，润燥软坚，通利大便；厚朴苦辛温，行气除满；枳实苦微寒，破气消痞。因证重势急，故不宜甘草之甘缓。四药为伍，相辅相成，具有攻下实热、涤荡燥结之效用。用于实热结聚、痞满燥实坚俱甚之阳明腑实证者最为适宜。本方先煎厚朴、枳实，去滓后再入大黄，以避免厚朴枳实吸收大黄的有效成分之不足。最后纳入芒硝（今临床运用多取冲服），则泻热荡实之力尤为显著。本方煮后分温再服，大便通利后停服，勿使太过伤正。

承气汤三方，皆为苦寒攻下之剂，是为阳明腑实而设。但随燥实内结程度有轻重缓急之分，而其组方法则亦有不同。调胃承气汤所主之证，以燥实为主，痞满次之，故芒硝用量倍重于大黄，以泻热润燥软坚，因痞满不显，故不用枳朴，而代之以甘草，重在泻热润燥而和胃气。小承气汤所主之证，以痞满为主，燥实次之，故少用枳、朴，而不用芒硝，是其燥实不甚。大承气汤所主之证，痞满燥实俱备，故四物同用，治在峻下热结。然峻下之功，未必尽在硝黄。因硝黄虽能泻热荡实，但行气破滞、消痞除满之力稍逊，故重用枳朴破其壅滞，复以硝黄攻其燥结，以达到泻热实、消痞满之目的。此即大承气汤中枳朴之量重于小承气汤，而芒硝之量轻于调胃承气汤之理（表2-2）。

【临床应用】大承气汤本治痞满燥实俱备之阳明腑实证，病机重心在胃肠热盛，燥实阻结，腑气不通。古时多用本方治疗腹痛、便秘、下利、呕逆、呃逆、热厥、癫狂、痉病、头痛、目痛、牙痛、口疮、喉痹、疮疡等病症。现代临床常用于乙型脑炎、病毒性肝炎、流行性出血热、伤寒及副伤寒、流行性感冒、细菌性痢疾、大叶性肺炎、支气管哮喘、肺源性心脏病、急慢性肾炎、脑血管意外、皮质醇增多症、急性胰腺炎、急性肠梗阻、急性阑尾炎、阑尾脓肿术后腹膜炎、粘连性肠梗阻、中毒性麻痹性肠梗阻、胆系感染、胆石症、急性铅中毒、产后腹痛、精神分裂症、痔疮、脱肛等各种疾病，只要符合燥热结实之病理变化，皆可用大承气汤取效。然大承气汤毕竟为攻下峻剂，用之得当，奏效迅捷；用之不当，后果不良。急腹症中，机械性肠梗阻、绞窄性肠梗阻、肠穿孔、肠坏死、肠出血等禁用。老人、小儿、孕妇及体质虚弱者当慎用。

表 2-2　三承气汤证鉴别表

方证		调胃承气汤证	小承气汤证	大承气汤证
相同点	证候	发热、汗出、不恶寒反恶热，大便结，腹满，舌苔黄		
	病机	燥热与糟粕相结，气机阻滞，腑气不通		
	治法	泄热攻下		
	方药	大黄		
	发热	蒸蒸发热	潮热	潮热
	汗出	汗出	汗出	手足濈然汗出
不同点	腹部症状	腹满一般较轻，疼痛拒按	腹胀满较重	腹胀满硬痛，或绕脐痛，拒按
	全身症状	心烦，口渴，甚或谵语	心烦，甚或谵语	心烦不解，谵语，甚则喘冒不得卧，神昏而谵语不止，或目中不了了，睛不和；循衣摸床，惕而不安
	舌苔	黄燥	黄厚	舌苔老黄或焦燥起刺
	脉象	滑或沉实	滑而疾	沉实或沉迟有力
	病机	燥实甚，痞满轻	痞满为主，燥坚不甚	痞满燥实俱重
	治则	泻下燥实，调和胃气	泻热通便，破滞除满	峻下燥结
	方药	大黄四两，芒硝半升，甘草二两	大黄四两，枳实五枚，厚朴二两	大黄四两，枳实五枚，厚朴半斤，芒硝三合

【现代研究】现代药理研究证实，大承气汤具有促进胃肠道的推进功能、降低毛细血管通透性、抑菌及增加肠血流量、改善肠血循环、促进腹腔内血液吸收及预防术后腹腔内粘连等作用。有学者通过观察大承气汤对肠梗阻大鼠离体结肠平滑肌^{45}Ca内流的影响，认为肠梗阻的发生发展和平滑肌细胞内 Ca^{2+} 浓度升高有关，大承气汤抑制梗阻结肠平滑肌^{45}Ca内流增加，可能是该方治疗急性肠梗阻的离子机制之一。同时还发现大承气汤对平滑肌面^{45}Ca内流的影响呈双向调节作用，及对大鼠肠黏膜组胺水平的影响和对血浆去甲肾上腺素的影响。利用生物微球技术测量腹膜炎时兔腹腔主要脏器的血流变化及大承气汤对它的影响，表明大承气汤不仅有增加胃肠血流的作用，而且对腹膜炎时大部分腹腔脏器都有增加其血流的结果。其意义在于可增加肠壁或腹腔脏器的血氧供应，有利于腹腔内渗出物的吸收、炎症的消失，此乃攻下法治疗腹膜炎的机制之一。近年来研究认为，血管活性肠肽（VIP）是所有胃肠功能的抑制因子，观察肠梗阻家兔血管活性肽改变及大承气汤对其影响后，发现大承气汤对生理和病理状态下的血管活性肠肽（VIP）水平表现为双向调节作用。观察大承气汤对家兔实验性肠梗阻血浆 NA 水平的影响，证明该方具有抑制早期毛细血管通透性、减少内毒素吸收、改善微循环、增加腹腔脏器及肠壁组织的血流量、减轻肠梗阻时的缺血、缺氧等功效。肺与大肠相表里，利用大鼠口服大剂量次碳酸铋，使大便秘结，直肠扩张，再用大承气汤攻下，结果表明泻下能增强肺的肃降功能，刺激肺泡巨噬细胞增多，从而提高肺的免疫力。另有实验表明，大承气汤对制作呼吸窘迫综合征（RDS）家兔模型，有提高 PaO_2 和改善肺组织病变的作用。大承气汤预防和治疗内毒素血症的作用也得到肯定，其机制是：减少内毒素的产生和吸收；调动体内因素，促进内毒素灭活；对血流中的内毒素产生直接拮抗作用；通过对腹腔脏器血流的增加和改善组织微循环状态达到保护脏器的作用。尚有学者采用酶联免疫吸附和放免测定方法，观察腹内感染患者血浆内毒素、坏死因子及前列腺 E_2 在病程中的演变规律及机体的损伤，结果发现大承气汤使其异常指标早期得到改善，肿瘤坏死因

子的检出率和含量明显下降，血浆前列腺素 E_2 明显降低，表明大承气汤对于内毒素介导的免疫细胞因子有一定作用。

【案例】

(1) 一武弁李姓，在宣化作警，伤寒五六日矣。镇无医，抵郡召予。予诊视之曰：脉洪大而长，大便不通，身热无汗，此阳明证也，须下。病家曰：病者年逾七十，恐不可下。予曰：热邪毒气并蓄于阳明，况阳明经络多血多气，不问老壮，当下，不尔，别请医占。主病者曰：审可下，一听所治。予以大承气汤。半日，殊未知。诊其病，察其证，宛然在。予曰：药曾尽否？主者曰：恐气弱不禁，但服其半耳。予曰：再服一服，亲视饮之。不半时间，索溺器，先下燥粪十数枚，次溏泻一行，秽不可近，未离已中汗矣，然周身，一时顷，汗止身凉，诸苦遂除。次日，予自镇归，病人索补剂，予曰：服大承气汤得差，不宜服补剂，补则热仍复，自此但食粥，旬日可也。故予治此疾，终身止大承气，一服而愈，未有若此之捷。(《伤寒九十论·阳明可下证六》)

(2) 某患儿，病起迄 4 日，曾用玉真散不效，诊察：热不退，便不通，痉不止，舌燥苔黄，脉数实。证属热结阳明，热极生风，法当下。即予大承气汤：大黄15g（后下），芒硝12g（冲），厚朴24g，枳实12g。越日再诊，证情未减。询知乃病家恐前方过峻，自行减半以进。由于病重药轻，服后便结如故，当此风热正盛，燥结如石，非将军之力，下之不为功。遂照方急煎叠进，药后四五小时，肠中漉漉，先排出石硬黑色如鸡卵大粪块，随下秽物半便盆，如鼓之腹痛平。再剂，又畅行 3 次，痉止，身凉，病瘥。继用养血舒肝剂，调理巩固。[麦冠民. 承气汤可以治痉. 新中医, 1981, (6)：47]

【原文】傷寒，若吐若下後，不解，不大便五六日，上至十餘日，日晡所[1]發潮熱，不惡寒，獨語如見鬼狀。若劇者，發則不識人，循衣摸床[2]，惕而不安，微喘直視，脉弦者生，濇者死。微者，但發熱譫語者，大承氣湯主之。若一服利，則止後服。(212)

【词解】

[1] 日晡所：傍晚时分。

[2] 循衣摸床：同捻衣摸床。即患者神识不清时，两手不自主地反复摸弄衣被床帐。

【提要】阳明腑实重证的辨证治疗和预后。

【分析】本条可分三段来理解。自"伤寒"至"独语如见鬼状"为一段，是述大承气汤证形成的原因及证候。伤寒表证，误施吐下，劫夺津液，邪从燥化，转属阳明，热结成实，即其病不解，非谓表证不去。阳明胃实，燥屎阻结，腑气壅滞，故五六日至十余日不大便，尚可伴有腹胀而硬，疼痛拒按等。阳明经气旺于申酉之时，阳明热炽，逢其旺时而增剧，则发热有定时增高，如潮水之定时而至。不恶寒，指阳明外证而言，即身热，汗自出，不恶寒，反恶热，此阳明里热外蒸之证。肠腑燥实，热盛火炎，心神被扰，故妄言妄语，若有所见，声音高亢，或有所惊呼，谓之独语如见鬼状。此与谵语同类，而语言乖妄甚也。病已至此，实则阳明腑实重证已经显露，必以攻下为法，主用大承气汤，以泻其燥热，夺其实滞，而免津枯火炽之忧。

自"若剧者"至"涩者死"为另一段，是述病情恶化后的证候及其预后。所谓"若剧者"，是说在上证的基础上，若因循失治，热极津伤，而使病情更加严重。盖胃热亢极，火势燔炽，则由妄言妄语演至神识不清，不能识人，甚而昏迷。热极伤阴，阴液将竭，神明无所主持，则见循衣摸床、惊惕不安之状。燥热内实，热炎于肺，肺失清肃，治节不行，气机上逆，则微喘，呼吸急促而表浅。热极津枯，阴津不能上注于目，筋脉失其滋养，则两目直视，即目瞪而不能运转，大有热极生风之象。此时病情险恶，正虚邪实，宜结合脉象，以推断其预后。若脉见短涩，则是正不胜邪，热极津枯，血气已绝，所谓短则气病，故属死证。若脉见弦长，则津液血气未至涸竭程度，所谓长则气治，尚有一线生机。救治之法，当采取急下救阴，仲景成例，可法可师。惟后世增液承气、新加黄龙、合紫雪、牛黄等方，泻阳救阴，开窍醒脑，扶正祛邪，似更恰合病情，又较大承气汤为尤善矣。

自"微者"至末尾为第三段。既是遥承第一段，重申大承气汤证，也是紧承第二段文义。谓相对之下，若病不增剧，仅有不大便、潮热、谵语、腹满硬痛等腑实内结之候，是津液虽伤，然未至津液枯竭之程度，故可用大承气汤攻下实热。"若一服利，则止后服"，仍是对于下法采取审慎之意。示人中病即止，勿使过剂，以免伤正。

【选注】《医宗金鉴》：伤寒，若吐若下后，津液已亡，而表不解，邪因入里。不大便五六日，上至十余日，仍不大便，日晡所发潮热，不恶寒者，此乃表邪悉罢，里热渐深也，仍宜大承气汤，荡尽余邪，以存阴液，自可愈也。若因循失下，以致独语如见鬼状，病势剧者，则不识人，循衣摸床，惊惕不安，微喘直视，见一切阳亢阴微，孤阳无依，神明扰乱之象。当此之际，惟诊其脉，滑者为实，堪下则生，涩者为虚，难下则死。若病势微者，但见潮热谵语，不大便之证，而无前神昏等剧者，宜以大承气汤下之。若一服利，即止后服，盖恐其过也。（《医宗金鉴·订正仲景全书·伤寒论注》）

汪苓友：此条举谵语之势重者而言。伤寒若吐若下后，津液亡而邪未尽去，是为不解。邪热内结，不大便五六日，上至十余日，此为可下之时。日晡所发潮热者，腑实燥甚，故当其经气旺时，发潮热也。不恶寒者，表证罢也。独语者，即谵语也。字释云：病人自言为谵。则是独语如见鬼状，乃阳明腑实，而妄见妄闻。病剧则不识人。剧者，甚也。成注云：热气甚大，昏冒正气，故不识人。循衣摸床者，阳热偏胜而躁动于手也。惕而不安者，胃热充膈，心神为之不宁也。又胃热甚而气上逆则喘，今者喘虽微而直视，直视则邪干脏矣。故其死生之机，须于脉候决之。《后条辨》云：以上见证，莫非阳亢阴绝，孤阳无依而扰乱之象。弦涩皆阴脉，脉弦者为阴未绝，犹带长养，故可生。脉涩者为阴绝，已成涸竭，以故云死。其热邪微而未至于剧者，但发潮热谵语，宜以大承气汤，下胃中实热，通肠中燥结。一服利，止后服者，盖大承气虽能抑阳通阴，若利而再服，恐下多反亡其阴，必至危殆，可不禁之。（《伤寒论辨证广注·辨阳明病脉证并治法》）

【原文】大下後，六七日不大便，煩不解，腹滿痛者，此有燥屎也。所以然者，本有宿食故也，宜大承氣湯。（241）

【提要】下后燥屎复结的证治。

【分析】阳明腑实之证，理当采用下法，若经过大下之后，大便通利，秽浊得下，腹无满痛，脉静身凉，知饥能食，燥热悉去，则病可愈。今下后六七日，又不大便，并见烦不解，腹满痛，是下后燥屎虽去，而邪热未尽，津液未复，复因饮食不节，其数日所进食物，未能消磨腐熟运化，变为宿食，与肠中燥热相合，重又结为燥屎。此虽在下后，然燥屎复结，腑实证俱，故仍宜用大承气汤泻腑通热，下其燥屎。

下后燥热未清，复成腑实者，有大承气汤证、小承气汤证、调胃承气汤证之不同。如本条下后六七日不大便，烦不解，腹满痛，自是使用大承气汤的辨证关键。若下后心烦腹满，不大便，结实未甚者，则当用小承气汤。又有下后不大便，心烦谵语，蒸蒸发热，而燥实较重，痞满较轻者，则宜用调胃承气汤。由此可见，下法之使用，要在因证而辨，只要有可下之证，仍可再下，而不必徘徊瞻顾。

此外，《伤寒论》中还有大下之后，燥实虽去，而邪热未尽，留扰胸膈，而用栀子豉汤者。亦有大下之后，邪实已去，损伤脾胃，病情由阳转阴者，当细心审辨。

【选注】《医宗金鉴》：下之未尽，仍当下之，乃大下之后，六七日后不大便，烦亦不解，腹仍满痛者，此有燥屎，下之未尽也。所以然者，本有宿食故也，宜大承气汤，复下之自愈也。（《医宗金鉴·订正仲景全书·伤寒论注》）

周扬俊：既曰大下，则已用大承气，而邪无不服，是用之已得其当矣。若尚有余邪，复结于六七日之后，则前此之下为未合，则何不成结胸与痞等证乎？仲景推原其故，乃知今日仍有燥屎者，则前日所下者，本宿食也。宿食例中，不问新久，总无外邪，俱用大承气，则六七日前大下，既不为误，后邪复归于胃，烦满腹痛，则六七日后之大下，自不可少。不明其理，必至逡巡而不敢下矣，又何以涤胃热乎。（《伤寒论三注·阳明中篇》）

【原文】病人小便不利，大便乍难乍易，时有微热，喘冒[1]不能卧者，有燥屎也，宜大承气汤。（242）

【词解】[1] 喘冒：即气喘而头昏目眩。

【提要】阳明燥屎内结喘冒不能卧的证治。

【分析】阳明病腑实，一般是小便利，大便硬，如第105条谓"若小便利，大便当硬"，第251条谓"须小便利，屎定硬，乃可攻之"即是。今小便不利，大便乍难乍易，何以故也？盖本条病证重点还在"有燥屎也"。因阳明里实，燥热与糟粕相合，形成燥屎，腑气不通，故大便乍难。燥热结实，大气不行，津液耗损，然未至枯竭程度，部分津液尚能反流于肠，则所结之燥屎，尚有部分得以稍润，故小便不利时，大便乍易。燥屎阻结，热邪深伏于里，难以透发于外，故时有微热。腑气不通，燥热上迫于肺则喘。冒者，热邪上逆，扰乱清宫之地也。喘冒俱甚，故不能卧寐。既有燥屎，则腹满痛、烦躁等证亦可存在，故可用大承气汤攻下。

大便乍难乍易，有注家作大便坚与不坚解者。其坚结者，则始终难下，故曰"乍难"；其未坚者，或有可通之时，故曰"乍易"。亦有注家作热结旁流解者，如钱天来说："乍难，大便乍结也；乍易，旁流时出也。"附记于此，以备参考。

【选注】钱天来：凡小便不利，皆由三焦不运，气化不行所致。此条小便不利，则又不然。因胃肠壅塞，大气不行，热邪内瘀，津液枯燥，故清道皆涸也。乍难，大便燥结也。乍易，旁流时出也。时有微热，潮热之余也。喘者，中满而气急也。冒者，热邪不得下泄，气蒸而郁冒也。胃邪实满，喘冒不宁，故不得卧。《经》所谓胃不和则卧不安也。若验其舌苔黄黑，按之痛，而脉实大者，有燥屎在内故也，宜大承气汤。（《伤寒溯源集·阳明中篇》）

汪苓友：此条病，未经下而有燥屎，乃医人不易识之证。成注云：小便利，则大便硬，此有燥屎，乃理之常。今者，病人小便不利，大便乍难乍易，何以知其有燥屎邪？盖大实大满之证，则前后便皆不通，大便为燥屎壅塞，其未坚结者，或有时并出，故乍易。其极坚结者，终著于大肠之中，故乍难。燥屎结积于下，浊气攻冲于上，以故时有微热。微热者，热伏于内，不得发泄，此比潮热则更深矣。《后条辨》云：浊气乘于心肺，故既冒且喘。不得卧者，胃家为燥热所扰，即《经》云：胃不和则卧不安也。凡此者，皆是有燥屎之征，故云宜大承气汤。陈亮斯云：此为识燥屎之变法，医人不可以不知也。（《伤寒论辨证广注·辨阳明病脉证并治法》）

【原文】傷寒六七日，目中不了了[1]，睛不和[2]，無表裏證[3]，大便難，身微熱者，此為實也，急下之，宜大承氣湯。(252)

【词解】

[1] 目中不了了：视物不清楚。

[2] 睛不和：目睛转动不灵活。

[3] 无表里证：指外无发热恶寒头痛等表证，内无潮热谵语等里证。

【提要】伤寒目中不了了，睛不和，法当急下存阴。

【分析】伤寒六七日，是病程较久，然无发热恶寒等表证，则病已不在太阳，即使初感风寒在表，此时亦悉归于里。既归入里，又何言无里证耶？盖其所指，当为无潮热谵语之里证说。但病在阳明，证属里热内实无疑。其大便难，身有微热，乃阳明燥热结实之征。若单从证候表面现象看，表里之证似不太严重，实则阳热燔灼，阴液消亡显露，已出现目中不了了、睛不和之危急重证。《灵枢·大惑论》云："五脏六腑之精气，皆上注于目，而为之精，精之窠为眼，骨之精为瞳子……上属于脑。"叶天士《外感温热篇》谓："热邪不燥胃津，必耗肾液。"是病至如斯，腑热炽盛已极，胃肾阴液俱竭，精气不能上注于目，目睛失养，故视物不清，眼珠转动不灵活。而病机之关键处，仍在阳热邪实。故治取急下，速从釜底抽薪，以泻阳热之实，而救欲亡之阴液。否则热势炎炎，燎原莫制，预后堪虞。

【选注】钱天来：六七日，邪气在里之时也。不了了，视物不能明了也。睛不和，精神不能贯注，故视不明也。外既无发热恶寒之表证，内又无谵语腹满等里邪，且非不大便，而曰大便难。又非发大热，而身仅微热，势非甚极也。然目中不了了，是邪热伏于里，而耗竭其津液也。《经》云：五脏六腑之精，皆上注于目。热邪内烁，津液枯燥，则精神不得上注于目，故目中不了了，睛不和也。此终为邪热内实于里也，当急下之，以救阴液，宜大承气汤。(《伤寒溯源集·阳明中篇》)

张隐庵：此言悍热之气循空窍而上炎者，急下之。《灵枢·动输篇》曰：胃气上注于肺，其悍气上冲头者，循咽喉，上走空窍，循眼系，入络脑，出颐，下客主人，循颊车，合阳明，并下人迎，此胃气别走于阳明也，故阴阳上下，其动若一。伤寒六七日，气当来复于高表，目中不了了者，乃悍热之气循眼系而上走空窍也。睛不和者，脑为精髓之海，而精髓为瞳子，悍热之气络于脑故也。无表里证者，言悍热之气上走空窍，而非在表里也。即有里证而大便难，犹无里证也。即有表证而身微热，犹无表证也。此言空窍不虚，而热邪上实也。《经》云：火气在上，水气承之，亢则害矣。故宜急下之，宜大承气汤。若不急下，则髓枯神散矣。(《伤寒论集注·阳明篇》)

【原文】陽明病，發熱汗多者，急下之，宜大承氣湯。(253)

【提要】阳明病发热汗多，法当急下存阴。

【分析】阳明病，发热汗多，当是在阳明腑实的基础上，见有此等证候。然腑实之证，多为潮热或身微热，手足濈然汗出。今言阳明病发热，汗出过多，是里热蒸腾、迫津外泄的表现。腑实已成，热极汗多，津液过耗，则不大便、腹满疼痛拒按等，自不待言。当此之时，若不急施救治，则热极津涸之候，将接踵而至，是以目前虽无凶险证候，而凶险之象已隐伏其中，故宜急下，用大承气汤，抑其亢阳，救其真阴，以免燥热焦燎，而危及生命。

发热汗出，为阳明病热证、实证所共有。本条特以发热汗多作为急下的审证关键，须知除发热汗多外，当伴有腹胀满、疼痛拒按、不大便、或潮热谵语等候。若纯为阳明热证发热汗出，而无内实，则是白虎汤所主，断然不可攻下。

【选注】程郊倩：发热而复汗多，阳气大蒸于外，虑阴液暴亡于中，虽无内实之兼证，宜急下之，以大承气汤矣。此等之下，皆为救阴而设，不在夺实，夺实之下可缓，救阴之下不可缓。不急下，防成五实，《经》曰：五实者死。（《伤寒论后条辨·阳明篇》）

尤在泾：发热汗多者，热盛于内，而津迫于外也。不下则热不除，不除则汗不止，而阴乃亡矣。故宜急下，然必有实满之证，而后可下。不然，则是阳明白虎汤证，宜清而不宜下矣，学者辨诸。（《伤寒贯珠集·阳明篇上》）

陆渊雷：阳明病，谓胃实可下之证也。否则发热汗多，与白虎证何别？程氏、《金鉴》等，谓虽无内实，亦宜急下救阴，非也。本有可下之证，复发热汗多，则胃愈燥，津愈竭，故宜急下。第221条（按：宋版第213条，笔者注）阳明病，其人多汗，以津液外出，胃中燥，大便必硬，可以互参。（《伤寒论今释·阳明篇》）

【原文】發汗不解，腹滿痛者，急下之，宜大承氣湯。(254)

【提要】发汗不解，津伤燥结者，宜急下存阴。

【分析】发汗不解，或谓太阳表病，发汗太过，津液大伤，邪从燥化，而转属阳明内实；或阳明病误汗，津伤热炽更甚，邪热与肠中糟粕结成燥屎，而成阳明腑实证候。阳明腑实，燥屎阻结，腑气不通，故腹部胀满疼痛，不大便亦自在其中。因病本发汗津伤，致肠腑燥实，若不急于攻下，釜底抽薪，则肠胃气机阻滞，邪实热盛，炎炎莫制，阴液消灼，势急病危矣。此时不论有无表证，均当采用急下之法，用大承气汤，以救其里。

腹满痛为阳明腑实急下证之一，最易为人们所共喻。盖阳明胃实，腑气不通，不通则痛也。故辨识本证，全着眼于一个"痛"字。然此疼痛，又当是腹满而痛、拒按、不大便，第214条所谓"腹满痛者，此有燥屎也"。或因津伤燥结，而伴有身热、口干、舌燥，或潮热谵语等，故宜急下，泻其燥实以救阴液。本条是发汗后腹满痛，属阳明腑实而用下法者。若发汗后，腹胀满，而尚无里实见证者，则不可下也。如第66条"发汗后，腹胀满者，厚朴生姜半夏甘草人参汤主之"，即是其例。可见临证治病，要在识别主证，并须脉证合参，方可明白无误。

阳明三急下证，叙证不同，但都体现了一个"急"字，其病势快，病情急。三者之中，以第252条尤为严重，第253、第254条稍有差别，然同为里热炽盛，津液耗伤，腑实已成，且阳热呈亢盛之势，阴液有消亡之虞，故治宜急下，即所谓扬汤止沸，不如釜底抽薪。否则，阳热亢极，邪火燔灼，燎原莫制，措手不及，危亡可立而待也。由是观之，则急下之目的在于保存欲竭之阴液。盖急下所至，是泄下燥热，意在存阴，故此治法，后世称为"急下存阴法"。再者，急下三证，固多凶险，然为防患于未燃，病情即使不甚凶险，而伤津之势已显露者，亦可放胆攻下，以阻止疾病的演变，截断病势的发展，此即所谓"截断疗法"也。须慎重者，是三急下证，虽曰急下，然毕竟精气已伤，故施治用药，当兼顾其他，仲景所谓"宜大承气汤"，即示人可根据病情之变化，于大承气汤中斟酌取舍之意也。

【原文】腹滿不減，減不足言，當下之，宜大承氣湯。(255)

【提要】辨腹满当下的证治。

【分析】此条是辨阳明腑实当下证的重点之一。腹满不减，减不足言，是谓腹满严重，终日不减，即令有所减轻，然程度亦甚微，不足以言减，病因阳明腑实，腑气不通，气机壅滞，故有此大实大满之候。既属内实腹满，则腹痛拒按、大便不通、舌苔黄厚干燥等证亦可相兼出现，故宜大承气汤，以下其满实。

腹满有实热与虚寒之分。虚寒腹满者，里无实邪，其胀满虽盛，而时有所减，喜温喜按，舌淡苔白，脉象缓弱，即《金匮要略·腹满寒疝宿食病脉证治》谓"腹满时减，复如故，当与温药"是也。此与本条之实热腹满有本质区别，两者正成鲜明之对照。

【选注】成无己：腹满不减，邪气实也。《经》曰：大满大实，自可除下之。大承气汤，下其满实。若腹满时减，非内实也，则不可下。《金匮要略》曰：腹满时减，复如故，此为寒，当与温药，是减不足言也。（《注解伤寒论·辨阳明病脉证并治》）

喻嘉言：减不足言四字，形容腹满如绘，见满至十分，即减一二分，不足杀其势也。（《尚论篇·阳明篇》》

钱天来：此承上文言，下之而腹满不减，虽或稍减，而不足以言减，是胃中邪食过于坚实，不为攻下所夺也。当下之，宜大承气汤，然有下之而脉证不为少减者，死证也。（《伤寒溯源集·阳明中篇》）

【案例】许生泳堂母病请治，据云食豚肝面饼，后偶触怫郁，致患腹痛，自用麦芽楂曲香砂二陈不应。因其痛在少腹，以为寒凝厥阴，加吴萸炮姜，服之益剧。予问痛处可按乎？曰拒按。又问曰来便乎？曰未也。切脉沉细，视舌苔黄，中心焦燥，顾谓生曰：此下证也。生曰：连服温消诸剂不验，思亦及此，因家母平素质亏，且脉沉细，故未敢下。予曰：痛剧脉伏，此理之常，质虽虚而痛则实，书称腑病以通为补。仲师云："腹满不减，减不足言，当下之。"又云："舌黄未下者，下之黄自去。"今痛满拒按，舌苔焦燥，下证悉具，未复何疑。方定大承气汤，用元明粉代芒硝，仍加香砂楂曲，兼行气滞，服头煎后，便行一次，其病略定。随服复煎，夜半连下三次，痛势大减，舌干转润，易以调中和胃，旬后起居如常。（《杏轩医案·初集》）

【原文】陽明少陽合病，必下利。其脉不負者，為順也。負者，失也[1]，互相尅賊，名為負也。脉滑而數者，有宿食也。當下之，宜大承氣湯。(256)

【词解】[1] 其脉不负者，为顺也。负者，失也：此是根据五行生克的理论，综合脉证来辨析疾病的顺逆。阳明属土，少阳属木，如阳明少阳合病下利，若脉来实大滑数，是阳明偏胜，中土尚旺，木邪不能克土，其脉与阳明实热证相合，则为"不负"，其病"为顺也"。若脉来不见实大滑数，而纯见少阳弦脉，则是阳明不足，木火偏胜，木必克土，病情为逆，即"负者，失也"。

【分析】阳明属土，属胃，主燥；少阳属胆，属木，主火。脾与胃合，肝与胆合，肝脾为土木之脏，胆胃为木土之腑，有互相克制之义。今阳明少阳合病，少阳属木而能化火，阳明属土而能化燥，火燥相合，胆胃俱病，因而邪热炽盛，直走大肠，或燥结在里，逼迫津液下趋，致传导功能失常，故见有下利。

下利病情之顺逆与否，须参合脉象来判断。阳明脉大，少阳脉弦。二阳合病下利，若脉见实大滑数，是阳明偏胜，中土尚旺，脾土不受木克，其脉与阳明实热证相合，则为不负，其病为顺。若脉来不见实大滑数，而见少阳弦脉，则是阳明不足，木火偏胜，木邪有克土之患，故其病为逆，所谓"负者失也。""其脉滑而数者，有宿食也"，是遥承"其脉不负者，为顺也"而来，说明阳明少阳合病下利，而见阳明滑数之脉，是燥热宿食结于肠胃，无木邪克伐之象。或可伴有腹满疼痛、拒按，泄下不爽，舌苔黄厚等症。故当下之，宜用大承气汤。

《伤寒论》言合病下利有三条：第32条太阳与阳明合病自下利，是病偏重于太阳之表者，故用葛根汤；第172条太阳与少阳合病自下利，是邪偏重于少阳，热迫大肠者，故用黄芩汤；本条阳明少阳合病下利，是偏重于阳明之里，内有宿食，热结旁流，故用大承气汤，为通因通用之治法。

【选注】成无己：阳明土，少阳木，二经合病，气不相和，则必下利。少阳脉不胜，阳明不负，是不相克，为顺也。若少阳脉胜，阳明脉负者，是鬼贼相克，为正气失也。《脉经》曰：脉滑者，为病食也。又曰：滑数则胃气实，下利者脉当微厥，今脉滑数，知胃有宿食，与大承气汤以下除之。（《注解伤寒论·辨阳明病脉证并治》）

方有执：阳明属土，其主水谷；少阳属木，其主风，风主飧泄，故知下利可必也。阳明脉大，少阳脉弦，不负，谓大而不弦，无相胜负而相得也。失，得之反也。谓弦则木克土，不大则土受木贼，少阳盛而阳明负，为不相得，犹言不宜也。滑主食，数主热，宿食可知也。大承气汤者，陈宜推，所以通因通用也。（《伤寒论条辨·辨阳明病脉证并治》）

【原文】病人不大便五六日，繞臍痛，煩躁，發作有時者，此有燥屎，故使不大便也。（239）

【提要】辨阳明腑实燥屎内结证。

【分析】病人不大便五六日，一般是邪热入里，归于阳明。但里实不大便原因甚多，有燥屎内结者，亦有因津枯失润者。欲知其故，尚需结合全部证候进行辨析，不可单凭不大便与日数。今不大便五六日，伴有绕脐痛、拒按、烦躁，发作有时，是阳明燥屎内结之特征。因肠胃干燥，宿垢与燥热相结，阻塞肠道，腑气不通，故腹痛拒按，而尤以脐周为明显。盖脐之周围，皆肠也。燥屎内结，气机壅滞，浊热上扰，心神不安，故见烦躁。燥屎阻塞，不得下泄，热浊之气随其旺时而攻冲，则腹痛、烦躁，而发作有时也。本条紧承第238条"若有燥屎者，宜大承气汤"而来，故此虽未言治法，而泻热去实、攻下燥屎之意，自在其中矣。

阳明燥屎之有无，是判断能否使用大承气汤的一个重要标志，临证当细心审辨。本条以不大便五六日，绕脐痛、烦躁、发作有时，辨燥屎已成。但有据潮热、谵语、手足濈然汗出等而辨燥屎者，如第220条；有据腹满不减，减不足言而辨者，如第255条；有据目中不了了，睛不和而辨者，如第252条；有据小便不利、大便乍难乍易、时有微热、喘冒等而辨者，如第242条；亦有据服小承气汤后转矢气而辨者，如第209条等。是燥屎之辨，证候多端，学者既需辨其主证，又需综合分析，方可诊断明确无误。

【选注】钱天来：不大便五六日，而绕脐痛者，燥屎在肠胃也。烦躁，实热郁闷之所致也。发作有时者，日晡潮热之类也。阳明胃实之里证悉备，是以知其有燥屎，故使不大便也。（《伤寒溯源集·阳明中篇》）

程郊倩：攻法必待有燥屎，方不为误攻，所以验燥屎之法，不可不备，无特转矢气之一端也。病人虽不大便五六日，屎之燥与不燥，未可知也。但绕脐痛，则知胃肠干，屎无去路，滞塞在一处而作痛。烦躁而发作有时者，因屎气攻动，则烦躁发作，又有时伏而不动，亦不烦躁，而有绕脐痛者，断其不大便，当无差矣，何大承气不可攻耶！（《伤寒论后条辨·阳明篇》）

【原文】陽明病，譫語，有潮熱，反不能食者，胃中[1]必有燥屎五六枚也；

若能食者，但鞕耳，宜大承氣湯下之。(215)

【词解】[1]胃中：胃概肠而言，此处当指肠中。

【提要】以能食与否辨阳明腑实大便硬结微甚的证治。

【分析】本条有倒装文法，"宜大承气汤主之"，应接在"胃中必有燥屎五六枚也"句下，连成一气读。阳明病，谵语，潮热，是阳明里热炽盛、燥屎内结的外在表现，大体说明燥屎内结已成。但阳明里实有轻重之分，燥结程度有微甚之别，其辨别之法，在于能食与不能食。一般而言，若胃中有热，无燥实阻滞，或腑中结实不甚，当可进食一二。今胃热有实，不能进食，故谓之"反"也。究其原因，是胃热亢盛，与有形之糟粕结为燥屎，肠道不通，胃气壅滞，受纳无权所致也，宜用大承气汤攻下燥实。"若能食者，但硬耳"，是谓虽见潮热、谵语等证，而尚能饮食，是大便虽硬，但未至燥坚程度，仲景未出方治，权衡当以小承气汤轻下为宜，而不可用大承气汤以大泻下。

从临床默察，肠胃燥结，多影响胃纳受食，此云能食不能食，只是就食量之多少程度，笼统言之，学者幸勿以词害义。再则，本条以能食与否辨别阳明腑实程度之甚微，是在阳明燥热结实条件下而言。盖能食不能食者，非此一途，其实热者可见，虚寒者亦有之。不能食者，如第190条谓"不能食，名中寒"；第194条谓"阳明病，不能食……胃中虚冷故也。"是不能食与本条同，若论病机，则寒热迥异也。若能食者，如第190条谓"阳明病，若能食，名中风"，则为阳明因风热所伤，胃阳较旺，但腑中未实，而不可下也。此与本条潮热谵语而尚能食者，又有不同矣，不可不辨。

【选注】钱天来：此条示人以机宜活法，未可以能食不能食，执泥其法，以为中风、中寒而致误也。阳明病而谵语潮热，邪热已实于胃也，反似阳明中寒之不能食，故曰反也。然所以不能食者，何也？若果中于寒，必有如中寒条内胃中虚冷之变矣。今谵语潮热，乃因胃中实满，故不能食，是以知必有燥屎五六枚也。若能食者，胃中未至实满之极，但屎硬耳，然硬亦在所当下，故皆宜大承气汤。(《伤寒溯源集·阳明中篇》)

周扬俊：大承气汤，宜单承燥屎五六枚来，何者至于不能食，为患已深，故宜大下。若能食但硬，未必燥屎五六枚口气，原是带说只宜小承气汤可耳。(《伤寒论三注·阳明中篇》)

徐灵胎：燥屎当在肠中，今云胃中，何也？盖邪气结成糟粕，未下，则在胃中，欲下则在肠中。已结者，即谓之燥屎，言胃则肠已该矣。(《伤寒论类方·承气汤类》)

【原文】汗出讝語者，以有燥屎在胃中，此為風也。須下者，過經[1]乃可下之。下之若早，語言必亂，以表虛裏實故也。下之愈，宜大承氣湯。(217)

【词解】[1]过经：此处指由太阳病传变为阳明病。

【提要】辨表虚里实是否当下的证治。

【分析】本条有倒装文法，其"下之愈，宜大承气汤"，应接在"过经乃可下之"句后读。此条是论太阳阳明合病之病，即所谓"表虚里实故也"。汗出是太阳表证未解，因风寒袭表，营卫失调，而使汗出，故云"此为风也"。当伴有发热，恶风寒，头痛，脉浮等证。如第208条谓"若汗多，微发热恶寒者，外未解也"即是。谵语，是阳明腑实特征之一，为燥屎阻结肠道，浊热上蒸，心神不安所致。由此推知，则腹满硬痛不大便等证，自寓其中，证属表里同病，治法当宗先解表后攻里之例，即俟表证解除，而纯见阳明里实者，方宜用大承气汤攻下，故曰"过经乃可下之"。

若表证未罢，直用攻下之法，是下之过早，则易致正气伤损，表邪内陷，胃热益甚，而出现神识昏迷，语言错乱等变证，此是表虚里实之证，不当下而误下之过也。另"下之愈宜大承气汤"，似亦举例而言，当灵活看待为是。

【选注】钱天来：阳明外证，本已自汗出，而中风亦汗自出，然谵语而汗出，则胃家实热也，所以有燥屎在胃中。风者，阳邪也。此因太阳中风之阳邪，传入阳明胃腑之所致，故曰此为风也。但胃中之燥屎须下之，然必过经乃可下之。过经者，非所谓过经十余日，及十三日方谓之过经，言太阳之表邪已罢，邪气已过阳明之经，入里而胃实，乃可下之。若有太阳经未罢，固不可下，即阳明之经邪，尚未入里，亦不可遽下。下之若早，则胃气一虚，外邪必陷，必至热甚神昏，语言必乱。盖以表间之邪气，皆陷入于里，表空无邪，邪皆在里，故谓之表虚里实也。邪既尽入于里，则邪热实于胃中，故下之则愈，宜大承气汤。(《伤寒溯源集·阳明中篇》)

尤在泾：汗出谵语，谓风未去表，而胃已成实也，故曰有燥屎在胃中。又曰此为风也，须下之，过经乃可下之。见胃实须下，而风未去表，则必过经而后可下。不然，表间邪气，又将入里，胃益增热，而语言错乱矣。表虚里实，即表和里病之意，言邪气入而并于里也。《外台》云：里病表和，下之则愈，汗之则死，故宜大承气汤以下里实。(《伤寒贯珠集·阳明篇下》)

【原文】陽明病，下之，心中懊憹而煩，胃中有燥屎者，可攻。腹微滿，初頭鞕，後必溏，不可攻之。若有燥屎者，宜大承氣湯。(238)

【提要】辨阳明病可攻与不可攻的证治。

【分析】本条"宜大承气汤"句，应接在"可攻"后读，属倒装文法。阳明病，若属里实之证，自可采用下法。其有一下而愈者；有下而未愈仍需再下者；有下之太过或攻之不当，而转为他证者。此条为阳明病下后，或病重药轻，燥屎未尽；或邪热太甚，又复为腑实燥结之证，故仍可参用下法。盖攻之后，心中懊憹而烦，是余邪未尽，热扰神明所致，而其关键在于燥热与糟粕相结，而为燥屎，故仲景重点揭示出"胃中有燥屎者，可攻"。既有燥屎，则必有腹满痛拒按、大便不通、不能食、舌苔黄、脉沉实等存在，故宜用大承气汤攻下。若下后腹微满，大便初硬后溏，此乃胃热气滞不甚，腑未成实，大便尚未达到硬结的程度，更谈不上是有燥屎，则"不可攻之"。

阳明病下后，心中懊憹，有因燥屎未尽，浊热上扰，而复用下法者，如本条；亦有邪热未尽，扰于胸膈，而施以清法者，如第228条"阳明病下之，其外有热，手足温，不结胸，心中懊憹，饥不能食，但头汗出者，栀子豉汤主之。"此为下后，有形之实邪已去，而无形之邪热未尽，留扰胸膈，以心中懊憹为主症。因内无实滞，故云"不结胸"，亦无腹满硬痛、便秘等症，故惟从清宣立法，栀子豉汤主之。

【选注】柯韵伯：下后，心中懊憹而烦，栀子豉汤证。若腹大满不通，是胃中燥屎上攻也。若微满，犹是栀子厚朴汤证。(《伤寒来苏集·伤寒论注·阳明脉证下》)

钱天来：前阳明上篇，有下之而胃中空虚，客气动膈，心中懊憹，舌上苔者，不用攻下，而以栀子豉汤主之。及下之不结胸，心中懊憹，饥不能食，亦以栀子豉汤主之者，一以脉尚浮紧，发热汗出，一以其外有热，但头汗出。此皆表未解而误下所致，虽未结胸，而邪以入膈，乘其将陷未陷之时，故用高者越之之法，以涌出其邪耳。此以阳明病而不言外，是已无表邪也，既无外证而下之，心中懊憹而烦者，当是邪热在里也。察其脉症，若舌苔黄黑，按之而痛者，或脉大沉实者，乃胃中有燥屎，可攻之证也。若腹微满，则知证兼太阴，里无大热可知。若攻之，必初头硬，后必溏泄，故不可攻之也。若上截所谓胃中有燥屎者，乃胃实之证，宜大承气汤。(《伤寒溯源集·阳明中篇》)

尤在泾：阳明下后，心中懊侬而烦，胃中有燥屎者，与阳明下后心中懊侬、饥不能食者有别矣。彼为邪扰于上，此为热实于中也。热实则可攻，故宜大承气。若腹微满，初头硬，后必溏者，热而不实，邪未及结，则不可攻，攻之必胀满，不能食也。(《伤寒贯珠集·阳明篇下》)

二、润导法

【原文】趺陽脉[1]浮而澀，浮則胃氣强，澀則小便數，浮澀相搏，大便則鞭，其脾為約，麻子仁丸主之。(247)

【词解】[1] 趺阳脉：即足背动脉，在冲阳穴处，属足阳明胃经。

【提要】辨脾约脉证和治法。

【分析】趺阳脉属足阳明胃经，诊察其脉，可以测知胃气的盛衰。胃主受纳，脾主运化。水液入胃，散布精气，上输于脾，脾得转输，为胃行其津液，则胃中不燥。趺阳脉浮，是胃气强，强非强盛之强，胃中有热，亦为胃气强也。涩主脾运无力，知脾受约也。今浮脉与涩脉同时并见，是胃有燥热，脾土受制，转输失常，故成脾约也。脾既受胃热之约束，则不能为胃行其津液，致使津液偏盛于膀胱，而不得濡润于肠道，故小便数时，大便则硬也，主以麻子仁丸润燥通肠。

脾约证属阳明，但与诸承气汤证略有区别。承气汤证，属阳明燥化成实，故多有恶热和潮热，谵语，烦躁，腹满硬痛等，其有津伤之象，然非脾失转输、津液偏渗所致，而应责之于邪热炽盛，燥屎内阻，故治在攻泻阳明燥实，其法较峻。脾约证亦有胃热，然不能与承气证之燥热比肩，其病机重点当在胃强脾弱，约束津液，以致肠燥便秘，而腹无明显的胀满疼痛，饮食如常，第244条谓"小便数者，大便必硬，不更衣十日，无所苦也。"故治在宽肠润燥，软坚通便，其法较缓（表2-3）。

表2-3　脾约证与阳明腑实证鉴别表

证别	病机	证候
阳明腑实证	燥热与肠中宿滞结为燥屎，腑气不通	不大便，潮热，谵语，腹满，硬痛，拒按等
脾约证	胃热约束脾的转输，以致肠燥失润	大便结硬，或便出不畅，饮食如常，腹无满痛，趺阳脉浮而涩

【选注】成无己：趺阳者，脾胃之脉，诊浮为阳，知胃气强。涩为阴，知脾为约。约者，俭约之约，又约束之约。《内经》曰：饮入于胃，游溢精气，上输于脾，脾气散精，上归于肺，通调水道，下输膀胱，水精四布，五经并行，是脾主为胃行其津液者也。今胃强脾约，约束津液，不得四布，但输膀胱，致小便数，大便难，与脾约丸通肠润燥。(《注解伤寒论·辨阳明病脉证并治》)

汪苓友：此条病系脾约，乃麻仁丸正治之证。趺阳者，胃脉也，在足趺上五寸骨间，去陷谷三寸，即足阳明经冲阳二穴。按之，其脉应指而起。盖古人切脉，必通身诊视，如人迎脉之出于结喉两旁，可以类推。浮为阳盛，故主胃强，涩为阴虚，故小便数。二脉既相搏击，则水愈亏，火愈炽，肠胃燥结，因大便难而成脾约之证。脾约义，已见前，与麻仁丸者，以通肠胃而润燥结也。(《伤寒论辨证广注·辨阳明病脉证并治》)

【治法】润肠滋燥，缓通大便。

【方药】麻子仁丸方

麻子仁二升　芍藥半斤　枳實半斤，炙　大黄一斤，去皮　厚朴一尺，炙，去皮　杏仁一升，去皮尖，熬，别作脂

上六味，蜜和丸如梧桐子大，飲服十丸，日三服。漸加，以知為度。

【方义】脾约，病由胃热肠燥，津液不足，而大便硬，法宜清热润肠，缓下通便，故用麻子仁丸。麻子仁丸由小承气汤加麻子仁、杏仁、芍药而成。方中取麻仁润肠滋燥，通利大便，以为主药。杏仁多脂，既能润肠通便，又能肃降肺气，使气下行，而有益于传导之官。芍药养阴和营血，而缓解急迫。大黄、枳实、厚朴具小承气汤意，功能泄热去实，行气导滞，以解脾家之约束，则恢复其转输，为胃行其津液。本方以蜜和丸，是取润下缓行之意。服用时"渐加，以知为度"，是谓病情有轻重，禀赋有厚薄，而投量之多少，当审时度势而定。然多少之间，必以知为度，勿使太过不及。按有方家释"以知为度"，用"以愈为准"解。《方言》卷三："差、间、知，愈也。南楚病愈者谓之差，或谓之间，或谓之知。知，通语也。"聊备一说。

【临床应用】麻子仁丸，《伤寒明理论》称脾约丸，现在通称麻仁丸。其主治胃热津亏便秘之证。古代临床多用治胃中有热、小便频数、大便坚者，及老人便秘、产后便秘等。近顷常用治不全性肠梗阻、蛔虫性肠梗阻、老年人便秘、产后便秘、习惯性便秘、噎膈、支气管哮喘、神经性尿频、膀胱炎，以及感染性疾病、冠心病、肺心病、高心病、糖尿病和肛肠术后或痔疮所致之大便秘结或干燥等病症。麻仁丸现有蜜丸、片剂、软胶囊等剂型，其通便作用有差异。有研究认为，麻仁软胶囊在体内崩解时限短，生物利用度会有所提高，临床生物效应较明显的强于蜜丸剂。麻仁片中大黄蒽醌含量比麻仁丸中高，动物致泻作用比麻仁丸效果要显得持久。另麻仁丸改丸作汤剂，其临床效果亦比较满意。麻仁丸为缓下之剂，但方中小承气汤毕竟为破泄之属，故年老体衰、久病津枯血燥、胃无燥热，而有秘便者还需慎用，孕妇则不宜应用。

【现代研究】麻仁丸中小承气汤具有增进肠道推进功能，及抗病原微生物、抗炎、解热、利胆、清除肠内容物等作用；麻子仁、杏仁有滑润缓泻作用；芍药有解痉、镇痛、抗炎等作用。麻仁丸的主要作用是润肠通便，有实验研究结果证明，麻仁丸对燥结便秘模型小鼠润肠通便作用明显，能增强小鼠排便次数、排便质量并软化大便。另麻仁丸还能增加离体豚鼠回肠低温下的收缩频率、最大振幅和平均振幅，提高肠平滑肌的收缩性能。

【案例】

(1) 一豪子郭氏，得伤寒数日，身热头疼恶风，大便不通，脐腹膨胀，易数医，一医欲用大承气，一医欲用大柴胡，一医欲用蜜导。病家相知凡三五人，各主其说，纷然不定，最后请予至。问小便如何？病家云：小便频数。乃诊六脉，下及跌阳脉浮且涩。予曰：脾约证也。此属太阳阳明。仲景云：太阳阳明者，脾约也。仲景又曰：跌阳脉浮而涩，浮则胃气强，涩则小便数，浮涩相搏，大便则硬，其脾为约者，大承气、大柴胡恐不当。仲景法中，麻仁丸不可易也。主病亲戚尚尔纷纷。予曰：若不相信，恐别生他证，请辞，无庸召我。坐有一人，乃弟也，逡巡曰：诸君不须纷争，既有仲景证法相当，不同此说何据？某虽愚昧，请终其说，诸医若何，各请叙述，众医默默，纷争始定。予以麻仁丸百粒，分三服，食顷间尽，是夕

大便通，中汗而解。（《伤寒九十论·脾约证八十二》）

（2）徐左，能食，夜卧则汗出，不寐，脉大，大便难，此为脾约。脾约麻仁丸 30g，作三服，开水送下。（《经方实验录·麻子仁丸证》）

【原文】陽明病，自汗出，若發汗，小便自利者，此為津液內竭，雖鞕不可攻之，當須自欲大便，宜蜜煎導而通之。若土瓜根及大豬膽汁，皆可為導[1]。（233）

【词解】[1] 导：有因势利导之意。如津伤便秘者，用滑润类药纳入肛门，引起排便，叫做导法，为外治法之一种。

【提要】津伤便硬，便意频繁而不解者，宜用导法。

【分析】阳明病，大便硬，有胃热结实者，有津液内竭者。此因阳明病，本自汗出，更用发汗，损伤津液，又见小便自利，津液更伤，致使津液内竭，肠道燥粪之液，难以润导下行，故而大便结硬。此与胃热燥实之承气证不同，故以"不可下之"为诫。津液内竭，大便硬结，一般可用润下通便法。然若燥粪阻结于结肠下端，近于肛门，便意频繁，欲出而不得出，呈常须自欲大便状，则须因势利导，使用导下法。即以润滑之品，纳入肛内，就近滋润，则硬粪可下。本条蜜煎方，治在润燥通便；土瓜根方，治在利气通便；猪胆汁方，治在清热导便。可酌情选择施用。

本条与承气汤证、麻仁丸证，皆可见有大便秘结。承气汤证，属阳明腑实，为燥热与糟粕相结而成燥屎，并有潮热、谵语、腹满痛等证，不用攻下则燥屎不去；麻仁丸证，属胃强脾弱，脾之转输失常，不能为胃行其津液，故大便硬时，伴小便数，且不更衣十日，无所苦，润肠滋燥，缓通大便，即可去其便硬；此证便秘，则在津液枯耗，燥屎逼近肛门，便意频繁，而不能便，故当因其势而导之（表2-4）。

表2-4　承气证、脾约证、润导法证鉴别表

鉴别项	承气证	脾约证	润导法证
病机	燥热与宿滞结为燥屎，腑气不通	胃有燥热，约束脾之转输，致津伤便秘	津枯肠燥，大肠失润，传导失职
证候	大便秘结，腹满硬痛，或热结旁流，或潮热谵语等	大便秘结，不更衣十日，无所苦也	大便欲解而不得，硬粪下近肛门，便意频频
治则	苦寒泻下，通下腑实	滋燥润肠，缓通大便	润燥清热，导下通便
方剂	承气汤类	麻子仁丸	蜜煎导，大猪胆汁，土瓜根

【治法】清热润燥，导下通便。

【方药】

1. 蜜煎导方

食蜜[1]七合

右一味，於銅器內，微火煎，當須凝如飴狀，攪之勿令焦著，欲可丸，併手捻作挺[2]，令頭銳，大如指，長二寸許，當熱時急作，冷則鞕。以內穀道[3]中，以手急抱，欲大便時乃去之。

2. 土瓜根方

已佚。

3. 猪胆汁方

又大猪胆一枚，瀉汁，和少許法醋[4]，以灌穀道内，如一食頃[5]，當大便出宿食惡物，甚效。

【词解】

[1] 食蜜：即蜂蜜。

[2] 挺：根也。量词。《南史·沈攸之传》："赐攸之烛十挺。"

[3] 谷道：即肛门。

[4] 法醋：即食用醋。

[5] 一食顷：约吃一顿饭的时间。

【方义】蜜煎导方，以白蜜甘平无毒，滋阴润燥，适宜于肠燥便秘，或老年人阴血素亏、大便干涩难下者。其用法是炼蜜如饴，做成圆条状，头部小而钝圆，尾部稍粗之栓剂，插入肛门中，而起到润肠通便作用。

土瓜根方已失。土瓜一名王瓜，寇宗奭《本草衍义》云："王瓜其壳径寸，长二寸许，上微圆，下尖长，七八月熟，红赤色，壳中子如螳螂头者，今人又谓之赤雹子，其根即土瓜根也。"李时珍《本草纲目》云："土瓜其根作土气，其实似瓜也。或云根味如瓜，故名土瓜。王字不知何义？瓜似雹子，熟则色赤，鸦喜食之，故俗名赤雹，老鸦瓜。"吴其浚《植物名实图考》亦名赤雹子。土瓜根气味苦寒无毒，富于汁液，将其捣汁灌肠通便，方书多有记载。

猪胆汁方，用猪胆汁苦寒清热，适宜于津亏有热而大便硬结者。其用法是取下猪胆一枚，泻出其汁，与少许醋混合，灌入肛门中，以因势利导，而通大便。

【临床应用】蜜煎导方主要用治于津枯便秘，尤以老人、小儿或体虚者为宜。现代医学中某些疾病，如习惯性便秘、老年性便秘、慢性病所致之体虚性便秘，及肺炎、支气管炎、血栓性浅静脉炎等，若有津伤表现者，皆可应用本方。

猪胆汁方主治津亏有热，而便结难解者。近顷多用治于感染性疾病所致的便秘、粘连性肠梗阻、急性胃肠炎、细菌性痢疾、单纯性消化不良、百日咳、慢性气管炎、胆道蛔虫症、乙型脑炎、病毒性肝炎等病症，而其中以灌肠法治疗肠燥有热便秘者较为常见。

土瓜根方因已失，故其临床应用报道较为罕见。

【现代研究】现代药理研究证实，蜜煎导方之蜂蜜，具有抗菌、增加呼吸量与血糖、滑润性缓泻等作用。猪胆汁具有镇咳、平喘、抗炎、抗过敏、刺激胆汁分泌、增加肠管蠕动及轻泻等作用。

【案例】

（1）庚戌仲春，艾道先染伤寒，近旬日，热而自汗，大便不通，小便如常，神昏多睡。诊其脉，长大而虚。予曰：阳明证也。乃兄景先曰：舍弟全似李大夫证，又属阳明，莫可行承气否？予曰：虽为阳明，此证不可下。仲景阳明自汗，小便利者，为津液内竭，虽坚不可攻，宜蜜兑导之，作三剂，三易之，先下燥粪，次泄溏，已而汗解。（《伤寒九十论·阳明蜜兑证七》）

（2）王某，女，12岁。前患伤寒发热二候，经治得愈。热退已10多天，但9天来未解大便，无腹胀满痛不适等。近两天来，日晡所小有潮热，略觉口渴，精神尚振，胃纳良好，睡眠安宁，舌质淡红，苔中心光剥，体温37.4℃，脉搏80次/min，脉形软弱，不耐重按，腹部柔软，加压不痛，右腹及脐左可及块状物，累累如贯珠20多枚。脉证互参，系热病之后，津液日亏，不能濡润大肠，故大便硬而不下。初用吴

氏增液汤，作增水行舟之法，3 剂后未效，继用润下法 3 剂，及蜜煎导法等，在服用中药同时，又用 50%
甘油 30 mL 灌汤，隔日 1 次，共 2 次。在灌汤后，均有腹部剧烈阵痛，约半小时方减，治疗 8 日，大便仍
未通。因翻阅《伤寒论》有猪胆汁外导一法，即用大猪胆 2 枚，取汁盛碗中，隔汤燉透消毒，用时再加开
水，以 50%胆汁 40 mL 灌汤，灌后无腹痛，30 分钟左右大便一次，下圆形结粪 10 多块，隔 5 小时许，又
便出 10 多枚，及粪便甚多，腹中粪块消失而愈。[金文学. 猪胆汁灌汤治疗便秘二例. 江苏中医，1965，
(11)：54]

(3) 林某，女，49 岁。1955 年 1 月 26 日因腹痛及呕吐 10 余次而入院。患者曾于 1954 年行阑尾切除
术，并置烟卷引流 10 日之久，手术后两周出院。此次入院时检查：中度失水，腹部中度膨胀，鼓音，肠鸣
音亢进，腹部有压痛，但腹肌无紧张。血红蛋白 88g/L，RBC 4.54×10^{12}/L，WBC 7.0×19^9/L，中性
80%，淋巴 16%，单核 3%。其他化验报告无异常。X 线平片显示：腹部小肠充气及有液平面。临床印象：
部分肠梗阻，手术后粘连所致。入院即使用胆汁灌肠 2 次，以一般支持疗法。灌后效果良好，症状逐渐消
失，病人于 6 日后出院。[上海市第十人民医院外科. 一种简易有效的灌肠剂：胆汁灌肠. 中医杂志，
1957，(8)：431]

三、下法辨证

【原文】陽明病，脈遲，雖汗出不惡寒者，其身必重，短氣，腹滿而喘，有潮
熱者，此外欲解，可攻裏也。手足濈然汗出者，此大便已鞕也，大承氣湯主之；
若汗多，微發熱惡寒者，外未解也，其熱不潮，未可與承氣湯；若腹大滿不通
者，可與小承氣湯，微和胃氣，勿令至大泄下。(208)

【提要】辨阳明病可攻与不可攻及大小承气汤的证治。

【分析】本条可分三段理解。从"阳明病"至"大承气汤主之"为第一段。辨脉迟及大
承气汤的证治。阳明病热证，其脉多洪大滑数，阳明病腑实证，其脉多沉实而大。今言阳明
病脉迟，何以故也？盖一般而论，脉迟为数之对，多主虚寒，如厥阴篇第 333 条云："脉迟
为寒。"三阴里虚寒证，最易出现脉迟，如第 225 条曰："脉浮而迟，表热里寒，下利清谷，
四逆汤主之"即是其例。然阳明里实热证，亦有间见脉迟者，信如本条所云。但此种脉迟，
必迟而有力，非脉来迟缓，一息不足以四至之脉迟可比。是因阳明燥热，与糟粕相搏，结为
燥屎，阻塞肠道，腑气不通，气血流行受阻，脉道不利所致。其证虽汗出不恶寒，知证已离
太阳之表，而邪热归于阳明，阳明外证显露，则身热、反恶热等证自在其中。热能伤气，复
因燥实内阻，气机为之壅滞，故见身重。燥热结实，腑气壅滞，故腹胀满，当有不大便等
证。邪热炽盛，燥屎阻结，气不下行，而上逆于肺，则治节乖违，轻则短气，重则喘息。邪
归阳明，腑实热盛，故发潮热。四肢禀气于脾胃，肠胃燥实，热邪蒸迫，津液外泄，四肢为
之外应，故手足濈然汗出。病已至此，阳明腑实证具，且见大实大满之象，故当"可攻里
也"，"大承气汤主之。"

从"若汗多"至"未可与承气汤"为第二段，辨里实兼表禁用大承气汤。阳明里实，自
有腹满痛、大便不通等证存在；若并见不恶寒，潮热，手足濈然汗出等，自是纯属里实，别
无表证，可以使用下法。"若汗多，微发热恶寒者"，因其微热，知里热未盛。且有恶寒，所
谓一分恶寒存在，即有一分表证存在，故云"外未解也"。宜用先表后里或表里兼顾之治法，
而不可径与承气汤攻下。

从"若腹大满不通者"至"勿令至大泄下"为第三段，是承第二段申言可下之例。如果
表证已解，而腹部胀满特甚，大便不通，是病属阳明里实，痞满显著，然无潮热，知内热较

轻，燥坚不甚，则宜用小承气汤轻下，而不宜用大承气汤峻下。

【选注】柯韵伯：脉迟而未可攻者，恐为无阳，恐为在脏，故必表证悉罢，里证毕具，方为下证。若汗虽多而微恶寒，是表证仍在，此本于中风，故虽大满不通，只可微和胃气，令小安，勿使大泄，过经乃可下耳。胃实诸证，以手足汗出为可据，而潮热尤为亲切，以四肢为诸阳之本，而日晡潮热为阳明主时也。（《伤寒来苏集·伤寒论注·阳明脉证下》）

尤在泾：伤寒以身热恶寒为在表，身热不恶寒为在里。而阳明病无表证者，可下；有表证者，则不可下。此汗出不恶寒，身重短气，腹满而喘，潮热，皆里证也。脉虽迟，犹可攻之。以腹满便闭，里气不行，故脉为之濡滞不利，非可比于迟则为寒之例也。若手足濈然汗出者，阳明热甚，大便已硬，欲攻其病，非大承气不为功矣。若汗多，微发热恶寒，则表犹未解，其热不潮，则里亦未实，岂可漫与大承气，遗其表而攻其里哉。即腹大满不通，而急欲攻之者，亦宜小承气微和胃气，而不可以大承气大泄大下，恐里虚邪陷，变证百出，则难挽救矣。（《伤寒贯珠集·阳明篇下》）

【原文】陽明病，潮熱，大便微鞕者，可與大承氣湯，不鞕者，不可與之。若不大便六七日，恐有燥屎，欲知之法，少與小承氣湯，湯入腹中，轉失氣[1]者，此有燥屎也，乃可攻之。若不轉失氣者，此但初頭鞕，後必溏，不可攻之，攻之必脹滿不能食也。欲飲水者，與水則噦。其後發熱者，必大便復鞕而少也，以小承氣湯和之。不轉失氣者，慎不可攻也。（209）

【词解】[1] 失气：《玉函》卷三作"矢气"，是，下同。矢通屎，矢气即肛门排出的臭气。

【提要】辨大小承气汤的使用法及误攻后的变证。

【分析】本条可分四段理解。从"阳明病"至"不可与之"为第一段，辨潮热及大承气汤证与禁例。阳明病，有潮热，是腑实燥结大便硬的重要标志之一，如上条潮热与不恶寒，手足濈然汗出，短气，腹满而喘，大便不通等并见，此明确昭示潮热因大便硬结，自宜大承气汤以攻下。若虽有潮热，而里实证未具，如"阳明病，发潮热，大便溏，小便自可，胸胁满不去者，与小柴胡汤"（第229条），即是不可攻下之例。按大便微硬之"微"字，疑系衍文。因"不硬者，不可与之"，正与"大便硬者，可与大承气汤"的文字对举。设若大便微硬，则是燥坚不甚，即使见有潮热，亦不可贸用大承气汤。

从"若不大便"至"乃可攻之"为第二段，论用小承气汤试探燥屎法。燥屎乃因宿食与邪热相结而成。热与宿食相结，则阳明邪热愈炽，肠中宿垢益结，治疗之法，莫妙于釜底抽薪，故攻下燥屎，仲景多用大承气汤。此因不大便六七日，而潮热，腹满等证尚不明显，则肠中有无燥屎，一时尚难判决，欲知之法，可与小承气汤做试探。汤入腹中，转矢气者，此有燥屎，药力推动浊气下趋故也。然因药力不足，不能泻下燥屎，故可用大承气汤攻下。

从"若不转矢气者"至"与水则哕"为第三段，紧承上文，辨燥屎未成之证与误用攻下后的变证。即服小承气汤后，若不转矢气，是肠中尚无燥屎，则无矢气可以转动。追溯不大便之原因，是大便初硬后溏，即少许硬粪阻塞在前，挡住在后之溏便不得排出所致。此因胃家未实，故不可攻下。若误用攻下之剂，必然导致脾胃阳气受伤，旧病未已，新病复起。脾虚脏寒，中阳不运，则腹胀满而不能食。甚者胃气败坏，胃气上逆，而有饮水则哕等变证。

从"其后发热者"至"慎不可攻也"为第四段，是接大承气汤攻下而来。谓阳明腑实，有一下而愈者，有下后津伤，邪热复炽，而发热者。热与糟粕相合，仍可结为燥屎，故势必大便复硬，而硬粪较少，故治"以小承气汤和下之。""不转矢气者，慎不可攻也"，是反扣前文，谆谆告诫不可妄攻之义。

阳明腑实之病，病证有轻重，通下方有大小。仲景对于攻下之法，一般采取审慎从事，故不用大承气峻下者，只宜小承气轻下，或少与之，作为试探有无燥屎之法。但遇危急重证，如阳明、少阴六急下证，则又当采取急下存阴法，是又不在此例。

【选注】成无己：潮热者实，得大便微硬者，则热未成实，虽有潮热，亦未可攻。若不大便六七日，恐有燥屎，当先与小承气汤溃之。如有燥屎，小承气汤热势缓，不能宣泄，必转气下矢。若不转矢气，是胃中无燥屎，但肠间少硬耳。止初头硬，后必溏，攻之则虚其胃气，致腹胀满不能食也。胃中干燥，则欲饮水，水入胃中，虚寒相搏，气逆则哕。其后却发热者，则热气乘虚，还复聚于胃中，胃燥得熟，必大便复硬而少，与小承气汤，微利与和之。故以重云，不转矢气，不可攻内，慎之至。（《注解伤寒论·辨阳明病脉证并治》）

尤在泾：阳明病有潮热者，为胃实，热不潮者，为胃未实。而大承气汤，有燥屎者可与，初硬后溏者，则不可与。故欲与大承气，必先与小承气，恐无燥屎，邪气未聚，攻之则病未必去，而正已大伤也。服汤后，转矢气者，便坚药缓，屎未能出，而气先下趋也，故可更与大承气攻之。不转矢气者，胃未及实，但初头硬，后必溏，虽小承气已过其病，况可以大承气攻之哉？胃虚无气，胀满不食，所必至矣。又阳明病，能饮水者为实，不能饮水者为虚，如虽欲饮，而与水则哕，所谓胃中虚冷，欲饮水者，与水则哕也。其后却发热者，知热气还入于胃，则大便硬而病从虚冷所变，故虽硬而仍少也，亦不可与大承气汤，但与小承气微和胃气而已。盖大承气为下药之峻剂，仲景恐人当下而误下，或虽当下而过下，故反复辨论如此，而又申之曰：不转矢气者，慎不可攻也。呜呼，仁人之心，可谓至矣。（《伤寒贯珠集·阳明篇下》）

【原文】得病二三日，脉弱，無太陽、柴胡證，煩躁，心下鞕。至四五日，雖能食，以小承氣湯，少少與，微和之，令小安，至六日，與承氣湯一升。若不大便六七日，小便少者，雖不受食，但初頭鞕，後必溏，未定成鞕，攻之必溏；須小便利，屎定鞕，乃可攻之，宜大承氣湯。（251）

【提要】辨大小承气汤的使用方法。

【分析】本条宜分三段理解。从"得病二三日"至"与承气汤一升"为第一段。得病二三日，病程较短，既非太阳桂枝证，又无少阳柴胡证，而见烦躁、心下硬，自是病入阳明，已成胃热燥实之证。至四五日，尚能饮食，是胃气尚旺，里无寒邪。惟其脉弱，是证实脉虚，正气不足，且病位在心下而不在腹部，故只宜小承气汤少少与服，微和胃气，畅通腑滞，使病者得以小安。至六日，仍烦躁，心下硬，而不大便，然大腹未至坚满，时日虽长，亦无大承气证见，故再与小承气汤一升，以轻通微和，静观其变。此辨证之精，用药之慎，乃因其脉弱，是证属可攻，而脉不可攻，以虑其虚也。

从"若不大便六七日"至"攻之必溏"为第二段。若不大便六七日，病程更益延长，且不能受食，看似腑实积滞，不能纳谷，或可用大承气汤。但仔细分析，其虽不大便，却小便少，则为津液还于胃肠，而未渗于膀胱也。其不能食者，责之胃气不旺，水谷不能消磨也。是六七日不大便之原因，还是初硬后溏，其硬者挡住去路，致溏者不能下降，然终非燥结可比，故曰"未定成硬"，而不可攻下。若误用攻下，必损伤脾阳，而有大便稀溏之患。

"须小便利"以下为第三段。是紧承上文烦躁、心下硬、不大便而来。谓欲知大便是否燥硬，既须审其能食不能食，又要问其小便利与不利，更要结合脉象之虚实以辨。若邪归阳明，燥化成实，见小便利者，是津液偏渗于膀胱，胃肠津液更加耗竭，大便坚硬定然可知，腹满痛拒按、舌苔黄厚等证，亦可接踵而至，如此方可与大承气汤攻下。

【选注】喻嘉言：此段之虽能食、虽不能食，全与辨风寒无涉，另有二义：见虽能食者，不可以为胃强而轻下也；虽不能食者，不可以胃中有燥屎而轻下也。前段云："谵语，有潮热，反不能食者，胃中必有燥屎五六枚也"，与此互发。（《尚论篇·阳明篇》）

柯韵伯：得病二三日，尚在三阳之界，其脉弱，恐为无阳之征。无太阳桂枝证，无少阳柴胡证，则病不在表，而烦躁心下硬，是阳邪入阴，病在阳明之里矣。辨阳明之虚实，在能食不能食。若病至四五日尚能食，则胃中无寒，而便硬可知，少与小承气微和其胃，令烦躁少安。不竟除之者，以其人脉弱，恐大便之易动也。犹太阴脉弱，当行大黄芍药者减之之意。至六日复与小承气一升，至七日仍不大便，胃家实也。欲知大便之燥硬，既审其能食不能食，又当问其小便利与不利。而能食必大便硬，后不能食，是有燥屎。小便少者，恐津液还于胃中，故虽不能食，初头硬，后必溏。小便利者，胃必实，屎定硬，乃可攻之。所以然者，脉弱是太阳中风，能食是阳明中风，非七日后不敢下者，此为风也。须过经乃可下之，下之若早，语言必乱，正此谓也。（《伤寒来苏集·伤寒论注·阳明脉证下》）

【原文】陽明病，本自汗出，醫更重發汗，病已差，尚微煩不了了者，此必大便鞕故也。以亡津液，胃中乾燥，故令大便鞕。當問其小便日幾行，若本小便日三四行，今日再行，故知大便不久出。今為小便數少，以津液當還入胃中，故知不久必大便也。（203）

【提要】根据小便的多少推测大便硬的程度。

【分析】阳明病，本自汗出，医者不用清热之治，反重发其汗，外邪虽经汗解，然津液却因此耗竭，以致胃肠干燥，而大便硬。阳明燥热，所幸不甚，但缠绵难愈，故有微烦而不了了。据"此必大便硬故也"分析，当还可见有不大便，或腹胀满等证。如此似属可下之证，但因烦躁尚微，燥热较轻，且津伤便硬，则不可妄用攻下，此时当从小便之次数多少，以探测津液能否还归于胃。若小便本为日三四次，今日行一二次，是小便次数减少，则知津液得以运行，不致偏渗于膀胱，而能滋润胃燥，是知"不久必大便"也。

本条强调小便数少，为津液还于胃中，知不久必大便出，说明津伤便硬、津复燥释之理。此条与前数条皆以小便利或数否，申辩津液偏渗、胃肠干燥、大便当硬之证。如第233条蜜煎导法云："小便自利者，此为津液内竭"，故大便硬；第247条脾约证云："小便数"者，"大便则硬"；第250条小承气汤证云："小便数，大便因硬"等。是便硬成因虽有不同，但总与津液有关。重点揭示胃为津液之本，审病问疾，处方用药，当处处顾惜津液。然津液之偏渗与便硬与否，似又不可据一时之尿液多少，而做出判决。盖疾病多种，病机复杂，临床须从多方面慎重考虑为是。

【选注】方有执：差，小愈也。以亡津液，至大便硬，是申释上文。当问其小便日几行至末，是详言大便出不出之所以然。盖水谷入胃，其清者为津液，粗者为渣滓，津液之渗而外出者则为汗，潴而下行者为小便，故汗与小便出多，皆能令人亡津液，所以渣滓之为大便者，干燥结硬而难出也。然二者水谷分行之道路，此通则彼塞，此塞则彼通。小便出少，则

津液还停胃中，胃中津液足，则大便软滑，其所以必出可知也。(《伤寒论条辨·辨阳明病脉证并治》)

柯韵伯：治病必求其本，胃者，津液之本也。汗与溲皆本于津液，本自汗出，本小便利，其人胃家之津液本多，仲景提出亡津液句，为世之不惜津液者告也。病差，指身热汗出言。烦，即恶热之谓。烦而微，知恶热将自罢，以尚不了了，故大便硬耳。数少，即再行之谓。大便硬，小便少，皆因胃亡津液所致，不是阳盛于里也。因胃中干燥，则饮入于胃，不能上输于肺，通调水道，下输膀胱，故小便反少。而游溢之气，尚能输精于脾，津液相成，还归于胃，胃气因和，则大便自出，更无用导法矣。以此见津液素盛者，虽亡津液，而津液自还，正以见胃家实者，每踌躇顾虑，示人以勿妄下与妄汗也。历举治法，脉迟不可攻，心下满不可攻，呕多不可攻，小便自利与小便数少不可攻，总见胃家实，不是可攻证。(《伤寒来苏集·伤寒论注·阳明脉证上》)

四、下法禁例

【原文】伤寒呕多，雖有陽明證，不可攻之[1]。(204)

【词解】[1] 攻之：此指泻下而言。

【提要】伤寒呕多，病机向上者，不可攻下。

【分析】伤寒当指广义而言，即属外感热病。其在发病过程中，若涉及阳明，燥热内结，归于胃肠，腑气不通，有不大便，腹满胀痛，甚或潮热谵语者，自属可下之证。而本条所论，虽在热病之列，亦有阳明证，病机重点却为胃有邪热，胃气不和，上逆致呕。病位重在中焦胃脘以上，虽有阳明证，但尚未达到腑实燥结可攻的程度，故以不可攻之为大诚。若逆其病势，而妄用攻下，则会产生种种变证。

呕之一证，可见于多种病证。如太阳病桂枝证有鼻鸣干呕，麻黄证有呕逆，是外感风寒，肺胃不利故，当以解表为治。少阳主证为喜呕，病机为邪郁胸胁，胆热犯胃所致，与阳明实热结于胃肠者不同，治法当以和解为主，汗吐下均属禁例。即令少阳兼阳明而呕，亦当和法与下法并用，而不可单纯攻下。若阳明病呕多兼其他表证者，则当参用先解表后治里法，而应慎用攻下之剂。

【选注】沈明宗：恶寒发热之呕，属太阳；往来寒热之呕，属少阳；但恶热不恶寒之呕，属阳明。然呕多则气已上逆，邪气偏侵上脘，或滞少阳，故虽有阳明，是不可攻，攻则正伤邪陷，为患不浅。(《伤寒六经辨证治法·阳明上篇》)

尤在泾：阳明虽有可下之例，然必表证全无，而热结在肠中者，方可攻之。若呕多者，邪在膈也。……故皆不可攻之。攻之则里虚而热入，其淫溢于下者，则下利不止；其蓄聚于中者，则发热色黄，小便不利，其或幸而不死者，邪气竟从下夺而愈耳，然亦难矣。(《伤寒贯珠集·阳明篇下》)

【原文】陽明病，心下鞕滿者，不可攻之。攻之利遂不止者死，利止者愈。(205)

【提要】阳明病，心下硬满者，误用攻下后的变证与预后。

【分析】阳明病，若属燥热结实，腑气不通，见腹满硬痛拒按，或绕脐痛而硬，不大便，自可以攻下为大法。本条阳明病，心下硬满，而非腹部硬痛，是其病位在心下，而不在腹部，知非有形之实邪所结，而为无形邪热壅滞所致，故以不可攻之为诚。若误用攻下之法，则脾气受伤，阴液下溜，而下利不止，其预后不良。若体质尚旺者，虽为误下所伤，但若腐秽去尽，胃气有权恢复，利能自止，亦有可生之机，故利止者愈。

本证心下硬满与热实结胸证类似。但结胸证为水热互结胸膈，以心下痛，按之石硬，甚则从心下至少腹硬满而痛不可近为主，法当泄热逐水，破结去实；此证则为无形邪热结于心下，心下硬满而一般不痛，故禁用攻。按仲景所谓"心下"者，多指今之胃脘部。论中言心下硬满者，有泻心汤证、五苓散证、桂枝人参汤证、旋覆代赭汤证、大柴胡汤证等，而独不见于承气汤证，可以明鉴。

【选注】成无己：阳明病，腹满者，为邪气入腑，可下之。心下硬满，则邪气尚浅，未全入腑，不可便下之。得利止者，为邪气去，正气安，正气安则愈。若因下利不止者，为正气脱而死。（《注解伤寒论·辨阳明病脉证并治》）

汪苓友：阳明病，心下硬满，心下者，胸膈之间也。此为邪气初聚，腑未全实，慎不可攻。攻之则肠胃中真气受伤，利遂不止。成注云：正气脱而死者，此也。利止者，成注云：邪气去，正气安，则愈。或问云：同是误攻，何以其利有止与不止之分？愚答云：其不止者，必其人肠胃素虚，或医反用大承气，故利不止而死。其止者，必其人肠胃素实，或医止用小承气，故利止而愈。或又问云：结胸证，同是心下硬满，又属可下，何也？余答云：结胸证，心下硬满而痛，此为胃中实，故可下。此证不痛，当是虚硬虚满，与半夏泻心汤证心下痞满略同，故云不可攻也。《补亡论》常器之云：未攻者，可与生姜泻心汤，即是此意。又云：利不止者，四逆汤。愚意云：止须以理中汤救之。（《伤寒论辨证广注·辨阳明病脉证并治法》）

【原文】陽明病，面合色赤[1]，不可攻之。必發熱，色黃者，小便不利也。（206）

【词解】[1] 面合色赤：即满面通红。

【提要】阳明病面合色赤者禁下及误下后的变证。

【分析】足阳明之脉循行于面部。本条阳明病，面合色赤，当为阳明热盛，邪热怫郁于经脉，不得宣透，而熏蒸于上所致。但邪热虽盛，而腑未成实，又无潮热谵语、腹满痛、不大便等证，故不可攻下，可使用清法。设若二阳并病，即表证未罢，又见阳明里证，亦可出现满面持续发红，如第48条"面色缘缘正赤者，阳气怫郁在表"之例，则治法可外解表邪，内清里热，更不可施用下法。若误用攻下，必损伤脾胃，胃虚则热邪相乘，脾虚则水湿失运，以致热郁于里，不得宣达，而发热；热与湿合，郁于中焦，熏蒸肝胆，则有发黄而小便不利也。此等发黄，证属阳黄，其黄色鲜明，且身目小便俱黄，可参考治阳明发黄三法如茵陈蒿汤等论治。

【选注】成无己：合，通也。阳明病，面合色赤者，热在经也。不可下之，下之虚其胃气，耗其津液，经中之热，乘虚入胃，必发热色黄，小便不利。（《注解伤寒论·辨阳明病脉证并治》）

《医宗金鉴》：阳明经病，面合当色赤，是热邪怫郁在经，尚未入里而成实也。故虽不大便，不可攻之。若攻之，则怫郁在经之邪不解，必令发热色黄。若其人里燥，小便利，则同燥化，当不发黄，而必大便硬矣。（《医宗金鉴·订正仲景全书·伤寒论注》）

【原文】陽明中風，口苦咽乾，腹滿微喘，發熱惡寒，脉浮而緊，若下之，則

腹满小便难也。（189）

【提要】阳明病，表邪未解，里未成实，禁用下法。

【分析】本条是三阳合病表里相混寒热夹杂之证。阳明中风，谓阳明病，兼感外邪，且病涉少阳，故实为三阳合病。发热恶寒，脉浮而紧，为太阳表邪未解。口苦咽干，是邪犯少阳，胆火上炎，热干空窍所致。腹满微喘，当属阳明腑实，如此三阳证见，而权衡其轻重，似乎病甚于阳明。但阳明腹满而喘，是喘而见微，况无潮热谵语，而是发热恶寒之表证未罢，少阳之病邪未去，由此可知阳明之里热未盛，腑实燥结尚未形成到可下的地步，故以攻下为大诫。若误用下法，则表邪乘虚内陷，故腹满更剧，津液损伤，小便难也。此条治法，似以和解清热为宜，使病从少阳之枢外解，而对于太阳之表，阳明之里，亦须采取兼顾措施，如是则主次分明，放矢有的。

【选注】《医宗金鉴》：阳明，谓阳明里证。中风，谓太阳表证也。口苦咽干，少阳热证也。腹满，阳明热证也。微喘，发热恶寒，太阳伤寒证也。脉浮而紧，伤寒脉也。此为风寒兼伤，表里同病之证，当审表里施治。太阳阳明病多，则以桂枝加大黄汤两解之；少阳阳明病多，则以大柴胡汤和而下之。若惟从里治，而遽以腹满一证为热入阳明而下之，则表邪乘虚复陷，故腹更满也，里热愈竭其液，故小便难也。（《医宗金鉴·订正仲景全书·伤寒论注》）

尤在泾：口苦咽干，阳邪内侵也。腹满微喘，里气不行也。发热恶寒，表邪方盛也。夫邪在里者已实，而在表者犹盛，于法则不可下，下之则邪气尽陷，脾乃不化，腹加满而小便难矣。此阳明自中风邪，而表里俱受之证，是以脉浮而紧。盖太阳脉紧，为表有寒，阳明脉紧，为里有实，前第三十条（即第201条，笔者注）云：阳明病，脉浮而紧者，必潮热，发作有时。意可参考。（《伤寒贯珠集·阳明篇上》）

【原文】阳明病，不能食，攻其热必哕，所以然者，胃中虚冷故也。以其人本虚，攻其热必哕。（194）

【提要】胃中虚冷者禁下及误下后的变证。

【分析】阳明病，不能食，有因胃热燥结者，有因胃中虚冷者。本条所论不能食，即责之于胃中虚冷，不能受纳腐熟水谷，此从“攻其热必哕”可知也。设若不能食因于燥热结实，攻其热则会胃气因和而能纳食。今攻其热而发哕逆，知胃气本发虚冷，攻之更伤其气故也。若辨之于证，此条不能食，当有腹满之可能，否则不可以言攻。惟其腹满不硬，大便不坚，更无苔黄脉实之象，是不可攻也。治法虚则宜补，寒则宜温。若不用温补和胃之法，而反与寒凉以彻其热，徒损其阳，势必导致胃阳衰败，浊阴上逆，而有哕逆之变矣。《素问·宝命全形论》曰：“病深者，其声哕。”盖从临床默察，热病末期某些危重病证，多有见哕者，是与《内经》之说相合。

本证与阳明腑实证皆有不能食，然此不能食，因脾胃本弱，胃中虚冷，故尚可伴见脾胃虚寒之象，法宜温补和胃。阳明腑实不能食，因燥屎阻结，腑气不通，故当伴有潮热、谵语、腹满硬痛、不大便、脉沉实、苔黄燥等，治宜攻下，用承气汤。

【选注】成无己：不能食，胃中本寒，攻其热，复虚其胃，虚寒相搏，故令哕也。《经》曰：关脉弱，胃气虚，有热不可大攻之。热去则寒起，此之谓也。（《注解伤寒论·辨阳明病脉证并治》）

汪苓友：寒中阳明，胃中虚冷，无热可攻，成注云：热去寒起，竟认作有热之证，其误甚矣。其人虽不能食，以胃气本虚，故不能食，非胃中实而食不下也。此条系真寒证。（《伤

寒论辨证广注·辨阳明病脉证并治法》）

自学指导

1．本节所列原文较多，重点讨论阳明实证。阳明实证，亦称阳明腑实证，为燥热与肠中糟粕相结，腑气不通所致。学习这一内容，需要层层深入，提纲挈领，纲举目张。首先必须掌握阳明实证的共同特征，即腹满、不大便、舌苔黄燥、脉沉实等。然后根据病情之轻重，邪气之偏颇，而辨析三承气汤证。

2．调胃承气汤证因燥热结实，腑气不通，然其以燥实为主，痞满次之，除上证外，还可见蒸蒸发热，或心烦谵语等。故调胃承气汤用大黄、芒硝为伍，泻热润燥，佐甘草和胃。不用枳、朴者，以其痞满不重故也。小承气汤证亦为燥热结实，腑气不通，但其以痞满为主，燥实次之，见大便不通，而腹满较重；或津伤便秘谵语；或谵语潮热，脉滑疾；或大便虽硬，而燥结未甚，故方以大黄配枳、朴，以泻热通便，消滞除满。不用芒硝者，以其燥坚不甚也。而在具体辨证上，本证及本方应用，又各有差异。大承气汤证，为阳明腑实重证，其痞满燥实俱备，见潮热，谵语，濈然汗出，不大便，或热结旁流，腹满硬痛或绕脐痛，或腹满不减，减不足言，舌苔黄燥焦黑，脉沉实，或迟而有力等。故方取大黄苦寒泻热去实，荡涤肠胃；芒硝咸寒，软坚润燥，通利大便；重用枳、朴，行气破滞，消除痞满。因证重势急，故不用甘草之甘缓。但其在辨证论治方面，又非千篇一律，临床表现可有偏此偏彼之异，而阳明燥结不通，则是必备之病理基础。

3．大承气汤证，属三承气中之重证，然则还有更重者，如发则不识人，循衣摸床，惕而不安，微喘直视，虽未言急下，实则已属急下存阴范畴。更有大便不通，腹满硬痛，目中不了了，睛不和，则不惟下证已急，而且阴伤更重，故宜大承气汤急予攻下，便是存阴之图。至于"阳明病，发热汗多者，急下之，宜大承气汤"，"发汗不解，腹满痛者，急下之，宜大承气汤"，其证似乎不重，而用急下之法者，或因腑实已成，而津伤已现；或因阳明腑实发展迅速，故急下则邪去而正不伤。由此可见，急下之证，固多凶险，而急下之法，不必待其凶险而后用之。以上所述，是辨识三承气汤证的原则，但原则中仍需有灵活性。如第208条指出，阳明腑实已成，而太阳表证未解者，不得与承气汤。若腑实已成，腹大满不通，而无潮热者，只可用小承气汤。第209条、第251条提出用小承气汤为试探法，第203条指出察大便硬结之程度，犹需结合小便之多少等，均有临床实际意义。

4．润导法所主证候，亦属阳明实证，但与三承气汤证不同。所谓润法，指润下法，所主之证，称为脾约证。其证乃胃热约束脾之转输功能，致脾不能为胃行其津液，反使津液偏渗于膀胱，而见大便硬结，故曰小便数者，大便当硬，其"不更衣十日，无所苦也"。此即本证之显著特征，亦是与三承气汤证之区别要点。麻仁丸润下兼行，是其主方。另有导法，是指因势利导而通大便之法。其主症为大便硬结不解，而部位偏下，便意频繁，而终不能排出，多因汗出，或发汗太过，或小便较多，损伤津液，而致肠燥便秘。惟其硬粪偏下，近于肛门，故可用滋润类药物，如蜜煎导、土瓜根汁导（佚）、猪胆汁导等纳入肛门，导下大便。

5．阳明病，因证候有疑似，燥热有微甚，腑实有轻重，津液有复与未复，故攻下法之运用，亦有可与不可之辨，此即下法辨证之来由。如第208条证候可攻与否，既辨表证解与不解，又辨腑实成与未成，而大小承气之运用，既辨潮热之有无，复辨燥坚之微剧。若表证罢而热潮者，自可放胆攻下，否则当禁或当慎；若虽无潮热，而腹大满不通者，可权宜通下之，"与小承气汤微和胃气，勿令至大泄下"。第 209 条谨承上条而辨，复申即令有潮热者，亦必须大便确已硬结，方可与大承气汤。是潮热之有无，并非使用大承气之惟一标志。在辨大便燥结甚与未甚，一时难以确诊之际，可与小承气做试探法。第 251 条说明大小承气汤的使用，既须审其能食不能食，又要问其小便利与不利，更要结合脉象之虚实以辨。第 203 条据小便之多少，而辨大便硬结之程度及津液是否还于胃中，再辨下证之备与未备。此手眼之高，心思之细，辨识之精，用方之慎，足以启迪后学。

6. 阳明苦寒攻下之法，为攻泻阳明燥实而设，若阳明燥热虽重，而腑未结实者，下法则当禁用。如燥热虽重，而病机向上，腹不硬满，腑未成实，不可攻之，热聚心下，心下硬满，部位较高，不可攻之；热盛于经，腑未结实，满面赤色，不可攻之；三阳合病，腹满而喘，口苦咽干，发热恶寒，不可攻之。至于胃中虚冷，不能食者，纵有腹满等症，仍为下法之禁忌。阳明禁下之例，旨在顾护胃气，免生变证。

【复习思考题】

1. 试述调胃承气汤证的证候、病机、治法、方药。
2. 试述小承气汤证的证候、病机、治法、方药。
3. 试述大承气汤证的证候、病机、治法、方药。
4. 试述脾约证的证候、病机、治法、方药。
5. 在何种情况下禁用下法？

[李家庚]

第五节　阳明病兼变证

【目的要求】

1. 掌握茵陈蒿汤证、栀子柏皮汤证、麻黄连轺赤小豆汤证、寒湿发黄证的证治机制。
2. 了解欲作谷疸证、被火发黄证、血热证。

【自学时数】 6 学时。

一、发黄证

（一）茵陈蒿汤证

【原文】 陽明病，發熱汗出者，此為熱越[1]，不能發黄也；但頭汗出，身無汗，劑頸而還，小便不利，渴引水漿[2]者，此為瘀熱[3]在裏，身必發黄，茵蔯蒿湯主之。(236)

【词解】

[1] 热越：越有发扬之义，热越即里热发越于外。
[2] 水浆：泛指饮料，如水、果汁、蔗浆之类。
[3] 瘀热：即邪热郁滞在里的意思。

【提要】 阳明瘀热在里发黄的证治

【分析】阳明病为里热实证，其外证有发热汗自出，不恶寒，反恶热。里热虽盛，尚能向外蒸腾，而无留湿之弊，热未与湿合，故不能发黄。

若阳明病热与湿合，胶结不解，蒸腾于上，则出现头汗出，至颈而止；湿热郁遏，气机被阻，不得外散，则身体无汗。湿热内郁而不得下行，则小便不利。瘀热在里则渴引水浆，水浆入内益增其湿，湿热熏蒸，胆热液泄，故出现身、目、小便俱黄之黄疸。治当用茵陈蒿汤清热除湿，利胆退黄。

【选注】程郊倩：头汗出，身无汗，剂颈而还，足征阳热之气，郁结于内而不得越，故但上蒸于头，头为诸阳之首故也。气不下达，故小便不利。腑气过燥，故渴引水浆。瘀热在里，指无汗言。无汗而小便利者属寒，无汗而小便不利者属热。两邪交郁，不能宣泄，故遏而发黄。解热除湿，无如茵陈，栀子清上，大黄涤下，遍身之热得泄，又何黄之不散耶？（《伤寒论后条辨·辨阳明病脉证并治》）

【治法】清热除湿，利胆退黄。

【方药】茵蔯蒿湯方

茵蔯蒿六两　栀子十四枚，擘　大黄二两，去皮

上三味，以水一斗二升，先煮茵蔯，减六升，内二味，煮取三升，去滓，分三服。小便当利，尿如皂荚汁状，色正赤，一宿腹减，黄从小便去也。

【方义】方中茵陈、大黄、栀子均为苦寒之品。寒能清热，苦能燥湿。其中茵陈有疏肝利胆的作用，为清热除湿退黄之主药。栀子清热除烦，清泄三焦而通调水道，兼能退黄。大黄除瘀热，推陈致新。三药合用，使湿热壅遏之邪尽从大小便而出。方后云"一宿腹减，黄从小便去也"，可知本证当有腹满，大便秘结，小便不利等症。

【临床应用】茵陈蒿汤在《伤寒论》中用于阳明湿热郁蒸发黄，为治疗黄疸病阳黄之专方。临床上凡见身、目俱黄，黄色鲜明如橘子色，小便黄赤而短少，发热，口渴，心烦，脘腹痞满不适，大便秘结，汗出不畅，舌苔黄腻，脉滑数，或弦数者，即可用茵陈蒿汤治疗。本方证的主要病机为湿热郁蒸，胶结不解，肝胆疏泄失职，胆汁外溢肌肤。选用本方意在清热除湿，利胆退黄。历代医家广泛选用该方治疗黄疸病。如清·吴鞠通用本方治阳明病无汗，或但头汗出，渴欲饮水，腹满舌燥黄，小便不利，发黄。随着对茵陈蒿汤研究的不断深入，进一步扩大了其临床应用范围。现代药理研究证实，茵陈蒿汤具有利胆、保肝、降酶、去脂、解热镇痛、利尿泻下、降低血浆胆红素等作用。常用于治疗急性黄疸型传染性肝炎、重症肝炎、肝性恼病、肝痛、肝硬化、胆石症、胆石症术后、胆道感染、钩端螺旋体病（黄疸型）、高胆红素血症、妇女带下等。只要属湿热内郁、胶结不解、热象明显、胆热液泄者，均可选用茵陈蒿汤治疗。其辨证要点在于身、目、小便俱黄，黄色鲜明如橘子色。

【现代研究】现代药理研究证实，茵陈蒿汤具有利胆，抗肝损伤，促进肝功能恢复，抑制乙型肝炎抗原及抗菌，泻下，解热，镇痛，利尿，止血，降低血清胆固醇及β脂蛋白等作用。有实验用正交设计法，对茵陈蒿汤方中各药的利胆作用进行了初步研究。实验证实，茵陈在用药后的三个时相中，始终有明显的利胆作用。大黄在第一时相中，有一定的利胆效应。栀子对胆汁流量的影响始终呈负效应，以第二、第三时相作用尤为明显。实验中还发现生大黄的利胆作用较熟大黄稍强，出现的时间也较早。说明茵陈蒿汤有良好的利胆作用。还有研究表明，从茵陈蒿汤方中分离出一种β-葡萄糖醛酸苷酶的抑制物质，可以抑制肝胆疾患

时升高的β-葡萄糖醛酸苷酶的活性，从而间接地促进体内增加的胆红素等有害物质的体外排泄。认为其对传染性肝炎的治疗，主要是通过减轻肝细胞损害修复肝细胞结构及改善肝功能而实现的。

【案例】患者刘某，女，29岁。妊娠6个月。自1962年1月24日发病，2月2日入院。病历号10255。证见身目发黄，身热目干，口渴喜饮，腹胀纳差，便溏不爽，每日3~5次。舌质绛红，舌苔薄白，口出臭气，脉滑稍数。肝功能检查：TBIL 95.2 μmol/L，ALT470U。脉证合参，系湿热并重之妊娠黄疸，拟用茵陈蒿汤加味。茵陈45g，栀子10g，大黄10g，黄芩10g，黄柏10g，泽兰10g，香附10g，金银花25g，竹叶6g，甘草15g。上方加减服至3月10日，诸症逐渐消失，复查肝功能恢复正常，平安出院。（《伤寒论临床研究》）

【原文】伤寒七八日，身黄如橘子色，小便不利，腹微满者，茵陈蒿汤主之，（260）

【提要】反复辨析湿热发黄的证治。

【分析】本条应与上条茵陈蒿汤证合参。上条侧重叙述其病因，本条则详述其症状。伤寒七八日，身黄如橘子色，说明色泽鲜明，当属阳黄，为阳明湿热发黄。其证候当有身黄、目黄、小便黄等。又因湿与热合，郁积于里，腑气壅滞，故腹满。湿热不得从下泄，故小便不利。当用茵陈蒿汤清利湿热退黄。

【选注】程扶生：此驱湿除热法也，伤寒七八日，可下之时，小便不利，腹微满，可下之证。兼以黄色鲜明，则为三阳入里之邪无疑，故以茵陈除湿，栀子清热，用大黄以助其驱邪。此证之可下者，犹必以除湿为主，而不专取乎攻下有如此者。（《医宗金鉴·伤寒论注·阳明篇》）

【原文】阳明病，无汗，小便不利，心中懊憹者，身必发黄。（199）

【提要】辨阳明病湿热郁蒸发黄。

【分析】阳明病为里热实证，一般应有汗出，小便自利，是热邪虽盛，而湿有外出下泄之路，必无发黄之患。今阳明邪热与湿相合，湿热不得外泄，则无汗。水湿不能下行，则小便不利。湿热上扰心胸，则心烦懊憹。同时因湿热郁遏于中焦，影响肝胆疏泄功能，使胆汁外溢，故出现目黄、身黄、小便黄等症状。

【选注】尤在泾：邪入阳明，寒已变热……无汗则热不外越，小便不利，则热不下泄，蕴蓄不解，集于心下而聚于脾间，必恶热，为懊憹不安，脾以湿应，与热相合，势必蒸郁为黄矣。（《伤寒贯珠集·阳明篇》）

（二）栀子柏皮汤证

【原文】伤寒，身黄发热，栀子蘗皮汤主之。（261）

【提要】伤寒身黄发热的证治。

【分析】伤寒身黄发热，当属湿热郁遏于里而不得宣发于外所致，病属阳黄。本条突出"发热"，表示邪热较重，再从方药来看，栀子柏皮汤以清热为主，兼能燥湿，亦表示其证重在热邪，故本证湿热发黄而热重于湿。

本证仍属阳黄范畴，除身黄、目黄、尿黄，黄色鲜明外，当有发热、心烦、口渴、苔黄、脉濡数等，治宜清泄里热，除湿退黄。

【选注】《医宗金鉴》：伤寒身黄发热者，设有无汗之表，宜用麻黄连翘赤小豆汤汗之可也；若有成实之里，宜用茵陈蒿汤下之亦可也；今外无可汗之表证，内无可下之里证，故惟

宜以栀子柏皮汤清之也。（《医宗金鉴·订正仲景全书·伤寒论注》）

【治法】清泄里热，泄湿退黄。

【方药】栀子蘗皮湯方

　　肥栀子十五箇，擘　　甘草一兩，炙　　黄蘗二兩

　　上三味，以水四升，煮取一升半，去滓，分温再服。

【方义】栀子苦寒清内热，治郁热结气，泄三焦之火从小便而出。黄柏寒能清热，苦可燥湿。炙甘草甘缓和中，并能调济栀子、黄柏苦寒之性。诸药合用，既不损伤脾胃，又有清热退黄之功。本方为清泄湿热之剂，若加茵陈则效果更佳。

【临床应用】栀子柏皮汤在《伤寒论》中用于湿热郁蒸，热重于湿之阳黄。临床上凡见身目俱黄、色鲜明如橘子色，小便短少、色如浓茶样，身热，口渴，心烦，舌苔黄，脉数者，即可选用本方治疗。其方证的基本病机是湿热郁蒸，热重于湿，肝胆疏泄失职，胆汁外溢。运用本方旨在清泄里热，泄湿退黄。历代医家对本方应用广泛。如清代医家吴鞠通运用本方治疗阳明温病，不甚渴，腹不满，无汗，小便不利，心中懊恼，必发黄。近代有医家用本方加茵陈、郁金治疗传染性肝炎，获得显著效果，且有很好的预防作用。在肝炎流行地区的患者中，只要出现食欲不振、精神疲乏、胸胁不畅、四肢无力、头晕等前驱症状时，即使未出现黄疸，预服本方有较好的预防作用。但栀子必须生用。还有医家将本方加减制成"茵栀黄注射液"，有较好疗效而应用较广。目前临床上常用以治疗传染性肝炎、钩端螺旋体发黄、胆囊炎、泌尿系感染、急性结膜炎等。只要病机属湿热内郁，热重于湿者均可选用本方治疗。

【现代研究】现代药理研究证实，栀子柏皮汤中栀子体外实验有广谱抗菌作用，其水浸膏、醇浸膏，均有降血胆红素和促进胆汁分泌的利胆作用。黄柏含有小蘗碱，少量棕榈碱、黄柏酮、黄柏内脂、甾醇类化合物等，抗菌谱很广，对痢疾杆菌、伤寒杆菌及大肠、绿脓、白喉、百日咳、结核杆菌均有抑制作用、对钩端螺旋体、阿米巴原虫、各型流感病毒、皮肤真菌等均有抑制作用。药理研究还表明对血小板有保护作用，使其不易破碎，此外尚有利尿作用，甘草具有利尿作用，可使尿量增加，并能增强肝脏功能而有明显的解毒作用。（杨百茀，李培生主编．实用经方集成．人民卫生出版社，1996．189）

（三）麻黄连轺赤小豆汤证

【原文】伤寒瘀热在里，身必黄，麻黄连轺[1]赤小豆汤主之。（262）

【词解】[1] 连轺：轺，读如摇（yáo）。宋本"连轺"下有"连翘根是"四字，现在一般以连翘代之。

【提要】阳黄兼表的证治。

【分析】本条虽曰郁热在里发黄，但以方测证，则知兼有太阳表证未解，当有恶寒发热，无汗身痒等表证。又因热不外泄，湿与热合，胶结不解，郁遏于里，故必小便不利；影响肝胆疏泄功能，故为湿热兼表发黄证，仍属阳黄范畴。

本证治疗，若从湿热而论，则汗法当禁，若从表证而言，又不得不用汗法，故需于矛盾中求得辩证的统一，采取内清湿热，外散表邪之法，使内清外散，并行不悖，则表里之邪分途而解，而互无妨碍。

【选注】《医宗金鉴》：湿热发黄，无表里证，热盛者清之，小便不利者利之，里实者下

之，表实者汗之，皆无非为病求去路也，用麻黄汤以开其表，使黄从外而散。去桂枝者，避其热也。佐姜枣者，和其营卫也。加连轺、梓皮，以泄其热，赤小豆以利其湿，共成治表实发黄之效也。(《医宗金鉴·订正仲景全书·伤寒论注》)

【治法】解表散邪，清热除湿以退黄。

【方药】麻黄连轺赤小豆汤方

麻黄二两，去节　连轺二两，连翘根是　杏仁四十箇，去皮尖　赤小豆一升　大枣十二枚，擘　生梓白皮一升，切　生薑二两，切　甘草二两，炙

上八味，以潦水[1]一斗，先煮麻黄再沸，去上沫，内诸药，煮取三升，去滓，分温三服，半日服尽。

【词解】[1] 潦(liáo)水：即雨水。《礼记·曲礼上》："水潦降，不献鱼鳖。"郑玄注："雨水谓之潦。"

【方义】方用麻黄、杏仁、生姜以辛温宣发，解表散邪，同时能利肺气以通调水道，下输膀胱。连轺、赤小豆、生梓白皮苦寒清热，除湿退黄。炙甘草、大枣甘平和中，外可助麻黄等以资汗源，内可健脾而助运化之功。本方为表里双解之剂，适用于湿热发黄而又兼有表证者。惟梓白皮药房不备，可代以桑白皮，或再加茵陈清热利湿以退黄。表证一罢，麻黄、生姜等辛温药即可去掉，不宜久服。还需说明的是，连轺即木犀科植物连翘之根，由于药房一般不备，故常以连翘代之。有实验表明退黄之效，连轺优于连翘。

【临床应用】麻黄连轺赤小豆汤在《伤寒论》中用于阳黄兼表不解者。临床上凡见身目俱黄，黄色鲜明如橘子色，小便黄而短少，并兼有恶寒发热，无汗身痒，舌苔白或黄腻，脉浮数者，即可选用麻黄连轺赤小豆汤治疗。其基本病机为湿热壅遏于里，兼表邪不解，肝胆疏泄失职，胆汁外溢于肌肤。应用本方旨在清解湿热，发散表邪。近代医家扩大了对本方的临床应用，除此之外，还广泛用于治疗急性黄疸型肝炎伴皮疹、急性肾小球肾炎、肺炎、荨麻疹、风湿病、暑闭、狐臭等。临床上不论有否黄疸，只要属湿热内蕴而兼有表证者，均可选用本方加减治疗。阳明发黄三方鉴别见表2-5。

表2-5　阳明发黄三方鉴别表

方名	证候	病机
茵陈蒿汤	身黄、目黄、尿黄、小便不利、腹满、便秘等症突出	湿热并重兼热结于里
栀子柏皮汤	身黄、目黄、尿黄、小便不利、发热、烦渴等症显著	湿热内郁　热重于湿
麻黄连轺赤小豆汤	身黄、发热、身痒、小便不利、无汗、恶寒、脉浮等表证明显	湿热内郁兼表邪未解

【现代研究】现代药理研究证实，麻黄连轺赤小豆汤具有发汗，解热，止咳，平喘，利尿，解毒等作用。方中麻黄含麻黄碱，伪麻黄碱及麻黄挥发油等成分。麻黄碱有拟肾上腺素作用及兴奋中枢作用，可使心率加快，血管收缩，血压升高，促进汗液和唾液分泌，缓解支气管平滑肌痉挛。伪麻黄碱有利尿作用。连轺挥发油能促进发汗，其所含有效成分具有抗炎、抗菌、强心、利尿、抗肝损伤等作用。临床多采用本方治疗肝炎初起、急性肾炎和各种皮肤病等。

【案例】患者顾某，女，19岁，插队青年，1975年10月31日初诊。于1周前发烧，患扁桃体炎，去某医院查尿蛋白（＋＋），并诊断为"急性肾炎"，曾用青霉素、维生素C、路丁等治疗，效果不佳，遂来诊治。自觉尿量减少，面及下肢轻度浮肿，舌苔薄白，脉象偏细。查尿蛋白（＋＋）；颗粒管型0～1；

白细胞 0~1；红细胞 3~4；上皮细胞 0~1/高倍视野。处以麻黄连轺赤小豆汤加减。炙麻黄 3g，连翘 15g，赤小豆 20g，生地 15g，川芎 3g，白茅根 15g。每日煎服 1 剂，服用 6 剂后，面及下肢浮肿减轻，食欲转佳，舌脉同前。复查尿蛋白降至微量；白细胞 0~1；上皮细胞 0~1/高倍视野。加减又服 10 剂，浮肿消失，尿蛋白消失而愈。(《伤寒论临床研究》)

(四) 寒湿发黄证

【原文】傷寒發汗已，身目為黃，所以然者，以寒濕在裏不解故也。以為不可下也，於寒濕中求之。(259)

【提要】辨寒湿发黄的证治及禁例。

【分析】寒湿发黄，亦即阴黄。其证多因脾胃不足，寒湿内盛；或脾虚之人，感受外邪，内外相合；或伤寒发汗太过，损伤中阳，致使寒湿中阻，肝胆疏泄失常，胆汁不循常道，外溢肌肤，而出现身、目、小便俱黄。寒、湿均属阴邪，其性沉降，故阴黄之黄色晦暗而无光泽。又因寒湿内阻，中焦健运失职，故常见腹满、大便稀溏、恶寒、小便不利、舌苔白腻、脉沉缓等症。

寒湿发黄的治法，当温中散寒，除湿退黄。此即"于寒湿中求之"之意。切不可因有腹满等症，而误用清下之法。根据病情，阴黄之治法，小便利者，茵陈术附汤；小便不利，大便溏者，茵陈五苓散之类，可随证选用（表 2-6）。

表 2-6　湿热发黄与寒湿发黄证治比较

比较项	湿热发黄	寒湿发黄
病机	阳明热盛、湿邪留滞、湿热郁蒸	中阳不足、寒湿阻滞
证候	黄色鲜明如橘子色，多有烦渴，大便秘结，身热腹满，小便黄赤，烦闷呕吐，舌苔黄腻或黄燥	黄色晦暗如烟熏，口淡，不烦渴而喜热饮，大便溏薄，舌淡苔白
脉象	弦滑而数	脉沉或迟
治法	清热利湿	温阳化湿
代表方	茵陈蒿汤	茵陈术附汤等

【选注】汪苓友：伤寒发汗已，热气外越，何由发黄。今者发汗已，身目为黄，所以然者，以其人在里素有寒湿，在表又中寒邪。发汗已，在表之寒邪虽去，在里之寒湿未除，故云不解也。且汗为阴液，乃中焦阳气所化，汗后中气愈虚，寒湿愈滞，脾胃受寒湿所伤而色见于外，此与湿热发黄不同，故云不可下也。或问曰：湿挟热则郁蒸故发黄。今挟寒，何以发黄？余答曰：寒湿发黄，譬之秋冬阴雨，草木不应黄者亦黄，此冷黄也。王海藏云：阴黄，其证身冷汗出，脉沉，身如熏黄色暗，终不如阳黄之明如橘子色。治法，小便利者，术附汤；小便不利，大便反快者，五苓散。(《伤寒论辨证广注·辨阳明病脉证并治》)

【案例】张某，女，38 岁。反复黄疸迁延不退 3 个月，证见面目晦黄，皮肤略有刺痒，神疲怕寒，纳呆泛恶，脘腹胀满，四肢不温，口淡不饮，大便稀溏，尿淡黄，舌质淡，苔薄白腻，脉濡缓。肝功能 ALT 150U，AKP 21U，血清胆红素 86μmol/L，乙肝病毒标志物检测 (＋)。诊断为"慢性乙型肝炎淤胆型"。证属阴黄（寒湿困脾）。拟温化寒湿，健脾和胃，佐以利胆。方用茵陈、栀子、苍白术、猪茯苓、干姜、炮附子、地肤子、紫丹参、厚朴。每日 1 剂，水煎。治疗 1 个月，全身诸症及黄疸明显减轻，复查肝功能各项指标明显改善，在原方基础上随证加减，续服 2 个月，病愈康复，随访 1 年，未见复发。[《江苏中医》1993，(8)：10]

(五) 欲作谷疸证

【原文】陽明病，脉遲，食難用飽，飽則微煩，頭眩，必小便難，此欲作穀

瘅[1]。雖下之，腹滿如故，所以然者，脈遲故也。（195）

【词解】[1] 谷瘅，瘅同疸。谷瘅，即水谷之湿郁而发为黄疸。谷瘅有湿热与寒湿之分，本证当属于后者，即所谓阴黄。

【提要】阳明中寒欲作谷疸的证治及禁例。

【分析】阳明病里热实证，脉当洪大滑数或沉实。虽有脉迟者，必迟而有力，且与潮热谵语、腹满硬痛、不大便等症伴见。今脉迟，乃胃阳虚弱，中焦有寒，亦即阳明中寒证，脉必迟缓无力，脉迟虽同，而主证各异。

阳明中寒，胃阳不足，故不能多进饮食，若强食求饱，则不能消磨腐熟，而停滞于内，致使脾胃气机阻滞，水谷不化，浊气由生，郁于中焦，妨害升降功能。清阳不升则头眩，浊阴不降则心烦而腹满，寒湿中阻，脾失健运，水液不得充分下注，故小便难。此时若不采取适当治疗措施，必因水谷不消，湿邪内郁，久则将成谷疸之证。治法仍宜温运中阳，散寒除湿，即所谓"于寒湿中求之"。若误用下法，则中阳更衰，寒湿愈甚，不仅腹满如故，甚至促使病情向更严重方面转化。

【选注】程郊倩：阳明病，脉迟。迟为寒，寒则不能宣行胃气，故非不能饱，特难用饱耳，饥时气尚流通，饱即填滞，以至上焦不行，而有微烦头眩证；下脘不通而有小便难证，小便难中包有腹满证在内。欲作谷疸者，中焦升降失职，则水谷之气不行，郁黩而成黄也。曰谷疸者，明非邪热也。下之兼前后部言，茵陈蒿汤、五苓散之类也。曰"腹满如故"则小便仍难，而疸不得除可知。再出脉迟，欲人从脉上悟出胃中冷来。（《伤寒论后条辨·辨阳明病脉证并治》）

（六）被火发黄证

【原文】陽明病，被火，額上微汗出，而小便不利者，必發黃。（200）

【提要】阳明病误用火法后而导致发黄。

【分析】阳明病为里热实证，治当以清下两法为主。若误用火治法，犹如抱薪救焚，是为误治，必生变证。阳明病误用火治法后，因火与热合，热势更盛，津液愈伤，热邪炽盛，火性上炎，则额上微汗出，津液耗伤则身无汗而小便不利。热炽肝胆，疏泄失职，胆汁外溢，因而出现发黄之候。

本条与上条同为阳明发黄，证候亦相类似。但上条属湿热熏蒸发黄，本条由于误治，重在热盛津伤，与第6条风温误用火法后发黄之机制略同，二者须加审辨。

【选注】舒驰远：太阳邪风被火热，两阳熏灼，其身发黄。今阳明被火者亦然，总为无汗与小便不利而致。其所以无汗者，非腠理闭密也，小便不利者，非气化不行也，盖以津液被劫，无阴以化之也。（《伤寒论集注·阳明篇》）

二、血热证

【原文】陽明病，口燥，但欲漱水，不欲嚥者，此必衄。（202）

【提要】辨阳明热邪深入血分致衄。

【分析】阳明病，热在气分，消耗津液，则渴而多饮。今为口燥，饮水不多，而只频频漱水，以湿润之，是热邪不在阳明气分，而深入血分之特征。因为营血属阴，其性濡润，血被热蒸，营气尚能敷布，所以"口燥，但欲漱水，不欲咽"。

热入营血，则血热妄行，灼伤脉络，故有衄血之变。本条衄血不过举例而已，甚者还可出现吐血、便血及妇女经水量多或先期而至等，仍是血热证候。如此举一反三可也。

【选注】喻嘉言：口中干燥与渴异，漱水不欲咽，知不渴也。阳明气血俱多，以漱水不欲咽，知邪入血分。阳明之脉起于鼻，故知血得热而妄行，必由鼻而出也。（《尚论篇·阳明篇》）

【原文】脉浮發熱，口乾鼻燥，能食者則衄。（227）

【提要】辨阳明气分热盛迫血致衄。

【分析】脉浮发热，是热在阳明气分，里热外现，而内外皆热。热邪循经上扰，则口干、鼻燥。能食乃胃热烦扰之故，然腑中尚未结实。热盛于经而不得外越，波及血分，以致气血两燔，伤及阳络，则为衄血。

【选注】张令韶：此论阳明上焦经脉燥热也。夫热在经脉，故脉浮发热；热循经脉而乘于上焦，故口干鼻燥；不伤中焦之胃气，故能食；胃气和而经脉热，故能食者则衄。言病不在胃府，非因能食而致衄也。（《伤寒论直解·阳明篇》）

【原文】陽明病，下血譫語者，此為熱入血室[1]，但頭汗出者，刺期門[2]，隨其實而瀉之，濈然汗出則愈。（216）

【词解】

[1] 血室：指胞宫，即子宫。

[2] 期门：为肝经之募穴，在乳中线上，乳头下二肋，当第6肋间隙取之。

【提要】阳明病热入血室的证治。

【分析】阳明病，谵语，经、腑二证均可出现，为热邪上扰神明所致。今因阳明热盛，侵入血室，邪热迫血妄行，故下血。邪热与血相结，熏蒸于上，故发谵语，但头汗出。此属热入血室证，因血室为经水必行之所，而肝主藏血，二者关系密切，故刺期门以泻其实，使邪热从外宣泄，濈然汗出而解。

本证当与阳明腑实证进行鉴别。阳明腑实虽有谵语，但常与腹胀满疼痛、大便不通、潮热等症伴见。本证之谵语为血热上扰所致，主症有下血，并伴有胸胁或少腹急结、硬痛等。此外，太阳篇热入血室三条（本教材附于少阳篇后），均与妇女经水适来适断有关，可与本条互参。

【选注】成无己：阳明病，热入血室，迫血下行，使下血，谵语。阳明病，法多汗，以夺血者无汗，故但头汗出也。刺期门，以散血室之热，随其实而泻之。以除阳明之邪，热散血除，营卫得通，津液得复，濈然汗出而解。（《注解伤寒论·辨阳明病脉证并治》）

张隐庵：此言阳明下血谵语，无分男妇，而为热入血室也，下血者，便血也，便血则血室内虚。冲脉、任脉，皆起于胞中，而上注于心下，故谵语，此为血室虚而热邪内入。但头汗出者，热气上蒸也。夫热入血室，则冲任气逆而肝脏实，故当刺肝之期门，乃随其实而泻之之意。夫肝脏之血，充肤热肉，淡渗皮毛，濈然汗出，乃皮肤之血液为汗，则胞中热邪共并而出矣。（《伤寒论集注·辨阳明病脉证并治》）

〔按〕热入血室为妇女病，张氏谓无分男妇，非也。

【原文】陽明證，其人喜忘[1]者，必有畜血[2]。所以然者，本有久瘀血，故令喜忘。屎雖鞕，大便反易，其色必黑者，宜抵當湯下之。（237）

【词解】

[1] 喜忘：喜作"善"字解。《外台秘要》作"善忘"。喜忘亦即健忘之意。

［2］畜血：畜与蓄通，瘀血停留称之为蓄血。

【提要】阳明蓄血的证治。

【分析】阳明蓄血证，为阳明邪热与宿有的瘀血相搏结而成。健忘为有瘀血主症之一。因心主血而藏神，宿瘀与邪热相合，心神被扰，故令健忘。正如《素问·调经论》云"血气未并，五脏安定"。"血并于下，气并于上，乱而喜忘"。阳明有热，肠胃燥结，大便必硬，而离经之瘀血，其性濡润，与硬粪相混，故大便虽硬，而排出时反易，其色必黑，此为阳明蓄血证便硬的特征。蓄血证之黑便，必黑如胶漆，是瘀血所致。阳明腑实证，亦有黑燥之硬粪，但是必然黑燥如煤，且难以排出，二者当予鉴别。

本证成因及临床表现，虽与太阳蓄血证不同，然热与血结的病理机转则一，故治疗亦取活血祛瘀或破血逐瘀之法，宜抵当汤类方下之（表2-7）。

表 2-7　阳明蓄血与太阳蓄血及阳明腑实证鉴别表

证名	病机	病位	证候	辨证要点
太阳蓄血	外邪深入下焦与血相搏结	下焦	少腹急结或硬满，小便利，如狂、发狂	辨太阳与阳明蓄血在于发狂或健忘、小便利，或大便黑
阳明蓄血	阳明邪热与宿瘀相搏结	胃肠	其人喜忘，屎虽硬，大便反易，其色必黑	辨阳明蓄血与阳明腑实，在健忘或谵语。大便黑如胶漆易解，或黑硬如煤不易排出
阳明腑实	阳明燥热与胃肠积滞搏结，腑实不通	胃肠	潮热谵语，腹硬满疼痛，不大便，脉沉实	

【选注】张路玉：按大便色黑，虽曰瘀血，而热邪燥结之色，未尝不黑也。但瘀血则黏黑如漆，燥结则晦黑如煤，此为明辨也。（《伤寒绪论·阳明篇》）

【原文】病人無表裏證，發熱七八日，雖脉浮數者，可下之，假令已下，脉數不解，合熱則消穀喜飢，至六七日不大便者，有瘀血，宜抵當湯。（257）

【提要】辨阳明腑实与有瘀血的证治。

【分析】病人无表里证，当是既无恶寒、发热、头痛等太阳表证，又无腹满硬痛、潮热谵语等阳明里证。因发热七八日不解，脉虽浮数，然无表证，为热盛于内而蒸腾于外的征象，可用下法以泄其热。

若下后脉不浮而脉数仍在，当是气分之热已去，血分之热不减，故脉仍数。至六七日不大便，而且能食易饥，说明非为阳明腑实，乃血瘀热结之证，故宜用抵当汤破血消瘀。

此证除消谷善饥至六七日不大便、脉数外，其主症当与上述蓄血少腹急结或硬满疼痛，喜忘或发狂，小便自利等同参。

【选注】尤在泾：无表里证，无头痛、恶寒，而又无腹满、谵语等症也。发热七八日，而无太阳表证，知其热盛于内，而气蒸于外也。脉虽浮数，亦可下之，以除其热，令身热去，脉数解，则愈。假令已下，脉浮去而数不解，知其热不在气而在血也，热在血，则必病瘀血。（《伤寒贯珠集·阳明篇》）

徐灵胎：脉虽浮数而无表里证，则其发热竟属里实矣，七八日故可下，脉数不解，邪本不在大便也。消谷善饥，蓄血本不在水谷之路，故能食。（《伤寒论类方·阳明篇》）

【原文】若脉數不解，而下不止，必協熱便膿血也。（258）

【提要】承上条言下后有便脓血的变证。

【分析】上条说下后脉数不解，又不大便，是邪热不得向外宣泄，热与血结，而为蓄血。

本条承上文说，若下后脉数不解而下利不止，为邪热下趋，既不为蓄血，又不为阳明腑实便硬，而是迫血下行，灼伤阴络，则产生便脓血变证。所以说："必协热便脓血也。"

【选注】尤在泾：热在血则必病于血，其变亦有二，合犹并也，言热气并于胃为消谷善饥，至六七日，不大便者，其血蓄于中。若不并于胃而下利不止者，其血必走于下。蓄于中者，为有瘀血，宜抵当汤，结者散之，亦留者攻之也；走于下者为协热而便脓血，则但宜入血清热而已。(《伤寒贯珠集·阳明篇》)

自 学 指 导

1. 阳明篇所论发黄分为两类，一为湿热发黄，二为寒湿发黄。湿热发黄者，由于湿热内蕴，肝胆疏泄失常，胆汁外溢所致。其共同点为身、目、小便黄（不利），黄色鲜明如橘子色。若兼见发热、口渴、心烦、舌苔黄、脉濡数者，为热重于湿发黄，可选用栀子柏皮汤以清泄里热，祛湿退黄，是为清法。若兼见心烦懊憹，腹胀满，大便秘结或不畅者，为湿热并重兼里实发黄，可选用茵陈蒿汤清热除湿，利胆退黄，为清而兼下之法。若兼见恶寒、无汗、身痒等表证未解者，为湿热兼表发黄，可选用麻黄连轺赤小豆汤，以解表散邪，清热除湿退黄。是清而兼汗之法。寒湿发黄，乃寒湿中阻，影响肝胆疏泄，胆汁外溢所致。其证候以身、目俱黄，黄色晦暗无光泽为特征，伴见畏寒喜暖，不发热，大便溏薄，舌淡苔白，脉沉迟缓等症。治当温中散寒，燥湿退黄，即所谓"于寒湿中求之"是也。关于欲作谷疸证，实非发黄，而是阳明中寒，寒湿中阻，若久延失治，则有发黄之可能，治法仍当温运。至于火毒发黄，乃阳明病误用火疗，燥热之邪熏蒸肝胆而成，虽未言治法，然可酌情选用清热解毒、养阴润燥、疏利肝胆之法以治之。

2. 阳明为十二经之海，亦为多气多血之经，故阳明气分热炽，亦可波及血分，而成血分热证。如阳明病口燥，但欲漱水不欲咽者，可致衄血，与阳明病气分热证的口渴引饮，当予鉴别。阳明病下血谵语者，为热入血室，应与少阳篇所附之热入血室互参。治法宜刺期门，随其实而泻之。而阳明蓄血证，其人喜忘，大便虽硬，而排出反易，其色黑如胶漆，为阳明之热与久瘀之血相搏结所致，可与抵当汤以破血逐瘀。

【复习思考题】

1. 试述湿热发黄三证各自的证候、病机、治法与方药。
2. 试述寒湿发黄的证候、病机与治法。
3. 简述欲作谷疸及火毒发黄的性质。
4. 阳明血热证有哪几种证型？其机制是什么？

第六节　阳明病辨证

【目的要求】

1. 掌握阳明中寒吴茱萸汤证的证治机制。
2. 了解阳明病辨虚实的意义及阳明病中风、中寒的辨证要点治法。

【自学时数】4学时。

一、辨中风中寒

【原文】陽明病，若能食，名中風；不能食，名中寒。(190)

【提要】以能食、不能食辨别阳明中风与中寒。

【分析】阳明病有中风证，亦有中寒证。本条用能食与不能食来辨别阳明中风与中寒。实则以食欲来探测其后天之本，了解胃阳的盛衰，而辨别其寒热虚实之属性。风为阳邪而主动，阳能化谷，说明胃阳素旺，故能食者名中风，即阳明病热证。寒为阴邪而主静，阴不化谷，实即胃阳不足，故不能食者名中寒，即胃中虚冷证。本条用能食与不能食来辨别阳明病的寒热，有一定的实际意义。但辨阳明病热证与寒证，还须结合全部脉证，进行细致辨析为是。

【选注】柯韵伯：此不特以能食、不能食别风寒，更以能食、不能食，审胃家虚实也。要知风寒本一体，随人胃气而别。(《伤寒来苏集·阳明篇》)

【原文】陽明病，若中寒者，不能食，小便不利，手足濈然汗出，此欲作固瘕[1]，必大便初鞕後溏。所以然者，以胃中冷，水穀不別[2]故也。(191)

【词解】

[1] 欲作固瘕：是因胃中虚冷，水谷不消而欲结积的疾患，其特征为大便初硬后溏。

[2] 水谷不别：大便中食物不化与水液混杂。

【提要】辨阳明中寒欲作固瘕之证。

【分析】阳明病中寒证，为患者平素胃阳不足，复感寒邪，或因中焦阳虚，寒从内生，受纳无权，而不能进食。脾胃同处中州，胃中有寒，必影响脾的转输功能，故出现小便不利等症状。手足濈然汗出者，一则由于阴寒内盛，阳不外固；一则由于四肢禀气于脾胃，中焦湿胜阳微，水湿不能偏渗于膀胱，而外溢于四末所致。

"欲作固瘕"，是将作而未作之意，若治疗及时，胃阳来复，则无"固瘕"之忧，否则，牵延失治，寒邪更甚，则会结为"固瘕"，当此之时，其实际病变仍为胃中虚冷，水谷不化，不能分清别浊，惟因寒邪凝结，大肠传导失职之故，以致部分大便因寒而结。然则毕竟水谷不别，则必有尚未凝结之溏便，此即大便初硬后溏之由来。可见"欲作固瘕"乃"大便初硬后溏"之互词。

阳明病，不能食，手足濈然汗出，小便数，大便硬，为腑实燥结，当用下法。本证不能食，手足濈然汗出，小便不利，大便初硬后溏，为胃中虚冷，水谷不别，当用温中健运之剂。同为阳明病，证候类似，但一属实热，一属虚寒。其脉象、舌苔、证候自有不同，医者当须仔细审辨。

【选注】钱天来：注家以前人坚固积聚为谬，而曰大便初硬后溏，因成瘕泄。瘕泄，即溏泄也，久而不止，则为固瘕。愚以固瘕二字推之，其为坚凝固结之寒积可知，岂可但以溏泄久而不止为解。况初硬后溏，乃欲作固瘕之证，非谓已作固瘕，然后初硬后溏也。观"欲作"二字及"必"字之义，皆逆料之词，未可竟以为然也。(《伤寒溯源集·阳明篇》)

【原文】陽明病，反無汗，而小便利，二三日嘔而欬，手足厥者，必苦頭痛；若不欬不嘔，手足不厥者，頭不痛。(197)

【提要】辨阳明中寒，寒饮上逆之证。

【分析】阳明病，法多汗，今反无汗，观其既无太阳之表，亦非津液亏虚，此乃阳明中寒，寒饮内聚于中焦，中阳不能健运，水气不得宣化所致。寒饮内蓄，胃失和降，上逆则为呕，射肺则为咳。阳气虚而不能达于四末，故而手足厥冷；头为诸阳之会，水寒上逆，直犯清阳，故必苦头痛。

反之，如不见呕、咳、厥冷，则水寒之气尚未向上泛逆，是但有胃中之寒，而无饮邪上犯，因而不会发生头痛。从本证的发病过程及阳明中寒饮邪上逆加以分析，先是寒饮聚于中焦，饮邪上逆而诱发诸证，故以呕、咳、厥冷为本，头痛为标，换言之，头痛见于寒饮证中，此与太阳头痛迥然有别。盖太阳头痛为风寒袭表所致，故头痛与发热恶寒、脉浮等症伴见，宜予鉴别。

【选注】程郊倩：阳明病，反无汗，阳虚不必言矣。而小便利，阳从下泄，中谁与温。积之稍久，胃中独治之寒，厥逆上攻，故二三日咳而呕，手足厥，一皆阴邪用事。必苦头痛者，阴盛自干乎阳，其实与阳邪无涉。头痛者标；咳、呕、手足厥者本，条中有一呕字，不能食可知。（《伤寒论后条辨·辨阳明病脉证病治》）

【原文】陽明病，但頭眩，不惡寒，故能食而欬，其人咽必痛。若不欬者，咽不痛。（198）

【提要】辨阳明中风热邪上扰之证。

【分析】本条承第190条，阳明病，若能食，是为中风，说明胃阳素旺。不恶寒，乃阳明感受外邪，胃气生热之反应，一则证明前者之胃阳素旺，再则隐喻反恶热，身热汗自出，所不明言者，省文之笔也。分析至此，则阳明外证，跃然纸上矣。

由于感受外邪后入里化热，热邪上干于头，故头眩，犯肺则为咳。咽喉为呼吸之门户，肺热上逆，咽喉为热邪所扰，故必咽痛。若不咳则肺胃未受影响，所以其咽不痛。

【选注】程郊倩：阳明以下行为顺，逆则上行，故中寒则有头痛证，中风则有头眩证。以不恶寒而能食，知其郁热在里也。寒上攻能令咳，其咳兼呕，故不能食而手足厥；热上攻亦令咳，其咳不呕，故能食而咽痛。以胃气上通于肺，而咽为胃腑之门也。夫咽痛惟少阴有之，今以咳伤致痛，若不咳则咽不痛，况更有头眩不恶寒之证，益可辨其为阳明之郁热也。（《伤寒论后条辨·辨阳明病脉证并治》）

【原文】若胃中虚冷，不能食者，飲水則噦。（226）

【提要】辨胃中虚冷，饮水则哕之证。

【分析】胃居中焦为阳土，以阳用事，阳旺则能纳谷腐熟。若胃阳虚衰，则不能纳谷，即令纳谷亦不能腐熟。故不能食者名为阳明中寒证。本证由于胃阳虚衰，阴寒内盛为本，不能食为标，若迁延失治，或寒邪更盛，必致胃气更弱，即令饮水，亦不能蒸化，而停留于胃中，水寒相搏，胃失和降，则上逆为呕。

【选注】张令韶：此论阳明中焦虚冷也。"若"者承上文而言也，言不特下焦生阳不启，而为虚寒，即中焦火土衰微，而亦虚冷也。夫胃气壮，则谷消而水化，若胃中虚冷，则谷不消而不能食。夫既不能食，则水必不化，胃中虚冷，复饮以水，故饮水则哕。两寒相得，是以发哕。（《伤寒论直解·阳明篇》）

【原文】食穀欲嘔，屬陽明也，吳茱萸湯主之；得湯反劇者，屬上焦也。（243）

【提要】辨呕证有阳明中寒与上焦有热之别。

【分析】食谷欲呕，病位有中焦、上焦之分，证有寒热之别，据阳明病不能食，名中寒之例，如胃阳虚衰，寒饮内停，或中焦阳虚，浊阴上逆，而食谷欲呕，并兼有舌淡苔白，脉缓弱等脉证者，治当温胃散寒，降逆止呕，方用吴茱萸汤。

若上焦有热，胃失和降致呕，治当清热和胃，若误用吴茱萸汤，其性辛温，以热治热，必拒而不受，反使病情增剧。"属上焦"者，当活看，一则胃之上，即横膈，膈上属上焦，以其部位相近故也。再则，胃气生热，逆而向上，促使所呕之物从食管（属上焦）而出。依病位、病势而言，故有此说。呕吐一证，原因甚多，临证时须脉证合参，仔细辨析，方能诊断正确，治疗及时，选方恰当。

【选方】章虚谷：胃居中焦，以通降为顺，若阳虚胃寒而浊塞其肝，邪乘虚来侮，则食谷欲呕，故以吴萸泄肝邪而降浊，人参补中气，姜枣调营卫也。若得汤反剧者，邪闭上焦，以吴茱、参、姜反助肝热而剧。盖脾胃之气，上行极而下，下行极而上。其上焦气闭，则升而不降，故食谷欲呕。当开泄上焦，则升降调而自愈，不涉于肝也。（《伤寒本旨·阳明篇》）

【治法】温中和胃，降逆止呕。

【方药】吴茱萸湯方

吴茱萸一升，洗　　人參三兩　　生薑六兩，切　　大棗十二枚，擘

上四味，以水七升，煮取二升，去滓，温服七合，日三服。

【方义】方中主以辛苦温之吴茱萸，温胃散寒，降逆止呕，配辛温之生姜，增强散寒止呕之功能。人参甘温，大枣甘平，补虚和胃。诸药合用，共奏温中散寒，暖肝和胃，降逆止呕之功，故临床凡见阴寒犯胃，浊阴上逆者，均可酌情选用。

【临床应用】吴茱萸汤在《伤寒论》中凡三见，一为阳明篇第243条："食谷欲呕"，其二为少阴篇第309条："少阴病吐利，手足逆冷，烦躁欲死"，其三为厥阴篇第378条："干呕，吐涎沫，头痛者，吴茱萸汤主之。"此三证之病机均不外中焦阳虚，胃气虚寒，或肝寒犯胃，浊气上逆。其主症为呕逆，或兼见头痛，或兼见下利，手足厥冷，烦躁欲死。其病证同中有异，然其病机寒浊犯胃则同。故主以吴茱萸汤暖肝温胃，降逆止呕。临床上常用于治疗急、慢性胃炎，胃溃疡，胆囊炎，幽门梗阻，以及胃结核、胃癌、瀑布状胃等消化系统疾病。有报道用本方治疗溃疡病99例，其中属虚寒型81例，有效率为90%。在循环系统和神经系统方面，有报道用本方治疗高血压病和梅尼埃综合征。如有医者治疗头晕目眩，旋转不定，如立舟中，耳如蝉鸣，呕吐清涎，畏寒肢冷，经用多方无效，改用本方五剂后，诸症悉除。临床辨证关键在于肝胃虚寒、浊阴上逆。不论证候之多寡，病属何系统，凡属此病机者，皆可用之。

【现代研究】现代研究证实，吴茱萸汤具有镇吐、镇痛、强心、扩张血管、升高体温等作用。对硫酸铜所致家鸽呕吐有显著的抑制效果。经正交实验对方中各药镇吐作用的分析，证明吴茱萸作用最强，配伍生姜效果可得到增强，四药皆用的全方镇吐效果更为显著。又有报道：吴茱萸汤能直接作用于胃肠运动，经动物实验证明，能明显抑制胃排空，显著提高小鼠胃残留率，并能抑制离体大鼠胃条的自发运动，对于乙酰胆碱和氯化钡所致大鼠胃条的痉挛性收缩均具有拮抗作用，可见对胃肠运动的抑制和胃痉挛的排除是其镇吐作用的重要机制之一，这对于缓解多种原因所致胃痉挛性疼痛也是有利的。有研究表明，吴茱萸汤全方能明

显减少大鼠的胃液分泌，显著降低其胃酸浓度，因此，本方具有制酸作用，有助于缓解吞酸的临床症状，也可能是抗溃疡形成的原理之一。故本方被认为是具有调节神经系统功能及止痛、止呕、改善胃肠功能的有效方剂。

【案例】王某，女，32岁，1962年9月25日初诊。3天前因阑尾炎术后出院，当晚饭后即发现胃痛，恶心较甚，痛时按之较轻，食欲减退，无吞酸嗳气，昨日开始为阵发性疼痛，每次疼痛可持续30~60分钟，遂去某医院，给服止痛药（名称不清）未效，今晨开始疼痛增剧，并持续至上午9时来诊亦未缓解，痛时牵引背部作痛，大便滞塞不畅，尿正常，既往于14岁时患过胃痛，平时性格急躁，爱生闷气，月经正常。呈急性病容，舌苔薄白稍腻，舌边有齿痕，舌质淡，脉象左滑细，右寸偏弱。双手自按于腹部，弯腰位，心肺无阳性体征。腹部呈舟状，肝脾均未触及，未触及肿块。心窝部压痛明显，并稍有抵抗紧张，查白细胞8.0×10^9/L，中性80%，淋巴20%，大便潜血反应（＋＋），上消化道钡餐造影为"十二指肠壶腹部溃疡"。予吴茱萸汤加味。吴茱萸12g，半夏10g，炒枳壳6g，干姜3g，制鳖甲6g，桔梗3g，焦槟榔6g，柴胡12g。服药后，次日疼痛大为减轻，服用2剂后疼痛消失，便滞好转，脉象如前，上腹部压痛消失，共服4剂，诸症悉出，舌苔转净，脉转和缓。又用前方6剂共为细末，早晚各服10g，为之善后处理，后随访2个月，未予复发。（《伤寒论临床研究》）

二、辨虚证实证

【原文】夫實則譫語，虛則鄭聲[1]。鄭聲者，重語也。直視譫語，喘滿者死，下利者亦死。（210）

【词解】[1] 郑声：郑声是语言重复，声音低微，多见于虚寒重证的后期阶段。

【提要】辨谵语郑声及谵语危候。

【分析】谵语与郑声，都是意识不清而妄言乱语，然二者有虚实之别。即《素问·通评虚实论》所说："邪气盛则实，精气夺则虚"。谵语多由邪热亢盛扰乱神明所致。其表现为声高气粗，胡言乱语，属实，多见于阳明里热实证。

郑声为精气损耗而心神无主所致。表现为语言重复，声音低微，属虚。与《素问·脉要精微论》所谓"言而微，终日乃复言者，此夺气也"相似，多见于三阴里虚寒证。

以上谵语郑声有虚实之辨，然谵语一证，还有顺逆之别。若谵语而见直视，是阳热极盛，阴液将竭，精气不能上注于目所致，是为危候。如再见喘满，为阴竭而阳无所依附，正气将脱于上，故主死。谵语直视而见下利，是中气亦败，利复伤阴，故亦主死。此为谵语之逆证。相对而言，热盛谵语，而无险恶之候者，当为顺证。

【选注】《医宗金鉴》：谵语一证，有虚有实，实则谵语，阳明热甚，上乘于心，乱言无次，其声高朗，邪气实也。虚则郑声，精神衰乏，不能自主，语言重复，其声微短，正气虚也。（《医宗金鉴·订正仲景全书·伤寒论注》）

【原文】發汗多，若重發汗者，亡其陽，譫語。脉短者死，脉自和者不死。（211）

【提要】亡阳谵语凭脉以决其预后。

【分析】上条所论之谵语，为阳明里热实证，由邪热炽盛，扰乱心神所致。本条所述为虚证谵语，乃常中之变，不得以常法视之。由于汗为心之液，必得阳气蒸腾施化而始出，故发汗过多，不仅阴液外泄，而且阳气随之消亡。如此阴竭阳亡，则心神何以安宁，故阳亡者，抑或有谵语之证。可见谵语仍有虚实之辨，实证谵语者，必兼有实热之象，虚证谵语者，必兼有虚证之候（表2-8）。

表2-8　谵语虚实辨

证型	病机	证候	预后
实证 谵语	邪热炽盛 扰乱神明	神昏烦躁，唤之不醒，伴见一系列燥 热实证	喘满：阴竭阳无所依，正气将脱于上 谵语直视，下利：中气败坏，阴脱于下
虚证 谵语	阳亡阴竭 神明无主	沉迷昏睡，似寐非寐，呼之可醒，旋 入昏糊，伴见亡阳证候	脉短涩：气血虚，津液竭，预后不良 脉自和：病虽重，而阴阳之气尚未衰竭，预后较佳

虚证谵语为亡阳之危候，还须结合脉象，以判断预后之吉凶，若脉短涩者，为气血虚，津液竭，则预后多凶。若脉不短涩，而能自和，是病虽重，而阳明之气尚未至衰竭程度，故预后较佳。

【选注】汪苓友：此系太阳病转属阳明谵语之证。本太阳经得病时，发汗多，转属阳明，重发其汗，汗多亡阳。汗为血之液，阳亡则阴亦亏，津血耗竭，胃中燥实而谵语。谵语者，脉当弦实或洪滑，为和者，言脉与病不相背也，是病虽甚不死。若谵语脉短者，为邪热盛，正气衰，乃阳证见阴脉也，以故主死。或以阳亡为脱阳，脱阳者见鬼，故谵语。（《伤寒论辨证广注·辨阳明病脉证并治》）

【原文】陽明病，脉浮而緊者，必潮熱，發作有時；但浮者，必盜汗出。（201）

【提要】辨阳明病的脉证。

【分析】脉浮紧，发热恶寒是太阳病。今阳明病，脉浮紧而潮热，潮热者，必不恶寒，反恶热，自汗出，故为阳明热证。阳明有热，其脉多为洪大，而言脉浮紧亦属变例，盖浮者是热盛于外，紧是邪实于里。"发作有时"是指潮热而言，即每当日晡之时则发潮热，多为阳明腑实燥结之候。

若脉但浮而不紧，则是热虽盛，而腑未成实，热气蒸腾，阴为之逼迫而发越于外，故寐则盗汗出。此条随证以辨脉，而非据脉以定证。可见临证时必须脉证合参，方能做出正确之诊断。

【选注】唐容川：此脉紧是应大肠中有燥屎结束之形也，故必潮热。凡仲景所言潮热，皆是大肠内实结，解为太阳实邪，非也。仲景脉法，如脉紧者必咽痛，脉迟身凉为热入血室，皆与后世脉决不同。（《伤寒论浅注补正·辨阳明病脉证并治》）

【原文】脉陽微而汗出少者，為自和也；汗出多者，為太過。陽脉實，因發其汗，出多者，亦為太過。太過者，為陽絕於裏[1]，亡津液，大便因鞕也。（245）

【词解】[1] 阳绝于里：绝，极也。谓阳热之邪极盛于里。

【提要】汗出过多，津液受伤，致大便硬。

【分析】脉阳微，是脉浮取有微弱和缓之象，说明正气虽然有所不足，而邪气亦不太重，此时宜参考证候，以判断其转归。若汗出较少，说明邪正相争，正气将胜，病邪将退之象。故云"为自和也"。如汗出过多，则津液伤于外，邪热盛于里，是为太过。

阳脉实，是指脉浮而充实有力，说明邪气较盛，而正气不虚，若因风寒袭表所致者，治当外散表邪，发汗以遍身絷絷微似有汗者为佳，若发汗太多，亦为太过。因汗出过多，易致津液亡于外，阳热盛于里，因而出现肠中干燥大便硬的变证。

【选注】《医宗金鉴》：脉阳微，谓脉浮无力而微也。阳脉实，谓脉浮有力而盛也。凡中风伤寒，阳微则热微，微热蒸表作汗，若汗出少者，为自和欲解；汗出多者，为太过不解也。阳脉实则热盛，热盛而发其汗，出多者，亦为太过，则阳极于里，亡津液，大便因硬，而成内实之证矣。(《医宗金鉴·订正仲景全书·伤寒论注》)

【原文】脉浮而芤[1]，浮為陽，芤為陰，浮芤相搏，胃氣生熱，其陽則絕。(246)

【词解】[1] 脉浮而芤：脉轻按浮大，重按中空，形似葱管，为阴血不足，阳气浮盛之象。

【提要】辨阳明热盛津亏的脉证。

【分析】本条承上条而来，观"胃气生热，其阳则绝"，与上条"阳绝于里"，"大便因硬"相互呼应，相互发明。因知热盛津伤，胃肠燥结，则便硬不通，仍为基本病理变化，病证如此，而脉可多变，故引浮芤之脉，反复辨析，非独"阳脉微"、"阳脉实"为然。

浮为阳气盛，芤为阴血虚，阳气盛则气有余而生热，阴血虚则阴不足以和阳。浮芤相搏，阳盛阴虚，所谓"胃气生热，其阳则绝"，即是说明阳热独盛，阴液虚竭，阴阳不相调和，因而形成肠中干燥，大便硬结之证。

【选注】钱天来：浮为阳邪盛，芤为阴血虚。搏，聚也，浮芤并见，故曰浮芤相搏。阳邪盛则胃气生热，阴血虚则津液内竭，故其阳则绝，绝者，非断绝、败绝之绝，言阳邪独治，阴气虚竭，阴阳不相为用，故阴阳阻绝而不相流通也。即《生气通天论》所谓"阴阳离决，精气乃绝"之义也，注家俱谓阳绝乃无阳之互词，恐失之矣。(《伤寒溯源集·阳明篇》)

【原文】陽明病，法多汗，反無汗，其身如蟲行皮中狀者，此以久虛故也。(196)

【提要】阳明病津液久虚者无汗。

【分析】阳明病属里热实证，盖阳明为多气多血之腑，又主津液所生病，若燥热之邪内入阳明，津液为之蒸腾而宣泄于外，故阳明病多汗乃理法之常，今反无汗者，乃法之变也。此非表证未解，以不恶寒可知，考其原因，乃久虚之体，又患阳明燥热，则不仅津液不足，而且元气亦虚，无以化汗达于肌表，热邪不能发泄，欲汗不汗，故有身痒如虫行皮中之状。

本条与第23条均有身痒之证，但彼为太阳表郁轻证，邪郁肌表而不能透达，治当小发其汗以祛表邪。本条为久虚之人患阳明病，燥热虽盛，而津液久虚，无汗达于表所致，治宜益气生津，以充汗源；清解阳明燥热，以制其焦灼。

【选注】成无己：胃为津液之本，气虚津液少，病则反无汗。胃候身之肌肉，其身如虫行皮中者，知胃气久虚也。(《注解伤寒杂病论·辨阳明病脉证并治》)

自学指导

本节主要辨阳明中风、中寒及辨虚证、实证。学习本篇当与全篇相联系，前后互参。

1. 阳明为多气多血之腑，其病以燥热为主，然亦有中风、中寒之别，论中以能食与否辨别之。若能食者名中风，说明胃阳较盛，同时说明腑中尚无实邪阻滞，故中风者，虽受风邪，而入阳明之后，则转为阳明热证。若不能食者名中寒，说明胃阳不足，复为寒邪所伤，是必胃中虚冷无疑。有胃寒吐逆者，如第243条"食谷欲呕者，吴茱萸汤主之"是也。

2. 阳明位居中焦，而热邪内盛，上扰心神而出现神志证候者，以谵语较为常见，其表现有神志不清，声音粗壮，胡言乱语，乃邪实正实之候。然谵语亦有兼虚者，其证更重，若燥热亢盛，耗精伤液，津液亏乏，出现直视谵语，喘满者死，下利者亦死。更有亡阳谵语，乃汗出过多，为阳亡阴竭之危候。郑声多见于三阴虚寒证，以神志恍惚，声音低微，语言错乱重复为特征。

3. 阳明病燥热内盛，逼津外泄，其证当以多汗为主，然亦有津虚液亏之人，虽患燥热，而反无汗者，乃常中之变。辨阳明腑实，以大便硬结为主，然有津亏液竭，大便硬者，又只宜润导之法，与阳明腑实又有所不同，当予鉴别。总之，在阳明篇中，亦论述了若干虚寒证候，乃示人辨其实，不可不虑其虚之意。

【复习思考题】

1．阳明中风、中寒有何区别？其机制是什么？
2．试述吴茱萸汤证的主症、病机、治法与方药。
3．谵语有哪几种情况？分述其机制？
4．试述郑声的表现及机制？

【附】备考原文

【原文】陽明病，初欲食，小便反不利，大便自調，其人骨節疼，翕翕如有熱狀，奄然發狂，濈然汗出而解者，此水不勝穀氣，與汗共併，脉緊則愈。（192）

【原文】傷寒四五日，脉沉而喘滿，沉為在裏，而反發其汗，津液越出，大便為難，表虛裏實，久則讝語。（218）

【原文】脉浮而遲，表熱裏寒，下利清穀者，四逆湯主之。（225）

【原文】陽明中風，脉弦浮大，而短氣，腹都滿，脇下及心痛，久按之氣不通，鼻乾不得汗，嗜臥，一身及目悉黃，小便難，有潮熱，時時噦，耳前後腫，刺之小差，外不解，病過十日，脉續浮者，與小柴胡湯。（231）

【原文】脉但浮，無餘證者，與麻黃湯；若不尿，腹滿加噦者，不治。（232）

【原文】陽明病，脉遲，汗出多，微惡寒者，表未解也，可發汗，宜桂枝湯。（234）

【原文】陽明病，脉浮，無汗而喘者，發汗則愈，宜麻黃湯。（235）

【原文】病人煩熱，汗出則解，又如瘧狀，日晡所發熱者，屬陽明也。脉實者，宜下之；脉浮虛者，宜發汗。下之，與大承氣湯；發汗，宜桂枝湯。（240）

【原文】太陽病，寸緩關浮尺弱，其人發熱汗出，復惡寒，不嘔，但心下痞者，此以醫下之也。如其不下者，病人不惡寒而渴者，此轉為陽明也。小便數者，大便必鞕，不更衣十日，無所苦也。渴欲飲水，少少與之，但以法救之。渴者，宜五苓散。（244）

阳明篇小结

阳明病以"胃家实"为提纲。所谓"胃家"，据《灵枢·本输篇》"大肠小肠皆属于胃"之说，自概括整个胃肠。所谓"实"，是邪气盛则实，即肠胃燥结成实之义。阳明居中土，主燥化，邪正相争剧烈，邪实而正不虚，所以阳明病每多出现于阳热极盛阶段。故"胃家实"三字，当是指阳明腑实证，但应还包括有阳明病热证。

阳明病的来路有三，自太阳病转属而来者，叫做太阳阳明；从少阳而来者，叫做少阳阳明；若自发于阳明者，叫做正阳阳明。病邪由表入里，内犯阳明，其病理机制各有不同。如从太阳而来者，有发汗不彻，邪郁化热而转属者；有汗下太过，津伤化燥而形成者；有属二阳并病，表证已罢，而里热旺盛者，还有太阴虚寒证，寒湿化燥，脏邪还腑，也可转为阳明病大便硬之证。故《伤寒论》有阳明居中主土，万物所归，无所复传之说。实则阳明病传变与否，应当活看，若阳明清下太过，极易变成三阴虚寒证。

阳明病的外证为"身热，汗自出，不恶寒，反恶热"。阳明病的主脉，为脉大。阳明主燥，里热内盛，而蒸腾于外，故脉证均现阳热亢盛之象。阳明病初起，或阳郁不伸，或表证未罢，亦可出现恶寒，但时间短暂，故不恶寒、反恶热，方为阳明病的外证，反映了阳明病为燥热实证。然此脉证是撮其大要者而言之，如属阳明热证，还当有身大热、汗自出、不恶寒、反恶热、烦渴、脉浮滑洪数等。如属阳明实证，当有潮热、谵语、腹满痛、大便不通、脉沉实有力等。务必详加审辨。

阳明病还有热证和实证之分，热证者，如身大热，汗自出，不恶寒，反恶热，心烦，口渴，脉浮滑洪大等，是阳明热证的主要证型，乃邪热盛于中焦，弥漫于表里内外，治法当清解阳明之热，代表方如白虎汤。如兼口干舌燥，大渴引饮不解，或背微恶寒，或时时恶风，是阳明热盛气津受伤之证，治宜在白虎汤的基础上，加人参以益元气，生津液。若症见心烦懊憹不眠、饥不能食，或但头汗出、舌苔微黄等，是邪热扰于胸膈，治当清宣上焦郁热，代表方如栀子豉汤。若证见脉浮发热、渴欲饮水、小便不利等，是水热互结，当用育阴利水之法，代表方为猪苓汤。然猪苓汤证是阳明下后所致，当是阳明病变局，而非阳明病正局。故曰"阳明病，汗出多而渴者，不可与猪苓汤，以汗多胃中燥，猪苓汤复利其小便故也"。阳明病实证，病属外邪入里化热，津液受伤，燥结成实，或邪热与肠中宿食结为燥屎。一般证候当有腹胀满不大便，苔黄燥，脉沉实等。在此脉证基础上，如燥热偏盛，证见蒸蒸发热，或心烦，或谵语，当用调胃承气汤泻热去实以调和胃气。若阳明腑实，虽见潮热，谵语，但以痞满为主者，或无潮热而其证重在"腹大满不通"，宜用小承气汤以泻热去实，利气消满。亦有大便虽硬，燥结未甚，有欲用大承气，先与小承气为试法者。若证见潮热、谵语、手足濈然汗出、腹满硬痛、大便不通、脉沉迟有力等，则为里热偏亢，燥结又甚，宜用大承气汤峻下实热，涤去燥结。更有阳明腑实重证，出现发则不识人，循衣摸床，惊惕不安，微喘直视，或目中不了了，睛不和，或阳明病发热汗多，或发汗不解，腹满痛，是为阳热亢盛，阴液消耗，当急用大承气汤，变峻下热实法，为急下存阴之法。由此可知，对于下法的使用，一般应持审慎态度，但应明了关于急下一法，当用即用，不必瞻前顾后，以免贻误病情，后悔莫及。脾约为胃热肠燥，津液亏乏所致，虽列于阳明篇，但无潮热谵语等实热征象，其主症为大便硬，亦有"不更衣十日，无所苦也"。宜用润下法，代表方为麻子仁丸。若津液内竭而大便硬，主症为"当须自欲大便"，宜用导下法，如蜜煎导、大猪胆汁等方可据证酌情选用。

辨析阳明实证，要知潮热，手足濈然汗出，不能食，脉迟等为本病审证之关键。但并非凡见上述证候者即为阳明实证，须知亦有不属于腑实者，故临证时既要了解证候之特征，又要综合四诊加以评辨，方能做到诊断正确。

《伤寒论》方被后世尊称为经方，临床适用面广，但在具体应用时，既要掌握其适应证，又务必了解其禁忌证。如"伤寒脉浮，发热无汗，其表不解，不可与白虎汤"。因为白虎汤为辛寒清解之剂，适用于阳明无形之邪热弥漫全身，而禁用于太阳表寒证之故。另有"若发热微恶寒者，外未解也，其热不潮，未可与承气汤"。是承气方类，自为阳明腑实证而设，切不可用于表证未解之病。论中所述下法禁例各条中，有属病机在上者，有属邪热弥漫于表者，有病位实在心下而不在腹部者，皆在"不可攻之"之列，且符合临床实际。仲景在此处所述的"攻之"，当是指大承气汤而言。如见上述证候时，采用和下之法，或加大黄、芒硝于方中兼以荡涤实热者，又另当别论。至于阳明中寒证，更是不可滥用苦寒攻下之剂。发黄有两种情况，一为瘀热在里，一为寒湿在里。瘀热在里为阳黄，当属阳明，其病因为湿与热合，湿热蕴结于中焦，胆汁不循常道，因而发黄，其特征为身、目、小便俱黄，黄色鲜明如橘子色，并有身热、口干、心烦懊恼，胸脘痞闷，四肢倦怠，乏力，舌苔黄腻，脉多濡数等，为热重于湿之证，治宜清热除湿，利胆退黄，代表方如栀子柏皮汤，属清法。如腹部胀满，大便不畅，为湿热并重，蕴结在里，宜用茵陈蒿汤，属清而兼下法。如外兼表邪，有无汗，恶寒，发热，身痒等，乃湿热兼表之证，宜用麻黄连轺赤小豆汤，属清而兼汗法。若寒湿在里而发黄，属阴黄，病因为寒湿内郁，疏泄失常而发黄，其特征为黄色晦暗而无光泽，证见不发热，畏冷喜温，大便溏薄，口淡苔白，脉沉迟缓等。治当温中复阳以化寒湿，即所谓"于寒湿中求之"。

阳明为多气多血之经，故阳明病有气分热证，亦有血分热证，还有气热而影响血分为病者。血分热证之特征为口干，但欲漱水不欲咽，必衄，其与气分热证口渴引饮不解者，自有不同。关于阳明蓄血证，是因阳明病患者有久瘀血之故，其证喜忘，大便虽硬而排出反易，色黑，又与阳明腑实证不同。然阳明蓄血证还当与太阳抵当汤证各条互参。

太阳主表，故太阳病，自汗、脉缓者，名中风；无汗、脉紧者名伤寒。阳明病则以能食者为中风，不能食者为中寒。因为能食与否反映了胃阳的盛衰，与机体的寒热情况。故阳明中风数条，多属阳明热证。阳明中寒，即胃中虚冷证。

"实则谵语，虚则郑声"。阳明热证实证，以谵语而多见，是里热炽盛，蒸腾于上，扰乱神明所致。但若阳热炽盛，阴液消灼，则直视谵语，喘满者死，下利者亦死。亦有汗出过多，出现亡阳谵语者，为阳亡阴竭之危候。一般阳明病法多汗，但亦有久虚之人患此病，因气虚津亏而反无汗者。阳明腑实，燥屎阻结，以大便硬为主症，但也有因津亏液竭而致大便硬者。说明仲景在辨明阳明胃家实时，仍时时考虑其虚，足见其辨证之精细。

〔赵映前〕

第三章 辨少阳病脉证并治

少阳包括手少阳经三焦与足少阳经胆腑，并与手厥阴心包，足厥阴肝为表里。三焦主决渎而通调水道，故名"中渎之腑"，又为水火气机运行之道路。胆附于肝，内藏精汁而主疏泄，故名"中精之腑"。胆腑清利则肝气条达，脾胃自无贼邪之患，同时手足少阳经脉互有联系，故胆腑功能疏泄正常，则枢机运转，三焦通畅，水火气机得以升降自如，故能上焦如雾，中焦如沤，下焦如渎，各有所司。

外邪侵犯少阳，胆火上炎，枢机不运，经气不利，进而能影响脾胃，出现口苦、咽干、目眩、往来寒热、胸胁苦满、默默不欲饮食、心烦喜呕、脉弦细、舌苔白等，称为少阳病。少阳病居于太阳阳明之间，因病邪既不在太阳之表，又未达于阳明之里，故少阳病亦称半表半里证。

少阳外邻太阳，内近阳明，病邪每多传变，则证情常有兼挟。若少阳兼太阳表证，治宜和解发表之法并用。若兼阳明里实证，治宜和解兼通之法。若兼水饮内停，治宜和解与温化水饮并行。若因失治误治，导致病邪弥漫，表里俱病，虚实兼见等证，治宜于和解少阳之中，并用重镇安神，通阳和表，泻热去实之法。有太阳少阳合病下利者，宜苦寒清热，坚阴止利。少阳病有从太阳之表而来者，有自发于少阳者，有少阳受病多日不解者，所见证候虽多，但只要病入少阳而有柴胡证，则但见一证便是，不必悉具。更有少阳病因误治失治，阳盛则入阳明之腑，阴盛则入三阴之脏者。则各随其传变而论治。然则少阳病是否传入三阴，每以中气盛衰为转移，故曰："伤寒三日，三阳为尽，三阴当受邪，其人反能食而不呕，此为三阴不受邪"是也。

少阳病治疗原则，应以和解为主。小柴胡汤是其主方。汗、吐、下三法均属禁忌之列。但由于病情有变化，证候有兼挟者，则可于和解中有兼汗兼下等不同的治法。这与少阳病禁汗禁下，是辨证的统一。

【目的要求】

1. 掌握少阳病提纲的意义和少阳病的证治。

2. 熟悉少阳病的辨证。

3. 了解少阳病的治禁。

【自学时数】 8 学时。

第一节 少阳病提纲

【原文】少陽之為病，口苦，咽乾，目眩也。（263）

【提要】少阳病提纲。

【分析】外邪侵袭少阳，邪在半表半里，以致枢机不利，则胆腑寄寓之相火郁而不发，势必上炎，灼伤津液，走窜空窍，故口苦、咽干。手足少阳之脉起于目锐眦，且胆与肝合，肝开窍于目，胆火上扰，清窍不利，故头目昏眩。

以上胆火上炎而致口苦、咽干、目眩，虽为少阳病提纲证，然有正邪分争于半表半里，枢机不利，经气郁结，进而影响脾胃功能者，如往来寒热、心烦喜呕等，仍为少阳主症，二者应相互补充。故本条应与第96条合看。

【选注】成无己：足少阳，胆经也，《内经》曰："有病口苦者，名曰胆瘅。"《甲乙经》曰："胆者，中精之腑，五脏取决于胆，咽为之使"，少阳之脉，起于目锐眦，少阳受邪，故口苦、咽干、目眩。（《注解伤寒论·辨少阳病脉证并治》）

柯韵伯：仲景特揭口苦、咽干、目眩为提纲，奇而至当也。盖口咽目三者，不可谓之表，又不可谓之里，是表之入里，里之出表处，所谓半表半里也。三者能开能阖，开之可见，阖之不见，恰合枢机之象，故两耳为少阳经络出入之地。苦、干、眩者，皆相火上走空窍而为病也。此病自内之外，人所不知，惟病人独知，诊家所以不可无问法。（《伤寒来苏集·伤寒论注·少阳篇》）

张隐庵：此论少阳风火主气。夫少阳之上，相火主之，标本皆热，故病则口苦咽干。《六元正纪大论》云："少阳所致为飘风燔燎，故目眩。目眩者，风火相煽也。"（《伤寒论集注·少阳篇》）

第二节　少阳病证

一、小柴胡汤证

【原文】傷寒五六日，中風，往來寒熱[1]，胸脇苦滿[2]，嘿嘿[3]不欲飲食，心煩喜嘔[4]，或胸中煩而不嘔，或渴，或腹中痛，或脇下痞鞕，或心下悸、小便不利，或不渴、身有微熱，或欬者，小柴胡湯主之。(96)

【词解】

[1] 往来寒热：即恶寒发热交替出现。

[2] 胸胁苦满：苦，作动词用，即病人苦于胸胁满闷。

[3] 嘿嘿：嘿同默。形容词，即表情沉默，不欲语言。

[4] 喜呕：经常作呕。

【提要】少阳病的证治。

【分析】外邪入侵，约经过五六日后，出现往来寒热等证，是病邪已入少阳，枢机不利，正邪分争半表半里，正胜则热，邪胜则寒，寒热交替出现，谓之往来寒热。它既不同于太阳病发热恶寒同时并见者，亦有别于疟疾之寒热发作有定时，更与阳明病身热汗出、不恶寒、反恶热者不同，故往来寒热为少阳病的主要热型（表3-1）。足少阳之脉，下胸中，贯膈，络肝属胆，循胁里。邪结于经，有碍经气运行，故胸胁苦满。胆属木，胃属土，胆火内郁，多能克害胃土，胃失和降，故喜呕而不欲饮食。胆失疏泄，火郁不发，上犯心神，则心中烦闷而神情默默。以上皆属少阳病主症，治宜和解，小柴胡汤主之。

表 3-1　往来寒热与太阳、阳明、疟病热型鉴别表

病证	少阳病	太阳病	阳明病	疟病
热型	寒热往来（寒往热来，热往寒来，发无定时）	发热恶寒同时并见	发热，不恶寒，反恶热	寒热交作，发有定时（先寒后热，然后汗出热退，暂时缓解如常人）

自"胸中烦而不呕"以下，皆为少阳病或然证。如邪郁胸胁，未犯胃腑，则烦而不呕；胆热伤津则口渴；肝胆气郁，横逆犯脾，故腹中痛；胁下痞硬与胸胁苦满病机相同而程度较重。少阳统辖胆与三焦，三焦为决渎之官，乃水气通行之道路，若胆失疏泄，进而影响三焦水道之通调，则可兼水停之患，其停于心下者，为心下悸；蓄于下焦，膀胱气化失常者，则为小便不利；寒饮犯肺者故咳；至于不渴，身有微热，是里热未甚而表证未解。凡此均属少阳病或然证，治法可在小柴胡汤的基础上，再根据病情，随症加减治之（表3-2）。

表 3-2　胸胁苦满与类似病情鉴别表

病名	主症	病机
少阳病	胸胁苦满，或胁下痞硬	少阳经气不利
大结胸	心下痛，按之石硬，甚则从心下至少腹硬满而痛，拒按	水热互结胸膈
小结胸	正在心下，按之则痛	痰热结于心下
热扰胸膈	以心烦懊憹，卧起不安为主，或胸中窒，或心中结痛	无形邪热，内扰胸膈
寒实结胸	类似大结胸证，而无热象	寒实凝结胸膈
痰涎壅证	病如桂枝证，头不痛，项不强，胸中痞硬，气上冲咽喉，不得息	痰涎壅塞胸膈，肺气不利
悬饮证	心下痞硬满，引胁下痛，干呕、短气等	水饮癖结胸胁

【选注】方有执：伤寒五六日，中风，往来寒热，互文也。言伤寒与中风，当五六日之时，皆有此往来寒热以下之证也。五六日，大约言也。往来寒热者，邪入躯壳之里，脏腑之外，两夹界之隙地，所谓半表半里，少阳所主之部位，故入而并于阴则寒，出而并于阳则热，出入无常，所以寒热间作也。胸胁苦满者，少阳之脉，循胸络胁，邪凑其经，伏饮搏聚也。默，静也。胸胁既满，谷不化消，所以静默不言，不需饮食也。心烦喜呕者，邪热伏饮搏胸胁者，涌而上溢也。或为诸证者，邪之出入不常，所以变动不一也。（《伤寒论条辨·辨少阳病脉证并治》）

【治法】和解少阳。

【方药】小柴胡湯方

柴胡半斤　黄芩三两　人参三两　半夏半升，洗　甘草炙　生薑各三两，切　大棗十二枚，擘

上七味，以水一斗二升，煮取六升，去滓，再煎取三升，温服一升，日三服。若胸中烦而不嘔者，去半夏、人参，加栝楼實一枚；若渴，去半夏，加人参合前成四两半、栝楼根四两；若腹中痛者，去黄芩，加芍药三两；若胁下痞鞭，去大棗，加牡蛎四两；若心下悸、小便不利者，去黄芩，加茯苓四两；若不渴、外有微热者，去人参，加桂枝三两，温覆微汗愈；若欬者，去人参、大棗、生薑，加五味子半升、乾薑二两。

【方义】柴胡苦平，气质轻清，能疏解少阳之郁滞，剂量较重，故为本方主药。黄芩苦寒味重，能清胸腹蕴热以除烦满，两药相配，可解半表半里之邪。生姜、半夏调理脾胃降逆止呕。人参、炙甘草、大枣甘温益气和中，扶正祛邪。本方寒温并用，升降协调，有疏利三焦，调达上下，宣通内外，和畅气机的作用。且方用去滓再煎之法，是取其气味醇和，亦显其和解之性，故称为和剂。

若病有兼挟者，宜因证加减。如胸中烦而不呕，是邪热聚于胸膈，而胃气尚和，故去人参之补益，恐其助热也；去半夏之辛散降逆，以不呕故也。加瓜蒌实者，以除热荡实而止胸烦。若渴，是木火内郁，损伤津液，故去半夏之辛燥；加人参、瓜蒌根之甘苦凉润，以清热生津。若腹中痛，是脾土受木邪之害，故去苦寒之黄芩，而免苦寒伤中之患；加芍药能于土中泻木，和脾络而止腹痛。若胁下痞硬，乃少阳经气不行所致，故去大枣之甘温补益，以防甘能壅满之弊；加牡蛎者，在于咸能软坚，则痞硬可消。若心下悸，小便不利，是三焦决渎失常，水饮内蓄，去黄芩者，以其性寒，有凝聚寒饮之弊；加茯苓者，以淡渗导下，利小便故也。若不渴，外有微热，是兼表邪未解。故去人参之壅补，防其留邪不散；加桂枝者，兼解外邪故也。若咳者，乃肺寒而气逆，故加干姜之温以祛里寒、五味子之酸以收逆气；去人参、大枣，是免生壅滞，去生姜，是因其性走而不守，不利于温里寒。

【临床应用】小柴胡汤可以广泛用于多种疾病。近年临床上广泛应用于感冒、疟疾、流行性腮腺炎、急性病毒性肝炎的发热、产后发热、小儿夜热及不明原因的发热，均有一定的疗效。

据报道，用小柴胡汤加减治疗急性胰腺炎 50 例，均获治愈；本方加味治疗胆汁反流性胃炎 36 例，近期疗效满意。

【现代研究】国内外学者近年来，对小柴胡汤的药理作用进行深入研究，实验表明，本方毒性很小，具有显著的抗炎、保肝利胆、解热、镇痛、解痉、镇静、抗惊、增强非特异性免疫功能和抑制变态反应等作用。

【案例】刘姓，女，28 岁，第一胎足月自娩，产前血压 20/13.3kPa，曾一度发痉，产后第七天体温突然上升至 39.6℃，恶露无臭。白细胞 13.4×10⁹/L，中性 0.85（85％）。曾用抗生素治疗 3 天无效。证见恶露虽少，未净，腹不胀痛，寒热往来，连日不解，头面浮肿，口苦作恶，胸痞，时太息，舌淡红，苔薄腻，脉弦数。肝阳素旺，复因产后血室空虚，邪乘虚入，居于肝胆之经。少阳之气不和，营卫失调。拟下方：醋炒柴胡 2.4g，姜半夏 9g，炒黄芩 4.5g，紫丹参 9g，人参 4 片（吞），全当归 9g，炒白芍 4.5g，粉甘草 1.5g，益母草 9g，炒黑荆芥 2.4g，生姜 1 片。服上药 1 剂，得汗热减。第 2 剂热退（37.4℃）。服 3 剂后热罢。最后以和养之剂调治，服 8 剂收效。[沈衡甫．上海中医药杂志，1965，(10)：14]

【原文】血弱氣盡，腠理開，邪氣因入，與正氣相搏，結於脇下。正邪分爭，往來寒熱，休作有時，嘿嘿不欲飲食。藏府相連，其痛必下，邪高痛下，故使嘔也，小柴胡湯主之。服柴胡湯已，渴者，屬陽明，以法治之。(97)

【提要】少阳病的病因病机与转属阳明的证治。

【分析】本条是承接上条而来，反复阐述少阳病的发病机制与转属阳明的证治。"血弱气尽，腠理开，邪气因入"，是言人体气血虚弱，阳气不能卫外，腠理疏松，外邪乘虚而入，邪入与正气相搏，结于胁下，胁下为少阳所主的部位。少阳受病，经气不利，故见胸胁苦满，或胁下痞硬。少阳病在半表半里，正邪分争，邪胜则寒，正胜则热，所以往来寒热，休作有时。邪入而疏泄功能失常，胆火不得发越，郁犯心神，则神情默默；横克胃腑，则喜呕，而不欲饮食。"脏腑相连"是谓肝胆相连，脾胃相关，其气互通。今邪入少阳，其气不达，克害中土。胃气不降，故生呕逆，脾络不和则腹痛。"高"与"下"指部位而言，因胆的部位较高，胆经受邪，故云"邪高"。腹痛的部位较胆为下，所以说"痛下"。尤在泾说："邪高谓病所从来处，痛下谓病所结处"，即是此意。以上所述均属少阳，治宜和解，小柴胡汤主之。

若服柴胡汤后反见渴者，此病不在少阳，已转属阳明，应从阳明病辨证治之。因少阳病本有或渴一证必是渴而不甚，今服柴胡汤后而渴，且申言"属阳明"，是必少阳证罢，渴而多饮，伴见阳明燥热之象可知，自与少阳病或渴又有所不同。

【选注】王肯堂：血弱气尽至结于胁下，是释胸胁苦满句。正邪分争三句，是释往来寒热句，倒装法也。默默不欲饮食，兼上文满痛而言。脏腑相连四句，释心烦喜呕也。（《伤寒准绳·少阳病》）

方有执：已，毕也。渴亦柴胡或为之一证，然非津液不足，水饮停逆则不渴。或为之渴。寒热往来之暂渴也。今服柴胡汤已毕而渴，则非暂渴，其为热已入胃亡津液而渴可知，故曰属阳明也。（《伤寒论条辨·辨少阳病脉证并治》）

【原文】本太陽病不解，轉入少陽者，脇下鞕滿，乾嘔不能食，往來寒熱，尚未吐下，脉沉緊者，與小柴胡湯。（266）

【提要】太阳病转入少阳的脉证治法。

【分析】本太阳病不解，而出现胁下硬满、干呕不能食、往来寒热等症，是病已转入少阳。亦可说明少阳病来路，多是病邪从表而入少阳半表半里之界。尚未吐下，是指未经误治，正气未伤，一般无邪陷三阴之可能。

弦为少阳主脉。此言脉沉紧颇似少阴之脉，然与胁下硬满，干呕不能食，往来寒热等症并见，则不属少阴而属少阳无疑。盖沉紧之脉见于尚未吐下，正气未伤之时，一般无邪陷三阴之可能。此与第148条"脉虽沉紧，不得为少阴病"，其意相同。沉与浮相对，因邪离太阳而入少阳，故曰沉，弦脉之甚者，类似紧脉，故合称沉紧。综上所述，本条既为少阳之证，又见与少阳相关之脉，故宜和解，与小柴胡汤。

【选注】徐灵胎：此为传经之邪也。以上皆少阳本证。未吐下，不经误治也。少阳已渐入里，故不浮而沉，紧则弦之甚者，亦少阳本脉。（《伤寒论类方·柴胡汤类》）

【原文】傷寒四五日，身熱惡風，頸項强，脇下滿，手足溫而渴者，小柴胡湯主之。（99）

【提要】三阳病证见，治从少阳。

【分析】伤寒四五日，身热恶风，项强属太阳表证；颈强胁下满，属少阳半表半里证；手足温而渴，属阳明里证。本条三阳病证见，治从少阳，而以和解为主，方用小柴胡汤。本条有合病之实，而无合病之名，且治以和解为法，方有执云："三阳俱见病，而独从少阳小柴胡汤为治者，太阳、阳明之邪微，少阳近里而里证见，故从少阳一经和而三善备也。"（《伤寒论条辨·少阳篇》）。方氏注释，能切中要领，恕不赘言。临床之际，可参照第96条小柴胡汤诸或然证之例，加减本方可也。

【选注】钱天来：身热恶风项强，皆太阳表证也。胁下满，邪传少阳也。手足温而渴，知其邪未入阴也。以太阳表证言之，似当汗解，然胁下已满，是邪气已入少阳。仲景原云：伤寒中风，有柴胡证，但见一证便是，不必悉具。故虽有太阳未罢之证，汗之则犯禁例，故仍以小柴胡汤主之。但小柴胡汤当从加减例用之。太阳表证未除,宜去人参加桂枝,胁下满,当加牡蛎,渴去半夏加瓜蒌根为是。(《伤寒溯源集·少阳篇》)

【原文】傷寒,陽脉[1]濇,陰脉[2]弦,法當腹中急痛,先與小建中湯,不差者,小柴胡湯主之。(100)

【词解】

[1]阳脉:指脉浮取。

[2]阴脉:指脉沉取。

【提要】少阳兼里虚寒证,治宜先补后和之法。

【分析】本条凭脉而测病机与病情。阳脉涩,是脉浮取而涩,为气血不足,其本虚;阴脉弦,是脉沉取而弦,弦主少阳病,又主痛证。腹中急痛而见此脉,主要由于中焦虚寒,气血不足,复为少阳之邪相乘所致,亦即少阳兼里虚寒之证。其治法应分缓急,盖中焦虚寒,气血不足之人若投小柴胡汤苦寒之剂,必使中虚更甚,而引邪深入。若先补其虚,使气血充沛抗病有力,然后祛邪,则无后顾之忧,故先与小建中汤,调和气血,建中止痛,以治里虚之本,并寓扶正祛邪之义。若服汤后腹痛止,而少阳病未解者,则用小柴胡汤,以和解少阳之标。

少阳或然证有兼腹痛者,治法用小柴胡汤去黄芩、加芍药,是病以少阳为主,故仅加芍药以和脾抑肝,缓急止痛。本证腹痛以中焦虚寒为主,少阳之邪次之,故治法先宜建中气,而后和解少阳。二者证情略似而治法不同,可以明确证候与治法之主从关系。

【选注】汪苓友曰:此条乃少阳病兼挟里虚之证。伤寒脉弦者,弦本少阳之脉,宜与小柴胡汤。兹但阴脉弦而阳脉则涩。此阴阳以浮沉言,脉浮取之则涩而不流利,沉取之亦弦而不和缓。涩主气血虚少,弦又主痛,法当腹中急痛。与建中汤者,以温中补虚缓其痛而兼散其邪也。先温补矣,而弦脉不除,痛犹未止者,为不差,此为少阳经有留邪也,后以小柴胡汤去黄芩加芍药以和解之。盖腹中痛,亦柴胡证中之一候也。乃仲景神妙之法。(《伤寒论辨证广注·辨少阳病脉证并治法》)

【原文】陽明病,發潮熱,大便溏,小便自可,胸脇滿不去者,與小柴胡湯。(229)

【提要】阳明病柴胡证未去,治从少阳的证治。

【分析】本条既曰阳明病,复言发潮热,似乎阳明腑实证,然则腑实证必然小便数,大便硬,腹部胀满,疼痛等症见,可方断之。今大便溏,小便自可,腹无满痛之苦,虽有潮热,但大便溏是津未伤,燥实未甚,阳明腑实尚未形成。且胸胁满甚,而以"不去"二字表述之,则病甚于少阳之意已经显然,故仍从少阳论治,与小柴胡汤。

【选注】钱天来:此阳明兼少阳之证也。邪在阳明而发潮热,为胃实可下之候矣。而大便反溏,则知邪虽入而胃未实也。小便自可,尤知热邪未深。胸胁满者,邪在少阳之经也。盖阳明虽属主病,而仲景已云:伤寒中风,有柴胡证,但见一证便是,不必悉具。故凡见少阳一证,便不可汗下,惟宜以小柴胡汤和解之也。(《伤寒溯源集·阳明篇》)

【原文】陽明病,脇下鞕滿,不大便而嘔,舌上白胎者,可與小柴胡湯。上焦得通,津液得下,胃氣因和,身濈然汗出而解。(230)

【提要】阳明病柴胡证未罢,治从少阳及服汤后的机制。

【分析】本条是承接上条而来，与上条同属阳明病，但少阳证未罢，故主用柴胡和解法，从少阳论治。上条阳明病，发潮热，但大便溏，小便自可，阳明腑实未成，胸胁满不去，其证重在少阳。本条阳明病不大便，亦似阳明腑实，但不发潮热，况胸胁硬满不在腹部而在胁下，舌苔不黄燥而为白苔，更见呕逆，仍是腑实未成，而以少阳为主，故当从少阳论治，可与小柴胡汤。

小柴胡汤为和解少阳，宣展枢机之剂，上焦气机得以宣通，则胁下硬满可去；津液得下，则大便自调；胃气和降，则呕逆可除。三焦通畅，气机无阻，自可周身漐然汗出而解。

【选注】成无己：阳明病，腹满、不大便、舌上苔黄者，为邪热入腑，可下。若胁下硬满，虽不大便而呕，舌上白苔者，为邪未入腑，在表里之间，与小柴胡汤以和解之。（《注解伤寒论·辨阳明病脉证并治》）

张令韶：不大便者，下焦不通，津液不得下也。呕者，中焦不治，胃气不和也。舌上白苔者，上焦不通，火郁于上也。可与小柴胡汤，调和三焦之气。上焦得通而白苔去，津液得下而大便利，胃气因和而呕止。三焦通畅，气机旋转，身漐然汗出而解也。（《伤寒论直解·辨少阳病脉证篇》）

二、少阳病禁例

【原文】少陽中風，兩耳無所聞，目赤，胸中滿而煩者，不可吐下，吐下則悸而驚。（264）

【提要】少阳中风证治与禁忌及误治后变证。

【分析】少阳中风，是风邪侵入少阳之经。足少阳经脉起于目锐眦，入耳中。胆火得风邪相助，势必风火交煽，损伤津液，干扰空窍，故耳聋目赤。胆经复下胸中贯膈，邪结胸胁，少阳经气不利，所以胸中满而烦。治法当以和解为主。

上述胸满而烦，若误作肠胃实邪阻滞，而用吐下之法，势必耗伤气血，以致心神失养，神明无主，可出现心悸、惊惕等变证，故少阳病禁用吐下之法。

【选注】《医宗金鉴》：少阳，即首条口苦、咽干、目眩之谓也。中风，谓此少阳病，是从中风之邪传来也。少阳之脉，起目锐眦，从耳后，入耳中，其支者，会缺盆，下胸中，循胁。表邪传其经，故耳聋、目赤、胸中满而烦也。然此少阳半表半里之胸满而烦，非太阳证具之邪陷胸满而烦者比，故不可吐下。若吐下则虚其中，神志虚怯，则悸而惊也。（《医宗金鉴·订正仲景全书·伤寒论注》）

【原文】傷寒，脉弦細，頭痛發熱者，屬少陽。少陽不可發汗，發汗則讝語，此屬胃。胃和則愈，胃不和，煩而悸。—云躁。（265）

【提要】少阳伤寒禁汗及误汗后的变证与转归。

【分析】头痛发热，三阳病皆有，若脉浮头痛，发热恶寒，是病在太阳之表，当用汗解；若头痛发热而烦渴，脉洪大或滑数，是病在阳明之里，当清下里热；今伤寒脉弦细而头痛发热，弦是少阳主脉，脉证合参，从而决诊为病属少阳，治法当用和解而不可妄用汗法（表3-3）。若误用辛温发汗，则津液外泄，胃中干燥，津伤热盛，故发谵语。谵语由胃热所致，故云"此属胃"。治法当和胃泄热，则谵语自止。若胃不和则胃燥津伤益甚，更可出现心烦而悸之变证。此皆少阳误汗所致，故少阳病禁用汗法。

表 3-3　三阳头痛发热鉴别表

病名	主症	主脉	治法
太阳病	头痛发热（恶寒）	浮（紧、缓）	汗法
阳明病	头痛发热（不恶寒反恶热）	洪大或滑数	清下法
少阳病	头痛发热	弦细	和法

【选注】《医宗金鉴》：脉弦细，少阳之脉也。上条不言脉，此言脉者，补言之也。头痛发热无汗，伤寒之证也；又兼见口苦、咽干、目眩之证，故曰属少阳也。盖少阳之病，已属半里，故不可发汗。若发汗，则益伤其津，而助其热，必发谵语，则是转属胃矣。若其人津液素充，胃能自和，则或可愈。否则津干热结，胃不能和，不但谵语，且更增烦而悸矣。《医宗金鉴·订正仲景全书·伤寒论注》

第三节　少阳病辨证

【原文】得病六七日，脉迟浮弱，恶风寒，手足温。医二三下之，不能食，而胁下满痛，面目及身黄，颈项强，小便难者，与柴胡汤，后必下重；本渴饮水而呕者，柴胡汤不中与也，食谷者哕[1]。（98）

【词解】[1]哕：呃逆。

【提要】表病里虚误下致变及中虚饮停的柴胡疑似证。

【分析】得病六七日，脉浮弱，恶风寒，为表证仍在，但脉迟为寒，不发热而手足温，是病与太阴有关，此与第278条"伤寒脉浮而缓，手足自温者，是为系在太阴"相类。推究病源，乃病人脾阳素虚，感受风寒，邪已入里而表证未解，治法当以温中解表为宜。若误认为阳明实证而屡用下法，导致脾胃更虚，受纳无权，则不能食。脾虚而寒湿郁滞经脉，故胁下满痛；影响肝胆疏泄功能，木郁不达，胆汁不循常道，溢于周身，因而面目及身黄；脾失转输之职，水不下行，故小便难。颈项强是表犹未解，此时治法应以温中散寒祛湿为主。若误认胁下满痛为少阳病枢机不利，而用小柴胡汤，则苦寒伤中，必致脾虚气陷，更增泻利下重。此段言脾阳虚而寒湿中阻者，出现柴胡疑似证，不可妄用小柴胡汤。

"本渴饮水而呕者"，是另论脾虚失运而为寒饮的病理机转。病因脾阳不足，转输无权，以致水气不化，津液不能上承则渴。饮逆于胃，故水入而呕。此证若误认为少阳病之呕，妄用柴胡汤，则中气必败，必进而出现食谷则哕之变证。此段言寒饮病不可与柴胡汤之例。

【选注】《医宗金鉴》：得病六七日，少阳入太阴之时也。脉迟，太阴脉也。脉浮弱，太阳脉也。恶风寒，太阳证也。手足温，太阴证也。医不以柴胡桂枝汤而和之，反二三下之，表里两失矣。今不能食，胁下满痛，虽似少阳之证，而实非少阳也。面目及身发黄，太阴之证已具也。颈项强，则阳明（编者注："阳明"疑为"太阳"之误）之邪未已也。小便难者，数下夺津之候也。此皆由医之误下，以致表里杂糅，阴阳同病。若更以有少阳胁下满痛之一证，不必悉具，而又误与柴胡汤，则后必下重，是使邪更进于太阴也。（《医宗金鉴·订正仲景全书·伤寒论注》）

【原文】伤寒中风，有柴胡证，但见一证便是，不必悉具。凡柴胡汤病证而下

之，若柴胡證不罷者，復與柴胡湯，必蒸蒸而振，却復發熱汗出而解。(101)

【提要】辨柴胡汤的用法及误下后服柴胡汤的机转。

【分析】伤寒中风，是说或为伤寒，或为中风，而病传少阳，而有柴胡证者，但见一证便是，不必悉具。柴胡证是指往来寒热、胸胁苦满、默默不欲饮食、心烦喜呕、口苦、咽干、目眩、脉弦诸证而言，只要见到其中一部分症状，就可使用小柴胡汤，不必悉具。论中例证甚多，如"胸满胁痛者"，"胸胁满不去者"，"呕而发热者"，"续得寒热发作有时者"，均与小柴胡汤。说明"但见一证便是"，必须活看，不可强调一症，重在"不必悉具"。

病在少阳，见柴胡证，治法当以和解为主，若使用下法，自属误治。误下后如柴胡证仍在者，自可续与小柴胡汤。惟误下后正气受损，抗邪乏力，若服汤后正气得药力之助，奋起抗邪，正邪交争，必然振振而寒，蒸蒸而热，及至正胜邪却时，遂发热汗出而解。此种病解的机转过程，即俗称战汗。战汗因正邪剧烈交争所致，有时尚可见到脉伏现象，如第94条所述"脉阴阳俱停"是也。然战汗后，其脉多呈虚软和缓之象，渐致脉静身和即病愈。战汗虽属病解之途径，然常见大汗肤冷之象，恐与脱证相混，应予鉴别。

【选注】成无己：邪在半表半里之间，为柴胡证，即未作里实，医便以药下之。若柴胡证仍在者，虽下之不为逆，可复与柴胡汤以和解之。得汤邪气还表者，外作蒸蒸而热。先经下，里虚，邪气欲出，内则振振然。正气胜，阳气生，却复热汗出而解也。(《注解伤寒论·辨太阳病脉证并治中》)

汪苓友：伤寒中风者，谓或伤寒或中风，不必拘也。柴胡证者，谓邪入少阳，在半表半里之间也。但见一证，谓或口苦，或咽干、目眩，或耳聋无闻，或胁下硬满，或呕不能食、往来寒热等，便宜与柴胡汤治之，不必待其证候全俱也。(《伤寒论辨证广注·辨少阳病脉证并治法》)

【原文】傷寒五六日，頭汗出，微惡寒，手足冷，心下滿，口不欲食，大便鞭，脉細者，此為陽微結[1]，必有表，復有裏也。脉沉，亦在裏也，汗出為陽微，假令純陰結[2]，不得復有外證，悉入在裏。此為半在裏半在外也。脉雖沉緊，不得為少陰病，所以然者，陰不得有汗，今頭汗出，故知非少陰也，可與小柴胡湯。設不了了者，得屎而解。(148)

【词解】

[1] 阳微结：结，指大便硬结。阳微结，即外带表邪，热结犹浅，而大便秘结。

[2] 纯阴结：脾肾阳虚，阴寒凝结而大便不通。

【提要】辨阳微结的脉证治法及与纯阴结的鉴别。

【分析】本条当分三段理解，自"伤寒五六日"至"必有表，复有里也"为第一段，以阐述阳微结的脉证。伤寒五六日，头汗出为阳邪郁结在里而生热，但热结尚浅，反能上蒸。微恶寒，是表证尚在，且与发热并见，其不言发热者，当是省文。手足冷为阳郁于里而不能达于四末。脉细（审前后文字当是沉紧而细），是因阳郁于里，气血流行不畅，而脉道不利。心下满，口不欲食，大便硬，皆是邪结胸胁，津液不下，胃气失和所致。阳明里实燥结，其证较深较重，而本证则热结尚浅，其证尚轻，且表证未解，故称阳微结。其病机总由热郁于内，有碍枢机运转，气血运行不畅所致。"必有表，复有里"者，是不全在太阳之表，又不全在阳明之里，其证总与半表半里之枢机有关。

自"脉沉亦在里也"至"故知非少阴也"为第二段。是辨析阳微结与纯阴结的不同要点。由于阳微结有脉细（沉紧）、手足冷、微恶寒等症，有似少阴纯阴结，故须鉴别，概而言之，有如下两点：其一，少阴之纯阴结，全属里证，而无表证可言，而阳微结则是既有表证，又有里证，与半表半里之枢机有关。其二，纯阴结为阴寒证，不应有汗（若亡阳者，可见汗出，但必与厥逆、脉微等证并见），而阳微结，因郁热上蒸，故有头汗出，据此分析，则二证不难区别。

自"可与小柴胡汤"至"得屎而解"为第三段，提出阳微结的治法。因本证半在里半在外，总由少阳枢机不利所致，当与小柴胡汤，使上焦得通，津液得下，胃气因和，周身漐然汗解，则表里诸证悉除。设里气未和，病情尚不了了者，自当微通其大便，故云："得屎而解"。

【选注】成无己：伤寒五六日，邪当传里之时，头汗出，微恶寒者，表仍未解也。手足冷，心下满，口不欲食，大便硬，脉细者，邪结于里也。大便硬为阳结。此邪热虽传于里，然以外带表邪，则热结犹浅，故曰阳微结。脉沉虽为在里，若纯阴结则更无头汗恶寒之表证。诸阴脉皆至颈、胸中而还，不上循头，今头汗出，知非少阴也，与小柴胡汤，以除半表半里之邪。服汤已，外证罢而不了了者，为里热未除，与汤取其微利则愈，故云得屎而解。（《注解伤寒论·辨太阳病脉证并治中》）

自 学 指 导

1．本节有原文13条，归纳起来，可分为三个部分：其一，少阳病提纲及小柴胡汤证（263、96、97）；其二，小柴胡汤的灵活运用（266、99、100、101、148、229、230）；其三，少阳病及小柴胡汤的禁例（98、101、148）。

2．第263条"口苦、咽干、目眩"为少阳病提纲，少阳属三焦与胆，三焦为水火气机运行之道路，胆属木而主相火，故病入少阳，则胆气内郁，相火上炎，而见上述证候。可见"口苦、咽干、目眩"，能揭示少阳病的主要病理性质。然小柴胡汤证（96）乃少阳半表半里本证，由邪入少阳，枢机不利，胆火上炎，正邪分争，并影响脾胃功能而成，以往来寒热，胸胁苦满，嘿嘿不欲饮食，心烦喜呕为主证。当然仍须结合口苦、咽干、目眩等，作全面分析，小柴胡汤是其主方。至于诸或然证，可随证加减。第97条承此而来，意在进一步阐述少阳病机、治法及转属阳明之机制。

3．小柴胡汤的灵活运用，其主要根据乃第101条"伤寒中风，有柴胡证，但见一证便是，不必悉具。"盖运用小柴胡汤者，在于少阳枢机不利，胆火上炎，而不在求症状之悉具。况且小柴胡汤的作用，能使"上焦得通，津液得下，胃气因和，身漐然汗出而解"，故其方临床运用甚广。如太阳病，转入少阳，胁下硬满，干呕不能食，往来寒热，尚未吐下，脉沉紧者，其脉虽不弦，但少阳病已成，故可与本方（266）；伤寒四五日，见身热恶风，颈项强，胁下满，手足温而渴者，是三阳合病，而重在少阳，可从少阳之法（99）；伤寒阳脉涩，阴脉弦，法当腹中急痛者。为少阳兼里虚证，可先补其虚，而后和解之（100）；若少阳病证而误下之，柴胡证未变者，仍可与小柴胡汤（101）；少阳阳明同病，以少阳病为重，而阳明里实未成者，亦从少阳而和解枢机（229、230）；阳微结，其病半在里半在外，虽非少阳之证，然可用小柴胡汤和解，使津液得下，胃气因和，而便结自通。第148条讨论阳微结与纯阴结，阳微结者，因阳邪郁结而大便不通，病不在太阳之表，亦不在阳明之里，故云半在里半在外，可用小柴胡汤和之。纯阴结为阴寒凝结之便秘，可与温通之法。

4．少阳病禁例，是讨论邪入少阳，病位在半表半里，因邪不在表不可汗，邪不在里不可下，邪不在上不可吐，故有"少阳不可发汗，发汗则谵语"（265）和"少阳中风……不可吐下，吐下则悸而惊"（264）之说。第98条提出，表病而兼脾阳不足，寒湿中阻之人，虽有胁下满痛等症，终非少阳，故禁用小柴胡汤。此条看似禁例，实寓辨证鉴别之义，不可与上二条等同看待。由此引申，凡里虚寒之病，皆不可用小柴胡汤。

【复习思考题】
1．试述少阳病提纲证的意义。
2．简述小柴胡汤证的主证、病机、治法和方药。
3．怎样灵活运用小柴胡汤？试述其机制。
4．试述少阳病的禁忌及其机制。误治后有什么变证？
5．第98条为什么提出不可与小柴胡汤？

第四节　少阳病兼变证

【目的要求】
1．掌握少阳病兼变证的各种证候及其病因、病机、治法、方药。
2．熟悉热入血室的证治。
3．了解少阳病变证治则及预后。
【自学时数】6学时。

一、变证治则

【原文】若已吐下發汗溫針，讝語，柴胡湯證罷，此為壞病，知犯何逆，以法治之。（267）

【提要】少阳病误治后变证的救逆治则。

【分析】本条承接第266条而来，说明少阳病本应和解，主方为小柴胡汤。若用发汗、吐下、温针等法误治，少阳柴胡证已不存在，而出现谵语，是误治后病邪入里化热所致，此为坏病。坏病是病情趋于严重而复杂，难以用六经证候称其名者。本条所言谵语，属举例性质，惟其病情如此，所以不得固守某法以治之。其救治原则，应当审辨误治之逆，综合脉证而随证治之。

【选注】沈明宗：太阳不解，而传少阳，当与小柴胡汤和解，乃为定法。反以吐下发汗温针，以犯少阳之戒。而邪热陷入阳明，故发谵语，是非少阳本证，所谓柴胡证罢，而为坏病。即当知犯阳明之逆而治之矣。（《伤寒六经辨证治法·坏病》）

二、柴胡桂枝汤证

【原文】傷寒六七日，發熱微惡寒，支節[1]煩疼，微嘔，心下支結[2]，外證

未去者，柴胡桂枝湯主之。(146)

【词解】

[1] 支节：支，通肢。支节，即四肢关节。

[2] 心下支结：即患者感觉心下有物支撑结聚之意。

【提要】少阳病兼表的证治。

【分析】本条证候，始于伤寒，继而出现少阳证候，是无并病之名，而有并病之实。伤寒六七日，发热，微恶寒，支节烦疼，是太阳桂枝证；微呕，心下支结，是少阳柴胡证。二经证候并见，故宜柴胡桂枝汤，以解肌祛风，调和营卫，和解少阳。

犹需说明者太阳证曰"微恶寒"，知发热亦微，仅肢节烦疼，而无头项强痛及周身疼痛，可见其证之轻。少阳证曰"微呕"，即心烦喜呕而微，心下支结与胸胁苦满同类而轻。因太少之证俱轻，故需小制其剂，而取小柴胡汤、桂枝汤原剂量之半，组合成方，是据病之轻重，而为剂量之大小。

【选注】柯韵伯：此伤寒六七日，正寒热当退之时，尚见发热恶寒诸表证，更兼心下支结诸里证，表里不解，法当双解之。然恶寒微，则发热亦微可知。支节烦疼，则一身骨节不痛可知。微呕，心下亦微结，故谓之支结。表证虽不去而已轻，里证虽已见而未甚，此太阳少阳并病之轻者。故取桂枝之半，以解太阳未尽之邪；取柴胡之半，以解少阳之微结。凡口不渴，身有微热者，当去人参。此以六七日来，邪虽不解，而正气已虚，故用人参以和之也。外证虽在，而病机已见于里，故方以柴胡冠桂枝之前，为双解两阳之轻剂。(《伤寒来苏集·伤寒论注·少阳脉证》)

【治法】和解少阳，兼以表散。

【方药】柴胡桂枝汤方

桂枝一两半,去皮　黄芩一两半　人参一两半　甘草一两,炙　半夏二合半,洗　芍药一两半　大枣六枚,擘　生姜一两半,切　柴胡四两

上九味，以水七升，煮取三升，去滓，温服一升。本云人参汤，作如桂枝法，加半夏、柴胡、黄芩。复如柴胡法，今用人参，作半剂。

【方义】本方取小柴胡汤、桂枝汤各半量，合剂而成。用桂枝汤调和营卫，解肌祛风以治太阳之表；用小柴胡汤和解少阳，调畅枢机，以治半表半里。本方当是太少表里双解之轻剂。宋版《伤寒论》方后服法下有："本云：人参汤，作如桂枝法，加半夏、柴胡、黄芩。复如柴胡法，今用人参，作半剂"二十九字与方意不合，可删。

【临床应用】柴胡桂枝汤属于和剂，其临床应用很广，可用于外感或缠绵不愈之胸部疾患，即感冒、流感、肺炎、肺结核、胸膜炎等，而具有微热、时时寒热头痛、自汗、微呕、食欲减退，全身乏力者；治胃肠和肝胆疾患，如胃痛，胃酸过多，十二指肠溃疡、胃溃疡、急性阑尾炎、结肠炎、胰腺炎、肝炎、疟疾等，而见心下支结，胃痛、腹痛、背部放射痛，甚则痉挛性疼痛，并出现恶心、呕吐者；治神经系统疾病，如更年期障碍、神经官能症、神经衰弱、癫痫、癔病等，而见自觉身热、头痛、疲劳倦怠、食欲减退者。

【现代研究】本方作为桂枝汤与小柴胡汤的合方，桂枝汤具有抗炎、改善消化功能、解痉、镇痛、镇静、改善心血管功能、增强血液循环、抗过敏等作用（详见桂枝汤条），小柴胡汤具有解热、抗炎、抗过敏、改善消化功能、抗溃疡、抗肝损伤等作用（详见小柴胡汤

条)。作为上述两方之合方，其药理作用不单单是小柴胡汤和桂枝汤药理作用的简单叠加，而是在两方的基础上又有新的功效。如本方具有抗癫痫效果，但其作用特点非同于一般的抗癫痫药和镇静药。另有实验表明，本方有一定的麻醉作用。药理研究证实，本方毒性很小。

【案例】王某，女，11岁，学生，1977年9月23日初诊。因感冒发热已四五日，曾服用复方阿司匹林、羚翘解毒片、桑菊感冒片、银翘解毒丸等，汗后热不退，体温波动于38～39℃，每日常有先恶寒后发热，继之汗出这一反复出现的经过。患者体质稍差，舌苔薄白，脉弦而数。肝于胁下2指而无压痛，肝功能正常，脾未触及。给予柴胡桂枝汤原方服用：柴胡12g，桂枝10g，太子参12g，黄芩10g，半夏10g，白芍10g，甘草6g，生姜6g，大枣2枚（去核），每日煎服1剂。服药1剂后，则热退，连服3剂后一直未再发热，只稍食欲不振。于9月27日二诊观之，舌苔薄白，脉转和缓。此病后脾虚，改予香砂六君子汤调理脾胃为其善后而愈。《伤寒论临床研究》

三、太阳少阳并病刺法

【原文】太陽與少陽併病，頭項強痛，或眩冒，時如結胸，心下痞鞕者，當刺大椎第一間[1]、肺俞[2]、肝俞[3]，慎不可發汗；發汗則讝語，脉弦。五日讝語不止，當刺期門[4]。（142）

【提要】太阳少阳并病用刺法，不可发汗。

【词解】

[1] 大椎第一间：即督脉大椎穴。在第七颈椎与第一胸椎棘突之间，故第一间为大椎的互词。主治寒热，咳嗽，头痛项强，背膊拘急等证。

[2] 肺俞：膀胱经穴，在第3、第4胸椎棘突间，向两侧各旁开一寸五分处。主治咳喘下气，胸满气短等证。

[3] 肝俞：膀胱经穴，在第九、第十胸椎棘突间，向两侧各旁开一寸五分处。主治积聚痞痛，胸满胁痛，脊背痛，惊狂等证。

[4] 期门：肝经之募穴，在乳头直下6、7肋骨之间，主治热入血室，胸胁疼痛，呕吐酸水等。

【分析】太阳与少阳并病，其头项强痛，为太阳主证之一。时如结胸，心下痞硬，眩冒，为少阳主证。既云时如结胸，则实非结胸，盖结胸之疼痛特甚，且无休止之时，而本证则心下痞硬不痛，时轻时重，故知不属结胸而属少阳证。足少阳经脉其支者，入缺盆，下胸中贯膈，属胆络肝，故其经气不利者，亦可出现心下痞硬。论其治法，既可处以汤药，而参酌柴胡桂枝汤例；亦可使用刺法。刺大椎肺俞，以解太阳之邪；刺肝俞以泄少阳之邪。病情关联少阳，故不可发汗。若误汗则津液愈伤，少阳木火愈炽，可出现谵语等变证。若脉象仍弦，则知谵语仍与少阳木火亢盛有关，故刺期门以泄肝胆之热。

【选注】柯韵伯：脉弦属少阳，头项强痛属太阳，眩冒结胸心下痞，则两阳皆有之证。两阳并病，阳气重可知。然是经脉之实者为眚（音生，疾苦之意），汗吐下之法非少阳所宜。若不明刺法，不足以言巧。督主诸阳，刺大椎以泄阳气。肺主气，肝主血，肺肝二俞，皆主太阳，调其气血，则头项强痛可除，脉之弦者可和，眩冒可清，结胸痞硬等证可不至矣。若发汗是犯少阳，胆液虚必转属胃而谵语，此谵语虽因胃实，而两阳之证未罢，亦非下法可施也。土欲实，木当平，必肝气清而水土治，故刺期门而三阳自和。（《伤寒来苏集·伤寒论注·少阳脉证》）

【原文】太陽少陽併病，心下鞕，頸項强而眩者，當刺大椎、肺俞、肝俞，慎勿下之。（171）

【提要】太阳少阳并病宜用针刺法，禁用下法。

【分析】太阳少阳并病，出现心下硬，颈项强等症，以及当刺之穴位及其机制，上条已有论述，恕不重复。上条曰"慎不可发汗"，此条曰"慎勿下之"，互文也。换言之，太阳少阳并病，既不可汗，亦不可下。

本条与上条相互补充，相互发明。上条申言误汗后之变证为胃热谵语，本条虽未言误下之变证，但若参阅第150条，误下则可演变成结胸证。此皆举例而言，重在示人误治当禁，变证当警。

【选注】成无己：心下痞硬，颈项强而眩者，少阳也；颈项强者，太阳也。刺大椎、肺俞，以泻太阳之邪，以太阳经下项夹脊故尔；刺肝俞以泻少阳之邪，以胆为肝之府故尔。太阳在表，少阳在里，即是半表半里证。前第八证（指第142条，笔者注）云："不可发汗，发汗则谵语"，是发汗攻太阳之邪，少阳之邪益甚干胃，必发谵语。此云慎勿下之，攻少阳之邪，太阳之邪乘虚入里，必作结胸。经曰："太阳少阳并病，而反下之，成结胸。（指第110条，笔者注）（《注解伤寒论·辨太阳病脉并治下》）

四、大柴胡汤证

【原文】太陽病，過經[1]十餘日，反二三下之，後四五日，柴胡證仍在者，先與小柴胡。嘔不止，心下急[2]，鬱鬱微煩者，為未解也，與大柴胡湯，下之則愈。（103）

【词解】

[1] 过经：邪由某经完全传入另一经。如太阳病传少阳，或传阳明。

[2] 心下急：心下，指胃上脘部。急，有窘迫之势。心下急是指胃脘部有拘急不快或疼痛的感觉。

【提要】少阳病兼里实的证治。

【分析】太阳病传入少阳，时日已久，而太阳证不复存在，又未见阳明之征兆者，治宜和解，而不得妄行攻下。今反二三下之，所幸患者正气尚旺，未因误下而造成变证。后四五日柴胡证仍在，故先与小柴胡汤以和解少阳。服汤后，若诸症解除，则其病向愈。若服小柴胡汤后，证见呕不止，心下急，郁郁微烦等，是屡下之后，病邪未离少阳而兼入阳明，化燥成实使然。若论治法，少阳病不解，似不当用下，而兼阳明里实，则不得不下，故用大柴胡汤，是和解与通下并行之法。

【选注】汪苓友：此条系太阳病传少阳复入于胃之证。太阳病过经十余日，知其时已传入少阳矣，故以二三下之为反也。下之而四五日后，更无他变，前此之柴胡证仍在者。其时纵有可下之证，须先与小柴胡汤，以和解半表半里之邪。如和解之而呕止者，表里气和，为已解也。若呕不止，兼之心下急，郁郁微烦。心下者，正当胃腑之中，急则满闷已极。郁烦为热结于里。此为未解也。后与大柴胡汤，以下其里热则愈。（《伤寒论辨证广注·辨少阳病脉证并治法》）

【治法】和解少阳，通下里实。

【方药】大柴胡汤方

柴胡半斤　黄芩三两　芍药三两　半夏半升，洗　生薑五两，切　枳實四枚，炙　大枣十二枚，擘

上七味，以水一斗二升，煮取六升，去滓，再煎，温服一升，日三服。一方加大黄二两，若不加，恐不为大柴胡汤。

【方义】宋版《伤寒论》本方无大黄，然方后云："一方加大黄，若不加，恐不为大柴胡汤。"考《金匮玉函经》、《金匮要略》、《注解伤寒论》等方，大柴胡汤均有大黄，故有大黄之说可从。

本方由小柴胡汤去人参、炙甘草加芍药、枳实、大黄而组成。因少阳病未解，故用小柴胡汤以和解少阳。又兼阳明里实，故去人参、炙甘草以免补中留邪。加芍药以和营，而缓腹中急痛；加枳实、大黄以泻热荡实，破结下气，而治心下急结。合为少阳兼里实两解之剂。

【临床应用】大柴胡汤乃小柴胡汤与小承气汤合方化裁而来，功能和解通下，故临床应用广泛。近年来大多用以治疗消化系统实热性疾病，如用本方加减治疗急性胆囊炎、胆石症病人，临床表现为身热恶寒，右胁下或心下疼痛，痛处拒按，恶心呕吐，纳少厌油腻，脉弦滑而数，舌苔黄腻。一般一方中柴胡、大黄剂量较大。本方亦可用于急慢性肝炎湿热壅滞阶段。一般多与茵陈蒿汤合用。本方亦是治疗急性胰腺炎的基本方剂，天津南开医院的清胰汤（柴胡、黄芩、芍药、大黄、芒硝、胡黄连、木香、玄胡）与本方相似。

【现代研究】研究表明，本方具有抑制腹部皮下结缔组织增生综合征，利胆、排石、保肝、抗炎、解痉、通下及解热、镇静、镇痛和镇吐等作用。

【案例】何某，女，66岁。患者右上腹反复疼痛40余年，复发10天，伴恶寒、发热、呕吐。西医诊断：慢性胆囊炎急性发作，胆石症。经西医保守治疗无效，急行手术。但行硬膜外麻醉时，迅速出现急性循环衰竭，被迫中止手术。越二日，仍高热不退，腹痛加重，乃邀会诊。证见右胁绞痛，硬满拒按，乍寒乍热，口苦呕逆，大便秘结，舌红，苔黄厚粗糙少津，脉滑数……为少阳郁热在里，而兼阳明之大柴胡汤证。法宜清胆泻胃，投大柴胡汤合金铃子散，一剂热退，痛减便通，呕苦止。继以清胆和胃，调理旬日而愈。[江尔逊. 新中医，1983，（2）：34]

【原文】傷寒發熱，汗出不解，心中痞鞕，嘔吐而下利者，大柴胡湯主之。（165）

【提要】少阳兼里实另一证型的治法。

【分析】本条为补述少阳兼里实的证治，当与第103条相互参看。伤寒发热，汗出不解，非太阳证不解，而是病入少阳又兼阳明里实不解。邪入少阳，必然致枢机不利，气机阻滞，故心中痞硬。此与第103条"心下急"，病机相同。胆郁犯胃，更兼里气壅滞，故见呕吐。此与第103条"呕不止"同义。下利乃阳明燥结，热结旁流之类，故用大柴胡汤，和解与通下并行。

前述本证下利，为热结旁流之类，而《医宗金鉴》疑"下利"是"不利"之误。其说似是而非，若确属"不利"则与"小便不利"将何以别之，盖论中多以"不大便"、"大便硬"来表述大便不通，而"不利"二字，多用以表述小便状况，此其一也。再则本证下利，乃燥结于内，热迫津液下趋所致，必量少而臭秽，肛门灼热而有窘迫感，心下痞硬而疼痛拒按，此与肠热下利不同。

【选注】《医宗金鉴》：下利之"下"字，当是"不"字，若是"下"字，岂有上吐下利，

而以大柴胡汤下之之理乎？伤寒发热，汗出不解，表尚未已也。心中痞硬，大便不利，里病又急矣。呕吐，少阳、阳明兼有之证也。少阳、阳明两急，心中热结成痞，以大柴胡汤，外解少阳发热未尽之表，内攻阳明成实痞硬之里也。(《医宗金鉴·订正仲景全书·伤寒论注》)

五、柴胡加芒硝汤证

【原文】傷寒十三日不解，胸脇滿而嘔，日晡所[1]發潮熱，已而微利，此本柴胡證，下之以不得利，今反利者，知醫以丸藥下之，此非其治也。潮熱者，實也，先宜服小柴胡湯以解外，後以柴胡加芒消湯主之。(104)

【词解】[1] 日晡所：傍晚时分。

【提要】少阳兼里实误下后的证治。

【分析】本条当分三段来解释：自"伤寒十三日不解"至"已而微利"为第一段。是言伤寒十三日不解，有向里传变之势。胸胁满而呕，是邪入少阳，经气阻滞，枢机不利；日晡所发潮热，则为阳明里实燥结之特征，综合分析，仍是少阳兼阳明里实之证。此时当用和解兼通下之剂为治，则诸证可愈。何以续见微利？必有其故。

自"此本柴胡证"至"此非其治也"为第二段，是承前文而讨论"微利"之原因。盖少阳兼里实，多为大便秘结，今反微利，追溯病史，乃误用丸药攻下所致。因丸药苦寒性缓，不能荡涤肠胃燥实，药力反留中而不去，正气受损，故虽微利而病不解。亦或用温下丸药，其性辛温燥烈，攻之肠道虽通，但燥热结实仍存，故均非其治也。

自"潮热者，实也"至末句为第三段，是言误治之后，潮热里实未去，又因少阳病未解，加之前已误攻而大便微利，故先用小柴胡汤以和解少阳，以观病情变化。若病证不愈，再以柴胡加芒硝汤，于和解中兼通下润燥。

【选注】程郊倩：胸胁满而呕，日晡所发潮热，此伤寒十三日不解之本证也。微利者，已而之证也。本证经而兼腑，自是大柴胡，能以大柴胡下之，本证且罢，何有于已而之下利。乃医不以柴胡之辛寒下，而以丸药之毒热下，虽有所去，而热以益热，遂复留中而为实。所以下利自下利，而潮热仍潮热。盖邪热不杀谷，而逼液下行，谓云热利是也。潮热者实也，恐人疑攻后之下利为虚，故复指潮热以证之。(《伤寒论后条辨·辨太阳病脉证并治篇》)

【治法】和解少阳，兼以泻热去实。

【方药】柴胡加芒消湯方

柴胡二兩十六銖　黄芩一兩　人參一兩　甘草一兩，炙　生薑一兩，切　半夏二十銖，本云五枚，洗　大棗四枚，擘　芒消二兩

上八味，以水四升，煮取二升，去滓，内芒消，更煮微沸，分温再服。不解，更作。

臣億等謹按：《金匱玉函》方中無芒消。別一方云，以水七升，下芒消二合，大黄四兩，桑螵蛸五枚，煮取一升半，服五合，微下即愈。本云，柴胡再服，以解其外，餘二升加芒消、大黄、桑螵蛸也。

【方义】本方亦为和解少阳泻下里实之剂。方用小柴胡汤以和解少阳，加芒硝泻热润燥，此与大柴胡汤相较，因正气较虚，里实未甚。故不用大黄、枳实之荡涤破滞，而用人参、炙

草以益气和中，但药量较轻，为和解枢机兼通下实热之轻剂。

【案例】郑某，女，29岁，工人。患者因月经来潮忽然中止，初起发热恶寒，继即寒热往来，傍晚发热更甚，并自言乱语，天亮时出汗，汗后热退，又复恶寒。口苦、咽干、目眩、目赤，胸胁苦满，心烦喜呕，不欲饮食，神倦，9天不大便。舌苔白，脉弦数。处方：黄芩、柴胡、半夏、党参、生姜各9g，炙甘草6g，芒硝9g（另冲），加清水2杯，煎取半杯，一次服。当日上午10时服药，下午4时许通下燥屎，所有症状解除。（《伤寒论方医案选编》）

六、柴胡桂枝干姜汤证

【原文】傷寒五六日，已發汗而復下之，胸脇滿微結，小便不利，渴而不嘔，但頭汗出，往來寒熱，心煩者，此為未解也，柴胡桂枝乾薑湯主之。(147)

【提要】少阳病兼水饮内结的证治。

【分析】伤寒五六日，经过发汗复下等法治疗后，致表证已罢，邪入少阳。其往来寒热，胸胁满，心烦，是少阳柴胡证，惟少阳证候一般是胸胁满，呕而不渴，小便自可。今胸胁满微结，小便不利，渴而不呕，当是少阳病兼水饮内结，又与纯属少阳者有所不同。

因少阳包括手足少阳两经及胆与三焦两腑。少阳枢机不利，胆火内郁，每可导致三焦决渎功能失调，以致水饮留结于中，又与少阳之邪相结，故胸胁满微结。决渎不通，水液不得下行，则小便不利。水停气郁，不能化生津液，故有口渴；胃气尚和，所以不呕。但头汗出，亦是少阳枢机不利，水道不畅，阳郁不能宣达于全身，而反蒸腾于上部所致。主用柴胡桂枝干姜汤，是于和解少阳之中兼以化饮散结之法。

【选注】唐容川：已发汗，则阳气外泄矣。又复下之，则阳气下陷，水饮内动，逆于胸胁，故胸胁满微结。小便不利，水结则津不升，故渴。此与五苓散证同一意也。阳遏于内，不能四散，但能上冒，为头汗出。而通身阳气欲出不能，则往来寒热。此与小柴胡汤同一意也。此皆寒水之气，闭其胸膈腠理，而火不得外发，则返于心包，是以心烦。故用柴胡以透达膜腠，用姜、桂以散撤寒水，又用瓜蒌、黄芩以清内郁之火。夫散寒必先助其火，本证心烦，已是火郁于内，初服桂姜，反助其火，故仍见微烦。复服则桂姜之性已得升达，而火外发矣，是以汗出而愈。（《伤寒论浅注补正·辨太阳病脉证并治》）

【治法】和解少阳，温化水饮。

【方药】柴胡桂枝乾薑湯方

柴胡半斤　桂枝三兩，去皮　乾薑二兩　栝樓根四兩　黄芩三兩　牡蠣二兩，熬　甘草二兩，炙

上七味，以水一斗二升，煮取六升，去滓，再煎取三升，温服一升，日三服，初服微煩，復服汗出便愈。

【方义】本方即小柴胡汤去半夏、人参、大枣、生姜，加桂枝、瓜蒌根、牡蛎、干姜而成，有和解少阳温化水饮之功。本证因渴而不呕，胃气无明显上逆，故去半夏。因水饮内停，三焦壅滞，且少阳之邪未解，故去人参、大枣之甘补。方后云"日三服，初服微烦，后服，汗出便愈"，是言本方为疏利少阳半表半里之方，初服正气得药力，正邪相争，郁阳得伸，但气机一时尚未畅通，故有微烦之感。续服，气机得以宣通，表里阳气畅达，周身汗出，邪从汗解，故病除。此非邪蒸于上之"但头汗出"，而是服本方后祛病之汗出，故曰："汗出便愈"。

【临床应用】《金匮要略·疟病篇》附方柴胡姜桂汤即本方，治疟病寒多微有热或但寒不热。后人颇多用本方治疗寒象比较明显的疟疾，或类似于疟疾的发热恶寒。本方还可应用于近似于小柴胡汤证而兼有胸胁胀痛、腹痛肠鸣、头目眩晕等症，辨证属于少阳兼有水饮者。现在临床上广泛应用于慢性肝病、早期肝硬化的病人，症见口苦、口渴、心烦、胁痛等肝胆郁热之证，又见便溏、腹胀、纳差等脾家虚寒之象，宜与本方。此外，本方用于慢性胆囊炎、慢性胃炎、结肠炎、溃疡病之属肝胆有热，脾虚有寒，症见两胁不舒、食少纳呆、口苦心烦，腹胀便溏者。有报道用本方治疗慢性肺结核、胸膜炎、颈淋巴结结核、结核性腹膜炎、神经衰弱、失眠、更年期障碍、肾盂肾炎、中耳炎、腮腺炎、头疮、紫斑病等疾患者。总以病机相等，或主证略同。

【案例】刘某，男，35岁。缘患肝炎住某传染病医院，突出的症状是腹胀殊甚，尤以午后为重，坐卧不安，无法可解，遂延会诊。切其脉弦缓而软，视其舌质淡嫩而苔白滑。问其大便情况，则每日两三行，溏薄而不成形，小便反少，且有口渴之症。辨证：肝病及脾，中气虚寒，故大便虽溏，而腹反胀。此病单纯治肝、治脾则无效。治法：疏利肝胆，兼温脾寒。处方：柴胡10g，黄芩、桂枝、炙甘草、干姜各6g，花粉、牡蛎各12g，连服5剂而腹胀痊愈，大便亦转正常，后用调肝和胃之药而善后。(《伤寒论十四讲》)

七、柴胡加龙骨牡蛎汤证

【原文】傷寒八九日，下之，胸滿煩驚，小便不利，讝語，一身盡重，不可轉側者，柴胡加龍骨牡蠣湯主之。(107)

【提要】伤寒误下，病入少阳，邪气弥漫，烦惊谵语的证治。

【分析】伤寒八九日，若表证仍在，仍当发汗，即令病邪传里，亦当观其脉证，随证治之。今表证未罢，而误用攻下之法，使病邪内陷，而正气受伤。邪陷少阳，则胸满而烦。少阳相火上炎，致使胃热亢盛，胆胃之火上扰神明，故见烦惊谵语。胆与三焦均属少阳，病变常能相互影响，胆气郁结，疏泄失常，则三焦因而不利，决渎失职，故小便不利。身重乃阳气内郁，不得宣达而充实于肢体所致。总之，本证乃表病误下，病邪内陷，弥漫全身，表里俱病，虚实互见之象，故用柴胡加龙骨牡蛎汤，和解少阳，兼通阳泻热，重镇安神。其方似乎庞杂，而恰与病情相符。

【选注】成无己：伤寒八九日，邪气已成热，而复传阳经之时，下之虚其里而热不除。胸闷而烦者，阳热客于胸中也。惊者，心恶热而神不守也。小便不利者，里虚津液不行也。谵语者，胃热也。一身尽重，不可转侧者，阳气内行于里，不营于表也。(《注解伤寒论·辨太阳病脉证并治中》)

【治法】和解少阳，通阳泻热，重镇安神。

【方药】柴胡加龍骨牡蠣湯方

柴胡四兩　龍骨　黃芩　生薑切　鉛丹　人參　桂枝去皮　茯苓各一兩半　半夏二合半，洗　大黃二兩　牡蠣一兩半，熬　大棗六枚，擘

上十二味，以水八升，煮取四升，内大黃，切如棋子[1]，更煮一兩沸，去滓，温服一升。本云，柴胡湯，今加龍骨等。

【词解】[1] 棋子：棋，音棋(qí)，汉代棋子，今有出土文物可见，小者3~5cm³，大者约20cm³。

【方义】本方由小柴胡汤加减变化而成。因病入少阳，故治以小柴胡汤，以和解枢机，

扶正祛邪。加桂枝通阳和表，大黄泻热清里，龙骨、牡蛎、铅丹重镇理怯而安神明。铅丹有毒，不可久用，或用生铁落代之，亦有效验。茯苓宁心安神并可通利小便。因邪热弥漫于全身，故去甘草之缓，以专除热之力，使表里错杂之邪，得以速解。

【临床应用】柴胡加龙骨牡蛎汤近年来为临床所重视，用以治疗多种精神疾病、神经系统疾病、心血管疾病。如癫痫、精神分裂症、神经官能症所致不寐。治疗高血压既能降压，又能改善症状。此外还用于治疗甲状腺功能亢进和梅尼埃综合征等疾病。凡此种种，以主证而论多有胸满烦惊，若病而言则求诸枢机不利，虚实互见者，皆可选用本方。

【案例】陈某，女，11岁，身体修长，状如十四五岁，性情较躁急。据家属代诉：近年来睡时常魇噩梦惊起或外出，如无噩梦，每日午后亦呀呀惊叫，余无常人。处方：柴胡、桂枝、龙胆草各 2.4g，黄芩、半夏各 3g，茯苓、龙骨各 9g，广丹、大黄各 1.5g，牡蛎 12g，生姜 3 片，大枣 3 枚。2 剂病已，连服 10 剂，至今数月未见发作。[陈华鹰. 浙江中医杂志，1964，(7)：19]

八、黄芩汤、黄芩加半夏生姜汤证

【原文】太陽與少陽合病，自下利者，與黄芩湯；若嘔者，黄芩加半夏生薑湯主之。(172)

【提要】辨太少合病下利或呕的证治。

【分析】本条虽为"太阳与少阳合病"，但病无太阳之证，方无太阳之药，知以少阳受邪为主。少阳内迫阳明，下趋大肠，故"自下利"。此属热利，因常可见到肛门灼热、泻下黏秽，腹痛或口苦、咽干、目眩等症。主以黄芩汤者，在于苦寒清热，坚阴止利。若热邪上逆于胃而见呕吐者，则用黄芩加半夏生姜汤，是清热止利，兼降逆止呕之法。

《伤寒论》合病下利共有三条，证治病机各不相同，应加鉴别：一是"太阳阳明合病"下利（32 条），乃表邪内迫阳明所致，其病机偏重于太阳之表，故用葛根汤解表而里自和；二是本条"太阳少阳合病"下利，为少阳邪热内迫阳明所致，病无太阳之证而偏重于少阳，故与黄芩汤清热止利；三是"阳明少阳合病，必下利"（256 条），其下利属内有宿食之热结旁流，病机偏重在阳明之里，故用大承气汤，通因通用，攻逐热结。上述三条合病下利，体现了辨证求因，审因论治的精神。

【选注】成无己：太阳阳明合病，自下利为在表，当与葛根汤发汗；阳明少阳合病，自下利为在里，可与承气汤下之；此太阳少阳合病，自下利为在半表半里，非汗下所宜，故与黄芩汤，以和解半表半里之邪。呕者，胃气逆也，故加半夏、生姜以散逆气。（《注解伤寒论·辨太阳病脉证并治下》）

汪苓友：盖太少合病而至下利，则在表之寒邪悉郁而为里热矣，里热不实，故与黄芩汤以清热益阴，使里热清而阴气得复，斯在表之阳热自解。所以此条病，若太阳桂枝在所当禁，并少阳柴胡亦不需用也。（《伤寒论辨证广注·辨少阳病脉证并治法》）

〔按〕黄芩汤为清剂而非和剂，成氏云："与黄芩汤，以和解半表半里之邪"者，乃清解少阳之邪热，则半表半里自和之意。

【治法】清热止利，或兼和胃降逆。

【方药】

1. 黄芩湯方

黄芩三兩　芍藥二兩　甘草二兩，炙　大棗十二枚，擘上四味，以水一斗，煮取三升，去滓，温服一升，日再夜一服。

2．黃芩加半夏生薑湯方

黃芩三兩　芍藥二兩　甘草二兩, 炙　大棗十二枚, 擘　半夏半升, 洗　生薑一兩半,
一方三兩, 切

上六味，以水一斗，煮取三升，去滓，温服一升，日再夜一服。

【方义】黄芩苦寒，直清里热；芍药酸苦，敛阴和营，缓急止痛；甘草、大枣和中。共有苦寒清热，坚阴止利之功。若胃气上逆而呕者，加半夏、生姜以和胃降逆。

本方是治利的祖方，后世治痢的方剂，多由此方化裁而来。

【临床应用】本方临床多用于治疗腹痛下重，大便黏液不爽的热利（痢）。后世治疗痢疾的名方如黄芩芍药汤及芍药汤等，均从此方演化而来。汪昂在《医方集解》中称此方为"万世治痢之祖方。"此外，《活人书》以本方去大枣，亦名黄芩芍药汤，治疗鼻衄。叶天士以本方治春温。《温病条辨》以本方去大枣，加猪苓、茯苓、泽泻、白术、厚朴、陈皮、木香，名四苓芍药汤，治湿食交阻之初痢，并见尿短者。现代临床有用本方治疗传染性单核细胞增多症，以及诸病气血不和而属热者之报道。

【现代研究】药理实验研究证明，本方具有非常明显的抗炎、退热、解痉、镇痛和一定的镇静作用，这与本方清热止利（痢）、缓急止痛的功效一致。

【案例】王某，男，30岁。1953年4月11日初诊。患者病初恶寒，后则壮热不退，目赤舌绛，烦躁不安，便下赤痢，微带紫暗，腹中急痛，欲便不得，脉象洪实。余拟泄热解毒，先投以黄芩汤：黄芩、白芍各12克，甘草3克，红枣3枚。服药2剂，热退、神安、痛减，于13日改用红痢枣花汤……连服3剂获安。[倪少恒. 江西医药杂志, 1965, (5)：1012]

九、传变及预后

【原文】傷寒三日，少陽脉小者，欲已也。（271）

【提要】辨少阳病欲愈的脉象。

【分析】伤寒三日，病入少阳，其脉当弦，今少阳病而见脉小，则是欲愈的脉象。《素问·离合真邪论》说："大则邪至，小则平"，故知其欲愈。

本条是以脉象而概言证候及其病机，脉小，则知由弦脉而渐趋和平。此必少阳之邪有解除之机，虽不言证候，是必证候亦有所减轻，故为欲愈之象。若脉小而病证转剧，是邪胜正衰，病机向危重的方面转化，则另当别论。

【选注】成无己：《内经》曰："大则邪至，小则平。"伤寒三日，邪传少阳，脉当弦紧。今脉小者，邪气微而欲已也。（《注解伤寒论·辨少阳病脉证并治》）

【附】热入血室

【原文】婦人中風，發熱惡寒，經水適來，得之七八日，熱除而脉遲身涼。胸脇下滿，如結胸狀，讝語者，此為熱入血室也，當刺期門，隨其實而取之。（143）

【提要】热入血室的证候及治法。

【分析】妇人中风，发热恶寒是表证。证属外感，而适逢经水来潮，血室空虚，则表邪乘机内陷。热邪深入血室，与血相搏形成本证。

因表证已罢，故外热去而身凉。热与瘀血结于血室，脉道阻滞不利，故脉迟。肝之经脉循于两胁，肝为藏血之脏，今因血室郁滞，必致肝脉受阻，气血流行不利，故胸胁下满，如结胸状。血热上扰，神明不

安，故发谵语。此皆热入血室所致，故刺期门，以泻热除实，以期门为肝经之募穴故也。

【选注】程郊倩：妇人中风，发热恶寒，自是表证，无关于里。乃经水适来，且七八日之久，于是血室空虚，阳热之表邪，乘虚而内据之。阳邪入里，是以热除而脉迟身凉，经停邪结，是以胸胁满如结胸状。阴被阳扰，是以谵语。凡此者热入血室故也。夫血室系之冲任，乃荣血停留之所，经脉所集会也，邪热入而居之，实非其所实矣。刺期门以泻之，实者去而虚者回，即泻法为补法耳。（《伤寒论后条辨·辨太阳病脉证并治篇》）

【案例】一妇患伤寒，寒热，夜则谵语，目中见鬼，狂躁不宁。其夫访予询其治法。予曰：若经水适来适断，恐是热入血室也。越日亟告曰：已作结胸状矣。予为诊之曰：若相委信，急行小柴胡汤等必愈。前医不识，涵养至此，遂成结胸证（血结胸证，笔者注），药不可及也。无己，则有一法，刺期门穴，或庶几愈，如数而得愈。（《伤寒九十论》）

【原文】婦人中風，七八日續得寒熱，發作有時，經水適斷者，此為熱入血室，其血必結，故使如瘧狀，發作有時，小柴胡湯主之。（144）

【提要】热入血室寒热如疟的治法。

【分析】妇人中风，初起当有发热恶寒等表证。以其得病之初，经水适来，得病之后，邪热陷入血室，而经水适断，故延及七八日后，续有寒热。此时之寒热，与初发之寒热属太阳表证不同，盖太阳之寒热，终日如是，无间歇之时，而热入血室之寒热，则有时发作，有时不发（或较轻），以其血属阴分，郁极则热故也。"如疟状"者，言其有似疟疾之寒热，但非疟疾之定时而发，故非疟疾。此为热入血室。

妇人感受外邪，经水适断，热入血室，与瘀血相搏，当有谵语及胸胁或少腹满等证。血室瘀阻，气血流行不畅，正邪分争，故寒热发作有时。

本证治法当因势利导，主用小柴胡汤以和解枢机、扶正祛邪，邪去则寒热自止，血结可散。

【选注】成无己：中风七八日，邪气传里之时，本无寒热而续得寒热。经水适断者，此为表邪乘血室虚，入于血室，与血相搏而血结不行，经水所以断也。血气与邪分争，致寒热如疟，而发作有时，与小柴胡汤以解传经之邪。（《注解伤寒论·辨太阳病脉证并治中》）

【案例】辛亥二月，王某妹，始伤寒，七八日，昏塞，喉中涎响如锯，目瞑不知人，病势极矣。予诊之，询其未昏塞以前证，母在侧曰：初得四五日，夜则谵语，如见鬼状。予曰：得病之初，正值经来候否？答曰：经水方来，因身热病作而自止。予曰：此热入血室也。仲景云：妇人中风发热，经水适来，昼日明了，夜则谵语，发作有时，此为热入血室。医者不晓，例以热药补之，遂致胸膈不利，三焦不通，涎潮上脘，喘急息高。予曰：病势极矣，先当化其涎，后当除其热，无汗而自解矣。予急以一呷散投之。两时间，涎定得睡，是日遂省人事。自次日以小柴胡汤加生地黄，三投热除，无汗而解。（《伤寒九十论》）

【原文】婦人傷寒，發熱，經水適來，晝日明了，暮則讝語，如見鬼狀者，此為熱入血室，無犯胃氣及上二焦[1]，必自愈。（145）

【词解】[1] 上二焦：指上焦与中焦。

【提要】热入血室的证治及禁例。

【分析】妇人伤寒发热，适值月经来潮，邪热乘机内陷血室，与血相结，此为热入血室。病在血分不在气分，气属阳，血属阴，故患者白天神志清楚，入夜暮则神志迷糊，谵语妄言。本证因血热上扰所致，与阳明腑实证不同，故不可用下法伤其胃气；又因其病不在上中二焦，亦不可妄用汗、吐等法。

所谓"必自愈"，与桃核承气证"血自下，下者愈"的用意略同，说明瘀血尚有出路，邪有外泄之机。治法当可刺期门，或用小柴胡汤加减之类。

【选注】方有执：无者，禁止之词。犯胃气，言下也。必自愈者，言伺其经行血行，则邪热得以随血而俱出，犹之鼻衄红汗，故自愈也。盖警人勿妄攻以致变乱之意。（《伤寒论条辨·辨太阳病脉证并治中》）

自 学 指 导

1. 本节讨论少阳兼变证和少阳病的传变及预后，其首先讨论者，为少阳病历经误治而造成坏病。凡坏病者，皆观其脉证，知犯何逆，随证治之，不独少阳致坏病为然。本节冠以此条，意在说明少阳兼变证，因病情之变化，应随证治之，不得刻守和解一法。

2．少阳外邻太阳之表，且其证由太阳传来，故两经证候常有兼挟，如"伤寒六七日，发热微恶寒，支节烦疼，微呕，心下支结，外证未去者"，法宜柴胡桂枝汤两解其邪。

3．太阳少阳并病，头项强痛，或眩冒，时如结胸，心下痞硬者，或心下硬，颈项强而眩者。此为病属太阳少阳经脉，故选用刺法，以解太少两经之邪。

4．少阳内近阳明，因而亦有两经同病者，可根据证候不同，分别治之。如"热结在里，复往来寒热"；"呕不止，心下急，郁郁微烦者"；"伤寒发热，汗出不解，心中痞硬，呕吐而下利者"，是少阳兼阳明里实，故宜大柴胡汤和解与通下并用。有少阳兼阳明里实，本应以汤药下之，而反用丸药下之者，则有形之实邪可去，而无形之热邪犹存，故云："潮热者，实也"，惟其误下之后，下利未止，故先用小柴胡汤以和解，不愈者，后以柴胡加芒硝汤主之。此为少阳兼阳明之权宜法。

5．少阳赅三焦与胆而言，故有枢机不利，而兼水饮内停之证，见胸胁满微结，小便不利，渴而不呕，但头汗出，往来寒热，心烦者，宜柴胡桂枝干姜汤，和解少阳，温化水饮。

6．外感证误下后，有正虚邪陷，而致邪气弥漫，表里俱病，虚实互见者，此为变证，见胸满烦惊，小便不利，谵语，一身尽重，不可转侧等，可用柴胡加龙骨牡蛎汤，和解少阳，通阳泻热，重镇安神。

7．有"太阳与少阳合病"，而以少阳邪热为主，且内迫阳明，下趋大肠，以致下利者，治以黄芩汤以清热止利。若兼呕吐者，则用黄芩加半夏生姜汤，乃清热止利而兼降逆之法。

8．少阳病多有传变之机，如伤寒六七日，外无大热，其人烦躁者，是病邪由表入里之象；伤寒三日，其人能食而不呕者，是病邪未入三阴；伤寒三日，少阳之脉趋于和平者，是不惟不传，且为少阳病欲愈之象。可见少阳病传变与否，不得以日数为拘，但以脉证为凭。

9．热入血室三条，原出太阳三篇，因其病证治法与少阳有关，故附刊于此。学习这一内容，需明了以下几点：其一，血室即胞宫。其二，此证与外感病中，妇人经水适来适断有关，否则症状相似，未必便是热入血室。其三，本证有神志症状（谵语）和少腹硬满或疼痛等。在此基础上，若热除而脉迟身凉，胸胁下满，如结胸状者，可刺期门；若续得寒热，发作有时，如疟状者，可用小柴胡汤和解枢机，扶正祛邪。其四，本证属下焦，因而在治疗方面应注意勿犯上、中二焦。

【复习思考题】
1．少阳病兼表、兼里，有哪几种不同证型？试说明其证候、病机、治法、方药。
2．试述少阳兼水饮证的证候、病机、治法和方药。
3．柴胡加龙骨牡蛎汤适用于什么证候？试述其机制。
4．简述"太阳与少阳合病，自下利者"的主证、病机、治法、方药。
5．试述热入血室证的证治要点。

【附】备考原文
【原文】三陽合病，脉浮大，上關上，但欲眠睡，目合则汗。(268)

少阳篇小结

太阳主表，以"脉浮，头项强痛而恶寒"之在表的脉证为提纲。阳明主里，以在里之病机"胃家实"为提纲。少阳主半表半里，则以病人的自觉证"口苦、咽干、目眩"为提纲。盖少阳主火化，火热循经上扰清窍，故"口苦、咽干、目眩"，最能反映出少阳病的本质。然欲全面掌握少阳病主证，必须与第96条小柴胡证合参。

少阳受病，多由正气较弱，病邪易入少阳，所谓"血弱气尽，腠理开，邪气因入"，即是阐明其故。致其所受之病邪，或由中风，或因伤寒，一涉少阳之枢，则显出少阳病主证。治法即当施以和解。但少阳病有汗、吐、下三禁。因病不在表，则不可汗；病非里实，又不可下；病虽在上，但非有形痰实阻滞，自不可施用吐法。然少阳病有兼表兼里之证，则治法于和解中又有兼汗兼下之法，此为活法。

少阳病证，除小柴胡汤主证"往来寒热，胸胁苦满，默默不欲饮食，心烦喜呕"之外，综合其脉舌、证候，当有口苦、咽干、目眩，舌苔白，脉弦细等。此乃正气不足，因病邪入侵少阳，正邪分争半表半里，少阳枢机不利，胆火内郁，进而影响脾胃之故。治法当以和解为主，主方是小柴胡汤。惟小柴胡汤的临证运用，既要掌握其主治证候又要懂得其灵活使用方法。论中特别提出"伤寒中风，有柴胡证，但见一证便是，不必悉具"，极有妙义。故三阳证见，或阳明病而兼见少阳之证，其治疗原则以和解为主，而从枢外解。又如"设胸满胁痛者"，"胸胁满而不去者"，"呕而发热者"，"续得寒热发作有时者"，均与小柴胡汤，皆可证明其说。然有类似少阳病而不可滥用小柴胡者，例如第98条，即是柴胡汤禁例。

少阳病除主证之外，还有兼证，亦有误治后而形成种种变证者，不可不察，因少阳外邻太阳之表，内近阳明之里，故"伤寒六七日，发热，微恶寒，支节烦疼，微呕，心下支结，外证未去者，柴胡桂枝汤主之"。是少阳病而兼表证，用柴胡桂枝汤，即是太少双解之法。又如"热结在里，复往来寒热"，自是概括少阳病兼里实而说。其"呕不止，心下急，郁郁微烦"或"伤寒发热，汗出不解，心中痞硬，呕吐而下利"两者证候不同，但其病机为少阳病兼里实则一，故均主大柴胡汤，亦即和解少阳兼通下里实之法。若"伤寒十三日不解，胸胁满而呕，日晡所发潮热，已而微利……后以柴胡加芒硝汤主之。"是扶正祛邪并用之法，亦是和解兼通下之法。然与大柴胡汤方相较，药力又轻矣。少阳受病，最多相火内郁、水饮停蓄之局面。如"伤寒五六日……胸胁满微结，小便不利，渴而不呕，但头汗出，往来寒热，心烦者，此为未解也，柴胡桂枝干姜汤主之。"此是少阳兼水饮内结之证，故用和解少阳与温化水饮并行之法。至于少阳病兼表里并见虚实错杂之证，如"伤寒八九日，下之，胸满烦惊，小便不利，谵语，一身尽重，不可转侧者，柴胡加龙骨牡蛎汤主之。"是于和解中寓有扶正祛邪、通阳泻热、重镇安神之法。还有太阳与少阳合病自下利或呕者，是少阳邪热，内迫肠道之下利证，如"太阳与少阳合病，自下利者，与黄芩汤；若呕者，黄芩加半夏生姜汤主之"是其例。亦有太阳少阳病，病证偏重于经脉者，如第142条之"头项强痛，或眩冒，时如结胸，心下痞硬"、第171条之"心下硬，颈项强而眩者"，宜用刺法疏通经脉以泻其邪。以上皆是少阳病中，因证候有兼挟，有变局，故治法虽以和解为主，而兼治之法，又有种种不同。或用刺法，以补方药之不备。

第271条为少阳病未经传变而自愈之候，欲明病证传变与否，还应结合第269、第270等条理解（见太阳篇中）。

热入血室，当是妇人感受外邪发热后，而适逢月经来潮，引起病机变化的一种疾病。其主证为热除而脉迟身凉，或续得寒热发作有时，及胸胁下满或少腹满、谵语等，治法或当刺期门，以泻其邪实；或主用小柴胡汤，因势利导，从枢外解；或因经水适来，邪有出路，而自愈者。虽云"必自愈"亦寓活血祛瘀使血行结散之意。

[王俊槐]

第四章　辨太阴病脉证并治

足太阴属脾，有运化水谷精微及输布水液的功能。脾和胃关系密切，二者以膜相连，互为表里，功能上亦相互配合。在正常情况下，胃司纳而脾主运，胃主燥而脾主湿，脾主升而胃主降。二者一燥一湿，一升一降，则燥湿相济，升降协调，以共同完成受纳、运化、吸收和输布水谷的功能。

在病理状态下，若脾胃素虚，或感受外邪，或内伤生冷，或三阳病误治失治，皆可损伤脾阳，而致运化失司、寒湿停聚，以致中焦升降失职，出现腹满而吐、食不下、自利、时腹自痛等症，称之为太阴病。

太阴病多属脾虚寒湿证，故其治疗原则一般以温中散寒、健脾燥湿为主，故曰"当温之"，宜服理中、四逆类方剂。然太阴又有外兼表邪而用汗法或从表论治者。

太阴与阳明同属中焦而为表里，关系十分密切，其病可在一定条件下相互转化。例如，阳明病因清下太过，损伤脾阳，可使病情向太阴转化；太阴病若过用温燥之剂，或寒湿久郁化热，亦可转属阳明，故有"实则阳明，虚则太阴"之说。

太阴病除与阳明病相互转化外，还可见脾阳自行恢复，运化正常，则肠道原有之腐秽积滞，通过下利而解者，叫做"脾家实、腐秽当去"；又可见小便不利，寒湿阻滞，影响肝胆疏泄功能，而致寒湿发黄者。

【目的要求】
1. 掌握太阴病提纲的证候及病因病机。
2. 掌握太阴病虚寒证的审证要点及治疗原则。
3. 熟悉太阴病兼变证的病机与治法。
4. 了解太阴病转愈及转入阳明的证候、机制。
5. 了解太阴病欲愈之候的脉证机制。
【自学时数】6学时。

第一节　太阴病提纲

【原文】太陰之為病，腹滿而吐，食不下，自利益甚，時腹自痛。若下之，必胸下結鞕[1]。(273)
【词解】[1] 胸下结鞕：鞕，同硬。胸下，胃脘部。胸下结鞕，指胃脘部痞结胀硬。
【提要】太阴病提纲及治禁。
【分析】太阴属脾，脾主运化。若外感寒湿之邪直犯本经，或内伤生冷，或三阳病误治失治，损伤脾阳，致运化失司、寒湿内停，从而形成脾虚寒湿证。惟其如此，故生腹满。又因脾失运化，寒湿中阻，而已虚之脾阳，有暂通与未通之时，故腹痛时缓时作。脾阳不振，中焦升降失职，脾气不升，寒湿下注则下利；胃气不降，浊阴上逆则吐。脾虚健运失职，则食不下。

以上证候，若因其腹满而误用下法，则使脾阳更伤，寒湿不通，结于胸下，故胸下结硬。此亦为太阴病引申禁下之意。非但如此，汗、吐、和解、清下、攻逐等法，亦在禁例。

以上证候是太阴病的辨证纲领，它概括了太阴病的基本证候特征，反映了脾阳虚弱、寒湿内盛的病变本质，故凡称太阴病者，多指本条证候，而凡具本条证候者，即是太阴病。

【选注】尤在泾：此足太阴之证也。太阴之脉入腹属脾络胃，上膈挟咽，故其病有腹满而吐、食不下、自利腹痛等症。然太阴为病，不特传经如是，即直中亦如是，且不特伤寒如是，即杂病亦如是。（《伤寒贯珠集·太阴篇》）

《医宗金鉴》：太阴，脾经也，其脉布胃中，络于嗌，寒邪传于太阴，故腹满时腹自痛。寒邪循脉犯胃，故吐食不下。此太阴里虚，邪从寒化之证也，当以理中、四逆辈温之。若腹满嗌干，不大便，大实痛，始为太阴里实，邪从热化之证，当以桂枝加大黄汤下之矣。若以太阴虚寒之满痛，而误认为太阴实热之满痛而下之，则寒虚相搏，必变为脏结痞硬，及自利益甚矣。此太阴病全篇之提纲，后凡称太阴病者，皆指此证而言也。（《医宗金鉴·订正仲景全书·伤寒论注》）

第二节　太阴病虚寒证

【原文】自利不渴者，屬太陰，以其藏有寒[1]故也。當溫之，宜服四逆輩[2]。（277）

【词解】

[1]藏有寒：指脾脏虚寒。

[2]四逆辈：辈，作"类"字解。四逆辈，指理中汤、四逆汤一类方剂。

【提要】太阴虚寒证的辨证要点、病机及治则。

【分析】本条突出太阴虚寒证的辨证要点，即所谓"自利不渴"。自利，是指未经误治，惟因寒湿下注而自然下利。不渴，是太阴虚寒证的本质反映，以其寒湿内盛，故虽利而不渴。"自利不渴"，不仅与热利迥别，而且有别于少阴病的"自利而渴"，是为太阴虚寒证的辨证要点。

太阴虚寒证是由脾脏虚寒，寒湿内盛所致，故其治取"当温之"，即温中散寒、健脾燥湿之法，方药可选用"四逆辈"。四逆辈者，包括理中、四逆一类方剂。此法既示人规矩，又示人灵活。因其"脏有寒"，总须温补，此即规矩。然脾肾二脏，乃先、后天之根本，且为火土相生关系，若其病尚轻，中宫不运者，自宜理中汤；若病重者，不惟土虚，且火不生土，则宜四逆汤加减化裁，以补火生土，是量其轻重缓急，以为方药之变化。

【选注】尤在泾：自利不渴者，太阴本自有寒，而阴邪又中之也。曰属太阴，其脏有寒，明非阳经下利及传经热病之比，法当温脏祛寒，如四逆汤之类。不可更以苦寒坚之清之，如黄芩汤之例也。（《伤寒贯珠集·太阴篇》）

《医宗金鉴》：凡自利而渴者，里有热，属阳也。若自利不渴，则为里有寒，属阴也。今自利不渴，知为太阴本脏有寒也，故当温之。四逆辈者，指四逆、理中、附子等汤而言也。（《医宗金鉴·订正仲景全书·伤寒论注》）

【案例】王某，男，46岁。患慢性肠炎多年，泄泻时作时止。近因受寒复发，大便溏泄，腹痛肠鸣，纳差厌油，腰痛尿频，舌淡脉微，投以理中汤和四逆汤：炮干姜4.5g，白术30g，党参15g，炙甘草4.5g，熟附子9g，云苓15g。连服5剂，腹痛全除，肠鸣减轻，便溏渐止。守方再进以巩固疗效。（《伤寒会要》）

第三节　太阴病辨证

一、辨太阴病兼表证

【原文】太陰病，脉浮者，可發汗，宜桂枝湯。（276）

【提要】太阴病兼表证的证治。

【分析】本条叙证虽简，然实有以脉赅证之义，即以脉浮代表太阳表证。

太阴虚寒证，其脉当沉当弱，今脉不沉弱反浮，是知外有表邪，其证乃属太阴兼表之证。然本条里虚不甚，以脉不缓弱而浮可知。故太阴病脉浮，当系本条辨证关键。脉浮如此，自必以太阳表证为主，故权且从表论治，宜桂枝汤。

本证发汗用桂枝汤而不用麻黄汤者，以其太阴本虚故也。若用麻黄汤峻汗，则势必更伤阳气。故只宜用桂枝汤解肌发汗，调和营卫，安内攘外，而无亡阳耗阴之虞。

【选注】恽铁樵：此发汗仍是因太阳未罢而汗，必须有太阳证，不得仅据脉浮。须知不当汗而汗能生内寒，在上则呕逆，在下则泄泻，为太阴所忌也。（《伤寒论辑义按·太阴篇》）

柯韵伯：太阴主里，故提纲皆属里证。然太阴主开，不全主里也。脉浮者病在表。可发汗，太阴亦然也。尺寸俱沉者，太阴受病也。沉为在里，当见腹痛吐利等症；此浮为在表，当见四肢烦疼等症。里有寒邪当温之，宜四逆辈；表有风热可发汗，宜桂枝汤。太阳脉沉者，因于寒，寒为阴邪，沉为阴脉；太阴有脉浮者，因乎风，风为阳邪，浮为阳脉也。谓脉在三阴则俱沉，阴经不当发汗者，非也。但浮脉是麻黄脉，沉脉不是桂枝证，而反用桂枝汤者，以太阴是里之表证，桂枝是表之里药也。（《伤寒来苏集·伤寒论注·太阴篇》）

〔按〕对于本条，恽氏认为系太阴病兼太阳表证，柯氏则认为是太阴表证。二者词义似乎相近，但含义相差甚远。恽氏谓浮脉必兼太阳之表，方可汗之，于理于实，皆属可从。而柯氏以风为阳邪，浮为阳脉，而论太阴汗法，并不及于太阳之表，似属不妥，学者宜审之。

【原文】太陽病，外證未除，而數下[1]之，遂協熱而利[2]，利下不止，心下痞鞕，表裏不解者，桂枝人參湯主之。（163）

【词解】

[1] 数下：数，这里读朔（shuò）。数下，屡用攻下之意。

[2] 协热而利：协，有"同"字之义；热，指表证发热之病象，不是指病性属热。协热而利即里寒协同表证发热而下利。

【提要】太阳病误下而成脾家虚寒兼表的证治。

【分析】太阳病表证未解而屡用攻下之法，损伤脾阳，而表不解，以致里寒夹表证发热下利，因而称作"协热而利"。攻下损伤脾阳，则运化失职，升降失常。浊阴不降，气机阻滞，故心下痞硬；清阳不升，则下利不止。本病属表里同病，但以太阴里虚寒为主，故用桂枝人参汤以温中解表。

《伤寒论》多处提到表里同病的下利证，但病机各有不同。例如，太阳表邪不解，内迫阳明，影响大肠传导功能而下利的，用葛根汤治疗，使表解而里自和；太阳之邪内传阳明，热迫大肠而致下利的，用葛根芩连汤清热止利，兼以解表；太阴虚寒兼表证而下利的，用桂枝人参汤温中解表（以温中为主）；少阴病下利清谷而兼太阳表证的，则应急投四逆汤以回阳救逆，后议解表。应当前后互参，加以分析对比。

【选注】黄坤载：太阳病外证不解而数下之，外热不退，而内寒亦增，遂协合外热而为下利。利而不止，清阳既陷，则浊阴上逆，填于胃口，而心下痞硬，缘中气虚败，不能分理阴阳，升降倒行，清浊易位，是里证不解。而外热不退，是表证亦不解。表里不解，当内外兼医，桂枝人参汤桂枝通经而解表热，参、术、姜、甘温补中气，以转升降之机也。（《伤寒悬解·太阳篇》）

程扶生：表证误下，下利不止，喘而汗出者，治以葛根芩连；心下痞硬，治以桂枝、参、术。一救其表邪入里之实热，一救其表邪入里之虚寒，皆表里两解法也。（《医宗金鉴·订正仲景全书·伤寒论注》）

【治法】温中解表。

【方药】桂枝人参汤方

桂枝四两，别切 甘草四两，炙 白术三两 人参三两 乾薑三两

上五味，以水九升，先煮四味，取五升，内桂，更煮取三升，去滓。温服一升，日再夜一服。

【方义】本方是人参汤（即理中汤）加桂枝而成。方以理中汤温中散寒止利，用桂枝兼解太阳之表邪，共为表里双解之剂，但以温中为主，兼以解表。

【案例】

（1）陈某，19岁。头疼身痛，发热恶寒，大便作泄，每日四、五次，无红白黏液，腹中绵绵作痛，切其脉浮弦而缓，舌苔薄白而润。前医用"藿香正气散"未能取效。余辨为表里皆寒的"协热利"证，遂用桂枝人参汤，令其先煮理中汤，后下桂枝，日夜服之，两剂愈。（《伤寒论十四讲》）

（2）1959年，余带领学生防治麻疹，内有一女孩，3岁许，疹子已收，身热不退，体温39℃，头痛恶寒与否不得而知，下利日十余次，俱为黄色粪水。脉数无歇止，舌质尚正常。遂诊断为麻后热毒不净作利。与葛根芩连汤加石榴皮。服后体温反升至39.5℃，仍下利不止。嗅其粪味并无恶臭气，沉思再三，观病孩颇有倦容，乃毅然改用桂枝人参汤，仍加石榴皮，一服热利俱减，再服热退利止。［沈炎南. 广东中医1963，（3）：40］

二、辨太阴病腹痛证

【原文】本太陽病，醫反下之，因爾腹滿時痛[1]者，屬太陰也，桂枝加芍藥湯主之；大實痛[2]者，桂枝加大黄湯主之。（279）

【词解】

[1] 腹满时痛：指腹满疼痛，时轻时重，时作时止。

[2] 大实痛：指腹满疼痛较甚，拒按，难以缓解，大便不通。

【提要】太阳病误下邪陷太阴腹满时痛或大实痛的证治。

【分析】本太阳表证，治当发汗解表，不可用下法。今医反下之，误下而损伤脾气，脾虚失运，气机不畅，故出现腹满疼痛，时轻时重，时作时止，喜温喜按之见证。这表明已由太阳转属太阴，治宜桂枝加芍药汤通阳和脾，缓急止痛。若出现腹满疼痛，拒按，难以缓解，大便不通者，即所谓"大实痛"，乃兼有有形实邪，气机郁滞，虚中夹实，治宜桂枝加大黄汤，和脾止痛兼通实滞。

本条"腹满时痛"与太阴病提纲证"腹满而吐，食不下，自利益甚，时腹自痛"有所不同。二者虽同属太阴，彼则脾虚寒湿内盛，故除腹满时痛外，还见食不下，呕吐，以自利为甚，寒湿显著，是以宜理中汤类温中健脾以散寒；此证为邪气初入太阴，脾络不和，气机不畅，其重在腹满时痛，寒湿不显，亦不下利，故用桂枝加芍药汤以通阳和脾，缓急止痛。

【选注】钱天来：本太阳中风，医不汗解，而反下之，致里虚邪陷，遂入太阴，因尔腹满时痛，故曰属太阴也。然虽属太阴，终是太阳之邪未解，故仍以桂枝汤解之。加芍药者，桂枝汤中已有芍药，因误下伤脾，故多用之，以收敛阴气也。（《伤寒溯源集·太阴篇》）

张隐庵：本太阳病，医反下之，因尔腹满时痛者，乃太阳之邪入于地土而脾络不通，故宜桂枝加芍药汤主之，此即小建中汤治腹中急痛之意也。大实痛者，乃腐秽有余而不能去，故以桂枝加大黄汤主之。（《伤寒论集注·辨太阴病脉证并治篇》）

程郊倩：倘大实而痛，于证似可急下，然阴实而非阳实，仍从桂枝例，升发阳邪，但加大黄以破结滞之物，使表里两邪各有去路，则寒随实去，不温而自温矣。（《伤寒论后条辨·辨太阴病脉证并治篇》）

〔按〕本太阳病误下，腹满时痛者，病属太阴；大实痛者，虚中夹实，自是以里证为主。至于表证之有无，不必拘执，从原则而论，当以张注为得，而钱氏虽谓太阳表证未罢，仍含以里证为主之意，故从辨证论治、灵活运用而言，则钱注犹可备参。

【治法】

1．通阳和脾，缓急止痛。

2．和络止痛，兼泻实和胃。

【方药】

1．桂枝加芍药汤方

桂枝三两,去皮　芍药六两　甘草二两,炙　大枣十二枚,擘　生姜三两,切

上五味，以水七升，煮取三升，去滓。温分三服。本云：桂枝汤，今加芍药。

2．桂枝加大黄汤方

桂枝三两,去皮　大黄二两　芍药六两　生姜三两,切　甘草二两,炙　大枣十二枚,擘

上六味，以水七升，煮取三升，去滓。温服一升，日三服。

【方义】桂枝加芍药汤，取桂枝、甘草相配，辛甘合化，以为通阳之用；倍芍药与甘草为伍，酸甘化阴，能和脾通络，缓急止痛；生姜、大枣补益脾胃。合用则有和脾止痛之功。适用于太阴腹满时痛证。

桂枝加大黄汤，是于上方加大黄而成，故有和脾止痛兼泻实和胃之功。适用于病兼有形实邪，积滞内阻之大实痛者。

【临床运用】桂枝加芍药汤主要用于脾虚脉络不和之腹痛、肠炎、菌痢、病后阴亏便结、

食物中毒等证。

桂枝加大黄汤主要用于脾虚实邪阻滞之腹痛、便秘、肠炎、荨麻疹等证。

【案例】

（1）王某，男，46岁。曾患菌痢，经西医治疗而愈，未几又发，成慢性痢疾。大便每日少则三四次，多则五六次，来势甚急，常不及入厕。大便时里急而后重，有不尽之感。便不成形，有红白黏液，腹痛而肠鸣。在下利前，自觉有物从上往下撞击肠道，则大便急下，不能片刻等待。然饮啖尚无可言。观其所服之药，如养脏汤之温、芍药汤之寒而皆无效。切其脉沉弦滑，舌苔白而质红。细审此证，属于脾胃阴阳失调，气血为之不利所致。夫脾为阴而胃为阳，脾阴胃阳得和，则寒暄相宜，升降诸顺，则何病之有？今脾胃阴阳失和，中焦气血为之乖戾，则脾虚而不升，胃虚而不降，土气不和，则木气必郁，是以腹痛而下利。阴阳两乖，肝木乘之，故寒热之药皆无效。治当调和脾胃气血，并平肝木之急而于土中泄木为得。桂枝9g，白芍18g，生姜、炙甘草各9g，大枣12枚。此方服两剂，下利减至二三次，肠鸣消失，腹亦不痛。照方又服3剂，从此而愈。（《伤寒挈要》）

（2）苏某，女，32岁。主诉：患荨麻疹已达5年之久。开始时，每年发五六次。后来逐年加剧。今年起，愈发愈频，竟至没有间歇。曾大量注射葡萄糖酸钙，内服苯海拉明片及驱风、活血之中药多剂，均归无效。症状：遍身有大小不等的疙瘩块，抓痒无度，此起彼伏，日夜无宁静之时。在发作剧烈时，特别怕冷，身必重裘，大便一直两天一次，且燥结难下，腹微痛。处方：桂枝、芍药各9g，甘草3g，生姜9g，大枣3枚，大黄9g，全瓜蒌、麻仁各12g。服上药后约3小时光景，身痒渐止，疙瘩亦渐隐没，周身微汗，大便畅通，症状全部消失。迄今已半月余，未再发过。[顾大山. 江苏中医. 1958，（2）：24]

【原文】太陰為病，脈弱，其人續自便利，設當行[1]大黃芍藥者，宜減之，以其人胃氣弱，易動故也。（280）

【词解】[1] 行：此处作"用"字解。

【提要】脾胃虚弱者，慎用大黄、芍药。

【分析】本条承接上条而来。上条说明太阳病误下，病转太阴腹满时痛或大实痛者，可用芍药、大黄之例。然太阴病毕竟以脾胃虚弱为本，故在使用大黄、芍药时，必须充分考虑到正气不足的一面，用量不可太重，以防大黄、芍药之苦泄攻伐，损伤正气。

本条"太阴病，脉弱"，说明脾胃虚弱，正气不足。"其人续自便利"，说明脾胃虚弱，运化不及，故出现连续不断的腹泻。在这种情况下，即使有腹满时痛或大实痛而需要用大黄、芍药者，亦当减量用之。因其人脾胃本弱，用芍药、大黄酸苦寒凉之品，容易进一步损伤正气，引起中虚气陷，洞泄不止。

【选注】张隐庵：此因上文加芍药、大黄而申言胃气弱者宜减之也。太阴为病，脉弱，其人续自便利，乃太阴阴湿为病，土气内虚，不得阳明中见之化。设客邪内实，而当行大黄、芍药者，亦宜减之，减者，少其分两也，以其人胃气虚弱而易动故也。（《伤寒集注·辨太阴病脉证并治篇》）

汪苓友：或问大黄能伤胃气，故宜减，芍药能扶脾阴，何以减之？余答云：脉弱而胃气弱者，弱则气馁不充，仲景以甘温之药能生气，芍药之味酸寒，虽不若大黄之峻，要非气弱者所宜多用，以故减之亦宜。（《伤寒论辨证广注·辨太阴病脉证并治》）

三、辨太阴病转愈与转属阳明

【原文】傷寒脉浮而緩，手足自溫者，繫在太陰[1]。太陰當發身黃，若小便自利者，不能發黃，至七八日，雖暴煩下利日十餘行，必自止，以脾家實[2]，

腐秽^[3]当去故也。（278）

【词解】

［1］系在太阴：系，联系之意。系在太阴，就是涉及太阴。

［2］脾家实：实，此处指正气充实，非指邪气实。脾家实，即脾阳恢复之意。

［3］腐秽：指肠中腐败秽浊之物。

【提要】 辨太阴病转愈的临床表现及机制。

【分析】 本条自"伤寒，脉浮而缓"至"系在太阴"，是讲病邪涉及太阴的脉证。伤寒脉浮缓，与太阳中风脉相同，然太阳中风当有发热恶寒头痛等表证，今无发热恶寒，亦无头项强痛，而手足自温，可知不是太阳中风证，而是病涉太阴。脉浮，乃太阴自感外邪所致；脉缓，为太阴本脉，乃脾阳不振，脾为湿困之象。三阳皆有发热，三阴多无发热，病至太阴，虽感外热，然正气抗邪无力，故不发热，而但手足温者，以脾主四肢故也。

自"太阴当发身黄"至"不能发黄"，是阐述太阴寒湿发黄的机制。太阴居中焦而主湿，外邪内入，则从寒湿而化，寒湿郁阻中焦，影响肝胆疏泄功能，致疏泄失常，胆汁外溢，则可出现太阴寒湿发黄证。此即所谓"太阴当发身黄"之谓也。此种身黄多黄而晦暗，并伴一派虚寒之象，是为阴黄，与湿热郁蒸之阳黄，黄如橘子色不同。若虽病系太阴，而小便自利者，则湿邪能从下而泄，湿有出路，寒湿不能郁阻于内，故不能发黄。

从"七八日"至"腐秽当去故也"，是阐述太阴病脾阳复自愈的证候及机制。病至七八日，若骤然出现心胸烦热，是谓"暴烦"，示脾阳恢复，阳气伸展，与邪相争；烦而下利者，是因脾阳恢复，运化功能恢复正常，清阳得升，浊阴得降，推荡肠道腐败积滞之物从下而去的特殊现象。当腐秽之物尽去之时，则利必自止，故云"脾家实，腐秽当去故也"。需要说明的是，病人虽暴烦下利，然必下利逐渐减轻，并伴诸症好转之象，如手足温和，精神慧爽，腹痛渐止，舌苔渐化，脉转调匀和缓等，方可断为正复邪去，其病为愈。若烦利并见手足厥冷，精神困顿，或躁扰不宁，舌苔不化，诸症不见好转，甚或加重，则为阴寒更甚，而非欲愈之象。

【选注】 钱天来：缓为脾之本脉，因邪入阴经，故无发热等证。手足自温者，脾主四肢也，以手足而言自温，则知不发热矣。邪在太阴，所以手足自温，不至于少阴、厥阴之四肢厥冷，故曰系在太阴。然太阴湿土之邪郁蒸，当发身黄，若小便自利者，其湿热之气已从下泄，故不能发黄也。如此而至七八日，虽发暴烦，乃阳气流动，肠胃通行征也。下利虽一日十余行，必下尽而止，盖以湿气实于脾家，故肠胃中有形之秽腐当去，秽腐去，则脾无形之湿热亦去故也。（《伤寒溯源集·太阴篇》）

注苓友：此条系太阴伤寒，自利欲解之证。前阳明篇中，伤寒脉浮而缓云云，至七八日，大便硬者，此为转属阳明。今者以脾家实，故虽暴烦，要之腐秽当自利而去，何也？盖太阴病必腹满，腹满者，胃中有物也。胃中水谷之积，既变而为腐秽，则邪应从大小便出。其暴烦者，邪欲泄而正气与之争也。成注云：下利烦躁者，死。此为先利而后烦，是正气脱而邪气扰也；兹则先烦后利，是脾家之正气实，故不受邪而与之争，因暴发烦热也。下利日十余行者，邪气随腐秽而得下泄也，以故腐秽去尽，利必自止而病亦愈。（《伤寒论辨证广注·辨太阴病脉证并治》）

【原文】 傷寒脉浮而緩，手足自溫者，是為繫在太陰。太陰者，身當發黃，若小便自利者，不能發黃，至七八日大便鞭者，為陽明病也。（187）

【提要】辨太阴转属阳明证。

【分析】本条自"不能发黄"以上，与上条同。然上条至七八日，为脾阳复，腐秽去，病为欲愈；本条至七八日，却转属阳明。盖太阴与阳明，通过经脉络属关系而为表里，二者同属中焦而主土。阳明为燥土，太阴为湿土。在正常情况下，阳明之燥与太阴之湿相互调济，共同完成受纳、腐熟、运化水谷精微物质的作用。在病理情况下，二者则互相影响和转化。若本阳明病，误治失治，致脾阳损伤，则可向太阴转化，形成太阴病；若本太阴虚寒证，或用温燥药太过，或湿邪久郁化热，则太阴寒湿之邪可从燥热而化，转为阳明病。此即"实则阳明，虚则太阴"之意。本条原系太阴虚寒下利，至七八日后而见大便硬，表明湿邪已经化燥成实，而转为阳明病，故云"至七八日，大便硬者，为阳明病也。"

综观第 187、第 278 条，则病系太阴，有如下三种转归：其一，脾虚失运，寒湿之邪不化，小便不利，湿无出路，可致发黄；反之，若小便自利者，则湿有出路，而不能发黄。其二，寒湿郁久化热化燥，则其病可向阳明转化，而成阳明病。其三，脾阳恢复，正气转旺，可以推荡肠胃腐秽之物而去，病情转愈，即所谓"脾家实，腐秽当去故也。"

【选注】成无己：浮为阳脉，缓为脾脉，伤寒脉浮缓，太阴客热。邪在三阳，则手足热；邪在三阴，则手足寒。今手足自温，是知系在太阴也。太阴土也，为邪蒸之，则色见于外，当发身黄。小便自利者，热不内蓄，不能发黄。至七八日，大便硬者，即太阴之邪入腑，转属阳明。（《注解伤寒论·辨太阴病脉证并治》）

柯韵伯：病在太阴，同是小便自利，至七八日，暴烦下利者，仍为太阴病。大便硬者，转为阳明病，其始则同，其终则异，何也？曰：阴阳异位，阳道实，阴道虚，故脾家实则腐秽自去，而从太阴之开。胃家实则地道不通，而成阳明之阖，此其别也。（《伤寒来苏集·阳明篇》）

四、太阴病欲愈候

【原文】太陰中風，四肢煩疼，陽微陰濇[1]而長者，為欲愈。(274)

【词解】[1] 阳微阴涩：此处是指脉象而言，阴阳是指脉之浮取沉取。阳微阴涩，即脉浮取而微，沉取则涩。

【提要】太阴中风欲愈的脉证。

【分析】本条所谓"太阴中风"，是指脾阳素虚寒湿内停之人，复感风邪者。因脾主四肢，风邪外束，邪气阻滞，故四肢烦疼。脉浮取而微，知风邪在表已微；脉沉取而涩，为太阴阳气不足，寒湿内郁，气血流行不利。"而长"，犹言上脉转见长象，为正气恢复、气血充沛、风邪欲解之征，即《素问·脉要精微论》所云之"长则气治"。因本证邪气将退，正气来复，故"为欲愈"。

以上是从脉象推测疾病转愈的机转，突出说明正气恢复是转愈的关键。临床上还须结合全身情况，综合分析，方能准确无误。

【选注】成无己：太阴，脾也，主营四末。太阴中风，四肢烦疼者，风淫末疾也。表邪少则微，里向和则涩而长。长者，阳也，阴病见阳脉则生，以阴得阳则解，故云欲愈。（《注解伤寒论·辨太阴病脉证并治》）

钱天来：四肢烦疼者，言四肢酸疼而烦扰无措也。盖脾为太阴之脏，而主四肢故也……阳微阴涩者，言轻取之而微，重取之而涩也。邪在阴经，阳未受邪，阴实阳虚而脉偏见于沉候，故阳脉微也。脉者，气血伏流之动处也。因邪入太阴，脾气不能散精，肺气不得流经，营阴不利于流行，故阴脉涩也。阳微阴涩，正四肢烦疼之病脉也。长脉者，阳脉也，以微涩两阴脉之中，而其脉来去皆长，为阴中见阳，长则阳气无损，长则阳气将回，故为阴病欲愈也。（《伤寒溯源集·太阴篇》）

自学指导

1. 太阴病为脾虚寒湿证，其证以脾脏虚寒、寒湿内停为基本病机，以腹满而吐、食不下、自利益甚、时腹自痛为辨证纲领；以自利不渴为证候特点；以温中散寒、健脾燥湿为基本治法；以理中汤、四逆汤之类为基本方药。攻下法为太阴病的治疗禁忌。

2. 太阴病可出现如下兼证：太阴病兼表证可出现两种情况。若表证突出，里虚不甚时，可先解表，宜桂枝汤；若太阴里虚证偏重时，治宜温中解表，以治里为主，方用桂枝人参汤。太阴腹痛证亦可出现两种情况。若出现脾络损伤、气机不利、腹满时痛的，治用通阳和脾、缓急止痛，方用桂枝加芍药汤；若兼有形实邪内阻、气机郁滞、虚中挟实，而现大实痛的，治宜和脾止痛兼泻实和胃，方用桂枝加大黄汤。

如上所述，太阴病有用大黄、芍药之例，然当太阴病脉弱而续自便利时，说明中焦阳虚较甚，即令有不得不用大黄、芍药之病情，亦应减量而行，以免重伤脾胃。

3. 太阴病的转归主要有如下几端：转寒湿发黄证：如太阴寒湿内郁，湿无出路，影响肝胆疏泄功能，胆汁外溢，可出现寒湿发黄证；若湿有出路，则不会发黄。自愈：若邪气久郁，脾虚不甚而脾阳能自行恢复，运化得以复常，正气驱邪外出，肠中腐秽之物得以下泻，则可望自愈。转阳明病：若太阴病过用温燥，或寒湿久郁化热化燥，则可由虚转实，由阴出阳，转成阳明腑实证，即第 187 条所谓"至七八日，大便硬者，为阳明病也。"

4. 前文已提到，太阴病但得阳气恢复者有自愈之机，而第 274 条又讨论了"太阴中风，四肢烦疼，阳微阴涩而长者，为欲愈"是说太阴兼表，若脉由阳微阴涩，而转见长象者，乃阳复之佳兆，故其病欲愈。二者病情有所不同，而阳复自愈之机转无异。

【复习思考题】
1. 试述太阴病提纲证及其病机、禁忌。
2. 怎样理解"自利不渴者，属太阴"？
3. 太阴兼表证有哪些证型？阐述其治法及机制。
4. 太阳病误下后，病涉太阴之"腹满时痛"与"大实痛"各有何特点？试述其治法、方药。
5. 太阴病的转归有哪些？
6. 应怎样理解太阴病欲愈候？

太阴篇小结

太阴病的性质，属脾虚寒湿证。其主要病机是脾脏虚寒、寒湿内停，以腹满而吐、食不下、自利益甚、时腹自痛为主要临床表现；以自利不渴为证候特点。治疗当温中散寒、健脾燥湿，理中汤、四逆汤等为其基本方。攻下法为治疗禁忌，苦寒阴柔之品亦当慎用，如芍药、大黄等。

太阴病的兼证有以下几种情况：兼表证者，可用桂枝汤；腹满时痛者，可用桂枝加芍药汤；大实痛者，宜桂枝加大黄汤，和脾止痛兼泄实和胃。

太阴病的预后和转归：若出现大便硬，为湿邪化燥，由虚转实，转入阳明；如太阴寒湿内郁，湿无出路，影响肝胆疏泄功能，胆汁外溢，可出现寒湿发黄证；若湿有出路，则不会发黄。若脉象"阳微阴涩而长者"，乃阳复之征，为欲愈；如出现暴烦下利日数十行，为脾阳恢复，奋起抗邪之兆，腐秽尽则利自愈。

[邱明义]

第五章　辨少阴病脉证并治

少阴包括手少阴心和足少阴肾，并与手太阳小肠、足太阳膀胱为表里。

手少阴经属心，心属火，主血脉，又主神明，为君主之官，五脏六腑之大主。足少阴经属肾，肾属水，主藏精，内寓真阴真阳，为先天之本，生命之根。在正常生理活动中，心火下蛰于肾，肾水上奉于心，如此心肾相交，水火既济，阴阳交通，彼此制约，则心火不亢，肾水不寒，以维持人体正常生命活动。

若外邪直犯少阴，或他经病证误治失治传入少阴，均可损伤心肾而形成少阴病。由于致病因素和体质的不同，则少阴病又有从阴化寒和从阳化热两个方面。若心肾阳气素虚或感受寒邪，则病多从寒化，而形成心肾阳气虚衰、阴寒内盛证，其证以脉微细，但欲寐及无热恶寒、身蜷、呕吐、下利清谷、四肢厥冷、小便清利、舌淡苔白等为主要表现；倘若阴寒之邪太甚，虚阳被格拒于外，则可出现面赤、身反不恶寒等阴极似阳的真寒假热征象。若少阴阴液素亏，或感受热邪，则病多从热化，而形成肾阴亏于下、心火亢于上的阴虚热化证，证见心烦不得眠、口燥咽痛、舌红少苔、脉细数等。此外，若少阴阳虚复感外邪，则往往形成少阴兼表的证候；阳衰严重，阳损及阴，又可出现阴阳两虚证及阳亡阴竭证。若少阴阴虚热炽或阳复太过，以致水涸土燥，则可形成少阴阴虚兼阳明里实的证候。

少阴病的治疗原则，大要不外扶阳抑阴和育阴清热两法。寒化证宜扶阳抑阴，以四逆汤为代表方剂。若出现真寒假热、阴盛格阳者，宜重用姜附破阴回阳，佐以宣通阳气或咸寒反佐之法，如白通汤、通脉四逆汤、白通加猪胆汁汤、通脉四逆加猪胆汁汤等。热化证宜育阴清热，以黄连阿胶汤为代表方剂。若少阴寒化证兼表，当据表里证之轻重缓急，分别论治。其中表证明显或表里均等者，治宜温经发汗，方如麻黄附子细辛汤之类；若里证重且急，证见下利清谷而兼表者，则当急救其里，先用四逆汤回阳救逆。少阴阴虚兼里实，治宜急下存阴，用大承气汤。

少阴属里虚病变，非阳气虚衰，即阴液亏损，故禁用发汗攻下之法。

少阴病的预后，寒化证取决于阳气的存亡，一般阳复者生，阳亡者预后不良；热化证取决于阴液的存亡，一般阴存者生，阴竭者预后不良。

【目的要求】

1. 掌握少阴病提纲证、少阴病寒化证的主要脉证、病机与治禁。
2. 掌握四逆汤证、通脉四逆汤证、白通汤证、真武汤证、附子汤证、吴茱萸汤证、桃花汤证等各证的证候、病机、治法、方药。
3. 了解少阴寒化证的预后及灸法。

【自学时数】 8学时。

第一节　少阴病提纲

【原文】少陰之為病，脉微細，但欲寐也。(281)

【提要】少阴寒化证提纲。

【分析】少阴属心肾两脏，心主血属火；肾藏精主水，内寓真阴真阳。病及少阴，则心肾虚衰，阴阳气血俱不足，故出现脉微细，但欲寐之症。脉微乃心肾阳衰，无力鼓动血行所致；脉细乃阴血不足，不能充盈脉道所致；但欲寐者，是指精神委靡不振，神志恍惚昏沉，而呈似睡非睡状态，此乃心肾阳气虚衰，阴寒内盛，神失所养而成。《素问·生气通天论》云："阳气者，精则养神"，说明阳气能化生精微，奉养心神。今阳气虚衰，精微不化，无所奉养，故有"但欲寐"之征象。

少阴病危重病证甚多，而提纲仅及"脉微细，但欲寐"，似乎有所不足。然则此脉证已露出心肾虚衰之本质，有此即是少阴病，何待厥利呕逆，凶险毕至，而后识少阴病面目（表5-1）。

表 5-1　"但欲寐"与邪去人安之嗜卧及热盛神昏之嗜卧鉴别表

类型	原文	相似证	鉴　别
邪去人安之嗜卧	37 条：太阳病，十日已去，脉浮细而嗜卧者，外已解也。	嗜卧	病邪已去，但以新瘥之体，精神疲倦而嗜卧，必安舒静卧，脉静身和而无所苦
热盛神昏嗜卧	231 条：阳明中风……嗜卧，一身及目悉黄，小便难，有潮热，时时哕，耳前后肿……	嗜卧	为三阳合病、热盛神昏之嗜睡，并见脉弦浮大、短气、腹满而喘、胁下及心痛、鼻干不得汗、一身及目悉黄等邪热弥漫三阳之证
少阴病之但欲寐	281 条：少阴之为病，脉微细，但欲寐也	但欲寐	为少阴阳气虚衰，阴寒内盛，神失所养，而呈精神委靡不振、神志恍惚昏沉、似睡非睡状态，伴脉微细等

【选注】《医宗金鉴》：少阴肾经，阴盛之脏也。少阴受邪则阳气微，故脉微细也；卫气行阳则寤，行阴则寐，少阴受邪，则阴盛而行阴者多，故但欲寐也。（《医宗金鉴·订正仲景全书·伤寒论注》）

恽铁樵：阴虚火旺者，恒苦竟夜不得寐；阴盛阳衰者，无昼夜但欲寐。阴虚火旺之不寐，并非精神有余不欲寐。乃五内躁扰不宁，虽疲甚而苦于不能成寐。阴盛阳虚之但欲寐，亦非如多血肥人，头才着枕即鼾声雷动之谓，乃外感之寒盛，本身阳气微，神志若明若昧，呼之则精神略振，须臾又惝恍不清，此之谓但欲寐。病入少阴，无有不如此者。（《伤寒论辑义按·少阴篇》）

〔按〕微细之脉，欲寐之证，则心肾虚衰显然，而阳虚寒甚，亦在其中矣，观 282 条"少阴病，欲吐不吐，心烦，但欲寐，五六日自利而渴者，属少阴也……"可知。《医宗金鉴》以阳虚寒化为解，可从。恽氏以热化之不寐与寒化之欲寐对比说明，亦可参考。

第二节　少阴寒化证

一、少阴病（寒化）主要脉证

【原文】少陰病，欲吐不吐[1]，心煩，但欲寐。五六日自利而渴者，屬少陰也，虚故引水自救。若小便色白[2]者，少陰病形悉具。小便白者，以下焦[3]虚有寒，不能制水，故令色白也。（282）

【词解】

[1] 欲吐不吐：想吐而又不能吐出的症状。

[2] 小便色白：指小便清亮不黄。非指小便颜色白如米泔。

[3] 下焦：肾属下焦，此言下焦者，肾之互辞。

【提要】少阴虚寒证的证候及病机。

【分析】病至少阴，下焦阳气虚弱，阴寒上逆，影响胃气和降，则欲吐；复因胃肠空虚，故不能吐。阴寒盛于下，虚阳上扰，心神不宁，则心烦。但欲寐为心肾阳气衰微、阴寒内盛、神失所养使然。至五六日，邪入更深，正气愈耗，心肾之阳更虚，火不生土，水谷不化，因而下利。阳气衰虚，不能蒸化津液，更加利多耗液，故口渴。即所谓"自利而渴者，属少阴也"。此证既不同于太阴病之"自利不渴"，亦异于热利口渴。

本条辨证，步步深入。上文"自利而渴者，属少阴"，已明少阴虚寒之本质。因其口渴，恐人犹有疑义，故申言"虚故引水自救"，则渴由虚寒可知。然则，虚有中焦之虚及下焦之虚，故复以小便而辨之。此证小便利而清白如水，必是肾中真阳不足，统摄无权，不能制约水液之故，则是"下焦虚有寒"无疑。辨证至此，则以"少阴病形悉具"一语以括之。观本条前后二"虚"字，则多少疑窦，可以冰释（表5-2）。

表5-2　下利口渴鉴别表

证候	条文	病机	下利特点及兼证
肠热下利	34条：太阳病，桂枝证，医反下之，利遂不止，脉促者，表未解也；喘而汗出者，葛根黄芩黄连汤主之	热壅大肠，传导失职，或兼表邪未解	下利黄水，臭秽，灼肛。多有发热口渴，苔黄，脉数，或有轻微表证
太阴下利	277条：自利不渴者，属太阴，以其脏有寒故也，当温之，宜服四逆辈	脾阳虚衰，清气下陷，水湿下注	下利多水粪杂下，所下清冷，无热不渴，苔白
少阴下利	282条：少阴病，欲吐不吐，心烦，但欲寐，五六日自利而渴者，属少阴也，虚故引水自救。若小便色白者，少阴病形悉具，小便白者，以下焦虚有寒，不能制水，故令色白也	肾阳虚衰，火不生土，水谷不化	下利清谷，小便清利，口渴，或伴肢冷、脉沉微、但欲寐等

【选注】程郊倩：烦证不尽属少阴，故指出但欲寐来；渴证不尽属少阴，故指出小便白来。结以下焦虚有寒，教人上病治在下也。盖上虚则无阴以济，总由下虚而无阳以温也。二"虚"字皆由"寒"字得来。又曰吐利而渴，与猪苓汤证同，其别在但欲寐，且猪苓汤证小

便必不利而色赤。饮水与白头翁证同,彼曰以有热也,小便亦必不白。(《伤寒论后条辨·辨少阴病脉证并治篇》)

尤在泾:此少阴自受寒邪之证,不从阳经来也。寒初到经,欲受不可,欲却不能,故欲吐不吐。心烦但欲寐,而实不能寐也。至五六日,自利而渴,则其邪已入少阴之脏矣。然少阴,阴脏也。寒,阴邪也,以阴受阴,法当不渴,而渴者,此非有热,以脏虚故引水自救耳。更审其小便,若色白者,则少阴寒病,全体大露无疑。何以言之?热传少阴,自利而渴者,邪热足以消水,其小便色必赤;寒中少阴,自利而渴者,虽能饮而不能制,其小便色必白也。仲景辨证之精如此。(《伤寒贯珠集·少阴篇》)

【原文】病人脉陰陽俱緊[1],反汗出者,亡陽也。此屬少陰,法當咽痛而復吐利。(283)

【词解】[1] 脉阴阳俱紧:阴阳,是指寸关尺而言,即关前为阳,关后为阴。阴阳俱紧,即寸关尺三部俱紧。据少阴病,当为三部脉沉紧。

【提要】辨少阴亡阳的脉证。

【分析】病人脉阴阳俱紧,类似太阳伤寒,然太阳伤寒之脉当浮而阴阳俱紧,并兼头痛、发热、恶寒、无汗等表证。此脉阴阳俱紧,乃沉而阴阳俱紧,且不兼头痛发热等表证,可知病非太阳伤寒。脉沉主病在里,紧主寒盛,可测少阴之里寒。少阴里寒证一般不应有汗,今反汗出,是阳衰阴盛、虚阳外亡的征象,故云"反汗出者,亡阳也。"亡阳之汗,多为汗出肤冷,或冷汗淋漓不止,而与脉微肢厥相伴。其证既然已至虚阳外亡,则属阳衰阴盛之重证无疑,故必吐、利、咽痛。因脾肾阳衰,阴寒内盛,升降反作,故吐利;少阴经脉循喉咙,虚阳循经上扰,故咽痛。以其非实热,故疼痛及红肿不甚。

本条未出具体治法。然其证既属阳衰阴盛,阳气外亡,则自当回阳救逆,方用姜、附之类,酌情变化。

【选注】周扬俊:脉至阴阳俱紧,阴寒极矣。寒邪入里,岂能有汗,乃反汗出者,则是真阳素亏,无阳以固其外,遂致腠理疏泄,不发热而汗自出也。圣人特垂训曰:"此属少阴",正用四逆急温之时,庶几真阳骤回,里证不作,否则阴邪上逆,则为咽痛,为吐;阴寒下注,而复为利,种种危证,不一而足也。(《伤寒论三注·少阴篇》)

尤在泾:阴阳俱紧,太阳伤寒之脉也,法当无汗,而反汗出者,表虚亡阳,其病不属太阳而属少阴矣。少阴之脉,上膈循喉咙,少阴之藏,为胃之关,为二阴之司。寒邪直入,经藏俱受,故当咽痛而复吐利也。此为寒伤太阳,阳虚不任,因遂转入少阴之证。盖太阳者,少阴之表,犹唇齿也,唇亡则齿寒,阳亡则阴及,故曰少阴之邪从太阳飞渡者多也。(《伤寒贯珠集·少阴篇》)

二、四逆汤证

【原文】少陰病,脉沉者,急温之,宜四逆湯。(323)

【提要】少阴病脉沉,治当急温。

【分析】本条仅举脉沉而略证。然既冠以"少阴病",则当结合少阴病提纲加以分析,可知"脉微细、但欲寐"是其必然见证,故脉沉者,当是沉而微细,乃阳气大衰、阴寒极盛之标志,治宜急温,方用四逆汤。否则,因循失治,则吐利、厥逆、烦躁等症接踵而来。

本条提出"脉沉"作为"急温之"的依据，示人见微知著，防微杜渐之意。要之，此时虽未至厥逆下利之甚，但脉沉而微细，已显露少阴虚寒之本质，故宜急温，以防患于未然。若必待吐利、厥逆、烦躁等症俱见，则病情危笃，良机已失，故温法不可不急。

【选注】汪苓友：少阴病本脉微细，但欲寐。今者轻取之微脉不见，重取之细脉几亡，伏匿而至于沉，此寒邪深入于里，殆将入脏，温之不容以不急也。少迟则恶寒身蜷、吐利躁烦不得卧寐，手足逆冷，脉不至等死证立至矣，四逆汤之用其可缓乎？（《伤寒论辨证广注·辨少阴病脉证并治法》）

陈修园：此言少阴之气不能由下而上也。脉沉而四逆吐利烦躁等症已伏其机。脉沉即宜急温，所谓见微知著者，消患于未形也。（《伤寒论浅注·辨少阴病脉证并治篇》）

【治法】回阳救逆。

【方药】四逆湯方

甘草二兩，炙　乾薑一兩半　附子一枚，生用，去皮，破八片

上三味，以水三升，煮取一升二合，去滓，分温再服。强人可大附子一枚，乾薑三兩。

【方义】本方主治少阴虚寒、四肢厥冷诸证，故以四逆名方。附子温肾回阳，破阴寒，为治疗少阴虚寒证之主药。干姜辛温守中，以助附子回阳破阴之力。炙甘草甘温，温养阳气，调中补虚，既能降低附子毒性，又能加强姜附温阳作用，共奏回阳救逆之功。本方附子生用，取其力峻而效速，论中凡回阳救逆诸方，均同此例。然用生附子必须久煎，以降低其毒性。

【临床应用】四逆汤为治疗少阴心肾阳衰之代表方，其证以四肢厥冷、恶寒身蜷、下利清谷、脉微无力为审证要点。现代临床多用于救治各种具有心肾阳衰之病理特点的疾病，如循环系统之急性心肌梗死、感染性休克、风湿性心脏病心力衰竭，呼吸系统之慢性肺源性心脏病，泌尿系统之慢性肾炎、慢性肾功能衰竭等，具有明显疗效。根据其证候、病机，本方可扩展应用到临床各科急危重证的救治。

【现代研究】近年来，对本方的药理研究较多，主要体现在以下几个方面：

1.抗休克作用：实验研究表明本方对失血性休克、内毒素性休克、心源性休克等均有显著的保护效果。

2.强心和升压作用：临床的休克抢救及动物实验研究已证实，该方具有显著的升压作用，但对正常血压无明显作用，其升压特点是逐步上升至正常后，血压不再上升。该方可通过兴奋β受体而具有直接的强心作用。其升压及强心作用只有在全方合用后，才表现得最为明显。研究还表明，该方对心肌自律性、兴奋性几乎没有影响。

3.调节胃肠功能：能够缓解平滑肌痉挛，有较强的镇痛作用。

4.对免疫功能的影响：能提高正常大鼠血清 IgG 水平，对大剂量注射氢化可的松大鼠血清 IgG 水平也具有提高作用。

5.毒性研究：认为本方毒性与煎煮时间密切相关，经久煎后则毒性减低，其毒性降低与所含生物碱含量关系不大。

6.制剂研究：有用该方制成肌内或静脉注射液的报道；亦有研究认为将本方改为滴丸或栓剂的工艺方法是可行的。

【案例】

(1) 苏某妻，30余岁。月经期中不慎冲水，夜间忽发寒战，继即沉沉而睡，人事不省，脉微细欲绝，手足厥逆。当即针人中及十宣穴出血，血色紫黯难以挤出。针时能呼痛，并一度苏醒，但不久仍呼呼入睡。此因阴寒太盛、阳气大衰、气血凝滞之故。急当温经散寒，挽扶阳气。拟大剂四逆汤一方：炮附子24g，北干姜12g，炙甘草12g，水煎，嘱分4次温服，每半小时灌服1次。病人家属问：此证如此严重，为何将药分作4次，而不1次服下使其速愈？我说：正因其症状严重，才取"重剂缓服"办法。其目的为使药力相继，缓缓振奋其阳气而驱散阴寒。譬如春临大地，冰雪自然溶解。如果1剂顿服，恐有"脉暴出"之变，譬如突然烈日当空，冰雪骤解，反致弥漫成灾。家属信服。服全剂未完，果然四肢转温，脉回，清醒如初。（《伤寒论汇要分析》）

(2) 王某，体质素弱，多服温补剂，渐强壮。次年3月24日晨，头昏、胸满、四肢厥冷、汗出，即延余诊。与四逆汤1剂，服后手足暖，汗收，能寐一时许，甚喜。不意甫醒辛苦如故，再服四逆汤稍顺。十时许，更辛苦，再服四逆汤（附子加至60g），稍能睡，醒后辛苦异常。余曰：病势剧烈，然非多服药、频服药，则药气过而寒气即发矣，遂改四逆为白通汤（附子用至90g），入口如烘炉点雪，胸之阴霾四散。暂安一时，乃嘱其用吴茱萸炒热布包频频熨之，胸稍舒适，再拟白通汤原方加吴茱萸15g，频频服之，始觉药有辣味。服后数小时，病势大定，安然入睡，至三鼓未醒，余嘱勿扰。次早往诊，已行动如常。后数日连服大剂四逆、白通，始复原。[黎少庇. 广东医学·祖国医学版，1963，(1)：40]

〔按〕以上二医案，附子用量较大，对于临床经验丰富者，抑或用之甚效，但初学者应当谨慎！

【原文】少陰病，飲食入口則吐，心中溫溫[1]欲吐，復不能吐。始得之，手足寒，脈弦遲者，此胸中實，不可下也，當吐之。若膈上有寒飲，乾嘔者，不可吐也，當溫之，宜四逆湯。(324)

【词解】[1] 温温：温同愠，音运（yùn）。温温，即烦愦不适。

【提要】少阴病膈上有寒饮与胸中痰实的辨证。

【分析】本条自"少阴病，饮食入口则吐"至"当吐之"，是阐述胸中痰实的辨证治疗。本条"饮食入口则吐，心中愠愠欲吐，复不能吐"，是痰实阻于胸膈、胃脘之证，故云"此胸中实"。因痰实阻于胸中，正气向上驱邪，气机上逆，所以饮食入口则吐；或未进饮食者，亦感心中烦愦不适而泛泛欲吐，然终因痰实之邪胶着不去，故虽欲吐而复不能吐。痰实阻胸，胸阳被郁，不能布达四肢，故手足寒。脉弦主痰饮，迟因邪实于胸，气血被阻。证属痰实阻胸，治当因势利导，可用吐法，以涌吐胸中痰实，不能用下法。

从"若膈上有寒饮"至"宜四逆汤"，是论述膈上有寒饮的辨证治疗。若饮停膈上，寒饮上逆，则可致干呕。这与痰实阻胸之"饮食入口即吐，心中愠愠欲吐，复不能吐"迥然不同。彼属实邪内阻，此属少阴阳虚，气化不行，以致寒饮停聚膈上，故不可用吐法，而须温化寒饮，方用四逆汤，温复阳气，气化得行，即所以化膈上之寒饮。

【选注】《医宗金鉴》：饮食入口即吐，且心中温温欲吐，复不能吐，恶心不已，非少阴寒虚吐也，乃胸中寒实吐也。故始得之，脉弦迟。弦者，饮也；迟者，寒也。而手足寒者，乃胸中阳气为寒邪所阻，不能通于四肢也。寒实在胸，当因而越之，故不可下也。若膈上有寒饮，但干呕有声而无物出，此为少阴虚寒之饮，非胸中寒实之饮也，故不可吐，惟急温之，宜四逆汤或理中汤加丁香、吴茱萸亦可也。（《医宗金鉴·订正仲景全书·伤寒论注》）

山田正珍：温温即愠愠，古字通用也，当以愠愠为正字……少阴病三字，以始得之，无热恶寒言之。言少阴病，饮食入口，则心下愠愠欲吐，反不能吐，自始得之，手足寒而其脉弦迟者，此为邪气实于胸中。盖邪实于胸中，则阳气为是所闭，而不能通达四末，是以令人手足厥寒，其脉弦迟。如是者，当以瓜蒂散吐之，《素问》所谓"其高者，因而越之"是也。若下之，则于治为逆，故曰不可下也。厥阴篇第363条云："病人手足厥冷，脉乍紧者，邪结在胸中，心下满而烦，饥不能食者，病在胸中，当须吐之，宜瓜蒂散"，盖与本节同因而殊证者耳……若其人手足厥冷，饮食不吐，而惟干呕者，此为膈下有寒饮，盖脾胃虚冷，不能转化水浆之所致，故不可吐，宜以四逆汤急温之，中焦得温，而寒饮自散也。（《伤寒论集成·少阴篇》）

三、通脉四逆汤证

【原文】少陰病，下利清穀，裏寒外熱，手足厥逆，脉微欲絕，身反不惡寒，其人面色赤，或腹痛，或乾嘔，或咽痛，或利止脉不出者，通脉四逆湯主之。（317）

【提要】少阴病阴盛格阳的证治。

【分析】少阴病下利清谷，是脾肾阳微、水谷不化所致，此为少阴虚寒下利的特有表现。手足厥冷，是少阴阳气大衰，阳气不达于四末所致。脉微欲绝，是阳衰至甚，不能鼓动血脉所致。如此一派阳气大衰，阴寒内盛之象，而见"身反不恶寒，其人面色赤"，是阴盛格阳之表现。盖阴盛于内，虚阳被格于外，故有反不恶寒之假象；残阳不能归根，扰于上部，则见面赤，亦为假热之象（表5-3）。本证面赤必红而娇嫩，如饰如妆，与阳明热盛之满面通红者大异。

表5-3　本证与四逆汤证鉴别表

鉴别项		四逆汤证	本证
病机	同	阳衰阴盛	
	异	以阳衰阴盛为主	阳衰阴盛，虚阳外越，阴阳格拒
主症	同	脉微细，但欲寐，下利清谷，手足厥逆	
	异	无假热或有轻度假热现象	明显的身反不恶寒、面赤、咽痛、脉微欲绝等假热现象
治法	同	回阳救逆	
	异		兼通达内外
方药	同	干姜　附子　甘草	
	异		重用干姜、附子

本条为阴盛格阳之重证，病情危笃，变化亦多，故有许多或然证，如脾肾阳衰，寒邪凝聚，则腹痛；阴寒上逆犯胃，则干呕；虚阳上浮，损伤少阴经脉，则咽痛；泻利过甚，阳虚阴竭，则利止脉不出。同时，从通脉四逆汤方后加减法云"面色赤者，加葱九茎"，因知面色赤亦当为其或然证。

一般说来，疾病的现象和本质是一致的。如寒证多表现一派寒象，热证多表现一派热象，如此，辨证不难。然事物的表现是复杂的，阴寒至极，"寒极生热"；或邪热极盛，"热极生寒"，则会出现现象与本质不一致的假象。此时，辨证尤当注意，必须认真分析，透过现象看本质，然后针对其根本治疗，方不致误。本条所谓"里寒外热"，里寒是真、是本质，外热是假、是现象。辨证须着重抓住"手足厥冷，下利清谷，脉微欲绝"的内真寒本质，识破"身反不恶寒，其人面色赤"外热之假象，切勿标本不辨，以假乱真（表5-4）。

表5-4 面赤、不恶寒之虚实鉴别表

鉴别点	阳明病	本证
疑似症	**不恶寒，面赤**	
证候特点及兼证	身热，胸腹灼手，大渴引饮，不恶寒反恶热。面赤如醉，脉数大有力，舌苔黄燥	虽不恶寒，而四肢厥冷；或自觉发热，而扪之不热。面红如妆，咽痛不红肿，伴下利清谷、脉微欲绝、舌淡苔白
病性	属阳、热、实	属阴、寒、虚
病机	燥热内炽（真热）	阳衰阴盛，虚阳外越（假热）

【选注】尤在泾：此寒中少阴，阴盛格阳之证。下利清谷，手足厥逆，脉微欲绝者，阴盛于内也；身热不恶寒，面赤色者，格阳于外也。真阳之气被阴寒所迫，不安其处，而游散于外，故显诸热象，实非热也。通脉四逆即四逆加干姜一倍，为阴内阳外，脉绝不通，故增辛热以逐寒邪，寒去则阳复反，而脉复出，故曰其脉即出者愈。（《伤寒贯珠集·少阴篇》）

【治法】破阴回阳、通达内外。

【方药】通脉四逆汤方

甘草二两　附子大者一枚，生用，去皮，破八片　乾薑三两，强人可四两

上三味，以水三升，煮取一升二合，去滓，分温再服。其脉即出者愈。面色赤者，加葱九茎；腹中痛者，去葱，加芍藥二兩；嘔者，加生薑二兩；咽痛者，去芍藥，加桔梗一兩；利止脉不出者，去桔梗，加人参二兩；病皆與方相應者，乃服之。

【方义】通脉四逆汤与四逆汤药味相同，惟姜、附用量较大，附子用大者一枚，干姜由一两半增至三两，如此则增强破阴回阳之力，以速破在内之阴寒，而除阴阳格拒之势，挽回欲脱之元阳。

加减法：①若面色赤，为阴盛格阳，虚阳浮越于上所致，故加葱白以交通上下阳气。②腹中痛，为阳衰阴盛，气血阻滞，脾络不和所致，故去葱白加芍药以和络止痛。③干呕，为阴寒气逆犯胃所致，故加生姜和胃降逆止呕。④咽痛为虚阳上扰，咽喉不利所致，故去苦泄之芍药，加桔梗以利咽喉。⑤利止脉不出，为阳脱阴竭，故去桔梗，加人参以益气生津，扶正固脱而复脉。

【案例】徐国帧伤寒六七日，身热目赤，索水至前，置而不饮，异常大躁，门牖洞启，身卧地上，辗转不快，要求入井。一医汹汹急以承气与服。余诊其脉洪大无伦，重按无力。余曰：阳欲暴脱，外显假热，内有真寒，以姜附投之，尚恐不胜回阳之任，况敢以纯阴之药，重劫其阳乎？观其得水不欲咽，情已大露，岂水尚不能咽，而反可咽大黄、芒硝乎？天气燠热，必有大雨，此证倾刻一身大汗，不可救矣。于是，以附子、干姜各15g，人参9g，甘草6g，煎成冷服。服后寒战戛齿有声，以重棉和头覆之，缩手不肯与诊，阳微之状始著，再与前药1剂，微汗热退而安。（《寓意草》）

四、白通及白通加猪胆汁汤证

【原文】少陰病，下利，白通湯主之。（314）

【提要】少阴阴盛戴阳的证治。

【分析】本条叙证简略，当与下条合参，并需以方药测证。本条云："少阴病，下利，白通汤主之"，下条说："少阴病，下利，脉微者，与白通汤"，两条合参，并结合冠首之"少阴病"三字分析，可知其主证当有下利、脉沉微，但欲寐，四肢厥冷。其下利，乃脾肾阳衰，阴寒邪甚，水谷不化所致。脉沉微，是肾阳虚衰，不能鼓动血脉所致。但欲寐、四肢厥冷等症，是少阴阳衰阴盛见证。以方测证，则本条当有"面赤"见症。第 317 条方后云："面色赤者，加葱九茎"，而白通汤中有葱白，可知白通汤证必有面赤，此为阴盛于下、格阳于上的主要标志。

本证又可称为戴阳证。所谓"戴阳"，是指阴盛于下，格阳于上，其表现是于阴寒证中反见面赤。而通脉四逆汤证，称格阳证，是阴寒格阳于外所致，其表现是于阴寒证中出现身反不恶寒。二者同中有异，宜加鉴别（表 5-5）。

表 5-5　白通汤证与通脉四逆汤证鉴别表

鉴别点		白通汤证(戴阳证)	通脉四逆汤证(格阳证)
病机	同	阳衰阴盛　阴阳格拒	
	异	格阳于上	格阳于外
主证	同	下利，脉微，手足厥冷	
	异	以面赤为主	以身反不恶寒为主
治法	同	破阴回阳	
	异	宣通上下	宣通内外
方药	同	干姜　附子	
	异	用葱白交通上下阳气。不用甘草，恐留恋中焦，不利于上下阳气交通	重用姜、附破阴回阳，宣通内外，并用甘草补中

【选注】钱天来：下利已多，皆属寒在少阴，下焦清阳不升，胃中阳气不守之病，而未有用白通汤者。此条但云下利而用白通汤者，以上有少阴病三字，则知有脉微细，但欲寐，手足厥之少阴证，观下文下利脉微，方与白通汤，则知之矣。盖白通汤即四逆汤而以葱白易甘草，甘草所以缓阴气之逆，和姜、附而调护中州，葱则辛滑行气，可以通行阳气而外散寒邪，二者相较，一缓一速，故其治亦颇有缓急之殊也。(《伤寒溯源集·少阴篇》)

《医宗金鉴》：少阴病但欲寐，脉微细，已属阳为阴困矣。更加以下利，恐阴降极，阳下脱也。故君以葱白，大通其阳而上升；佐以姜、附，急胜其阴而缓降，则未脱之阳可复矣。(《医宗金鉴·订正仲景全书·伤寒论注》)

【治法】破阴回阳，宣通上下。

【方药】白通湯方

葱白四茎　乾薑一兩　附子一枚，生，去皮，破八片

上三味，以水三升，煮取一升，去滓，分温再服。

【方义】本方即四逆汤去甘草、减干姜用量，加葱白而成。方用附子、干姜以破阴回阳，葱白辛滑通利，宣通上下，以解阴阳格拒。去甘草者，恐其甘缓不利于阳气的速复及上下阳气的交通。王晋三《绛雪园古方选注》曰："白通者，姜、附性燥，肾之所苦，须借葱白之润，以通于肾，故名。若夫《金匮》云，面赤者加葱白，则是葱白通上焦之阳，下交于肾；

附子启下焦之阳，上承于心；干姜温中土之阳，以通上下。上下交，水火济，利自止矣"。

【临床应用】四逆汤、通脉四逆汤、白通汤为回阳救逆的代表方，临床主要用于寒中少阴之各种虚脱证、寒厥证等。从现代医学病名分析，则主要用于抢救各种休克、心衰，并有用于心动过缓、雷诺病、急性胃肠炎、尿毒症等病症中。

【案例】雷某，男，20岁，未婚。素常清早入河中捕鱼。一次，偶感风寒，有轻微不适，自认为年壮体健不以为意，仍旧涉水捕鱼。回家时突发寒战，四肢逆冷，腹痛自利，口干舌燥。先请某医治疗。某医认为阴寒证，但又考虑口干舌燥，未敢断定，建议请我会诊。

患者恶寒倦卧，但欲寐，偶醒即呼口燥，索饮热茶，脉沉微，尺部更弱。我说：此少阴阴盛阳越证，急须人参四逆加葱白救治。某医说：病者未结婚，一向老实，未闻有冶游情事，属纯阳体，怎得少阴病？我说：所谓少阴病，并非单指性交后得病（按民间以性交后得病为少阴证）。凡全身虚寒，表现有恶寒、蜷卧、手足逆冷、自利、脉微细、但欲寐等证候时，都属少阴证。病者目前所呈症状与上述相符。少阴证为何不用四逆汤而用人参四逆加葱白（即白通汤加味）？其关键正是由于口干舌燥。因本证是阴寒内盛，津液大亏（因自利），孤阳无依而上越，所以口虽燥而喜热饮。故用干姜、附子、炙甘草扶阳温中散寒，加人参救津液，并需借葱白之辛温直通阳气。某医听罢，深表同意。处方：炮附子12g，干姜9g，炙甘草6g，横纹潞30g，葱白3茎。水煎分2次服。服后，利止，手足转温，诸症均愈。（《伤寒论汇要分析》）

【原文】少陰病，下利脉微者，與白通湯。利不止，厥逆無脉，乾嘔，煩者，白通加豬膽汁湯主之。服湯脉暴出[1]者死，微續[2]者生。（315）

【词解】

［1］脉暴出：指脉搏由似有似无而突然出现浮大躁动之脉。

［2］微续：指脉象逐渐恢复。

【提要】承上条补述阴盛戴阳的证治及预后。

【分析】本条从"少阴病"至"与白通汤"为第一段，论述白通汤证的证治，与上条同，不再讨论。

从"利不止"至"白通加猪胆汁汤主之"为第二段，论述白通加猪胆汁汤的证治。本段承接第一段，说明阴盛戴阳证证情更为严重，其利不止，自甚于下利，为真阳衰微，不能固摄所致，不惟阳亡，且有液竭之虞。厥逆无脉，言其脉似有似无，自甚于厥逆脉微，亦是下利过甚，阳亡液竭，血脉既不能充盈，复无所鼓动所致。干呕心烦，乃阴寒极盛，逼迫虚阳上越所致。这些证候，表明不仅阴盛于内，格阳于上，且阴液欲竭，阴阳有离决之势。治须破阴回阳，佐以咸寒苦降，于白通汤内加猪胆汁、人尿，意在益阴和阳，引阳药入阴，使热药不至为阴寒所格，从而达到破阴回阳，交通上下，解除阴阳格拒之目的。

从"服汤"至"微续者生"为第三段，说明服白通加猪胆汁汤后的顺逆辨证。若服药后，由无脉而陡然出现浮大躁动之脉，即"脉暴出"，是阴液枯竭、孤阳无依，而飞越于外的危候，有暴脱之虞，其预后不良，故云"死"。若服药后脉搏逐渐恢复，以至调匀和缓，谓之"微续"，是阴液尚未涸竭，阳气有渐复之望，从而渐至阴平阳秘，其预后较佳，故云"生"。

【选注】柯韵伯：下利脉微，是下焦虚寒不能制水故也。与白通汤以通其阳，补虚却寒而制水，服之利仍不止，更厥逆反无脉，是阴盛格阳也。如干呕而烦，是阳欲通而不得通也……法当取猪胆汁之苦寒为反佐，加入白通汤中，从阴引阳，则阴盛格阳者，当成水火既济矣。脉暴出者，孤阳独行也，故死；微续者，少阳初生也，故生。（《伤寒来苏集·伤寒论注·少阴篇》）

徐灵胎：无脉厥逆，呕而且烦，则上下俱不通，阴阳相格，故加猪胆、人尿引阳药达于至阴而通之。《内经》所云：反佐以取之是也。暴出，乃药力所迫，药力尽则气乃绝；微续乃正气自复，故可生也。（《伤寒论类方·卷三》）

【治法】破阴回阳，宣通上下，佐以咸寒苦降。

【方药】白通加猪膽汁湯方

葱白四茎　乾薑一两，附子一枚，生，去皮，破八片　人尿五合　猪膽汁一合

上五味，以水三升，煮取一升，去滓，內膽汁、人尿，和令相得，分溫再服。若無膽，亦可用。

【方义】本方即白通汤加猪胆汁、人尿而成。以白通汤破阴回阳，通达上下；加咸寒之人尿，苦寒之猪胆汁，取其咸寒苦降，引阳药入于阴中，使热药不致为阴寒所格拒，从而发挥回阳破阴作用。同时，猪胆汁还兼有降逆止呕之效。

【案例】杨某，男，31岁。1923年3月，病已20日。始因微感风寒，身热头痛，连进某医方药十余剂，每剂皆以苦寒凉下并重加犀角、羚羊角、黄连等，愈进愈剧，犹不自反，殆至危在旦夕，始延余诊视。斯时疾者目赤，唇肿而焦，赤足露身，烦躁不眠，神昏谵语，身热似火，渴喜滚烫水饮，小便短赤，大便数日未解，食物不进，脉浮虚欲散。此乃风寒误治之变证，外虽呈一派热象，是为假热；内则寒冷已极，是为真寒。设若确系阳证，内热熏蒸，应见大渴饮冷，岂有尚喜滚饮乎？况脉来虚浮欲散，是为元阳有将脱之兆，苦寒凉下，不可再服，惟有大剂回阳收纳，或可挽回生机。病象如此，甚为危笃，急宜破阴回阳，收敛浮越，拟白通汤加上肉桂主之。处方：附片（开水先煮透）、干姜各60g，肉桂10g（研末，泡水对入），葱白4茎。拟方之后，病家畏惧姜附，是晚无人主持，未敢煎服，次晨又急来延诊，余仍执前方不变。并告以先用上肉桂泡水试服之，若能耐受，则照方煎服，舍此别无良法。病家乃以上肉桂水与之服，服后，旋继呕吐涎痰碗许，人事稍清，自云心中爽快，遂进上方。服一剂，病情有减，即出现恶寒厥冷之象。午后再诊，身热约退一二，已不作烦躁谵语之状，且得入寐片刻，乃以四逆汤加上肉桂主之。处方：附片100g（开水先煮透），干姜36g，甘草12g，上肉桂10g（研末，泡水对入）。服后身热退去四五，脉象稍有神，小便色赤而长，能略进稀粥。再剂则热退七八，大便始通，色黑而硬。（《著名中医学家的学术经验》）

〔按〕此证危重，故用大剂姜附，力挽沉疴。然则附子用至百克，不可视为常法，且需有丰富之临床经验，方可偶尔为之。又案中此方，未用猪胆汁、人尿，恐是前医用凉药太过之故。

五、真武汤证

【原文】少陰病，二三日不已，至四五日，腹痛，小便不利，四肢沉重疼痛，自下利者，此為有水氣。其人或欬，或小便利，或下利，或嘔者，真武湯主之。（316）

【提要】少阴阳虚水泛的证治。

【分析】少阴病，二三日至四五日，则病已迁延，邪入已深，损伤肾阳，阳虚水气不化，水饮泛滥，故见诸症。水气浸淫肢体，则四肢沉重疼痛。水饮浸渍胃肠，则腹痛下利。肾为水脏，膀胱为水腑，今阳虚气化不行，故小便不利。因水气变动不居，可随气机之升降，而为害较广，于是有各种或然见证。若水气上逆犯肺则为咳；逆冲犯胃，胃失和降则呕；水寒下趋大肠，则下利更甚；或下焦阳虚不能制水，则小便利。这些证候，皆是肾阳虚衰、水气不化、泛滥成灾所致，故用真武汤温阳化气利水。

本条与第82条同属阳虚水泛证。然第82条属太阳病发汗太过，损伤肾阳所致，其证以

心下悸、头眩、身瞤动、振振欲擗地为主要表现；本条则属邪入少阴，病程迁延，损伤肾阳而成，其证以四肢沉重疼痛、腹痛、下利、小便不利为主要表现。尽管二者成因及表现不同，然肾阳虚衰、水饮泛滥的病机则一，故治法方药一致。

本证与苓桂术甘汤证同属阳虚水停证，二者鉴别见表5-6。

表5-6　真武汤证与苓桂术甘汤证鉴别表

证型	病机	证候	治法	方药
苓桂术甘汤证	脾阳虚弱，运化失职，水停中焦	以心下逆满，气上冲胸，起则头眩，脉沉紧为主证	健脾利水	茯苓、桂枝、白术、甘草
真武汤证	肾阳衰虚、水气不化，水泛全身	以头眩、心下悸、身瞤动、振振欲擗地；或四肢沉重疼痛、腹痛下利、小便不利为主证	温阳化气行水	附子、白术、茯苓、生姜、芍药

【选注】成无己：少阴病二三日，则邪气犹浅，至四五日，邪气已深。肾主水，肾病不能制水，水饮停为水气。腹痛者，寒湿内甚也；四肢沉重疼痛，寒湿外甚也；小便不利，自下利者，湿胜而水谷不别也。《内经》曰：湿胜则濡泄。与真武汤，益阳气散寒湿。（《注解伤寒论·辨少阴病脉证并治》）

尤在泾：少阴中寒，二三日不已，至四五日，邪气递深而脏受其病矣。脏寒故腹痛，寒胜而阳不行，故小便不利。于是水寒相搏，浸淫内外，为四肢沉重疼痛，为自下利，皆水气乘寒气而动之故也。其人或咳，或小便利，或下利，或呕者，水寒之气或聚或散或上。（《伤寒贯珠集·少阴篇》）

【治法】温阳化气行水。

【方药】真武湯方

　茯苓三两　芍藥三两　白术二两　生薑三两，切　附子一枚，炮，去皮，破八片

上五味，以水八升，煮取三升，去滓，温服七合，日三服。若欬者，加五味子半升，细辛一两，乾薑一两；若小便利者，去茯苓；若下利者，去芍藥，加乾薑二两；若嘔者，去附子加生薑，足前為半斤。

【方义】方用附子辛热温肾壮阳，使肾阳复而水有所主。白术健脾燥湿，使脾土健而水有所制。生姜宣散水气，佐附子助阳，是于主水中有散水之意。茯苓淡渗利水，佐白术健脾，是于制水中有利水之用。芍药敛阴和营，既可制附子刚燥之性，又可于大队温阳利水剂中起到固护阴液作用，以免过利伤阴。

根据或然证不同，而有不同的加减法。若咳者，是水寒射肺，加干姜、细辛温肺散寒化饮，五味子敛肺止咳。若小便利，则不需利水，故去茯苓。若下利更甚，是水寒下趋大肠，故去芍药之苦泄，加干姜以温里。若呕者，是水寒犯胃，故加重生姜用量，以温胃散水降逆止呕，原方谓"去附子"，而附子为本方主药，似不宜去。

【案例】邓某，女性，48岁，已婚。于1963年6月15日入院。浮肿已半年，一周来加重而入院。患者于1961年1月感冒后，开始咳嗽气短，下肢浮肿，经治疗后好转。但常心悸。两个月前开始症状又加重，动则心悸气短，下肢逐渐浮肿，心下痞满，咳嗽吐白痰，尿少。既往有慢性咳嗽史。辨证：心肾阳虚，痰湿阻遏，肺气壅塞，宜温阳宣肺，豁痰利湿，真武汤加开鬼门法治之。处方：附子6g，杭芍、白术各9g，云苓12g，甘草9g，麻黄3g，生石膏12g，杏仁、生姜各9g，白茅根30g，车前子（包）15g，大枣

（擘）5 枚。上方服 3 剂后，尿量显著增加，每日达 1 500～1 900mL，下肢浮肿明显减退，用至第五剂后肿退，仅小腿略肿，咳嗽减轻，故上方加入宽胸理气之品，厚朴、陈皮各 6g。服第六剂后浮肿消失，心率减慢，两肺底部可闻及湿性啰音。考虑还有胸闷咳嗽气短等症，上方去白茅根、厚朴、车前子，加入止咳降气之苏子 9g，再服五剂后咳嗽已止，仅微有气喘，心下稍有痞满，又以厚朴麻黄汤清肺泻热，豁痰平喘之剂，服药一周后，诸症均除，心率 83 次/min，食纳正常，二便自调，故出院返家。（《赵锡武医疗经验》）

六、附子汤证

【原文】少陰病，身體痛，手足寒，骨節痛，脉沉者，附子湯主之。（305）

【提要】阳虚寒湿身痛的证治。

【分析】本条属少阴阳虚，阴寒气盛，寒湿不化，浸渍于肌肉骨节之间，故身体、骨节疼痛。阳气虚衰，不能充达于四肢，故手足寒。阳虚升举无力，加之寒湿凝滞，故脉沉。

本证与四逆汤证同属少阴阳虚证，其鉴别在于：本证肾阳虚较轻，而兼寒湿凝滞经脉，故其证以身体、骨节痛为主要表现，伴手足寒、脉沉等症；四逆汤证为肾阳虚衰较重，而无湿邪阻滞，故以吐、利、腹痛、手足厥逆、脉微细、但欲寐等症为主。

本证与真武汤证同属肾阳虚水湿为患，二者鉴别见表 5-7。

表 5-7　真武汤证与附子汤证鉴别表

证型	病机	证候	治法	方药
真武汤证	肾阳虚衰，水气不化，水饮泛滥	以心下悸、头眩、身瞤动，振振欲擗地；或四肢沉重疼痛、小便不利、腹痛、下利为特点	温阳化气行水	熟附子、白术、芍药、生姜、茯苓
附子汤证	肾阳虚衰，寒湿凝滞于肌肉骨节之间	以身体痛；骨节痛或背恶寒为特点	温经散寒，除湿止痛	熟附子、白术、芍药、人参、茯苓

【选注】钱天来：身体骨节痛，乃太阳寒伤荣之表证也。然在太阳，则脉紧而无手足寒之证，故有麻黄汤发汗之治；此以脉沉而手足寒，则知寒邪过甚，阳气不流，营阴滞涩，故身体骨节皆痛耳。且四肢为诸阳之本，阳虚不能充实于四肢，所以手足寒。此皆沉脉之见证也，故谓之少阴病，而以附子汤主之，以温补其虚寒也。（《伤寒溯源集·少阴篇》）

高学山：身体骨节紧痛，手足寒冷，皆寒邪凝结，而无阳气以御之之应，脉又沉而在里，则纯是一片阴寒，故用附子汤以温之。大凡寒极则湿聚，阳光不布，而妖水为灾，上奔则呕，下迫则利，势所必至，故温阳补虚渗湿之附子汤，当直任而无可挪移也。（《伤寒尚论辨似·少阴经》）

【治法】温阳散寒除湿。

【方药】附子湯方

附子二枚，炮，去皮，破八片　茯苓三兩　人参二兩　白术四兩　芍藥三兩

上五味，以水八升，煮取三升，去滓，温服一升，日三服。

【方义】本方重用炮附子二枚，以温经散寒镇痛，并与人参相伍，以壮元阳。白术、茯苓健脾燥湿，得附子之辛热，则散寒除湿之功更著。芍药益阴和阳，与附、术为伍，则刚柔相济，虽温而不燥，同时，芍药又能和营血、通血痹而止疼痛。共奏温阳散寒除湿止痛之功。

【临床应用】主要用于风湿性关节炎、类风湿关节炎、强直性脊柱炎、风湿性心脏病、

冠心病、慢性胃炎、肾病综合征、慢性支气管炎、肺气肿、慢性结肠炎等多种病证。

【现代研究】动物实验研究结果表明，该方具有明显对抗心肌缺血、缺氧的能力，并有显著增加心肌营养血流量，降低红细胞膜的脂区微黏度，提高心肌细胞内环核苷酸的水平，其提高 cAMP 的作用大于对 cGMP 的作用；该方亦具有抑制血小板聚集的作用，其机制是通过降低血浆血栓素 B_2 的水平，而使 6 – 酮 – 前列腺素 F_{10} 与血栓素 B_2 的比值升高达到的。

【案例】

(1) 徐某，女，40 岁。患痛痹，手足缓弱，沉重难举，小便频急而清白，口和不渴，脉沉细无力，此为肾阳衰微之证也，乃用附子汤加桂枝、芍药、当归 3 剂，痛减大半，5 剂手足轻捷，但腰腿仍沉痛，更加破故纸、怀牛膝，又 3 剂，诸症均愈。(《伤寒类方古今临床》)

(2) 患者男性，41 岁。初诊 1961 年 7 月 3 日。胃痛已两年，近半年来加剧，发作转频，每餐食少，恶性贫血，羸瘦，弱于行步。经治稍愈，常便秘，须三四日一行。近日来每夜感左半身麻痹，骨节疼痛，彻夜难眠，头晕心悸，面㿠唇淡，手足寒冷，舌苔淡薄，脉沉细弱。方用：炮附子 15g，白芍、茯苓各 10g，白术、党参各 12g。服药 1 剂，痹除痛减，头晕心悸亦减，大便乃畅行。续服 3 剂而痛止。(《伤寒论方运用法》)

【原文】少陰病，得之一二日，口中和[1]，其背惡寒者，當灸之，附子湯主之。(304)

【词解】[1] 口中和：指口中不苦不燥不渴。

【提要】阳虚寒湿证的证治。

【分析】本条与上条，当互相补充。上条介绍了附子汤证的主要脉证，本条介绍了附子汤证的其他见症。本条得之一二日，表明病属初起。口中和，是少阴阳虚寒湿内阻的本质反映，因内无邪热，且阳虚寒湿内阻，故口中不苦不燥不渴，此为少阴阳虚寒湿证的审证要点。督脉循行于背部，统督诸阳，今少阴阳衰，寒湿不化，故恶寒以背部为甚，且必不发热，此与太阳表证恶寒不同。白虎加人参汤证亦有背恶寒一症，二者应予以鉴别 (表 5-8)。

表 5-8　背恶寒鉴别表

证型	病机	证候
白虎加人参汤证	热盛汗多，津气两伤	背微恶寒(程度轻)，并见壮热、口燥渴、心烦、舌苔黄燥，脉洪大等燥热内炽证
附子汤证	少阴阳虚，寒湿凝滞	背恶寒(程度重)，并见不发热，口中不燥不渴，心不烦，舌淡苔白滑，脉沉微等少阴阳虚阴盛证

在治疗上，除用附子汤温经散寒除湿外，并兼用灸法，以增强疗效。所灸穴位，一般认为可取肾腧、关元、气海等穴。

【选注】张路玉：背为督脉统诸阳上行之地。他处不寒，独觉其背恶寒者，则阳微阴盛之机已露一斑，故灸之以火，助阳而消阴，主之以附子汤，温经而散寒也。不知者，谓伤寒才一二日，外证且轻，何反张皇如此。讵识仲景正以一二日即显阳虚阴盛之证，早从暴病施治。若待三四日，势必极盛难返，不可救药矣。(《伤寒缵论·少阴篇》)

尤在泾：口中和者，不燥不渴，为里无热也。背恶寒者，背为阳而阴乘之，不能通于外也。阳不通故当灸之以通阳痹；阳不足故主附子汤以补阳虚。非如麻黄附子细辛汤之属，徒以温散为事矣。此阳虚受寒，而虚甚于寒者之治法也。按《元和纪用经》云：少阴中寒而背恶寒者，口中则和；阳明受热而背恶寒者，则口燥而心烦。一为阴寒下乘，阳气受伤；一为阳热入里，津液不足。是以背恶寒虽同，而口中和与燥则异，此辨证之要也。（《伤寒贯珠集·少阴篇》）

七、吴茱萸汤证

【原文】少陰病，吐利，手足逆冷，煩躁欲死者，吴茱萸湯主之。（309）

【提要】寒邪犯胃，浊阴上逆的证治。

【分析】少阴虚寒证，多以下利为主证，若又见呕，一般多属少阴阳衰，阴寒内盛，其病较重。本条虽云"少阴病吐利"，却与少阴阳衰阴盛证不同。从用吴茱萸汤治疗推测，本证吐利，当以呕吐为主。盖因吴茱萸汤重在温中降逆止呕，观阳明篇"食谷欲呕"者用之，厥阴篇"干呕吐涎沫"者用之，即可了然。其病机乃中阳虚衰，阴寒上逆犯胃。下利为阴寒之邪逆乱于中焦，升降失职所致。四肢禀气于脾胃，今中焦有寒，四肢无所温煦，故生逆冷，然一般较四逆汤证为轻。烦躁欲死，则是由于中焦阴寒气逆，病者呕吐频繁剧烈而引起，故有烦躁欲死之状，而非凶险之证。当以吴茱萸汤温中散寒降逆为治。此与少阴阳衰，虚阳上扰，神志模糊而躁扰不宁者，大有区别。

本条与阳明篇243条"食谷欲呕者，属阳明也，吴茱萸汤主之"，皆为中虚阴寒气逆，均以呕吐为主证，二者同中有异。中焦阴寒气逆，是其所同，而第243条但胃寒吐逆而已，并不下利，亦不厥冷烦躁，其证尚轻，故列于阳明篇而与胃家实对举。本条则中焦阴寒较甚，升降失职，除吐利外，尚兼下利、厥逆、烦躁，有似少阴本证，故列于少阴篇，而与四逆汤类证相鉴别。

【选注】成无己：吐利手足厥冷，则阴寒气甚；烦躁欲死者，阳气内争，与吴茱萸汤，助阳散寒。（《注解伤寒论·辨少阴病脉证并治》）

尤在泾：此寒中少阴而复上攻阳明之证。吐利厥冷，烦躁欲死者，阴邪盛极，而阳气不胜也，故以吴茱萸温里散寒为主。而既吐且利，中气必伤，故以人参、大枣益虚安中为辅也。然后条云："少阴病，吐利烦躁，四逆者死。"此复以吴茱萸汤主之者，彼为阴极而阳欲绝，此为阴盛而阳来争也。病证则同，而辨之于争与绝之间，盖亦微矣。（《伤寒贯珠集·少阴篇》）

〔按〕成氏、尤氏皆认为本证之烦躁，是阳与阴争，与阴极阳绝之烦躁不同，可谓一语破的。要之，本证病变重在中焦，惟真阳尚在，阳与阴争，故有烦躁欲死之状，而非凶险之证。若少阴阳衰，真阳离散而烦躁、吐利、厥逆者，虽不云欲死之状，而必属危笃之证，最宜细辨。尤氏谓本条为"寒中少阴"，似与方证未合，则美中不足矣。

八、桃花汤证

【原文】少陰病，下利便膿血者，桃花湯主之。（306）

【提要】虚寒下利便脓血的证治。

【分析】下利便脓血，一般多属热证，而本条下利便脓血却属虚寒，乃为脾肾阳虚、寒湿内阻、脉络不固、统摄无权所致。其证多由湿热痢经久不愈，损伤脾肾，或外感寒湿，聚于肠道，损伤络脉而成，其证候特点是：脓血杂下，颜色暗淡，滑脱失禁，臭秽不甚，无里急后重或较轻，腹痛绵绵，喜温喜按，口和不渴，舌淡苔白等（表5-9）。

表 5-9　实热痢与虚寒痢鉴别表

证型	病机	证候
实热	实热壅遏大肠，蒸腐气血，化为脓血	下利脓血，颜色鲜明，其气臭秽，里急后重明显，腹痛较剧，发热口渴，苔黄脉数。多属新病
虚寒	脾肾阳虚，寒湿中阻，脉络损伤，统摄无权	下利脓血，颜色暗淡，臭秽不甚，或为腥气，无里急后重或较轻、腹痛绵绵，喜温喜按，无热不渴，苔白脉弱。多属久病

【选注】汪苓友：此条乃少阴中寒，即成下利之证。下利便脓血，协热者多。今言少阴病下利，必脉微细，但欲寐而复下利也。下利日久，至便脓血，乃里寒而滑脱也。(《伤寒论辨证广注·太阴少阴厥阴中寒篇》)

钱天来：见少阴证而下利，为阴寒之邪在里，湿滞下焦，大肠受伤，故皮坼血滞，变为脓血。滑利下脱，故以温中固脱之桃花汤主之。(《伤寒溯源集·少阴篇》)

【治法】温涩固下。

【方药】桃花湯方

赤石脂一斤，一半全用，一半簁末　　乾薑一兩　　粳米一升

上三味，以水七升，煮米令熟，去滓，温服七合，内赤石脂末方寸匕，日三服。若一服愈，餘勿服。

【方义】本方以赤石脂为主药，取其质重性温，酸涩收敛，以涩肠固脱；干姜温中散寒；粳米补益脾胃，合用则有温涩固脱之功。本方赤石脂之用法尤有妙义，取其一半全用（粗末），与诸药同煎，以温里涩肠，另一半簁末（细末），用药汁冲服，使其直接留滞肠胃，以增强涩肠止泻之功。本方适用于虚寒下利便脓血者。对于久泻滑脱不尽者，虽无脓血，亦可应用。

【临床应用】本方临床主要应用于急、慢性菌痢和阿米巴痢疾、慢性结肠炎、肠伤寒、功能性子宫出血、白带过多等疾病。

【现代研究】该复方的药理作用机制，尚不清楚。但对方中单味药的药理研究证明，赤石脂是一种多水高岭土，主要含硅酸盐，具有吸附作用，对胃肠黏膜有保护作用。

【案例】

(1) 示吉曰：毛方来忽患真寒证，腹痛自汗，四肢厥冷，诸医束手，予用回阳汤救急而痊。吴石虹：证虽暂愈，后必下脓血，则危矣。数日后，果下利如鱼脑，全无臭气，投参、附不应。忽思三物桃花汤，仲景法也，为丸与之，三四服愈。(《续名医类案》)

(2) 胡某，男，68岁。患下利脓血，已一年有余。时好时坏，起初不甚介意，最近以来，每日利七八次，肛门似无约束，入厕稍迟，即便裤里，不得已，只好在痰盂里大便。其脉迟缓无力，舌质淡嫩。辨为脾肾虚寒，下焦滑脱之下利。为疏：赤石脂60g（30g研末，30g煎服），炮姜9g，粳米一大撮，煨肉蔻9g。服3剂而效，5剂而下利止。又嘱服用四神丸，治有月余而病愈。(《伤寒挈要》)

【原文】少陰病，二三日至四五日，腹痛，小便不利，下利不止，便膿血者，桃花湯主之。(307)

【提要】补述虚寒下利便脓血的证治。

【分析】少阴病，二三日至四五日，邪气内入，脾肾阳虚，而寒湿阻滞，故腹痛。因证属虚寒，故必腹痛绵绵，喜温喜按。脾肾阳虚，寒湿内郁，脉络损伤，固摄无权，滑脱不禁，故下利不止，便脓血。下利过多，津液损伤，化源不足，故小便不利。

本条之病机证候与上条基本相同，惟补出腹痛、小便不利，说明脾肾虚寒便脓血证往往伴有腹痛；因下利伤津，则又会导致小便不利，故治疗仍用桃花汤温涩固脱止利。

【选注】钱天来：二三日至四五日，阴邪在里，气滞肠间，故腹痛也。下焦无火，气化不行，故小便不利，且下利不止，则小便随大便而频去，不得潴蓄于膀胱而小便不得分利也。下利不止、气虚不固而大肠滑脱也。便脓血者，邪在下焦、气滞不流而大肠伤损也。此属阴寒虚利，故以涩肠固脱、温中补虚之桃花汤主之。（《伤寒溯源集·少阴篇》）

汪苓友：少阴里寒便脓血，所下之物，其色必黯而不鲜，乃肾受寒湿之邪，水谷之津液为其凝泣，酝酿于肠胃之中，而为脓血。非若火性急速而色鲜明。盖冰伏已久，其色黯黑，其气不臭，其人必脉微细，神气静而腹不甚痛，喜就温暖，欲得手按之，腹痛即止，斯为少阴寒利之征。（《伤寒论辨证广注·太阴少阴厥阴中寒篇》）

九、灸刺法

【原文】少陰病，吐利，手足不逆冷，反發熱者，不死。脉不至者，灸少陰[1]七壯[2]。（292）

【词解】

[1] 灸少阴：指灸足少阴之经穴。

[2] 壮：施灸时所用的艾炷的计量单位，每燃灸一个艾炷，即称一壮。

【提要】少阴病阳回与吐利脉不至的辨证与治法。

【分析】少阴虚寒，吐利并作，若与无热恶寒蜷卧、手足逆冷等症并见，则属阳衰阴盛之重证。今虽吐利，而手足不逆冷，知阳气虚而不甚，阳尚能外温。少阴虚寒吐利，本不发热，今反发热，且与手足不逆冷并见，可知非阳气外脱之假热，而是阳气渐复，阴寒邪去，阳能与阴争的表现，故云"不死"。

若脉不至，是因吐利交作，正气暴虚所致，气血一时不相接续所致。脉既不至，则手足必然逆冷，本属病重，然则此属吐利较甚，正气暴虚，若得恰当治疗，则正气可望恢复，较之久病垂危而脉不至者有别，故可用灸法，灸少阴经穴，以温阳复脉。具体穴位，庞安常主张灸足少阴之太溪穴（在内踝与跟腱之间的凹陷中），承淡盦主张灸太溪、气海（脐下一寸五分），章虚谷主张灸太溪、涌泉（在足底中，足趾跖屈时之凹陷处），柯韵伯主张灸太溪、复溜（太溪穴上两寸），这些穴位，皆可作参考。临床上常以关元（脐下三寸）、气海为主，亦可同时投四逆汤类方剂，以增强疗效。

【选注】程郊倩：少阴病吐而且利，里阴胜矣，以胃阳不衰，故手足不逆冷。夫手足逆冷之发热，为肾阳外脱；手足不逆冷之发热，为卫阳外持。前不发热，今反发热，自非死候。人多以其脉之不至而委弃之，失仁人之心与术矣。不知脉之不至，由吐利而阴阳不相接续，非脉绝之比。灸少阴七壮，治从急也。嗣是而用药，自当从事于温，苟不知此，而妄攻其热，则必死。（《伤寒论后条辨·辨少阴病脉证并治》）

尤在泾：寒中少阴，或不利，或恶寒而蜷卧，或吐利交作，而脉不至，阴邪盛而阳气衰之候也。若利自止，手足温，或自烦欲去衣被，或反发热，则阳气已复，而阴邪将退，故皆得不死而可治。脉不至者，吐利交作，元气暴虚，脉乍不至也。灸少阴以引阳气，脉必自至。总之，传经之病，以阴气之存亡为生死；直中之病，以阳气之消长为生死也。（《伤寒贯珠集·少阴篇》）

【原文】少陰病，下利，脉微濇，嘔而汗出，必數更衣，反少者[1]，當溫其上，灸之。(325)

【词解】[1] 数更衣，反少者：即大便次数多而量甚少的意思。

【提要】少阴下利，阳虚气陷，阴血不足的证治。

【分析】少阴下利，脉见微涩，脉微主阳气虚，涩主阴血少，知其为阳虚阴血不足之下利。因阳虚气陷，故大便次数多；阴血虚损，故大便量反少。阳虚而阴寒气逆，胃失和降则呕。阳虚不能固表则汗出。本证阴血不足，缘于阳虚气陷，下利过多，故主用灸法，温阳举陷，俟阳回利止，则阴血可保。同时，阳气充足，始可化生阴血，故本条治法，孜孜于回阳，即是此意。至于穴位之选用，以百会为佳，并可配用关元、气海等。若能配合药物治疗，则可增强疗效，其方药当于理中、四逆辈求之。

【选注】方有执：微，阳虚也；涩，血少也。汗出，阳气不能外固，阴弱不能内守也。数更衣……反少者，阳虚则气下坠，血少所以勤努责，而多空坐也。上谓顶，百会是也。灸，升举其阳，以调养夫阴也。(《伤寒论条辨·少阴篇》)

喻嘉言：下利而脉见阳微阴涩，为真阴真阳两伤之候矣。呕者，阴邪上逆也。汗出者，阳虚不能外固，阴弱不能内守也。数更衣，反少者，阳虚则气下坠，阴弱则勤努责也。是证阳虚，本当用温，然阴弱复不宜于温，一药之中，既欲救阳，又欲护阴，漫难区别。故于顶之上百会穴中灸之，以温其上而升其阳，庶阳不至下陷以逼迫其阴，然后阴得安静不扰，而下利自止耳。(《尚论篇·少阴篇》)

【案例】舒驰远：曾治一妇人，腹中急痛，恶寒厥逆，呕而下利，脉见微涩，予以四逆汤投之无效。其夫告曰，昨夜依然作泻无度，然多空坐，醉胀异常。尤可奇者，前阴醉出一物，大如柚子，想是尿脬，老妇尚可生乎？予即商之仲远，仲远踌躇曰：是证不可温其下，以逼迫其阴，当用灸法温其上，以升其阳，而病可愈。予然其言而依其法，用生姜一片，贴头顶百会穴上，灸艾火三壮，其脬即收。仍服四逆汤加芪、术，一剂而愈。(《续名医类案》)

【原文】少陰病，下利，便膿血者，可刺。(308)

【提要】少阴下利便脓血，可采用刺法。

【分析】少阴病，下利便脓血，其属虚寒者，可以桃花汤治疗之，前文已详述，属热者则当辨证而治。本条则提示，下利便脓血，除可用药物治疗外，亦可采用针刺治疗。针刺具有泄热祛邪作用，若临床上针药并用，则可收到更好的疗效。

本条叙证简略，未明言所刺穴位，且对本证的寒热属性亦颇多争论，有谓属实热者，亦有谓属虚寒者。一般来说，针多泻实热，灸多补虚寒，本证云可刺，应属实热。然则，欲明其寒热属性，当于全部脉证中求之。其辨别之法，前已论述，兹不重复。针刺穴位，以足三里、天枢、三阴交、太冲为主，颇有效验。

【选注】《医宗金鉴》引林澜曰：刺者，泻其经气而宣通之也。下利便脓血，既主桃花汤矣。此复云可刺者，如痞证利不止，复利其小便，与五苓散，以救石脂、禹余粮之穷，故此一刺，亦辅以桃花汤所不逮也。(《医宗金鉴·订正仲景全书·伤寒论注》)

刘渡舟：古代刺灸之法，一般说来刺法是泻其实热，灸法是祛其虚寒。今少阴病，下利便脓血，治以刺法而不用灸法，则知其为热利而非寒利。少阴病，阴虚阳亢，邪气从阳化热，热灼阴络而便脓血，其证当有里急后重，下利肛热，舌红少苔等阴虚有热之象，此时再用桃花汤温阳固脱，实非所宜，故用针刺之法，随其实而泻之。(《伤寒论诠解·辨少阴病脉

证并治法》)

十、少阴病治禁

【原文】少陰病，脉細沉數，病為在裏，不可發汗。（285）

【提要】少阴病禁发汗。

【分析】少阴病，脉沉细数，既可见于少阴热化证，又可见于少阴寒化证。若见于少阴热化证，则脉沉主里，细属阴虚，数为有热，其证属里虚热证。治宜育阴清热，而不可发汗。误发其汗，则可竭其阴，动其血。若见于少阴虚寒证者，其脉沉主里，沉细中而见数，是为心肾俱虚，阴阳气血大衰之表现，惟其虚极，则血脉无所主持，故脉数。真阴寒证之脉数，亦可一息七八至，但按之无力而散，与实热证脉数而充实有力大为不同。治宜回阳抑阴，而不可发汗。误发其汗，则可导致亡阳之变。

本条举脉以赅证，学者当知脉证合参之义。若脉沉细数而尚有力，伴心中烦不得眠，舌红少苔等，则属少阴热化证；若脉沉细数而无力，按之散乱无根，伴但欲寐、四肢厥冷、恶寒蜷卧、下利清谷等，则属少阴寒化证。证候虽异，而禁汗则同。此为少阴病之常法，然亦有其变例，如少阴病兼太阳外感，则有不得不汗之时，不过汗法必与温法同用，如麻黄附子细辛汤即是，后有专文讨论。

【选注】尤在泾：少阴与太阳为表里，而少阴亦自有表里，经病为在表，藏病为在里也。脉沉而身发热为病在表；脉细沉数，身不发热为病在里。病在表者，可发汗，如麻黄附子细辛汤之例是也。病在里而汗之，是竭其阴而动其血也，故曰不可发汗。（《伤寒贯珠集·少阴篇》）

薛慎庵：人知数为热，不知沉细中见数为寒甚。真阴寒证，脉常有一息七八至者，尽概此一数字中，但按之无力而散耳，宜深察之。（引自《伤寒论辑义·少阴篇》）

【原文】少陰病，脉微，不可發汗，亡陽[1]故也。陽已虛，尺脉弱濇者，復不可下之。（286）

【词解】[1] 亡阳：此处即阳气不足或虚弱之义。

【提要】少阴病禁用汗下。

【分析】少阴病脉微，则阳虚已显而易见。其阳既虚，则不可用汗法重伤其阳，而致亡阳之变，故警戒曰："亡阳故也"。

"阳已虚，尺脉弱涩者"，表明不但阳衰，而且阴血亦虚。尺脉以候下焦，弱涩，为阴血不足，故此证为少阴阳微而又阴血虚少，除不可发汗外，亦不可攻下，故云"复不可下之"。

读本条当知互文见义，即阳虚脉微及阴虚脉涩者，皆既不可汗，复不可下，而非阳虚禁汗、阴虚禁下之意。然则少阴病水竭土燥，病归阳明而成腑实之时，又不可不急下，此属常中之变，详见本篇第四节"少阴三急下证"。

【选注】钱天来：微者，细小软弱，似有若无之称也。脉微则阳气大虚，卫阳衰弱，故不可发汗以更竭其阳。以汗虽阴液，为阳气所蒸而为汗，汗泄则阳气亦泄矣。今阳气已虚，故曰亡阳故也。若阳已虚，而尺脉又弱涩者，知命门之真火衰微，肾家之津液不足，不惟不可发汗，复不可下之，又竭其阴精阳气也。此条本为少阴禁汗禁下而设，故不言治，然温经补阳之附子汤之类，即其治也。（《伤寒溯源集·少阴篇》）

柯韵伯：少阴之不可汗下，与少阳同。因反发热，故用麻黄微汗；因里热甚，故用承气急下。此病反其本，故治亦反其本也。微为无阳，涩为少血；汗之亡阳，下之亡阴。阳虚者，既不可汗，即不可下，玩"复"字可知。其尺脉弱涩者，复不可下，亦不可汗也。若谓无阳是阴邪而下之，其误人甚矣。(《伤寒来苏集·伤寒论注·少阴篇》)

十一、预后

(一) 阳回者预后较佳

【原文】少陰病，脉紧，至七八日，自下利，脉暴微[1]，手足反温，脉紧反去者，为欲解也。雖煩下利，必自愈。(287)

【词解】［1］脉暴微：指脉之紧象突然不现，而转为和缓之征象。

【提要】辨少阴病阳回自愈证。

【分析】少阴病脉紧，表明少阴阴寒内盛。至七八日，出现自下利，是阳衰阴盛，火不生土，脾阳亦虚，因而水谷不化所致。此种下利，一般应伴见恶寒蜷卧、四肢厥冷等，方为脉证相符。今虽下利，而手足转为温暖，紧脉不现，而见较为和缓之脉，是阳气恢复，阴寒退舍之征，故为欲愈。此时因阳复而能与阴争，出现心烦，下利虽暂时未止，然则可期利止而愈。本条先辨脉紧与否，手足冷或温，后辨心烦，次第反复，总以阳气之恢复为转移，当须留心体会。

本条脉暴微，不能作微弱无力、或沉而微细解，观"脉紧反去"，便是对脉暴微的恰当注解。即脉象渐趋和缓，与原有之紧脉相比，亦可谓微。本条心烦，必烦而不躁，惟病者因阳复而烦，神志清楚，且有手足转温等为佐证，故可断为欲愈。

【选注】钱天来：脉紧见于太阳，则发热恶寒而为寒邪在表。见于少阴，则无热恶寒而为寒邪在里。至七八日，则阴阳相持已久，而始下利，则阳气耐久，足以自守矣。虽至下利，而以绞索之紧忽变而为轻细软弱之微脉，微则恐又为上文不可发汗之亡阳脉矣。为之奈何？不知少阴病其脉自微，方可谓之无阳。若以寒邪极盛之紧脉，忽见暴微，则紧峭化而为宽缓矣，乃寒邪弛解之兆也。曰手足反温，则知脉紧下利之时手足已寒，若寒邪不解，则手足不当温，脉紧不当去。因脉本不微而忽见暴微，故手足得温，脉紧得去，是以谓之反也。反温反去，寒邪已弛，故为欲解也。虽其人心烦，然烦属阳而为暖气已回，故阴寒之利必自愈也。(《伤寒溯源集·少阴篇》)

尤在泾：虽烦下利必自止者，邪气转从下出，与太阴之秽腐当去而下利者同意。设邪气尽，则烦与利亦必自止耳。(《伤寒贯珠集·少阴篇》)

【原文】少陰病，下利，若利自止，恶寒而蜷卧[1]，手足温者，可治。(288)

【词解】［1］蜷卧：蜷，音拳 (quán)。蜷卧，即肢体弯曲而睡。

【提要】辨少阴阳复的顺证。

【分析】少阴病下利，则真阳虚衰，火不生土可知；恶寒，必是无热恶寒，乃阴寒内盛、阳气不温所致，惟其如此，更兼寒主收引，于是蜷卧，《素问·至真要大论》所谓"诸寒收引，皆属于肾"是也。利自止，则有两种可能：一为阳亡阴竭，无物可下而利止，病多危重，下利虽止，而四肢始终厥冷，病情毫无转机，如通脉四逆汤证所出现的"利止脉不出"，即属此种情况。一为阳气恢复，阴寒渐去之利止，则必见手足转温等阳复之象。本条利自止而手足温，显系阳复阴退之兆，故虽恶寒蜷卧，而预后较好，故云"可治"。

本条恶寒蜷卧，机制已于上述，它与热证偃卧、手足弛缓形成鲜明对照。

【选注】成无己：少阴病下利，恶寒蜷卧，寒极而阴胜也；利自止，手足温者，里和阳气得复，故为可治。（《注解伤寒论·辨少阴病脉证并治》）

钱天来：大凡热者偃卧而手足弛散，寒则蜷卧而手足敛缩。下文恶寒蜷卧而手足逆冷者，即为真阳败绝而成不治矣。若手足温，则知阳气未败，以其阳气尚能温暖四肢，故曰手足温者可治。（《伤寒溯源集·少阴篇》）

【原文】少陰病，惡寒而踡，時自煩，欲去衣被者，可治。（289）

【提要】少阴病阳气欲复的顺证。

【分析】少阴病，恶寒而蜷卧，是少阴阳衰阴盛所致，其证多静而不烦。今病者时时自觉心烦，并欲去衣被，是为阳气渐复，阳能与阴相争之征象，病有阳复欲愈之机，故云"可治"。

本条时自烦，欲去衣被，是由恶寒蜷卧转而为烦热，并因烦热而欲去衣被，其手足转温，自不待言。故本条应与上条合看，惟其如此，方为阳复之佳兆。若见时自烦，欲去衣被而手足厥冷，脉微细等，恐为虚阳外扰而躁动不安，则非阳复，犹虑阳脱。

【选注】张隐庵：上文恶寒蜷卧，手足温而土气和者可治。此言恶寒而蜷，但得君火之气亦可治也。夫恶寒而蜷，病少阴阴寒在外，时自烦而欲去衣被者，自得君火之气外浮也，故为可治。（《伤寒论集注·辨少阴病脉证并治》）

《医宗金鉴》：少阴病，恶寒而蜷，阴寒证也。若时自烦，欲去衣被者，此阳回阴退之征，故曰可治。（《医宗金鉴·订正仲景全书·伤寒论注》）

（二）阳亡者预后不良

【原文】少陰病，惡寒，身踡而利，手足逆冷者，不治。（295）

【提要】少阴纯阴无阳的危候。

【分析】少阴病恶寒身蜷，为阳气虚衰，勿庸赘述。下利自属阳衰阴盛、火不生土之故，更见手足逆冷，则全部病情示真阳衰败，纯阴无阳之危象，故云"不治"。"不治"者，病情危重之意也，医者岂可坐视垂危？若论救治之法，总宜大剂姜、附，或加人参之类，以挽危厄，倘能救治及时，多有转危为安者。

本条与第288条同有恶寒、蜷卧、下利，何以彼云可治，此云不治？盖第288条虽有恶寒身蜷下利，然手足温，下利逐渐减轻乃至渐止，知阳回阴退，尚有生机，故云可治。本条恶寒、身蜷、下利，而手足厥冷不回，是一派阴寒之中，无阳复之兆，生机微弱，故以"不治"而警示之。

【选注】钱天来：前恶寒而蜷，因有烦而欲去衣被之证，为阳气犹在，故为可治。又下利自止，恶寒而蜷，以手足温者，亦为阳气未败，而亦曰可治？此条恶寒身蜷而利，且手足厥冷，则四肢之阳气已败，故不温。又无烦与欲去衣被之阳气尚存，况下利又不能止，是为阳气已竭。故为不治。虽有附子汤及四逆、白通等法，恐亦不能挽回既绝之阳矣。（《伤寒溯源集·少阴篇》）

【原文】少陰病，吐利躁煩，四逆者，死。（296）

【提要】少阴病阳气脱绝的危候。

【分析】少阴病吐利交作，表明阳气虚衰，阴寒极甚。若病者沉静嗜卧，则但属阴寒而已。今病者躁烦不宁，乃神志昏沉模糊，而躁动不安之象，为残阳外扰、神不守舍之征。更兼四肢厥逆，则阳复无望，且有脱绝之虞，故属危殆，预后不良。

本条与第309条"少阴病，吐利，手足逆冷，烦躁欲死者，吴茱萸汤主之"，在文字上颇相类似，然证候轻重悬殊，其辨别详见表5-10。

表5-10 第296条与第309条鉴别表

鉴别点		第309条	第296条
病机		阴寒气逆 胃气不降	阳衰阴盛 残阳欲脱
证候	同	吐利烦躁肢冷	
	异	①以呕为主，下利不甚。②手足厥冷程度轻。③虽烦躁欲死，乃阴寒气逆、呕吐频繁所致，神志尚清	①吐利交作，下利甚重。②手足厥冷程度重。②躁烦，乃残阳外扰、神不守舍所致，神志模糊

【选注】周扬俊：此条与吴茱萸汤一条不异，彼以汤治，此则主死者，何也？所异者，厥冷与四逆耳。厥冷专言手足，此则竟言四逆者，知其厥冷已过肘膝也。脏真之气，若未伤尽，或吐利而不至躁烦，或吐利躁烦而不至四逆。今寒邪自经侵脏，少阴脏中止有寒邪，逼神外越，岂复能神藏而守固耶！故躁出肾，烦出心，由躁而烦，因肾之神乱，使君主之官，亦难自持矣。（《伤寒论三注·少阴篇》）

程郊倩：由吐利躁烦，阴阳离脱而扰乱可知，加之四逆，胃阳绝矣，不死何待？使早知温而暖土也，宁有此乎！此与吴茱萸汤证，只从躁烦先后上辨，一则阴中尚现阳神，一则阳尽惟存阴魄耳。（《伤寒论后条辨·辨少阴病脉证并治篇》）

【原文】少陰病，下利止而頭眩，時時自冒者，死。（297）

【提要】少阴病阴竭于下、阳脱于上的危候。

【分析】少阴病，是指少阴阳衰阴盛证。下利止，既可见于阳复阴退之顺证，又可见于阳亡阴竭之逆证。本条下利止，是属于后者，乃下利过甚，阴液涸竭于下的结果。其病虽重，犹可救治，如通脉四逆汤类。病重如此，更见头眩，时时自冒，则知阴液已竭于下，而阳脱于上，残阳扰乱清空之地，是为极危之候，故预后险恶。

本条与第288条同见"利止"，然彼为阳复顺证，此为阳亡阴竭之逆证，其详细鉴别见表5-11。

表5-11 第288条与第297条鉴别表

条文	病机	证候	预后
第288条	阳气来复 阴寒渐退	下利止而手足转温，并见精神慧爽，饮食知味等病情好转现象	可治
第297条	阴竭于下 阳脱于上	下利止而手足不见转温，反见头眩、时时自冒等阳脱之兆	预后极危

【选注】钱天来：前条利自止而手足温，则为可治。此则下利止而头眩，头眩者，头目眩晕也，且时时自冒，冒者，蒙冒昏晕也。虚阳上冒于巅顶，则阳已离根而上脱。下利无因而自止，则阴寒凝闭而下竭，是亦所谓上厥下竭矣。于此可见阳回之利止则可治，阳脱之利止则必死矣。正所谓有阳气则生，无阳气则死也。然既曰死证，则头眩自冒之外，或更有恶寒、四逆等症及可死之脉，未可知也，但未备言耳。（《伤寒溯源集·少阴篇》）

舒驰远：下利止而阳回者，自必精神爽慧，饮食有味，手足温和，病真愈也，所谓阳回利止则生。若利虽止，依然食不下，烦躁不安，四肢厥冷，真阳未回，下利何由自止，势必阴精竭绝，真死证也，故曰阴尽利止则死。（《新增伤寒集注·少阴篇》）

【原文】少陰病，四逆，惡寒而身踡，脉不至，不煩而躁者，死。（298）

【提要】少阴阴盛阳绝的危候。

【分析】少阴病，四逆，恶寒而身蜷，为少阴阳虚、阴寒内盛所致。脉不至，较脉微欲绝更重，表明阳气欲绝，不能鼓动血脉。更见不烦而躁，即病者神志昏沉而手足无意识的躁动，是残阳外扰，神气浮越的表现。此种危恶之候，属阳气败绝，纵投大剂姜附回阳，亦有难于救治者，预后不良，故曰"死"。

本条与第292条同有脉不至，然彼属可治，此则云"死"，须加辨别。第292条之脉不至乃暴发吐利，正气暴虚，气血一时不相接续所致。因属暴病，则与久病真元衰败者不同，故用灸法，以通阳复脉，多有回复之望。本条脉不至，是由少阴阳衰阴盛重证发展而成，不仅真元衰微，而且见证有阴无阳，故难于救治。

【选注】黄坤载：四逆恶寒而身蜷，阴盛极矣。脉又不至，则阳气已绝，如是则不烦而躁者亦死。盖阳升则烦，阳脱则躁，阳中之阳已亡，是以不烦。阴中之阳欲脱，是以躁也。阳气者，静则神藏，躁则消亡。精者，神之宅也。水冷精寒，阳根欲脱，神魂失藏，是以反静而为躁也。（《伤寒悬解·少阴篇》）

陈修园：少阴病，阳气不行于四肢，故四逆；阳气不布于周身，故恶寒而身蜷；阳气不通于经脉，故脉不至。且不见心烦，而惟见躁扰者，纯阴无阳之中，忽呈阴证似阳，为火将绝而暴张之状，主死。此言少阴有阴无阳者，死也。（《伤寒论浅注·辨少阴病脉证并治篇》）

【原文】少陰病，六七日，息高[1]者，死。（299）

【词解】[1] 息高：息指呼吸。息高指吸气不能下达而呼吸浅表。

【提要】少阴肾气绝于下、肺气脱于上的危候。

【分析】肺司呼吸而主出气，肾为生气之源，呼吸之根而主纳气。《难经·四难》云："呼出心和肺，吸入肾和肝"。今少阴病六七日，说明病程日久，知正气日衰，肾阳日少，病已危重，更见"息高"，是肾气绝于下，肺气脱于上的危候，预后不良，故曰"死"。

少阴病总属全身虚衰证候，不防其心肾衰竭，即虑其肺肾脱绝，故少阴病呼吸稍有不利，便应预先固护，积极救治。若迫至息高之时，则真阳涣散，肺肾双绝，纵使投以大剂参附、四逆，亦有难痊者。因此，防微杜渐，最为重要。

【选注】程郊倩：夫肺主气，而肾为生命之源，盖呼吸之门也，关系人之生死也甚巨。息高者，生气已绝于下，而不复纳，故游息仅呼于上而无所吸也。死虽成于六七日之后，而机自兆于六七日之前，既值少阴受病，何不预先固护，迨今真阳涣散，走而莫追，谁任杀人之咎。（《伤寒论后条辨·辨少阴病脉证并治篇》）

喻嘉言：诸阳主气，息高则真气上逆于胸中，本实先拨而不能复归于气海，故主死也。"六七日"三字，辨证最细，见六七日经传少阴而息高，与二三日太阳作喘之表证，迥殊也。（《尚论篇·少阴篇》）

【原文】少陰病，脉微細沉，但欲卧，汗出不煩，自欲吐，至五六日自利，復煩躁不得卧寐者，死。（300）

【提要】少阴病阴盛阳脱的危候。

【分析】脉微细沉，但欲卧，是少阴虚寒的主要证候。汗出是阳虚不能固表，阴液外泄。不烦，示阳衰至极，不能与阴相争。自欲吐是阴寒气逆。此已属阳衰阴盛，其证虽重，然则暂无脱绝之险，若能急温回阳，多可挽回。若迁延失治，至五六日，更增下利，则阳衰阴寒更甚，复加烦躁不得卧寐，则显系阳气外脱，病已垂危，预后不良，故云"死"。

少阴寒化证的预后重在阳气的存亡，阳存则生，阳亡则死。本条系少阴病迁延日久，由不下利，不烦，但欲寐而变为"下利"，"烦躁不得卧寐"，则病情之顺逆，显而易见。故疗少阴寒证，以"急温"为首务，不可稍缓，同时须严密观察病情变化，以防逆转。

【选注】喻嘉言：脉微沉细，但欲卧，少阴之本证也。汗出不烦，则阳证悉罢，而当顾虑其阴矣。乃于中兼带欲吐一证，欲吐明系阴邪上逆，正当急温之时，失此不图，至五六日自利有加，复烦躁不得卧寐，非外邪至此转增，正少阴肾中真阳扰乱，倾刻奔散，即温之亦无及，故主死也。（《尚论篇·少阴篇》）

程郊倩：以今时论之，病不至于恶寒蜷卧，四肢厥冷等症叠见，则不敢温，嗟呼！证已到此，温之何及哉？况诸证有至死不一见者，则盍于本论要旨，一一申详之。少阴病脉必沉而微细，论中首揭此，盖已示人以可温之脉矣；少阴病但欲卧，论中又以示人以可温之证矣；汗出在阳经不可温，在少阴宜急温，论中盖已示人以亡阳之故矣。况复有不烦自欲吐者以互之，则真武、四逆，诚不啻三年之艾矣。不此绸缪，延至五六日，在经之邪，遂尔入脏。前欲吐，今且利矣；前不烦，今烦且躁矣；前欲卧，今不得卧矣。阳虚已脱，阴盛转加，其人死矣。（《伤寒论后条辨·辨少阴病脉证并治篇》）

自学指导

1. 病入少阴，则心肾虚衰，阴阳气血俱不足，故出现微细之脉、但欲寐（281）之征，此为少阴病从阴化寒的证候，历来注家多以此为少阴病提纲。然少阴病复有热化的证候，而本提纲主要概括寒化证型，这是必须明确的。另外少阴寒化证，临床表现多途，何独以此为提纲？因为凡见此脉此证，则心肾虚衰之机已露，不必待厥逆，吐利毕至，而后断为少阴病。所以，掌握提纲证候，具有早期诊断、早期治疗的意义。

2. 第282、第283条承提纲证而进一步辨析，意在补述少阴虚寒之脉证及其机制。第282条"少阴病欲吐不吐，心烦，但欲寐，五六日自利而渴者，属少阴也，虚故饮水自救"，即补述少阴病当有吐利、心烦等症，且以自利而渴为其特征，乃阳虚不能化气生津所致。自利而渴，复有热证，然热利之渴，必小便短赤，而此则小便清利，故非热证。而是少阴阳衰不能制水之故。辨证至此，可谓少阴病形悉具。第283条说明少阴之脉，虽以微细为主，然因寒邪内盛，复有沉紧之脉者；少阴本属无汗，然当虚阳外亡之时，往往有汗，故曰"反汗出"；虚阳上扰，可见咽痛，故曰"法当咽痛而复吐利"。

3. 本章第二节讨论了四逆汤类证（通脉四逆汤证、白通汤证等）、真武汤证、附子汤证、吴茱萸汤证、桃花汤证、灸刺法、预后等。在这部分内容中，应首先掌握四逆汤证，其余证候从此探求原因之异同，则不仅条理明晰，眉目清楚，而且易于记忆，便于掌握。

四逆汤证，为少阴寒化之代表性证候，多见恶寒蜷卧，四肢厥冷，下利清谷，小便清利，脉微细，但欲寐等，治宜回阳救逆，主用四逆汤。上述证候之出现，表明病情较重，固宜四逆汤回阳。然四逆汤之运用，不必待少阴病形悉具而后用之，盖少阴阳衰证常常发展迅速，故须防微杜渐，但见少阴阳衰之端倪已露，则可急温之，如少阴病脉沉微无力，或微细沉者，便可投四逆汤。若病膈上寒饮干呕者，仍可用本方温阳散寒，则饮邪自化。若四逆汤证而见阴盛格阳，出现身反不恶寒，脉微欲绝者，则宜破阴回阳，通达内外，主用通脉四逆汤；若阴盛戴阳，而见面赤等，则宜破阴回阳，通达上下，主用白通汤；若戴阳重证，更见利不止，厥逆无脉，干呕烦者，可兼用咸苦反佐之法，方用白通加猪胆汁汤。

真武汤证、附子汤证，亦属少阴寒化证。其中阳虚水泛，而见腹痛、小便不利、四肢沉重疼痛，自下利者，为真武汤证；若阳虚而寒湿浸渍肌肉关节，见身体骨节痛，手足寒，脉沉，或背恶寒，口中和者，是附子汤证。

吴茱萸汤证，虽曰"少阴病"，而有吐利、手足逆冷、烦躁等，然则实为寒邪犯胃，浊阴上逆所致，故用吴茱萸汤，以温胃降逆止呕。桃花汤证乃脾肾阳虚、寒湿中阻、脉络不固、统摄无权所致，以脓血杂下、颜色暗淡、滑脱失禁、里急后重较轻为特点，故用桃花汤温涩止利。

少阴寒证，从原则来说，俱宜温、灸，然从第292、第325条来看，仍有其特点，一为通阳复脉而灸，一为升阳举陷而灸。

4. 少阴虚寒证，治以回阳为急，故汗吐下法皆在禁例。第285条脉细沉数，按之无力者为阳虚，故宜禁汗；脉沉细数而按之有力者，为虚热之象，仍不可发汗。第286条指出阳虚脉微，阴血少而尺脉弱涩者，既不可汗，亦不可下。总之少阴病属虚，当禁攻伐之法。

5. 少阴病的预后，所列原文较多，然从精神实质来说，总以阳气的存亡及消长进退为转移。阳气未绝、阳气来复者为佳为顺；阳气将绝、阳气不复者，为凶为逆。如少阴病由脉紧而至和缓；由厥冷转温；由躁转烦等，是阳回之佳兆，故为可治。若厥冷不回，下利不止，下利止而头眩、时时自冒，脉不至，不烦而躁，息高等，皆阳气将脱或兼阴竭之征，预后多凶。

【复习思考题】

1. 试述少阴病提纲的脉证机制。
2. 试述四逆汤证的主症、病机、治法、方药。
3. 怎样理解"少阴病，脉沉者，急温之"？
4. 试述通脉四逆汤证、白通汤证、白通加猪胆汁汤证在证候、病机、治法、方药上的异同。
5. 比较真武汤证与附子汤证的异同。
6. 试述吴茱萸汤证的证候、病机、治法、方药。
7. 试述桃花汤证的证候、病机、治法、方药。
8. 怎样辨别少阴虚寒证的预后？
9. 少阴病的治禁有哪些？

[邱明义　刘松林]

第三节　少阴热化证

【目的要求】掌握黄连阿胶汤证、猪苓汤证的证治。

【自学时数】2 学时。

一、黄连阿胶汤证

【原文】少陰病，得之二三日以上，心中煩，不得臥，黄連阿膠湯主之。（303）

【提要】少阴病阴虚阳亢的证治。

【分析】邪犯少阴，每因体质差异而发生不同变化，若素体阳虚者，则外邪多从阴而寒化，形成少阴寒化证；素体阴虚者，则多从阳形成热化证。

"少阴病，得之二三日以上"，即现"心中烦，不得卧"，复不现脉微、肢厥等，说明其人肾阴素亏，外邪从阳化热。虽寥寥数语，然寒热已明。临床所见，亦有热邪深入下焦，灼伤真阴而成者，不可不知。

少阴包括手少阴心与足少阴肾。在正常情况下，心火下蛰于肾，肾水上奉于心，心肾相交，水火既济，则心火不亢而肾水不寒，如此则维持着人体正常的生命活动。今肾水素亏，邪从热化，是必肾水不能上济于心，心火不能下蛰于肾而独亢于上，此"心中烦，不得卧"之所由来。此外，临床还可见咽干口燥，舌红少苔，或绛而无苔，脉细数等症状。治宜滋阴降火方用黄连阿胶汤。

本证中心烦与栀子豉汤证的虚烦不得眠不同，二者鉴别如表 5-12。

表 5-12　栀子豉汤证与黄连阿胶汤证鉴别表

证型	病机	证候	治法
栀子豉汤证	邪热内扰胸膈	心中懊憹，卧起不安，不得眠，舌苔薄黄，无阴伤见证	清宣郁热
黄连阿胶汤证	少阴肾阴不足，心火亢盛	心烦不得眠，伴有咽干口燥舌红少苔，脉细数等阴伤见证	滋阴降火

【选注】喻嘉言：心烦不得卧而无躁证，则与真阳发动迥别。盖真阳发动，必先阴气四布为呕，为下利，为四逆，乃至烦而且躁，魄汗不止耳。今但心烦不卧，而无呕利四逆等症，是其烦为阳烦，乃真阴为邪热煎熬，如日中纤云，顷刻消散，安能霾蔽青天也哉。故以解热生阴为主治，始克有济，少缓则无及矣。（《尚论篇·少阴篇》）

陈修园：少阴病，得之二三日以上，由二日以及三日，各随三阳主气之期以助上焦君火之热化也。下焦水阴之气，不能上交于君火，故心中烦，上焦君火之气，不能下入于水阴，故不得卧，宜壮水之主以制阳光，以黄连阿胶汤主之。（《伤寒论浅注·辨少阴病脉证并治篇》）

尤在泾：少阴之热有从阳经传入者，有自受寒邪，久而变热者。二三日以上，谓自二三日至四五日，或八九日，寒极而变热也。至心中烦不得卧，则热气内动，尽入血中，而诸阴蒙其害矣。盖阳经之寒变，则热归于气，或入于血；阴经之寒变，则热入于血，而不归于气。（《伤寒贯珠集·少阴篇》）

【治法】滋阴降火。

【方药】黄連阿膠湯方

黄連四两　黄芩二两　芍藥二两　鷄子黄二枚　阿膠三两，一云三挺

上五味，以水六升，先煮三物，取二升，去滓，内膠烊盡，小冷，内鷄子

黄，搅令相得，温服七合，日三服。

【方义】本方以黄连、黄芩之苦寒，清心降火，而除烦热；阿胶、芍药、鸡子黄滋肾阴，养心血，安心神。芍药与芩、连为伍，则酸苦涌泄；与鸡子黄、阿胶相配，则酸甘化阴，又能敛阴安神以和阴阳，共成泄心火，滋肾水，交通心肾之剂。全方于清降之外，又壮水之主，以制阳光，于是水升火降，心肾相交，则诸症自除。

【临床应用】黄连阿胶汤所治之证多为素体阴虚，感受外邪，邪入少阴，从阳化热，致阴虚火旺者。症见心烦不寐，入夜尤甚，口干咽燥，舌红少苔，脉细数。近年来临床应用对本方有所发挥，不仅常用于治疗心肾不交之心烦不得眠证，亦常用于多种热性病过程中出现的阴虚内热出血证，湿热交织，湿邪未尽而阴液亏虚等病症。

【现代研究】药理实验显示，给小白鼠腹腔注射100%的黄连阿胶汤煎剂0.5mL，30分钟后发现其自由活动明显减少，出现安静、嗜睡现象。表明本方具有较明显的镇静作用。

【案例】吴某：昆明人，有长子年15岁，于1921年5月患病延余诊视，发热不退已11日，面红唇赤而焦，舌红苔黄而无津，虚烦不得卧，食物不进，渴喜冷饮，小便短赤，大便不解，脉来沉细而数。查其先前所服之方，始与九味羌活汤，继则服以黄连、栀子、连翘、黄芩、银花、桑叶、薄荷等未效。此系春温病，误以辛温发散，又复苦燥清热，耗伤真阴，邪热内蕴，转为少阴阴虚热化证，拟以黄连阿胶汤治之：黄连10g，黄芩12g，杭芍24g，阿胶10g（烊化对入），鸡子黄2枚。先煎芩、连、芍药为汤，稍凉，对入已烊化之阿胶，再搅入鸡子黄2枚，和匀而服。服1剂后即得安静，烦渴已止，唇舌转润，脉静身凉，继以生脉散加生地、玄参、黄连。上方连进2剂而愈。（《吴佩衡医案》）

二、猪苓汤证

【原文】少陰病，下利六七日，咳而嘔渴，心煩不得眠者，猪苓湯主之。(319)

【提要】少阴阴虚有热，水热互结的证治。

【分析】少阴病下利，多属虚寒，而本条下利与心烦不得眠、咳而呕渴并见，知非虚寒证，而是阴虚有热，水与热结而停蓄于内之证。水邪下渗大肠则下利；上逆犯肺则咳；横逆犯胃，胃失和降则呕。水热互结，气化不行，津不上承则渴欲饮水；阴虚内热，扰乱心神，则心烦不得眠。同时应参考阳明篇第223条"若脉浮发热，渴欲饮水，小便不利者，猪苓汤主之"，说明小便不利仍为本条主症之一，其不言者，当系省文之笔。

本条与第223条同为猪苓汤证，然二者发病经过不同。第223条乃阳明病误下，余热未尽，津液受伤而水热互结，故见脉浮发热、渴欲饮水、小便不利等症。本条系少阴病多日，邪从热化，灼伤津液，以致水热互结，其证小便不利、下利、咳而呕渴、心烦等。可见二者发病经过虽异，而病机主症略同，故均以猪苓汤为主方治疗（表5-13）。

表5-13　猪苓汤证与五苓散证鉴别表

鉴别点		五苓散证	猪苓汤证
病机		外邪不解，随经入腑，邪与水结，气化不行，水饮内停	阴虚有热，水热互结
证候	同	小便不利，口渴	
	异	小便不利而无灼热感，少腹里急，伴发热恶寒、苔白、脉浮之表证	小便不利（或色黄，或灼热），伴咳、呕、下利、心烦不得眠等

本证与黄连阿胶汤证均有心烦不得眠一症，应予以鉴别（表5-14）。

表 5-14　猪苓汤证与黄连阿胶汤证鉴别表

鉴别点		猪苓汤证	黄连阿胶汤证
病机		阴虚有热，水热互结（内夹水气）	阴虚内热（不夹水气）
证候	同	心烦不得眠	
	异	有下利、咳而呕渴、小便不利等水气症	有口燥咽干、舌红少苔、脉细数等阴虚内热症，无水气见症

【选注】汪苓友：上方（指猪苓汤）乃治阳明病热渴引饮、小便不利之剂，上条病亦借用之何也？盖阳明病发热、渴欲饮水、小便不利者，乃水热相结而不行；兹者少阴病下利、咳而呕渴、心烦不得眠者，亦水热搏结而不行也。病名虽异，而病源则同，故仲景法，同用猪苓汤主之，不过是清热利水、兼润燥滋阴义。（《伤寒论辨证广注·辨少阴病脉证并治法》）

《医宗金鉴》：凡少阴下利清谷，咳呕不渴，属寒饮也。今少阴病六七日，下利粘秽，咳而呕渴，烦不得眠，是少阴热饮为病也。饮热上搏，上攻则咳，中攻则呕，下攻则利，热耗津液故渴，热扰于心故烦不得眠。宜猪苓汤利水滋燥，饮热之证皆可愈也。（《医宗金鉴·订正仲景全书·伤寒论注》）

【案例】高某，女，干部。患慢性肾盂肾炎，因体质较弱，抗病能力减退，长期反复发作，经久治疗不愈。发作时有高热、头痛、腰酸腰痛、食欲不振、尿频、尿少，有不快与疼痛感。辨证：湿热侵及下焦，属淋病范畴。治宜清利下焦湿热。选张仲景《伤寒论》猪苓汤。因本方为治下焦蓄热之专剂，淡能渗湿，寒能胜热。茯苓甘淡，渗脾肾之湿；猪苓甘淡，泽泻咸寒，泄肾与膀胱之湿；滑石甘淡而寒，体重降火，气轻解肌，彻除上下表里之湿热；阿胶甘平滑润，既能通利水道，使热邪从小便下降，又能止血。即书原方予服。猪苓、茯苓、滑石各12g，泽泻18g，阿胶9g（烊化兑服）。水煎服6剂后，诸症即消失。（《岳美中医案集》）

自 学 指 导

少阴热化证由肾阴亏于下，不能上济心火，因而心火过亢所致，以心中烦，不得卧，舌红少苔，脉细数为主，用黄连阿胶汤以滋阴降火，此为少阴热化证之典型代表。猪苓汤证，亦为少阴热化证，由阴虚有热，水热互结而成，见小便不利，咳而呕渴，心烦不得眠等；主用猪苓汤清热育阴利水。

【复习思考题】
1. 简述黄连阿胶汤证、猪苓汤证的主证、病机、治法、方药。
2. 黄连阿胶汤证、猪苓汤证，皆有心中烦、不得卧（眠）等症，应怎样辨证论治？

第四节　少阴病兼变证

【目的要求】
1. 掌握少阴兼表证，少阴三急下证的病机、主证、治法、方药。
2. 熟悉少阴三急下证与阳明三急下证的异同。
3. 了解热移膀胱证、伤津动血证的病机特点。

【自学时数】4学时。

一、麻黄细辛附子汤证与麻黄附子甘草汤证

【原文】少陰病，始得之，反發熱，脉沉者，麻黄細辛附子湯主之。(301)

【提要】少阴病兼表证的证治。

【分析】少阴病，属里虚寒证，应以无热恶寒为主，本不应发热，今始得病即出现发热，故谓之"反发热"，乃少阴阳虚复感外邪所致。因证兼太阳之表，故除发热外，当有无汗恶寒、头痛等症。然则太阳病发热，其脉当浮，今脉不浮而沉，知非纯为太阳表证，因沉脉主里，为少阴虚寒之征象。脉证合参，是证当属少阴阳虚兼太阳表证，这种表里同病，亦有称为太少两感证者，但与《素问·热论》所载之"两感"证，病情不同，不可混淆。

表里同病，当视表里轻重缓急之不同而确定先表后里、先里后表，或表里同治等不同治法。本证脉沉，乃少阴阳虚之脉，然无下利清谷、手足厥冷之象，犹且"反发热"，知阳虚而不甚，而太阳表证明显，故当表里同治，方用麻黄细辛附子汤。

第92条云"病发热头痛，脉反沉，若不差，身体疼痛者，当救其里，宜四逆汤"，该证有发热头痛等表证，亦有脉沉之少阴里脉，与本证证候相似，何以一用四逆汤，一用麻黄细附子辛汤？盖二者虽皆属太阳少阴表里同病，然表里轻重却大不相同。第92条"发热、头痛、脉反沉"，其后有"若不差"三字，说明已用麻黄细辛附子汤而病仍不见缓解，必是少阴阳虚为重为急，故治法应以救里为先，而投四逆汤，得阳复之后，再议其余。可见第92条之所用四逆汤治里者，乃用于"若不差"之后，而本条少阴太阳同病，尚在"始得之"时，取表里同治之义，已述于前，宜彼此互参。

此外，本条之发热与阴盛格阳之发热亦不相同。本条发热，与恶寒、头痛、身痛、无汗并见；阴盛格阳之发热，伴见手足厥逆、身反不恶寒，或下利清谷、脉微欲绝等，因知二者之轻重，以及兼表与否，仍可明晰辨别。

【选注】尤在泾：此寒中少阴之经，而复外连太阳之证。以少阴与太阳为表里，其气相通故也。少阴始得本无热，而外连太阳则反发热。阳病脉当浮而仍紧，少阴则不浮而沉，故与附子细辛，专温少阴之经，麻黄兼发太阳之表，乃少阴经温经散寒、表里兼治之法也。(《伤寒贯珠集·少阴篇》)

徐灵胎：少阴病三字所赅者广，必从少阴诸现证，细细详审，然后反热知为少阴之发热，否则何以知其非太阳、阳明之发热耶？又必候其脉象之沉，然后益知其为少阴无疑也。凡审证皆当如此。附子细辛为少阴温经之药，夫人知之。用麻黄者，以其发热，则邪犹连太阳，未尽入阴，犹可引之外达。不用桂枝而用麻黄者，盖桂枝表里通用，亦能温里，故阴经诸药皆用之。麻黄则专于发表，今欲散少阴始入之邪，非麻黄不可，况已有附子以温少阴之经矣。(《伤寒论类方·麻黄汤类》)

【治法】温经解表。

【方药】麻黄细辛附子汤方

麻黄二兩，去節　細辛二兩　附子一枚，炮，去皮，破八片

上三味，以水一斗，先煮麻黄，减二升，去上沫，内諸藥，煮取三升，去滓，温服一升，日三服。

【方义】方用麻黄外散表寒，附子温经扶阳，细辛辛香走窜，能透彻表里，既能直入少阴，佐附子以温经，又能佐麻黄以发散在表之风寒。三药合用，则于温经中解表，于解表中温阳。

【临床应用】麻黄细辛附子汤是温阳散寒之剂，对于阳虚复感风寒之邪者，可辨证使用。近年来临床多用于治疗感冒、支气管炎、急性肾炎等病有阳虚表寒现象者；血管神经性浮肿、肾炎水肿、关节风湿病、神经痛、过敏性鼻炎发作期等呈寒证或痰湿表现者；病态窦房结综合征、面神经麻痹属阳虚者，均有一定疗效。此外，近代将本方用于治疗暴哑、久咳、咽痛、麻疹并发肺炎等证属少阴阳虚兼表证者，亦有良效。

【现代研究】本方药物组成简单，但其药理作用较为广泛。近年来对组方进行了拆方及复方研究。研究证明，麻黄具有显著的发汗解热、平喘止咳、抗炎、抗过敏、镇痛以及中枢兴奋等作用，而且尚具显著的肾上腺素能神经兴奋效果，可使血压升高，心搏量、血糖升高。附子有显著的强心、扩张外周肌肉血管、抗炎、镇痛、兴奋肾上腺皮质及抗寒冷作用。附子的强心作用与其所含去甲乌头碱有关，去甲乌头碱能显著兴奋 β 受体，故除强心外，还能扩张血管、松弛平滑肌、增高血糖等。附子扩张外周血管、特别是四肢肌肉血管的作用，有助于改善四肢厥冷状态。心肌功能改善及外周血管扩张，对脉沉也有有利的影响。增强肾上腺皮质功能可增加机体非特异性抵抗力，其延迟寒冷环境中实验动物冻死时间的抗寒冷作用，也是其"大热"药性的一个方面，提示可增加人体的抗寒能力，有助于解除"里寒"证候。细辛也含较多之去甲乌头碱，因而能提高机体新陈代谢。此外，细辛尚有显著镇痛、抗炎、解热、解除支气管痉挛以及抗组织胺、抗变态反应等作用，故既能增强麻黄之解热、平喘、抗炎、抗过敏等作用，又能增强附子的振奋新陈代谢、强心、扩张外周血管、提高血糖、镇痛抗炎等效果。

有人给小鼠灌服蓖麻油，造成持续 6 小时的腹泻，同时可见小鼠直肠体温下降 2～4℃，并以此作为太阳阳明合病的模型，并在此模型上研究了 20 个中医方剂对腹泻及体温下降的影响，结果仅有麻黄细辛附子汤等三方可抑制蓖麻油所致小鼠腹泻，而仅有麻黄细辛附子汤能显著抑制小鼠直肠体温的下降，提示本方确能温经助阳散寒。

【案例】张某，42 岁，住云南省昆明市武庙下南联升巷底。肾气素亏，于返家途中，时值阴雨，感冒风寒而病，初起即身热恶寒，头痛体痛，沉迷嗜卧（即少阴病但欲寐之证也），兼见渴喜热饮不多，脉沉细而紧，舌苔白滑，质夹青紫。由于肾气素亏，坎阳内弱，无力卫外固表以抵抗客邪，以致寒风乘虚直中少阴，阻塞真阳运行之机，而成是状。以仲景麻黄附子细辛汤，温经解表，扶正祛邪：黑附片 30g，麻黄 10g（先煮数沸，去沫），北细辛 6g，桂尖 13g。3 日，服上方 1 剂即汗，身热已退，惟觉头晕咳嗽，神怯。表邪虽解，肺寒尚未肃清，阳气尚虚，以四逆合二陈加细辛、五味子，温阳祛寒：黑附片 50g，干姜 26g，甘草、广皮各 10g，法夏、茯苓各 13g，北细辛 4g，五味子 2g。1 剂尽，咳嗽立止，食量增加，精神恢复，病遂痊愈。（《吴佩衡医案》）

〔按〕此案乃云南患者，其附子用量较大，抑或气候、地势所然。一般而论，附子仍以常用量为妥。

【原文】少陰病，得之二三日，麻黄附子甘草湯微發汗。以二三日無證，故微發汗也。（302）

〔按〕"无证"二字，《金匮玉函经》及《注解伤寒论》作"无里证"，当以后者为是。

【提要】少阴兼表轻证的证治。

【分析】本条叙证简略，应与上条互参。上条言"反发热，脉沉"，揭示了少阴阳虚兼表的证候特征。本条亦应有此二症。所谓"无里证"，是特有所指，即指无呕利、厥逆等里证，并非无阳虚脉沉之里证，换言之，即里虚不甚，未至下利厥逆的程度，这正说明了本证与麻黄细辛附子汤证的里虚不甚而兼外感的证候特点。

本条与上条同为少阴兼表，其异者在于病程之长短、病情之缓急。上条为"始得之"，为病邪初感，病势较急，正气相对较旺，故用麻黄细辛附子汤温阳发汗。本条为"得之二三日"，言其病已数日，正气较虚，病势较缓，故用麻黄附子甘草汤微发其汗。

本条与上条皆为少阴兼表证，而采用表里同治之法。若少阴兼表，少阴里证既重且急，证见下利清谷，厥逆脉微等，则当急以救里，里和方可救表。正如第91条"伤寒，医下之，续得下利清谷不止，身疼痛者，急当救里；后身疼痛，清便自调者，急当救表。救里宜四逆汤，救表宜桂枝汤"，即属此例。

【选注】周扬俊：此条当与前第一条合看，补出无里证三字，知前条原无吐利燥渴里证也。前条已有反发热三字，而此条专言无里证，知此条亦有发热表证也。少阴证见，当用附子，太阳热见，可用麻黄，已为定法，但易细辛以甘草，其义安在？只因得之二三日，津液渐耗，比始得者不同，故去细辛之辛散，益以甘草之甘和，相机施治，分毫不爽耳。（《伤寒论三注·少阴篇》）

汪苓友：此条病当承上条而言，上条反发热脉沉，此亦反发热脉沉，但上言始得之为急，此言得之二三日为缓，病势稍缓，治法亦缓。故用麻黄附子甘草汤微发其汗。无里证者，为无吐利躁烦干呕厥逆等证也，故仍从微汗而温发之。（《伤寒论辨证广注·辨中寒脉证并治法》）

【治法】温阳微汗解表。

【方药】麻黄附子甘草湯方

麻黄二兩，去節　甘草二兩，炙　附子一枚，炮，去皮，破八片

上三味，以水七升，先煮麻黄一兩沸，去上沫，内諸藥，煮取三升，去滓，温服一升，日三服。

【方义】本方即麻黄细辛附子汤去细辛加炙甘草而成。因病情较前者为轻为缓，故去辛窜之细辛，加甘缓之甘草，以缓麻黄辛散之性，防其发汗太过，以求微汗而解。更用熟附子，以为温阳微汗解表之用。

【临床应用】麻黄附子甘草汤具有温阳解表之效，近代多用于治疗肺源性心脏病、心律失常性冠心病、病态窦房结综合征属肾阳虚者，取得了较好疗效。有人用其治疗真阳虚衰、水气泛滥之肾炎水肿取得了一定效果。此外，亦有人报道以本方治愈1例过用苦寒而致真阳受损、火不归原、虚阳上浮之咽痛患者。

【案例】余尝治上海电报局高君之公子，年五龄，身无热，亦不恶寒，二便如常，但欲寐，强呼之醒，与之食，食已，又呼呼睡去。按其脉，微细无力。余曰：此仲景先圣所谓少阴之为病，脉微细，但欲寐也。顾余知治之之方，尚不敢必治之之验，请另乞诊于高明。高君自明西医理，能注射强心针。顾又知强心针仅能取效于一时，非根本之图，强请立方。余不获已，书：熟附片2.4g，净麻黄、炙甘草各3g与之，又恐其食而不化，略加六神曲、炒麦芽等消食健脾之品。次日复诊，脉略起，睡时略减，当与原方加减。五日，而痧疹出，微汗与俱；疹密布周身，稠逾其他痧孩。痧布达五日之久，而胸闷不除，大热不减，当与麻杏甘石重剂，始获痊愈。1个月后，高公子又以微感风寒，复发嗜寐之恙，脉转微细，与前度仿佛。此时，余已成竹在胸，不虞其变，依然以麻黄附子甘草汤轻剂与之，四日而瘳。（《经方实验录》）

二、少阴三急下证

【原文】少陰病，得之二三日，口燥咽乾者，急下之，宜大承氣湯。（320）

【提要】少阴热化，燥实伤津，真阴将竭，宜急下存阴。

【分析】少阴病，有寒化热化之分。本条少阴病，得之二三日，表明病属初起，而即见口燥咽干等，为邪入少阴，病从热化，灼伤肾阴，阴亏不能上润所致。本条既言急下，则必有胃家实可下之证，如腹满硬痛，不大便等，是为少阴热化，津伤肠燥，邪归阳明，燥结成实所致。津伤之与燥结，狼狈为奸，若不急下，则炎炎之火有灼尽真阴之势，故用大承气汤急下燥热结实，以保存欲竭之阴液。

本条叙证简略，仅及口燥咽干。若仅凭此证，则绝无可下之理，更何况急下！本条之取急下，是必有燥热之邪归并阳明而见阳明腑实者，方可下之。否则热虽重，阴虽伤，若无阳明可下之证，则断然不可用下。钱天来说："然但口燥咽干，未必即是急下之证，亦必有胃实之证，实热之脉，其见证虽属少阴，而有邪气复归阳明，即所谓阳明中土，万物所归，无所复传，为胃家实热之证据，方可急下，而用大承气汤也。"（《伤寒溯源集·少阴篇》）

【选注】尤在泾：此少阴热并阳明之证。二三日，为病未久，而便口燥咽干，热气盛而阴气少矣。盖阳明，土；少阴，水。热并阳明，则土实而水虚，不特热气伤阴，即土气亦伤水也。故宜急下以泻土而全水，不然，热盛伤阴，土实亦伤阴，其干槁可立而待。然非心下痛，腹胀不大便，如下二条所云，亦未可以大承气轻试也。（《伤寒贯珠集·少阴篇》）

《医宗金鉴》：邪自少阴二三日，即口燥咽干者，必其人胃火素盛，肾水素亏，当以大承气汤急泻胃火，以救肾水。若复迁延时日，肾水告竭，其阴必亡，虽下无及矣。（《医宗金鉴·订正仲景全书·伤寒论注》）

【原文】少陰病，自利清水，色純青，心下必痛，口乾燥者，可下之，宜大承氣湯。（321）

[按]"可下之"三字，《金匱玉函经》及《注解伤寒论》作"急下之"，当以后者为是。

【提要】少阴热化成实，热结旁流，火炽津枯者，宜急下存阴。

【分析】少阴病下利，多属虚寒，其利多稀薄清冷，或下利清谷。本条自利清水，色纯青，非虚寒下利，乃少阴热化，津亏火炽，邪并阳明，燥实内结，逼迫肠中津液下趋所致。其所下为青黑色污水，其气臭秽异常，下而不爽，虽下利而丝毫不能减轻其腹部胀痛，呈结者自结，下者自下的状态，即所谓"热结旁流"。因燥实阻滞胃肠，腑气不通，故心下必痛。少阴热化，热灼津伤，故口干燥。本证阳明腑实以致热结旁流，证候较上条为重，故当急下燥结，通因通用，以救垂绝之阴液。

本条自利清水与下利清谷不同。下利清谷乃少阴阳衰阴盛，火不生土所致，所下为质薄清稀或完谷不化，其气腥，常伴四肢厥冷、恶寒蜷卧、脉沉微等。本条自利清水，乃燥实内结，热结旁流的特殊症状，证见下利青黑色污水，其气臭秽异常，伴心下及大腹部硬痛、拒按或绕脐痛，口舌干燥，舌苔焦黄等症。

【选注】《医宗金鉴》：少阴病，自利清水，谓下利无糟粕也，色纯青，谓所下者皆污水也。下无糟粕，纯是污水，此属少阴实热。所以心下必痛，口燥咽干，其为少阴急下之证无疑也，故当急下之，宜大承气汤。（《医宗金鉴·订正仲景全书·伤寒论注》）

沈明宗：邪传阳明，必俟大便坚硬而攻下者，乃未伤胃中津液之谓。此利清水，因肝肾

邪热炽盛乘逼胃中津液倾绝，势已濒危，不得不以通因通用，急夺而救胃肾将绝之阴也。（《伤寒六经辨证治法·少阴篇》）

【案例】孙兆治东华门窦太郎患伤寒，经十余日，口燥舌干而渴，心中疼，自利清水，众医皆相守，但调理耳，汗下皆所不敢。窦氏亲故相谓曰：伤寒邪气，害人性命甚速，安可以不次之疾，投不明之医乎？召孙至，曰：明日即已不可下，今日正当下。遂投小承气汤，大便得通，睡，明日复平。众人皆曰：此证何下之而愈？孙曰：读书不精，徒有书尔。口燥舌干而渴，岂非少阴证耶？少阴证固不可下，岂不闻少阴一证，自利清水，心下痛，下之而愈。仲景之书，明有此说。众皆钦服。（《名医类案》）

【原文】少陰病六七日，腹脹，不大便者，急下之，宜大承氣湯。（322）

【提要】少阴热化，腑气壅塞者，宜急下存阴。

【分析】少阴病六七日，表明少阴病热化日久，腹胀不大便，是热化阴伤，邪并阳明，燥结成实，腑气不通所致。少阴热化既久，真阴耗伤，更加阳明燥结成实，故急用大承气汤攻下燥实，泄热存阴。

少阴三急下证三条，各有侧重。第320条着重阐述燥热伤津之象，而略去阳明腑实之证；第322条着重指出阳明腑实之证，而将热炽阴伤证隐寓其间；第321条以"热结旁流"而示阳明腑实，以口干咽燥而示少阴燥热，相互参看可也。

少阴三急下证与阳明三急下证有着十分密切的联系，宜彼此互参，求其异同。二者均有阳明腑实，亦有阴液消耗之证情，其区别主要在于来路不同。阳明三急下证为阳明燥实内结，耗伤阴液，是实中寓虚，因土燥而致水竭；少阴三急下证则为少阴热化，劫伤阴液，复传阳明，燥结成实，是由虚转实，因水竭而致土燥。由此可见，所异者在于来路；所同者，在于病情，故治法相同。

【选注】钱天来：少阴病而致六七日，邪入已深，然少阴每多自利，而反腹胀不大便者，此少阴之邪复还阳明也。所谓阳明中土，万物所归，无所复传之地，故当急下，与《阳明篇》"腹满痛者，急下之"无异也。以阴经之邪，而能复归阳明之府者，即《灵枢·邪气脏腑病形篇》所谓邪入于阴经，其脏气实，邪气入而不能客，故还之于府，中阳则溜于经，中阴则溜于府之义也。然必验其舌，查其脉，有不得不下之势，方以大承气汤下之耳。（《伤寒溯源集·少阴篇》）

舒驰远：少阴复转阳明之证，腹胀不大便者，然必见舌苔干燥，恶热冷饮，方为实证，法当急下。（《新增伤寒集注·少阴篇》）

三、热移膀胱证

【原义】少陰病，八九日，一身手足盡熱者，以熱在膀胱，必便血也。（293）

【提要】少阴病热移膀胱尿血的变证。

【分析】少阴病证有热化、寒化之分。今病八九日，不见恶寒、身蜷等少阴虚寒证，而见一身手足尽热，当属热化证。本证中"一身手足尽热"是辨证要点。其一，可与阴盛格阳证鉴别，其证虽身热而不恶寒，手足必冷；其二，反映本证之病位特征，因膀胱外应皮毛，热在膀胱，故一身手足尽热。又膀胱有热，热伤络脉，血液妄行，故见尿血变证，总由肾移热于膀胱所致。

本条便血，究系大便下血还是小便出血，注家看法不一。有以为血从二便出者，如方有执云："故热乱而血出于二便也。"（见《伤寒论条辨·少阴篇》）有以为血从小便出者，如柯韵伯云："热在膀胱而便血，是指小便血。"（见《伤寒来苏集·少阴篇》）。以上看法，以柯氏之说为当。

本条未出治法，然据病机推测，总宜清热养阴，凉血止血。柯韵伯提出"轻则用猪苓汤，重则黄连阿胶汤可治"；常器之则认为可用桃核承气汤、芍药地黄汤，可供参考。读者可结合叶天士"入血犹恐耗血动血，直须凉血散血"的治则，进行辨证治疗。

【选注】成无己：膀胱，太阳也。少阴太阳为表里，少阴病至八九日，寒邪变热，复传阳明。太阳为诸阳主气，热在太阳，故一身手足尽热；太阳经多血少气，为热所乘，则血散下行，必便血也。（《注解伤寒论·辨少阴病脉证并治》）

尤在泾：此热传少阴而复还入膀胱之证。膀胱者，太阳也。太阳为三阳之表，而多血少气，热在膀胱，则一身手足尽热，而热气有余，血为热迫，散而下行，则必便血也。（《伤寒贯珠集·少阴篇》）

四、伤津动血证

【原文】少陰病，欬而下利，讝語者，被火氣劫[1]故也，小便必難，以强責少陰汗[2]也。（284）

【词解】

[1] 火气劫：即用火法强迫发汗之义。

[2] 强责少阴汗：强（qiǎng），强迫之意。责，惩罚之意。强责少阴汗，意谓少阴病不当发汗，而因治法错误，强迫发汗。

【提要】少阴病火劫伤津的变证。

【分析】本条"咳而下利"与"谵语"宜分开读。咳而下利是少阴病原有主症，谵语是被火气劫的变证。

少阴病咳而下利，有寒化及热化证之不同。见于寒化证者，如真武汤证即有咳而下利之表现，因其阳衰阴盛，水寒不化，上逆则咳，下迫则利；见于热化证者，如猪苓汤亦有咳而下利，因其阴虚有热而水气不化，随水饮之上下，而为咳为利。然不论寒化热化，皆属里虚证，都不能用发汗之法。今治不遵法，反用火法强发其汗，火热内迫，阴液损伤，心神浮越，而致谵语。据阳明篇第210、第211条，谵语有虚实二候，还须结合全部脉证以判断之。一般说来，由少阴寒化证而变者，多为虚证谵语；由热化证而变者，多为实证谵语。肾司二便，今强责少阴汗，阴液耗伤，化源不足，故小便难。

【选注】张令韶：平脉篇云：肾气微，少精血，奔气促迫，上入胸膈，是咳者，少阴精血少，奔气上逆也。下利者，少阴肾气微，津液下注也。复以火劫其汗，则少阴精气妄泄，神气浮越，水不胜火，则发谵语。故曰谵语者，被火气劫故也。然不特谵语，小便必难，以强责少阴肾脏之精而为汗，竭其津液之源故也。魏子干曰：肾开窍于二阴大小便也，故始则下利，继则小便难。将宾候曰：少阴下利极多，何曾皆是被火，且被火未必下利，惟谵语乃是被火。经云："被火者，必谵语"，故咳而下利，谵语者，当分看为是。（《伤寒论直解·少阴篇》）

【原文】少陰病，但厥無汗，而强發之，必動其血，未知從何道出，或從口鼻，或從目出者，是名下厥上竭[1]，為難治。（294）

【词解】[1] 下厥上竭：阳衰于下，厥从下起，故称下厥；血从上出，阴从上竭，故称上竭。

【提要】少阴病强发其汗，导致下厥上竭的变证。

【分析】少阴病，但厥无汗，是少阴阳气衰微之表现，阳衰不能温养四末则厥；不能蒸化阴液，故无汗。法当回阳救逆，切忌发汗。即或兼有表证，亦当根据表里轻重缓急，或急救其里，或用温阳发汗之法。今但厥无汗，则脉微细、但欲寐之意自在其中，本无发汗之理，医者不察，而强发其汗，则不仅更伤阳气而厥逆加重，且辛燥发汗之品，燥动营血，逼血上逆，或从口鼻出，或从目出，则阴血涸竭可知。阳气衰于下而厥，阴血出于上而竭，是名下厥上竭。

本条下厥上竭，病情危重，而治疗棘手。盖下厥非温不可，而上竭却不能用温，是补阳则碍阴，补阴则碍阳，故曰"难治"。

本条与上条同为少阴出血，但上条之证是少阴热移膀胱，热邪迫血妄行，血从下出，无阳亡阴竭之变；本证血从上出，是阳虚于下而阴竭于上，二者病理机转完全不同，故上条不言难治而本证言难治。

【选注】张令韶：此论少阴生阳衰于下，而真阴竭于上也。少阴病但厥无汗者，阳气微也。夫汗虽血液，皆由阳气之熏蒸宣发而出也。今少阴生阳衰微，不能蒸发，故无汗。强发之，不能作汗，反动其经隧之血，从空窍而出也。然未知从何道之窍而出。少阴之脉循喉咙，挟舌本，系目系，故或从口鼻，或从目。阳气厥于下而阴血竭于上。少阴阴阳气血俱伤矣，故为难治。（《伤寒论直解·少阴篇》）

尤在泾：少阴中寒，但厥无汗，邪方内淫而气不外达，非可得汗而愈者，而强发之，则汗必不出，而血反自动，或口鼻，或目，随之所攻之道而外出也。盖发汗之药，其气上行，则性多慓悍，不得于气，则去而之血，必尽其性而后止耳。然既脏虚邪人，以致下厥而复迫血妄动，以致上竭。上下交争，而血气之存者无几矣，尚何以御邪而却病耶，故曰难治。（《伤寒贯珠集·少阴篇》）

【案例】许叔微治一妇人，得伤寒数日，咽干烦渴，脉弦细，医者汗之，其始衄血，继而脐中出血。许曰："少阴强汗之所致也。盖少阴不当发汗，仲景云，少阴强发汗，必动其血，未知从何道而出，或从口鼻，或从耳目，是为下厥上竭，此为难治。仲景无治法，无药方。"许投以姜附汤，数剂血止，后得微汗愈。（《伤寒九十论》）

自 学 指 导

1. 本节讨论少阴兼变证，内容有少阴兼表证、少阴急下证、热移膀胱证、伤津动血证四种，宜分别掌握或了解。

2. 少阴兼表证，即少阴兼太阳证。因太阳少阴为表里，故证候每有兼夹，如少阴病，始得之，于发热恶寒头痛无汗之中，反见脉沉，则宜温经解表，主用麻黄细辛附子汤。若病如上述，而病程较长，或体质虚弱者，则宜麻黄附子甘草汤，温经而微发其汗。

3. 少阴三急下证，乃少阴热化伤阴，邪归阳明，燥结成实所致。可见少阴病需用急下者，不论阴伤如何，然必有阳明可下之证者，方可急下，这点十分重要，不可忽略。三条中以第321条病情最重，自宜急下。而第320条少阴初病即有阴伤之象，而腑实又成；第322条少阴病久而阳明腑实已显，虽未言阴伤，自必有之，故均在急下之列。

4. 热移膀胱，乃少阴脏邪还腑之证，因热在膀胱，故一身手足尽热而尿血。由是推知，则清热养阴、凉血止血之法，似属可用。

5. 伤津动血证，由强发少阴汗所致。其变证有咳而下利、谵语、小便难。虽未言动血，而阴伤热盛可知。亦有下厥上竭者，下厥谓肾阳更虚；上竭言血从上出，此证救阳碍阴，救阴则损阳，故云"难治"。

【复习思考题】

1．少阴兼表证，应如何辨证论治？
2．试述少阴三急下证的证候与病机。
3．试述热移膀胱和伤津动血证的证候、病机。

第五节　咽痛证

【目的要求】了解咽痛证的成因及几种治法。
【自学时数】2学时。

一、猪肤汤证

【原文】少陰病，下利咽痛，胸满心烦，猪膚湯主之。(310)
【提要】少阴阴虚，虚热上扰咽痛的证治。
【分析】本条下利，是少阴阴虚内热，邪热下迫所致，且下利则阴液更伤，阴虚不能制阳，则虚热上犯，于是咽痛。手少阴之脉起于心中，出属心系，下络小肠，其支脉挟咽；足少阴之脉，其直行者，从肾上贯肝膈，入肺中，循喉咙，挟舌本。今少阴阴亏，虚热循经上扰，经气不利，故除咽痛外，尚有胸满心烦。证以阴虚为本，然利久伤脾，脾虚则津液难复，故以猪肤汤滋阴润燥，扶脾止利。

本条咽痛，乃虚热上扰所致。其证多伴咽干，且咽部红肿不甚，疼痛不剧，与风热实证之咽痛红肿显著、疼痛较剧烈者，显然不同，又与阴盛格阳之咽痛有异。

【选注】柯韵伯：少阴脉循喉咙，其支者出络心，注胸中。咽痛胸满心烦者，肾火不藏，循经而上走于阳分也。阳并于上，阴并于下，火不下交于肾，水不上承于心，此未济之象。猪为水畜，而津液在肤，君其肤以除上浮之虚火，佐白蜜、白粉之甘，泻心润肺而和脾，滋化源，培母气。水升火降，上热自除而下利止矣。(《伤寒来苏集·伤寒论注》)

汪苓友：此条少阴病，亦自三阳经传变来者，热邪传入少阴，少阴之经气虚，故下利，其咽痛、胸满、心烦者，以其经之脉循喉咙，其支者从肺出络心，注胸中。《尚论篇》云：少阴邪热，充斥上下中间，无所不到故也。成注云：与猪肤汤以调阴散热。……或问下利一候，乃水来侮土，今者少阴经有热邪，当是湿热利，何为而云燥热也？余答云：下利既多，则亡阴致虚而津液去，故燥、咽痛、心胸烦满，此是燥热无疑。(《伤寒论辨证广注·辨少阴病脉证并治》)

【治法】滋阴润燥，扶脾止利。
【方药】猪膚湯方

猪膚一斤

上一味，以水一斗，煮取五升，去滓，加白蜜一升，白粉[1]五合，熬[2]香，和令相得，温分六服。

【词解】

[1] 白粉：即米粉。

[2] 熬：据《说文解字》，熬，干煎也。白粉熬香，类似今之炒米粉，有香气。

【方义】方用猪肤甘润微寒，以滋阴润燥而退虚热；白蜜甘寒滋阴润燥，清虚热以止咽痛；米粉甘淡，补脾和中止利。合用则成甘润平补之剂，虽清热而不苦寒，虽润燥而不呆滞，适用于少阴虚热咽痛证。

【临床应用】现代临床多用于治疗慢性咽炎、扁桃体炎和肺肾阴虚之声音嘶哑、失音以及原发性血小板减少性紫癜、再生障碍性贫血等病症，阴虚内热不甚又兼下利脾虚的咽喉疼痛，以及肾阴不足之消渴，包括现代之糖尿病、尿崩症，皆有一定的疗效。猪肤汤滋阴润燥，扶脾止利，疗效确切。后世医家在应用的过程中，多主张据证适当加味，以提高其疗效。

【案例】

1. 徐君育，素禀阴虚多火，且有脾约便血证，十月间患冬温，发热咽痛，医用麻仁、杏仁、半夏、枳壳、橘皮之类，遂喘逆倚息不得卧，声飒如哑，头面赤热，手足逆冷，右手寸关虚大微数，此热伤手太阴气分也，与萎蕤、甘草等均不应，同制猪肤汤一瓯，令隔汤炖热，不时挑服，3日声清，终剂而痛如失。(《张氏医通》)

2. 刘渡舟曾治一女学生，咽痛，音哑，屡服麦冬、胖大海之类无效，舌红、少苔、脉细。诊为肺肾阴虚，虚火上扰，金破不鸣之证。拟猪肤一味熬汤，调鸡子白，徐徐呷服，尽1剂则咽痛止而音哑除。(《伤寒论串解》)

二、甘草汤证、桔梗汤证

【原文】少陰病二三日，咽痛者，可與甘草湯。不差，與桔梗湯。(311)

【提要】少阴客热咽痛的证治。

【分析】少阴病二三日，表示少阴初病。咽痛，为邪热客于少阴之经，循经上犯于咽所致。因病属初起，邪热不甚，病变较轻，故咽部仅有轻微红肿疼痛，一般无全身症状。治用一味生甘草清热解毒、缓急止痛。若服后咽痛仍不愈，是为客热不去，肺气不宣，咽喉不利，病情较甘草汤证为重，故加桔梗以开肺气、利咽喉。

【选注】方有执：咽痛，邪热客于少阴之咽喉也。甘草甘平而和阴阳，故能主除寒热，桔梗苦甘而任舟揖，故能主治咽伤，所以微则与甘草，甚则加桔梗也。(《伤寒论条辨·辨少阴病脉证并治》)

《医宗金鉴》：少阴病二三日，咽痛无他证者，乃少阴经客热之微邪，可与甘草汤缓泻其少阴之热也。若不愈者，与桔梗汤，即甘草汤加桔梗以开郁热。不用苦寒者，恐其热郁阴经也。(《医宗金鉴·订正仲景全书·伤寒论注》)

【治法】清热解毒利咽。

【方药】

1. 甘草湯方

甘草二兩

上一味，以水三升，煮取一升半，去滓，温服七合，日二服。

2. 桔梗湯方

桔梗一兩　甘草二兩

上二味，以水三升，煮取一升，去滓，温分再服。

【方义】甘草汤用一味生甘草清热解毒，利咽缓痛。桔梗汤更加桔梗辛开苦泄，宣肺散结，利咽止痛。适用于客热咽痛而病情较轻浅者。

【临床应用】甘草汤现代多用于风热咽痛、口唇溃疡，肺痿涎沫多、舌卒肿大、满口塞喉、气息不通、痈疽、疖疮，小儿遗尿和尿血，小儿撮口发噤，溃疡病等。此外，亦有治疗艾迪生病（曾称阿狄森病）、传染性肝炎等疾病的报道，均取得了一定的疗效。

桔梗汤临床常用于肺部和喉部疾患，包括急性肺脓肿及急性扁桃体炎、扁桃体周围炎、急性咽炎、急性喉炎、急性会厌炎等证属风热郁肺者。治疗肺痈，常加鱼腥草、生薏仁、冬瓜子、桑白皮、桃仁、败酱草等；治疗急性咽喉炎症，则常加防风、僵蚕、荆芥、薄荷等。

【现代研究】现代研究表明，甘草的主要成分有甘草甜素、甘草次酸等，其有效成分与产地有关。其主要药理作用有对抗乙酰胆碱、增强肾上腺素的强心作用、肾上腺皮质激素样作用、抗炎、抗变态反应、降低胃酸抑制溃疡病、解毒、提高网状内皮系统吞噬功能和增强机体非特异性免疫反应等。

桔梗含皂苷，已知其成分有远志酸、桔梗皂苷元及葡萄糖。药理研究表明其具有祛痰作用，且其祛痰作用主要由于其中所含的皂苷所引起。

三、苦酒汤证

【原文】少陰病，咽中傷，生瘡[1]，不能語言，聲不出者，苦酒湯主之。(312)

【词解】[1] 生疮：指咽部受到损伤，局部发生溃烂。

【提要】少阴痰热阻闭咽伤生疮的证治。

【分析】少阴病证见咽部损伤，局部溃烂、言语困难而声音不出者，是邪热与痰浊阻闭咽喉所致。因痰热阻闭咽部，局部为之蒸腐，故咽中损伤，生疮。痰热阻闭咽喉，波及会厌，故不能语言，声不出。治用苦酒汤以清热涤痰、敛疮消肿。

【选注】钱天来：前人以一咽痛，而有治法三等之不同，遂至议论纷出。不知第一条咽痛，少阴之邪气轻微，故但以甘桔和之而已。其二条（指第313条，详后）因经邪未解，痛在咽中痰热锁闭，故以半夏开豁，桂枝解散。此条则咽已生疮，语言不能，声音不出，邪已深入，阴火已炽，咽已损伤，不必治表，和之无益，故用苦酒汤，以半夏豁其咽之不利，鸡子白以润咽滑窍，且能清气除伏热，皆用开豁润利、收敛下降而已。因终是阴经伏热，虽阴火上逆，决不敢以寒凉用事也。（《伤寒溯源集·少阴篇》）

唐容川：此生疮，即今之喉痛、喉蛾，肿塞不得出声，今有用刀针破之者，有用巴豆烧焦烙之者，皆是攻破之法，使不壅塞也。仲景用生半夏，正是破之也。余亲见治重舌，敷生半夏，立即消破，即知咽喉肿闭；亦能消而破之矣。（《伤寒论浅注补正·少阴篇》）

【治法】清热涤痰，敛疮消肿。

【方药】苦酒湯方

半夏，洗，破如棗核十四枚　鷄子一枚，去黃，內上苦酒，著鷄子殼中

上二味，內半夏，著苦酒[1]中，以鷄子殼置刀環[2]中，安火上，令三沸，去滓，少少含嚥之。不差，更作三劑。

【词解】

[1] 苦酒：即米醋。

[2] 刀环：一般认为，古钱形狭长如刀，柄端有环中空，名刀环。便于架蛋壳，放火上。若如此解释，则文物中，未见有如此大之刀钱。似应直接理解为刀柄之环，则可架鸡壳者有之。今可用粗铁丝作圆环带炳以置蛋壳。

【方义】方以半夏涤痰散结，以鸡蛋清之甘寒而润，清热润燥利咽喉，并能制半夏辛燥之性，使其无燥津伤液之弊；更以苦酒敛疮消肿。三药合用则有清热涤痰、敛疮消肿之功。

在服法上，取少量频频含咽，可使药物持续作用于咽部，更好发挥药效。

【临床应用】现代多用本方治疗咽喉部红肿溃烂、扁桃体炎、溃疡病等。

【案例】严某，男，石匠。咽中痛，音喑，吞咽困难，脉象两寸独浮虚。诊断：少阴之经，循咽喉，系舌本，阴火上炎而致咽中病变。处方：苦酒汤。取鸡子白清火润燥，半夏破结散邪，合苦酒酸以散瘀解毒。仅服1剂，痛止声开。[游建熙. 广东中医，1962，(7)：36]

四、半夏散及汤证

【原文】少陰病，咽中痛，半夏散及湯主之。(313)

【提要】少阴客寒咽痛的证治。

【分析】本条叙证简略，仅提"咽中痛"一证。但若以方药测证，则知本证还当兼有风寒外感及痰湿阻滞。因方由半夏、桂枝、甘草组成，桂枝辛温以散风寒，半夏辛燥以涤痰散结。若无风寒，则不用桂枝；若无痰阻，则勿须用半夏，是知此证之咽痛乃风寒客于少阴之经并兼痰浊阻络所致。寒邪痰湿客于咽喉，其咽痛一般较甚，同时当伴见恶寒、痰涎多、咳吐不利、气逆欲呕、舌苔白等。治用半夏汤及散，祛风散寒，涤痰散结（表5-15）。

表5-15　少阴咽痛证鉴别表

证型	病机	证候	治法
猪肤汤证	少阴阴虚，虚热上扰	咽痛，下利，胸满，心烦	滋阴润燥，扶脾止利
甘草汤证，桔梗汤证	邪热客于少阴经，上犯咽部	咽喉局部轻度红肿疼痛	清热解毒，利咽止痛
苦酒汤证	热与痰浊阻闭咽部	咽中伤，生疮，不能语言，声不出气	涤痰消肿，敛疮止痛
半夏散及汤证	风寒兼痰浊客于少阴经脉，咽喉不利	咽痛，伴恶寒，气逆欲吐，痰多等	祛风散寒，涤痰开结

【选注】《医宗金鉴》：少阴病咽痛者，谓或左或右，一处痛也。咽中痛者，谓咽中皆痛也，较之咽痛而有甚焉，甚则涎缠于咽中，故主以半夏散，散风邪以逐涎也。(《医宗金鉴·订正仲景全书·伤寒论注》)

柯韵伯：此必有恶寒欲呕证，故加桂枝以散寒，半夏以除呕，若夹相火，则辛温非所宜矣。(《伤寒来苏集·伤寒论注》)

唐容川：此言外感风寒，客于会厌，干少阴经而咽痛。此证予见多矣。喉间兼发红色，并有痰涎，声音嘶破，咽喉颇痛。四川此病多有，皆知用人参败毒散即愈，盖即仲景半夏散

及汤之意也。(《伤寒论浅注补正·辨少阴病脉证并治》)

【治法】祛风散寒，涤痰开结。

【方药】半夏散及汤方

半夏洗　　桂枝去皮　　甘草炙

上三味，等分，各别捣筛已，合治之，白饮和服方寸匕，日三服。若不能散服者，以水一升，煎七沸，内散两方寸匕，更煮三沸，下火，令小冷。少少嚥之。半夏有毒，不当散服。

【方义】方用半夏涤痰开结，桂枝祛风散寒，甘草和中缓急止痛，调和诸药。凡咽痛由客寒挟痰所致者，宜用本方。此方既可作散剂服，若不能服散剂者，亦可作汤剂服，此为一方二法。方后"半夏有毒，不当散服"，《玉函》、《注解伤寒论》均无此八字，疑为后人加入。

【临床应用】现代常用于治疗咽喉疾患，如喉痹、急慢性扁桃体炎等证属寒郁痰阻者，亦有用于治疗食管炎、食管癌的报道，均取得了一定的疗效。

【案例】郑某，女，家庭妇女。身体素弱，有痰嗽宿疾，因娶媳期届，心力俱劳，引起恶寒发热、头痛等症，咽喉痛尤剧，卧床不起，吞咽困难，脉象两寸浮缓，咽部肤色不变。诊断：三阴中少阴主枢，少阴之脉循于咽喉，枢机失常，邪气怫逆不能外达而发生咽痛。治疗：《伤寒论》半夏汤原方，义取桂枝以解肌，甘草以清火，半夏以散结降逆，表里兼治方法。并嘱徐徐咽下。服2剂，寒热、痰嗽、咽痛等顿消，继以扶正而愈。[游建熙. 广东中医，1962，(7)：36]

【附】备考原文

【原文】少阴中风，脉阳微阴浮者，为欲愈。(290)

自 学 指 导

手少阴之脉挟咽；足少阴之脉循喉咙，挟舌本，故少阴病常有咽痛证候。有虚热而致咽痛者，见下利咽痛、胸满心烦等，宜猪肤汤滋阴润燥，扶脾止利。有客热咽痛者，一般热邪较轻，红肿不甚，可用甘草汤清热解毒利咽；不差者，与桔梗汤，兼以宣肺散结。有热兼痰浊阻闭咽痛者，伴见咽中生疮，不能语言，声不出，可用苦酒汤清热涤痰，敛疮止痛。有客寒咽痛者，除咽痛外，一般伴见恶寒、痰多、气逆欲吐、舌苔白等，用半夏散（或汤）祛风散寒，涤痰开结。另外，少阴咽痛，有因虚阳上扰而致者，本节未曾讨论，宜参阅第283条。

【复习思考题】

少阴咽痛有哪几种证型？分述其证候、病机、治法、方药。

少阴篇小结

少阴病以心肾病理变化为主。由于心为君火，主血脉；肾为水火之脏，故病入少阴，有从阴化寒和从阳化热两大类型，然论中以寒化证居多。

寒化证的病机为心肾阳虚，阴寒内盛，故以脉微细、但欲寐为提纲，治法以回阳救逆为主，随病证轻重之别，治法方药因之而有小异。如少阴病脉沉微者，则心肾阳虚之端倪已现，可用四逆汤急温之；又有下利清谷，四肢厥冷，或呕吐者，均可以四逆汤主之；有"少阴病，下利清谷，里寒外热，手足厥逆，脉微欲绝，身反不恶寒，其人面色赤"等，是阴寒内盛、格阳于外之证，治以通脉四逆汤，破阴回阳，通达内外；有少阴病下利，面赤，四肢厥冷，脉沉微等，乃阴寒内盛、格阳于上所致，治以白通汤，破阴回阳，宣通上下；若利不止，厥逆无脉，干呕烦者，是上下阴阳格拒较甚所致，则于前方中加入猪胆汁、人尿，名曰白通加猪胆汁汤，是佐以咸寒苦降之法；有阳虚水泛者，见腹痛、小便不利、四肢沉重疼痛、自下利等，治宜真武汤温阳化气行水；有少阴病，身体痛，手足寒，脉沉者，乃少阴阳虚、水湿浸渍于关节肌肉所致，治宜附子汤，温阳散寒除湿。另有吴茱萸汤证，吐利，手足逆冷，烦躁欲死，虽以"少阴病"冠首，实为中阳虚衰、阴寒上逆犯胃所致，治宜温中散寒；有桃花汤证，亦曰"少阴病，下利便脓血者"，乃脾肾阳虚、寒湿内阻、脉络不固、统摄无权所致，治宜温涩固下为主。少阴病下利，亦有用灸刺法者，大凡热利宜刺，寒利宜灸。

少阴病为里虚寒证，大法宜温，凡发汗、攻下之法，均属禁忌，恐其更加伤阴损阳故也。

少阴病的预后，以阳气的存亡为转移。一般说来，阳气尚存、阳气渐复者为佳（第287、288、289条）；阳气不复或继续衰减者为逆（第295、296、297、298、299、300条）。

少阴病的另一大类型为少阴热化证，随证候不同，而病机各异。如"少阴病，得之二三日以上，心中烦，不得卧者，黄连阿胶汤主之"，乃肾水虚衰于下、心火独亢于上所致，治宜滋阴降火；又如"少阴病，下利六七日，咳而呕渴，心烦不得卧者，猪苓汤主之"，由少阴阴虚有热、水热互结而成，治宜育阴清热利水。

少阴病兼变证中，有兼太阳、兼阳明、热移膀胱、伤津动血、少阴咽痛诸证。兼太阳者，即少阴阳虚兼太阳表证不解，据病程之长短和病情之轻重，选用麻黄细辛附子汤、麻黄附子甘草汤。兼阳明者，即少阴三急下证，其证缘于少阴阴虚有热、邪热归并阳明之腑，燥结成实，治宜大承气汤急下存阴。尤须说明者，此证在性质上，与阳明三急下证大体相同，惟来路有异而已。总之，若无阳明燥实，虽阴虚有热，亦断不可下。少阴热移膀胱证，如第293条"少阴病，八九日，一身手足尽热者，以热在膀胱，必便血也"，是肾移热于膀胱所致。伤津动血证，如第284条"少阴病，咳而下利，谵语者，被火气劫故也，小便必难"，是误用火法伤津所致。第294条之下厥上竭证，亦由强发少阴之汗而成，以致下焦阳气更衰，厥逆更甚（下厥），辛热之品燥伤阴血，血从上出（上竭），救治诚难。

少阴咽痛有以下四种：虚热咽痛者，宜猪肤汤，以滋阴润燥，扶脾止利；客热咽痛者，宜甘草汤或桔梗汤，以清热解毒利咽；热兼痰浊咽痛者，宜苦酒汤，以清热涤痰而敛疮消肿；客寒咽痛者，宜半夏散及汤，以祛风散寒，涤痰开结。

[刘松林]

厥阴包括手厥阴心包、足厥阴肝，并与手少阳三焦、足少阳胆为表里。

厥阴肝为风木之脏，主藏血而内寄相火，司疏泄而性喜条达，对脾胃及胆腑功能有着重要的作用。心包为心之外卫，代心用事。心包之火以三焦为通路而达于下焦，使肾水温暖以涵养肝木，故厥阴功能正常，则上焦清和，下焦温暖，以促进脏腑功能活动正常，保持人体健康。病邪侵及厥阴，肝失条达，进而横逆乘脾犯胃，则出现上热下寒，寒热错杂证。证见消渴，气上撞心，心中疼热，饥而不欲食，食则吐蛔或呕吐，下利等证候。厥阴为阴尽阳生之经，邪入其经，或见热极、或见寒极，种种不一，然皆可导致阴阳气不相顺接，出现四肢厥冷证。厥阴为六经中最后一经，具有阴尽阳生、极而复返的特性，故厥阴为病，每多阴阳争胜，呈现出厥热胜复的病变，即厥与热交替出现。其预后总以阳胜为佳，阴胜为逆。另外，病入厥阴，邪从热化，肝热陷肠，络伤血溃，出现下利便脓血等热证。又有邪从寒化，浊阴上逆，出现干呕、头痛、吐涎沫等肝寒犯胃证候，或出现四肢厥冷，脉细欲绝等血虚寒凝证候。

厥阴病的形成，多由传经而来，亦有寒邪直中阴经而成者。其中少阳之邪最易陷入厥阴，以其少阳与厥阴互为表里，少阳病失治误治，损伤正气，则往往陷入厥阴；反之，厥阴阳复太过，亦可转为少阳病。故有"实则少阳、虚则厥阴"之说。

厥阴病的治法，总属寒者宜温、热者宜清、寒热错杂则寒温并用。如上热下寒，蛔虫内扰者，宜清上温下，寒温并投，乌梅丸是其代表方；肝胃寒逆者，当暖肝降逆，用吴茱萸汤；血虚寒凝者，当温经散寒兼以养血，用当归四逆汤；肝热迫肠下利者，当凉肝解毒治利，用白头翁汤；气郁证，当疏肝解郁，用四逆散等。

厥阴病的治禁，不可一概而论。对于寒证及寒热错杂证，则汗、吐、清、下等法皆属禁忌；对于热证，则忌用发汗温补等法。

【目的要求】

1. 掌握厥阴病提纲证的证候及病机。掌握乌梅丸证、干姜黄芩黄连人参汤证的病机、证治。
2. 了解麻黄升麻汤证及其病机，了解厥热胜复证的特点、病机及意义。

【自学时数】 6学时。

第一节　厥阴病提纲

【原文】厥陰之為病，消渴，氣上撞心[1]，心中疼熱[2]，飢而不欲食，食則

吐蛔，下之利不止。（326）

【词解】

[1] 气上撞心：病人自觉有气冲逆至心胸部位。

[2] 心中疼热：心胸或胃脘部疼痛，伴有灼热感。

【提要】厥阴病提纲。

【分析】厥阴为三阴之尽，阴尽则阳生，与少阳为表里。又厥阴禀风木而内寄相火，性喜条达，下连肾水，为乙癸同源；上接君火，成子母相应。若病及厥阴，肝气疏泄失常，一方面木火上炎而为上热，另一方面火不下蛰，肝气克害中土，而为下寒，是为上热下寒证。因木火燔灼，津液被耗，故消渴。厥阴经脉挟胃、上贯膈。今木火上冲，肝气横逆莫制，故气上撞心。火热内扰，故心中疼热，嘈杂似饥。又因肝木乘脾，脾虚失于运化，故不欲食。脾虚肠寒，上热与下寒相互阻格，故食入则吐。若肠中素有蛔虫，势必吐蛔，证属寒热错杂，上热下寒。若因上热而误用下法，必使中气更伤，下寒更甚，因而造成下利不止等变证。

本条虽为厥阴病提纲，但实际上只概括了上热下寒，寒热错杂的证候，故作为厥阴病提纲尚欠周密。

【选注】《医宗金鉴》：此条总言厥阴为病之大纲也。厥阴者，为阴尽阳生之脏，邪至其经，从阴化寒，从阳化热，故其为病，阴阳错杂、寒热混淆也。消渴者，饮水多而小便少，乃厥阴热化而耗水也。厥阴之脉起足大指，循股内入阴中，环阴器抵小腹，贯心膈，其注肺热邪，循经上逆膈中，故气上撞心，心中疼热也。饥而不欲食者，非不食也，因食则动蛔而吐，故虽饥而不欲食，食则吐蛔也。夫消渴多饮，饥不能食，则胃中所有者，但水与热耳！若更以厥阴热气，挟蛔撞疼，误认为转属阳明之实痛而下之，则胃愈虚，必下利不止矣。（《医宗金鉴·订正仲景全书·伤寒论注·厥阴篇》）

舒驰远：此条阴阳错杂之证也。消渴者，膈有热也。厥阴邪气上逆，故上撞心。疼热者，热甚也。心中疼热，阳热在上也。饥而不欲食，阴寒在胃也。强与之食，亦不能纳，必与饥蛔俱出，故食则吐蛔也。此证上热下寒，若因上热误下之，则上热未必即去，而下寒必更加甚，故利不止也。（《新增伤寒集注·厥阴篇》）

第二节　寒热错杂证

一、乌梅丸证

【原文】伤寒，脉微而厥，至七八日肤冷，其人躁无暂安时者，此为藏厥[1]，非蛔厥[2]也。蛔厥者，其人当吐蛔。今病者静，而复时烦者，此为藏寒[3]。蛔上入其膈，故烦，须臾复止，得食而呕，又烦者，蛔闻食臭出，其人常自吐蛔。蛔厥者，乌梅丸主之。又主久利。（338）

【词解】

[1] 脏厥：肾阳虚衰而致的手足厥冷。

[2]蛔厥：因蛔虫窜扰而致的手足厥冷。

[3]脏寒：此指脾与肠中虚寒。

【提要】辨脏厥与蛔厥，以及蛔厥的证治。

【分析】伤寒脉微肢厥，乃阳衰阴盛之候。脉微者，为阳气衰弱不能鼓动血脉；厥者，手足逆冷是也，为阳衰阴盛，虚阳不达四末。病至七八日，不仅四肢厥冷，进而发展到周身肌肤皆冷，加之病人躁扰无一刻安宁，属真阳欲绝、脏气衰败的表现，病情十分险恶，预后不良，此为脏厥，"非蛔厥也"。

蛔厥证因上热下寒、蛔虫内扰而成。因肠道有蛔虫，故病人常自吐蛔。又因病人上焦有热，肠中虚寒，蛔虫不安其位，内扰上窜，故烦。临床所见，本证常有阵发性剧烈腹痛、呕吐、心烦躁扰等症。若蛔虫内伏不扰，则心烦、腹痛等可自行缓解，诸症自可随之减轻，故曰"须臾复止"。进食则蛔虫争食而窜动，则心烦、呕吐、腹痛复作，故称"又烦"。痛剧时，气机受阻，阳气不达四末，故手足厥冷。此属蛔厥证，当用乌梅丸治疗。由于乌梅丸为寒热并用之方，故又可治疗寒热错杂的久利。脏厥与蛔厥之鉴别见表6-1。

表 6-1　脏厥与蛔厥鉴别表

证型	病机	证候
脏厥	阳衰阴盛真阳将绝	①脉微而厥，肤冷。②躁无暂安时
蛔厥	上热下寒蛔虫内扰	①发则心烦、腹痛、呕吐、四肢厥冷，止则诸证暂缓，移时复发，或有蛔虫病史。②烦而不躁，时静时烦，时发时止

原文中"蛔上入其膈"，当泛指横膈膜附近部位，应包括胆道与胃。"蛔上入其膈"可能是蛔虫上窜入胃或胆道之中，古人因受历史条件限制，对具体部位未能准确描述，据临床所见，蛔厥证与胆道蛔虫病或蛔虫窜入胃中的症状颇相类似。其主要表现为剑突下或右上腹出现阵发性绞痛，并伴有剧烈的恶心与呕吐，可吐出胆汁或蛔虫，疼痛缓解时，病者相对安静。用乌梅丸治疗此类病证，疗效甚佳。

【选注】喻嘉言：脏厥者，正指肾而言也。蛔厥者，正指胃而言也。惟肤冷而躁无暂安，乃为脏厥。脏厥用四逆及灸法，其厥不回者，主死。若蛔厥则时烦时止，未为死候，但因此而驯至胃中无阳则死矣。乌梅丸酸苦辛温互用，以安蛔温胃益虚。久利而便脓血，亦主此者，能解阴阳错杂之邪故也。(《尚论篇·厥阴篇》)

柯韵伯：伤寒脉微厥冷烦躁者，在六七日，急灸厥阴以救之。此至七八日而肤冷，不烦而躁，是纯阴无阳，因脏寒而厥，不治之证矣。然蛔厥之证，亦有脉微肤冷者，是内热而外寒，勿遽认为脏厥而不治也。其显证在吐蛔，而细辨在烦躁，脏寒则躁而不烦，内热则烦而不躁，其人静而时烦，与躁而无暂安者迥殊矣。此与气上撞心，心中疼热，饥不能食，食即吐蛔者，互文以见意也。(《伤寒来苏集·伤寒论注》)

尤在泾：伤寒脉微而厥，寒邪中于阴也。至七八日，身不热而肤冷，则其寒邪未变可知，乃其人躁无暂安时者，此为脏厥发躁，阳气欲绝，非为蛔厥也。蛔厥者，蛔动而厥，其人亦躁，但蛔静则躁亦自止，蛔动则时复自烦，非若脏寒之躁无有暂安时也。然蛔之所以时动而时静者，何也？蛔性喜温，脏寒则蛔不安而上膈；蛔喜得食，脏虚则蛔复上而求食，甚则呕吐痰涎从口中出。按古云：蛔得甘则动，得苦则安。又曰：蛔闻酸则静，得辛热则止。故以乌梅之酸，连柏之苦；姜、辛、归、附、椒、桂之辛，以安蛔温脏而止其厥逆。加人参者，以蛔动中虚，故以之安中而止呕，且以御冷热诸药之悍耳。(《伤寒贯珠集·厥阴篇》)

【治法】寒温并用，清上温下，安蛔止痛。

【方药】乌梅丸方

乌梅三百枚　细辛六两　乾薑十两　黄连十六两　當歸四两　附子六两，炮，去皮　蜀椒四两，出汗[1]　桂枝六两，去皮　人参六两　黄蘗六两

上十味，異擣篩[2]，合治之，以苦酒漬乌梅一宿，去核，蒸之五斗[3]米下，飯熟，擣成泥，和藥令相得，內臼中，與蜜杵二千下，丸如梧桐子大。先食[4]飲[5]服十丸，日三服，稍加至二十丸。禁生冷、滑物、臭食[6]等。

【词解】

[1] 出汗：即用微火炒至油质渗出。

[2] 异捣篩：即把药物分别捣碎，筛出细末。

[3] 斗：《玉函》、《注解伤寒论》均作"升"。

[4] 先食：从"先于食"而省，即进食之前。

[5] 饮：指米汤。

[6] 臭食：此指香味浓烈的食品。

【方义】本方重用乌梅酸敛，更加醋渍，增其酸性，意在安蛔止痛为主。用大辛大热之细辛、干姜、附子、蜀椒、桂枝，既能伏蛔，又驱下寒。取大苦大寒之黄连、黄柏，使蛔虫得下，上热得清。更用人参、当归益气养血，扶助正气。前人云：蛔得甘则动，得酸则静，得苦则下，得辛则伏，本方酸辛苦甘并投，寒温互用，为清上温下，安蛔止痛之要方。

本方寒温互用，具辛开苦降之意，故又治寒热错杂之久利。此外《医宗金鉴》云：治厥阴病消渴，气上撞心，心中疼热，饥而不欲食，食则吐蛔，可供参考。

【临床应用】乌梅丸不仅对胆道蛔虫证有显著的疗效，而且对蛔虫性肠梗阻、慢性结肠炎、非特异性结肠炎、溃疡性结肠炎，均有较好疗效。又有以本方加血余炭，白芍或加贯众炭、仙鹤草、生地、阿胶治疗寒热错杂之崩漏，取得良效者。

【现代研究】药理实验表明本方能使胆总管括约肌松弛，能促进胆囊收缩，增加胆汁分泌，使胆汁趋向酸性，破坏了蛔虫停宿的条件，促使蛔虫从胆道退回肠道；通过胆囊造影和超声波检查，证明服乌梅丸后有收缩胆囊的作用，加大乌梅剂量，作用更显著，但单味乌梅作用没有复方强，说明复方有协同作用；又有用乌梅丸中五味药（乌梅、黄柏、川椒、干姜、细辛），治疗胆道蛔虫证，认为与全方疗效差异不大；用5%乌梅丸溶液对蛔虫活动即有显著的抑制作用，浓度增至30%时，2分钟即可使蛔虫完全停止运动。服用乌梅丸后，不仅可以迅速增强胃内酸度，也将降低肠道上部的pH值，临床发现，胆汁的pH值也有降低倾向，且与胆汁增多一致，上述因素，均不利于肠道上部和胆道内蛔虫的生存。

【案例】郭某，女，26岁。住院号54624。因停经7个月，右上腹部阵发性绞痛3天伴呕吐蛔虫2条，于1963年8月25日入院。既往有蛔虫史。……诊断：①胆道蛔虫病；②妊娠7个月。入院后，经青霉素、链霉素控制感染、溴本辛、度冷丁、冬眠宁、氢溴酸东莨菪碱等治疗，疼痛不止，又呕吐蛔虫2条，于8月27日乃邀中医治疗。中医辨证：身孕7个月，神志清晰，形容憔悴，痛楚呻吟，右胁疼痛，如割如钻，连肩彻背，辗转反侧，夜寐受阻，头汗肢冷，心烦微热，呕吐苦水，夹带蛔虫，口渴喜饮，小溲短少，大便秘结。舌质淡红，舌苔薄白，根带微黄，六脉滑数。证属①蛔厥；②妊娠。治宜安蛔为先，拟乌梅丸主之。处方：乌梅15g，川连3g，黄柏6g，细辛2.1g，川椒3g，桂枝4.5g，干姜3g，党参10g，当归6g。首服痛减十之七八，未再注射止痛剂，2剂诸恙悉除，于8月29日痊愈出院。[陈良盛. 福建中医药，1964，

二、干姜黄芩黄连人参汤证

【原文】傷寒本自寒下，醫復吐下之，寒格[1]更逆吐下，若食入口即吐，乾薑黄芩黄連人參湯主之。(359)

【词解】[1] 寒格：指上热下寒相格拒。

【提要】上热与下寒相格的证治。

【分析】伤寒，泛指感受外邪而言。本自寒下，指患者平素有脾胃虚寒下利证。如此虚寒下利又感外邪，医者不查，复用吐下之法，不仅脾胃阳气更伤，下寒更甚，而且引邪入内，邪热内陷，形成上热下寒，寒热格拒之证。上热则胃气上逆，故呕吐或食入即吐。下寒则脾气不升，故下利。治当清上温下，辛开苦降，用干姜黄芩黄连人参汤。

本证与黄连汤证都属上热下寒证，其辨证要点为，本证为上热下寒阻格较甚，且上热偏重，出现呕吐频频，食入口即吐，其下寒为脾阳素虚，运化失职，下利稀溏为特点。黄连汤证上热下寒阻格不甚，且上热较轻，证见欲呕吐，下寒重在肠中寒凝气滞，脉络不和，证见腹中痛。

【选注】章虚谷：仲景云，伤寒本自寒下，医复吐下之，寒格，更逆吐下，是本来中宫虚寒，误行吐下，反动厥阴相火，与寒气格拒，更逆吐下。故以人参、干姜温中助气；芩、连泻三焦之相火，使阴阳气和，则吐下自止。此但中焦受伤，故不用附子，与少阴之格阳证不同也。(《伤寒论本旨·厥阴篇方》)

【治法】寒温并用，辛开苦降。

【方药】乾薑黄芩黄連人參湯方

乾薑　黄芩　黄連　人參各三兩

上四味，以水六升，煮取二升，去滓，分温再服。

【方义】本证寒热格拒较甚，因胃热重而呕逆尤剧，故重用黄芩、黄连苦寒以清上热，热清胃气得降，呕吐自止。配干姜辛温以祛下寒，寒去脾气能升，则利自除。人参补益中气，助中焦运转之力。方中芩连配干姜，为辛开苦降、清上温下，调和脾胃之剂。

半夏泻心汤与本方同属辛开苦降、寒温并用之方，然彼适用于寒热错杂于中之痞证，故以芩连配姜夏，辛开苦降，佐参、枣、草补中益气。本方适用于寒热格拒，上热下寒，但以上热呕吐为重，故重用芩、连，仅配干姜以辛开苦降，只用人参补中益气。

本方治中虚胃热呕吐，每多良效。陈修园说：凡呕家挟热"不宜于橘半甘草，以干姜黄连黄芩人参主之"。"若汤不得入口，去干姜加生姜汁少许，徐徐呷之，此少变古法，屡验。"(《伤寒论浅注·辨厥阴病脉证并治》)

【临床应用】本方寒热互用，辛开苦降，以治疗胃肠疾患为主，历来文献中，有治疗呕家挟热；治胃反，心胸郁热，心下痞硬或嘈杂，骨蒸劳热，心胸烦闷，咳嗽干呕，或下利；治伤寒脉迟，胃冷呕吐；治膈有热，吐逆不受食等记载。现代临床报道有治疗夏月贪凉饮冷，以致吐泻交作；治幼儿吐乳，口舌糜烂；治消化性溃疡；治注射百日咳疫苗引起的发热恶寒，食入则吐；治急慢性肠炎、痢疾等病证，然则必需病证与方药相应，方可用之。

三、麻黄升麻汤证

【原文】傷寒六七日，大下後，寸脉沉而遲，手足厥逆，下部脉[1]不至，喉咽不利，唾膿血，泄利不止者，為難治，麻黄升麻湯主之。(357)

【词解】[1]下部脉：指尺脉。此与寸口脉相对而言。另有一说，认为下部脉指趺阳脉或太溪脉，因为从人体上中下三部脉而言，则太溪、趺阳脉为下部脉。

【提要】上热下寒，正虚阳郁的证治。

【分析】伤寒多日，邪气当传里，若表邪尚未尽解者，仍当先解其表；若表解里未和者，则再攻其里。如果违背先表后里原则而径用攻下，其病不仅不除，反致正气损伤，引邪内陷，形成正虚邪陷，阳郁不伸，上热下寒之证。因邪热内陷胸中，阳气郁而不伸，故寸脉沉而迟；郁阳不达四末，故手足厥冷。因热甚于上，灼伤津液，故咽喉不利；热伤肺络，气血腐败，故唾脓血。大下损伤脾胃，脾虚则寒甚于下，故下部脉不至，泄利不止。此属正虚邪陷，阳郁不伸，阴阳错杂，寒热混淆之证。因证情复杂，治疗颇为棘手。正如尤在泾所说："阴阳上下并受其病，虚实寒热混淆不清，欲治其阴，必伤其阳，欲补其虚，必碍其实"，故"为难治"。尽管如此，然其病机关键在于邪陷阳郁、上热下寒，故用发越郁阳，清上温下的麻黄升麻汤以治之。

【选注】尤在泾：伤寒六七日，寒已变热而未实也，乃大下之，阴气遂虚，阳气乃陷。阳气陷，故寸脉沉而迟。阴气虚故下部脉不至。阴阳并伤，不相顺接，则手足厥逆。而阳邪之内入者，方上淫而下溢，为咽喉不利，为吐脓血，为泄利不止，是阴阳上下并受其病，而虚实冷热亦复混淆不清矣。是以欲治其阴，必伤其阳，欲补其虚，必碍其实，故曰此为难治。麻黄升麻汤合补泻寒热为剂，使相助而不相悖，庶几各行其事，而并呈其效。(《伤寒贯珠集·厥阴篇》)

张令韶：伤寒六七日，乃由阴出阳之期也。粗工以内大热不解而大下之，虚其阳气，故寸脉沉迟，手足厥逆也。下为阴，下部脉不至，阴虚不能上通于阳也。咽喉不利，吐脓血，阳热在上也。泄利不止，阴寒在下也。阴阳两不相结，故为难治。(《伤寒论直解·辨厥阴病脉证并治》)

【治法】发越郁阳，清上温下。

【方药】麻黄升麻汤方

麻黄二两半，去节　升麻一两一分　当归一两一分　知母十八铢　黄芩十八铢　葳蕤十八铢，一作菖蒲　芍药六铢　天门冬六铢，去心　桂枝六铢，去皮　茯苓六铢　甘草六铢，炙　石膏六铢，碎，绵裹　白术六铢　乾姜六铢

上十四味，以水一斗，先煮麻黄一两沸，去上沫，内诸药，煮取三升，去滓，分温三服。相去如炊三斗米顷令尽，汗出愈。

【方义】本方以麻黄升麻为君，重在发越郁阳，且佐以桂枝有通阳发表之力，故方后有"汗出愈"之嘱。此外麻黄尚能发散肺经郁火，升麻升散，用之使郁阳得伸，邪能外达，则肢厥等症自解。以当归为臣，取其温润养血以滋汗源，且配芍药敛阴和营，以防发越太过。用石膏、黄芩、知母、葳蕤、天冬等清热解毒，养阴润肺，以除上热，则喉咽不利，唾脓血诸证可除。用白术、干姜、甘草、茯苓温中健脾，以除下寒，则泄利自止。本方药味虽多，

但不杂乱，且配伍严谨，重点突出。

〔按〕由于本条证情处方复杂，故前人多有不同看法，如尤在泾认为属误下后阳邪传阴的上逆之证；柯韵伯认为是下厥上竭的阴阳离决之候，自柯韵伯疑本方"乃后世粗工之伎，必非仲景方也"。此后注家多有附和，然考《金匮玉函经》，唐·孙思邈《千金翼方》均载有本方，王焘《外台秘要》第一卷不仅载有本方，并引《小品方》注云："此仲景《伤寒论》方"，皆可证明此方并非后人臆造，而属仲景之旧。

【案例】

(1) 李梦如子，曾两次患喉痰，一次患溏泄，治之愈。今复患寒热病，历10余日不退，邀余诊，切脉未竟，已下利2次。头痛，腹痛，骨节痛，喉头尽白而腐，吐脓样痰夹血。六脉浮中两按皆无，重按亦微缓，不能辨其至数。口渴需水，小便少。两足少阴脉似有似无。诊毕无法立方，且不明其病理，连拟排脓汤、黄连阿胶汤、苦酒汤，皆不惬意。复拟干姜黄连黄芩人参汤，终觉未妥。又改拟小柴胡汤加减，以求稳妥。继因雨阻，寓李宅附近，然沉思不得寐，复讯李父，病人曾出汗几次？曰：始终无汗。曾服泻剂否？曰：曾服泻盐三次，而至水泻频仍，脉忽变阴。余曰：得之矣，此麻黄升麻汤证也。病人脉弱易动，素有喉痰，是下虚上热体质。新患太阳伤寒而误下之，表邪不退，外热内陷，触动喉痰旧疾，故喉间白腐，脓血交并。脾弱湿重之体，复因大下而成水泻，水走大肠，故小便不利。上焦热盛，故口渴。表邪未退，故寒热头痛，骨节痛各证仍在。热闭于内，故四肢厥冷。大下之后，气血奔集于里，故阳脉沉弱；水液趋于下部，故阴脉亦闭歇。本方组成，有桂枝汤加麻黄，所以解表发汗；有苓、术、干姜化水，利小便，所以止利；用当归助其行血通脉；用黄芩、知母、石膏以消炎清热，兼生津液；用升麻解咽喉之毒；用玉竹以祛脓血；用天冬以清利痰脓。明日，即可照服此方。李终疑脉有败征，恐不胜麻、桂之温，欲加丽参。余曰：脉沉弱肢冷，是阳郁，非阳虚也。加参转虑掣消炎解毒之肘，不如勿用，经方以不加减为贵也。后果愈。（《陈逊斋医案》）

(2) 焦某，女，44岁，患泄泻10余年，因久食糖渣而得之，虽经多方诊治，皆属徒劳，已失去治疗信心，近来溏泄日五、六行，晨起必入厕，否则失控，腹不痛，无下坠感，便无脓血，纳尚可，咽痛，口微干，但饮水不多，时有烘热感，手足发冷，查体丰面潮红，苔白满布，质稍红，咽部轻度充血，脉寸关滑，尺独沉。大便常规（－），细菌培养（－）。西医诊为无菌性肠炎，中医诊断：脾弱胃强，上热下寒之久泄。治用麻黄升麻汤，干姜易为炮姜炭20g，天冬易麦冬10g，3剂，药后，日泄3次，已见效，将炮姜增至30g，叠进近40剂，10余年沉疴痼疾，竟一举治愈，喜出望外，感激之至，3个月随访，亦无复发。［和贵章. 麻黄升麻汤治久泻. 湖北中医杂志，1986，(3)：36］

第三节　辨厥热胜复

【原文】傷寒，先厥後發熱而利者，必自止，見厥復利。(331)

【提要】辨厥热与下利的关系。

【分析】厥热胜复是指四肢厥冷与发热交替出现的临床表现。此证出现于厥阴病发展过程中，正邪交争，阴阳消长，进退出入未定之时。临床可根据其厥与热的程度和时间长短来预测疾病转归及愈后。

本条伤寒邪入厥阴，寒邪盛而阳气微，不能充实于四肢，所以四肢厥冷。阳气既虚，复不能升清降浊，故当肢厥之时发生下利。若阳气未复，阴邪退舍，则发热厥回，下利亦随之而止。若阳复不及，阴寒复盛，则肢厥复见，下利亦复作，故曰"见厥复利"。

【选注】成无己：阴气胜则厥逆而利；阳气复则发热，利必自止。见厥，则阴气还胜而

复利也。(《注解伤寒论·辨厥阴病脉证并治》)

《医宗金鉴》：厥逆，阴也。发热，阳也。先厥后发热而利必自止者，是阴退而阳进也。见厥复利者，是阳退而阴进也。热多厥少，病虽甚者亦可愈；厥多热少，病虽微者亦转甚。可知厥热乃阴阳进退生死之机也。(《医宗金鉴·订正仲景全书·伤寒论注》)

【原文】伤寒病，厥五日，热亦五日，设六日当复厥，不厥者自愈。厥終不过五日，以热五日，故知自愈。(336)

【提要】厥热相等为病愈之候。

【分析】四肢厥冷与发热的外在证候，是疾病内在正邪消长，阴阳相争胜负的客观表现，故可根据厥热多少来判断病势的进退。

本条阳衰阴盛而肢厥五日，阳气来复而热亦为五日，倘若阴盛于阳第六日则当再厥，今不厥，是为发热与厥逆时间相等，表明阴阳趋于相对平衡，根据《内经》："阴平阳秘，精神乃治"的原则，故推知病将自愈。

至于厥热日数多少，只是借以说明时间长短的假设之辞，不必拘泥。

【选注】黄坤载：阴盛而厥者五日，阳复而热者亦五日，设至六日，则阴当又胜而复厥，阴胜则病进，复厥者病必不愈。若不厥者，阴不偏盛，必自愈也。盖天地之数，五日以后则气化为之一变，是以阴盛而厥，终不过乎五日，阴盛而阳不能复，则病不愈；以阳复而热者，亦是五日，阴不偏胜而阳不偏负，故知自愈。(《伤寒悬解·厥阴篇》)

【原文】伤寒厥四日，热反三日，復厥五日，其病为进。寒多热少，陽氣退，故為進也。(342)

【提要】厥多于热为病进。

【分析】伤寒厥四日，热反三日，是厥多热少，为阴寒邪盛，阳复不及，继而又厥五日，因此厥冷时间明显多于发热时间，知阴寒更盛，阳气更衰，正不胜邪，病情转剧，故云："其病为进。"

文中"寒多热少，阳气退，故为进也"，是对"其病为进"病机的补充说明。

【选注】尤在泾：厥已而热者，阳气复而阴邪退也。乃热未已而复厥，而厥又多于热之日，则其病为进。所以然者，寒多热少，阳气不振而阴邪复胜也。要之热已而厥者，传经之证，虑其阳邪递深也。厥已而热者，直中之证，虑其阳气不振也。故传经之厥热，以邪气之出入言；直中之厥热，以阴阳之胜复言。病证则同，而其故有不同如此。(《伤寒贯珠集·厥阴篇》)

【原文】伤寒，先厥後發熱，下利必自止。而反汗出，咽中痛者，其喉為痹[1]。發熱無汗，而利必自止；若不止，必便膿血。便膿血者，其喉不痹。(334)

【词解】[1] 喉痹：咽喉闭塞不通。

【提要】辨阳复病愈及阳复太过的两种变证。

【分析】伤寒先厥后发热，是阴寒已退，阳气恢复之佳兆，若阳复适当，即使原有虚寒下利，亦可随阳气来复而自止，病可痊愈。若阳复太过，则会化热，病性由阴转阳，产生新的变证。随着邪热所伤部位不同，变证有所差异。若热邪熏灼于上，病势向上向外者，则热迫津泄而见汗出；热灼咽喉者，则咽痛喉痹。若热邪向下向内者，则火郁于内，不能宣发于外，故发热无汗；热邪涉及血分，损伤络脉，腐败气血，则便脓血。便脓血者，表示邪热下迫，故其喉不痹。

【选注】汪苓友：先厥后发热，下利必自止……然阳回变热，热邪太过而反汗出、咽中痛者，此热伤上焦气分也。其喉为痹，痹者闭也。此以解咽中痛甚，其喉必闭而不通，以厥阴经循喉咙之后，上入颃颡故也。又热邪太过，无汗而利不止，便脓血者，此热伤下焦血分也。热邪泄于下，则不干于上，故云"其喉不痹"。（《伤寒论辨证广注·辨太阴少阳厥阴中寒病脉证并治》）

张令韶：夫既得热化，下利必自止，而反汗出咽中痛者，阴液泄于外，而火热炎于上也。经云："一阴一阳结，谓之喉痹"。一阴者，厥阴也；一阳者，少阳也。病厥阴而热化太过，故其喉为痹。夫发热无汗，既得热化，津液不泄，利亦必自止，若不止，则火热下行，必便脓血。夫既下行而便脓血，不复上升而为喉痹，上下经气之相通，有如此也。（《伤寒论直解·辨厥阴病脉证并治》）

【原文】傷寒發熱四日，厥反三日，復熱四日，厥少熱多者，其病當愈。四日至七日，熱不除者，必便膿血。（341）

【提要】辨阳复病愈与阳复太过的变证。

【分析】厥阴病热多于厥，为阳复阴退，表明病势向好的方面发展。本文发热四日，厥仅三日，又复热四日，为热多厥少，其证有向愈之机，故云"其病当愈"。然而发热如果持续不退，则为阳复太过，邪从热化，病情由虚寒转为实热证。若邪热内迫，损伤肠络，腐败气血，则出现便脓血之变证。

【选注】《医宗金鉴》：伤寒邪在厥阴，阳邪则发热，阴邪则厥寒，阴阳错杂，互相胜复，故或厥或热也。伤寒发热四日，厥亦四日，是相胜也。今厥反三日，复热四日，是热多寒少，阳胜阴退，故其病当愈也。当愈不愈，热仍不止，则热郁于阴，其后必便脓血也。（《医宗金鉴·订正仲景全书·伤寒论注》）

尤在泾：热已而厥者，邪气自表而之里也。乃厥未已，而热之日又多于厥之日，则邪复传而之表矣，故病当愈，其热则除。乃四日至七日而不除者，其热必侵及营中而便脓血，所谓热气有余，必发痈脓也。（《伤寒贯珠集·厥阴篇》）

【原文】傷寒始發熱六日，厥反九日而利。凡厥利者，當不能食。今反能食者，恐為除中[1]。食以索餅[2]，不發熱者，知胃氣尚在，必愈，恐暴熱[3]來出而復去也。後三日脈[4]之，其熱續在者，期之旦日[5]夜半愈。所以然者，本發熱六日，厥反九日，復發熱三日，併前六日，亦為九日，與厥相應，故期之旦日夜半愈。後三日脈之，而脈數，其熱不罷者，此為熱氣有餘，必發癰膿也。（332）

【词解】

[1]除中：证候名，中气败绝之危候。表现为病情危重，不能进食，反而突然求食，食后可能发生病情恶化或有生命危险。

[2]索饼：以面粉做成的条索状食品，类似今之面条。

[3]暴热：突然短暂的发热，属假热。

[4]脉：此处活用为动词，即诊查的意思。

[5] 旦日：明天。

【提要】辨除中疑似证及阳复太过的变证。

【分析】本条可分三段理解：第一段从"伤寒始发热六日"至"期之旦日夜半愈"，是根据厥利能食来辨除中疑似证。伤寒始发热六日，厥利反有九日，说明厥多热少，为阳衰阴盛，阳复不及所致，故其病为进。当此阳微阴盛不能化谷之时，反能食者，只有两种可能：一为胃气衰败，中阳消除的除中证，此为反常现象；一为阳复阴退，胃阳转旺而能消谷的正常表现。如何鉴别？可食以索饼加以探测。若食后不发热或仅有微热，则是胃气来复，食欲已苏之象，故断其必愈。若食后突然发热，则是真阳外泄，如同回光返照，明而复灭，热后迅速脱绝，此属除中证。综上所述究竟是哪种情况，尚需继续观察。后日再行诊查时，其发热仍在者，则非暴热来出而复去之除中证，而属胃阳恢复之兆。若待热与厥相等，阴阳趋于相对平衡时，其病当愈，所以推测次日夜半将愈。

第二段从"所以然者"至"故期之旦日夜半愈"，是自注性文字，补充说明阳复病愈的机理。谓始发热六日，厥反九日，为阳微阴盛，但厥后又复热三日，合并以前发热六日，亦为九日，如是热与厥时间相等，阴阳趋于平衡，故预测次日夜半愈。

第三段从"后三日脉之而脉数"至"必发痈脓也"，说明阳复太过的变证。若三日以后仍然见到脉数，且发热持续不退，则属阳复太过，病从热化，邪热熏灼，气血壅滞，故可发生痈脓变证。

【选注】钱天来：大凡厥冷下利者，因寒邪伤胃，脾不能散精以达于四肢，四肢不能禀气于胃而厥，厥则中气已寒，当不能食，今反能食者，似乎胃气已回，但恐为下文之除中，则胃阳欲绝，中气将除，胃中垂绝之虚阳复焰，暂开而将必复闭，未可知也。姑且食以索饼，索饼者，疑即今之条子面及馓子之类，取其易化也。食后不停滞而发热，则知已能消谷，胃气无损而尚在，其病为必愈也。何也？恐其后发之暴热，暂来出而复去故也。食后三日脉之，而厥后之热续在者，即期之明日夜半愈。所以然者，以其本发热六日，厥反九日，计后三日续发之热又三日，并前六日，亦为九日，与厥相应，为阴阳相均，胜复之气尚和，故期之旦日夜半阴极阳回之后，其病当愈，所谓厥阴欲解时，从丑至卯上也。所谓后三日脉之，其热续在，为阴阳相当而愈，则其热当止矣。若脉仍数而其热不罢者，此为热气有余，阳邪太过，随其蕴蓄之处必发痈脓也。（《伤寒溯源集·厥阴篇》）

汪苓友：除中者，胃中之真气所余无几，将欲尽除，求救于食，如灯将灭而复明之义。当以索饼试与食之，以观其发热与否，其不骤发热者，此非除中，知胃中真气尚在，其厥与利必渐自愈。其发热者，是为暴热，恐其骤来则能食。出，即来也，即来而复骤去者，此胃中真气得食而尽泄于外，即名除中而必死矣。若然，则是厥利之人，食以索饼，但虑其热之暴耳。（《伤寒论辨证广注·辨厥阴病脉证并治》）

【原文】傷寒脉遲六七日，而反與黄芩湯徹[1]其熱。脉遲為寒，今與黄芩湯，復除其熱，腹中應冷，當不能食，今反能食，此名除中，必死。（333）

【词解】[1] 彻：消除。

【提要】辨除中证及其预后。

【分析】伤寒脉迟，迟脉属阴主寒，病已六七日，显系阴寒证。然厥阴为病，每多厥热胜复或真寒假热表现，若此时医者不辨真伪，不察虚实，误将虚寒当做实热而反用黄芩汤，清其里热，必致胃阳更伤，阴寒更甚，不能蒸化水谷，则应腹中冷痛不能食。今反能食，实属胃气衰败，生阳欲绝，一线残阳发露于外作最后抗争的反常表现。故名为除中。因其病情险恶，极难救治，多预后不良，故云"必死"。

除中证常发生在一些慢性消耗性疾病晚期，多不因误治而成。其表现为久病衰竭之人，一向很少进食或根本不能进食，病情未见好转，却突然出现食欲亢奋，强求进食的反常现象，食后病情迅速恶化或突然衰竭而亡。因此除中证的出现，往往是病危之先兆，极难挽救，尤应慎重。

【选注】成无己：伤寒脉迟六七日，为寒气已深，反与黄芩汤寒药，两寒相搏，腹中当冷，冷不消谷，则不能食，反能食者，除中也。四时皆以胃气为本，胃气已绝，故云必死。（《注解伤寒论·辨厥阴病脉证并治》）

汪苓友：脉迟为寒，不待智者而后知也。六七日反与黄芩汤者，必其病初起，便发厥而利，至六七日阳气回复，乃乍发热而利未止之时，粗工不知，但具其发热下利，误认以为太少合病，因与黄芩汤彻其热。彻即除也。又脉迟云云者，申明除其热之误也。（《伤寒论辨证广注·辨厥阴病脉证并治》）

自 学 指 导

1. 第一节主要讨论了厥阴病提纲证，其证候特点为消渴，气上撞心，心中疼热，饥而不欲食，食则吐蛔。其病机为厥阴风木化火，火势上炎而为上热；肝气横逆克害脾土而为下寒。本条名为厥阴病提纲，实则寒热错杂证而已。禁用下法。

2. 第二节具体讨论上热下寒，寒热错杂证的辨证论治，其证型有三：一为乌梅丸证，又称蛔厥证。其证候表现为：其人常自吐蛔，病者静而复时烦，须臾复止，得食而呕又烦；或出现阵发性上腹疼痛甚则四肢厥冷。病机由上热下寒，蛔虫内扰而成，治用乌梅丸。此证在临床中应注意与脏厥证鉴别，脏厥者，脉微而厥，肤冷，躁无暂安时，由脏气衰败，真阳将绝引起。二为干姜黄芩黄连人参汤证，由伤寒本自寒下，医复吐下之，致邪入化热，因成上热下寒，寒热格拒不解，出现饮食入口既吐，下利稀溏等。治宜清上温下，辛开苦降，干姜黄芩黄连人参汤为其代表方。三为麻黄升麻汤证，其证候特征为寸脉浮而迟，下部脉不至，手足厥冷，咽喉不利，唾脓血，泄利不止。皆由寒热错杂，正虚阳郁所致，故宜麻黄升麻汤发越郁阳，清上温下，攻补兼施。

3. 第三节主要讨论厥热胜复证的种种表现及机制。还讨论了除中证的证候特点、病机及预后。厥热胜复不是一种具体疾病，而是根据厥阴寒证中手足厥热交替之象，以辨厥阴病阴阳争胜之机，及其转归预后。其特点是阳气来复则发热，或四肢转温；阳气衰退，阴寒转盛，则四肢厥冷，如此厥热交替，称为厥热胜复。厥热胜复的转归有下列几种：一为厥热相等，或热多于厥，为阳气来复，病情向愈。二为厥多于热，为阴盛阳退，其病为进。三为厥回而热不止，为阳复太过，疾病性质由虚寒转为实热，若邪热伤及上部，则出现咽痛喉痹；若伤于下部则出现便脓血之证。四为热而复厥，乃阳复不及，仍属阴寒证。

除中证为阴寒证的末期阶段，患者临危前的反常现象。即病属阴寒，长期不能进食，正气日衰，然而突然出现欲得饮食者，是胃中阳气发露无遗，中气消除之危候。

【复习思考题】

1. 如何理解厥阴病提纲？

2．试述乌梅丸证、干姜黄芩黄连人参汤证、麻黄升麻汤证的证候、病机、治法、方药。

3．如何辨别蛔厥与脏厥证？

4．厥热胜复的表现有哪几种情况？并阐述其病机？

5．除中证的临床表现是什么？

第四节 辨 厥

【目的要求】

1．了解厥的含义及形成厥的机制。

2．掌握热厥、寒厥、血虚致厥、气郁致厥、水饮致厥、痰厥的证候、病机及治法方药。

3．熟悉冷结膀胱关元的证候、病机，以及寒厥、热厥的治禁。

【自学时数】4 学时。

一、厥证机制

【原文】凡厥者，陰陽氣不相順接，便為厥。厥者，手足逆冷者是也。（337）

【提要】厥的临床表现与病机。

【分析】伤寒是泛指感受外邪，"凡厥"指一切厥证。其特征为手足逆冷。厥不是一个单独的疾病，而是多种疾病发展过程中出现的一种共同症状，其病因虽多，但其病机总属阴阳气失去了相对平衡，不能相互贯通。

人体阴阳在正常情况下，是相辅相成，互相维系的，一旦偏胜偏衰，以致不相顺接，就必然产生病变。如热邪极盛，阳气被遏，不能通达四末，则成热厥。反之寒邪内盛，阳气衰微，不能通达四末，则成寒厥。若因肝气郁结，疏泄失常，以致阳气内郁不达四末而厥者，称为气厥，凡此种种，乃"阴阳气不相顺接"故也。

【选注】陈修园：本条推原所以致厥之故，不专指寒厥言也。看用"凡"字冠首，则知不独言三阴之厥，并赅寒热二厥在内矣。盖阳受气于四肢，阴受气于五脏，阴阳之气相贯，如环无端。若寒厥则阳不与阴相顺接，热厥则阴不与阳相顺接也。或曰：阴不与阳相顺接，当四肢烦热，何反逆冷也？而不知热邪深入，阳遏于里，不能外达四肢，亦为厥冷，岂非阴与阳不相顺接之谓乎！仲景立言之妙如此。（《伤寒论浅注·辨厥阴病脉证并治》）

魏念庭：凡厥者，其间为寒为热不一，总由肝脏受病，而经脉隧道同受其患，非阴盛而阳衰，阳为寒邪所陷，则阳盛而阴衰，阴为热邪所阻。二气之正，必不相顺接交通，寒可致厥，热亦可致厥也。言"凡厥者"，见人遇厥，当详谛其热因寒因，而不可概论混施也。夫厥之为病，手足逆冷，是为厥也。（《伤寒本义·厥阴篇》）

二、热厥

【原文】傷寒一二日至四五日，厥者必發熱，前熱者後必厥，厥深者熱亦深，厥微者熱亦微。厥應下之，而反發汗者，必口傷爛赤。（335）

【提要】热厥的证治禁忌及误治的变证。

【分析】伤寒是泛指一切外感热病。一二日至四五日为约略之词，然则已发病数日可知。

"厥者必发热，前热者后必厥"是论述热厥的证候特征及病机。热厥的形成，主要是邪热深伏于里，阳气内郁，不能外达四肢，即所谓"阴阳气不相顺接"，则手足厥冷。惟其因热所致，故在四肢厥冷的同时，必伴全身发热，或先发热而后出现肢厥，此即"厥者，必发热，前热者，后必厥"之意。"厥深者热亦深，厥微者热亦微"，是进一步阐明热厥证厥与热的轻重关系，即热邪郁遏愈重，则四肢厥冷愈甚；反之热邪郁遏较轻，则四肢厥冷亦微，因而从四肢厥冷的微甚，便可推断里热的轻重。

"厥应下之"是申言热厥的治疗大法，下之以泻热，还应包括清法，如热厥因阳明燥实阻滞引起者，自当攻下；若属无形邪热内郁者，则应清热。若非热厥者，不在此例。热厥为里热炽盛之证，并无表证可言，因而禁用汗法，若误用之，是以热助热，故有"口伤烂赤"之变。

本条叙证简略，临床尚应结合全部脉证加以辨别，如伴见胸腹灼热，口燥，苔黄，或腹胀满硬痛，大便不通，脉搏有力等。

【选注】程郊倩：伤寒毋论一二日至四五日，而见厥者，必从发热得之，热在前，厥在后，此为热厥。不但此也，他证发热时不复厥，发厥时不复热，盖阴阳互为胜复也。惟此证孤阳操其胜势，厥自厥，热仍热，厥深则发热亦深，厥微则发热亦微，而发热中兼挟烦渴不下利之里证，总由阳陷于内，菀其阴于外，而不相接也。（《伤寒论后条辨·辨厥阴病脉证并治》）

【原文】傷寒熱少微厥，指頭寒，嘿嘿不欲食，煩躁。數日小便利，色白者，此熱除也，欲得食，其病為愈；若厥而嘔，胸脇煩滿者，其後必便血。（339）

【提要】热厥轻证的两种转归。

【分析】伤寒热少厥微，当属"厥微者热亦微"的热厥轻证，由于热微，阳热内郁不甚，故仅出现指头寒。热邪内郁，故神情嘿嘿；热邪内扰，则烦躁不安。热伤胃气，故不欲食。由于郁热不甚，故疾病有向愈或加剧两种发展趋势，此时当据证而辨。若数日后，小便通畅，颜色清亮，为里热已除，津液恢复，又欲进食是胃气已和，故断为"其病为愈"。若见四肢厥冷加剧，则为郁热转甚，更加呕吐，胸胁烦满，是邪热不能透达，影响厥阴经脉，经气不利，木邪犯胃所致。此时如果再因循失治，或治不如法，热久损及阴络，迫血下行，则有下血之变。

【选注】成无己：指头寒者，是厥微热少也；嘿嘿不欲食，烦躁者，邪热初传里也。数日之后，小便色白，里热去，欲得食，为胃气已和，其病为愈。厥阴之脉，挟胃贯膈，布胁肋，厥而呕，胸胁烦满者，传邪之热甚于里也。厥阴肝主血，后数日热不去，又不得外泄，迫血下行，必致便血。（《注解伤寒论·厥阴病脉证并治》）

程郊倩：热既少，厥微而仅指头寒，虽属热厥之轻者，然热与厥并现，实与厥微热亦微者，同为热厥之例，故阴阳胜复，难以揣摩，但以嘿嘿不欲食，烦躁，定为阳胜，小便利白色，欲得食，定为阴复。盖阴阳不甚在热厥上显出者，如此证热虽少而厥则不仅指头寒，且不但嘿嘿不欲食，而加之呕；不但烦躁，而加之胸胁满，则自是厥深热亦深之证也。阴微当不能自复，必须下之，而以破阳行阴为事矣。苟不知此，而议救于便血之后，不已晚乎？此条下半截曰"数日小便利色白"，则上半截小便短赤可知，是题中之二眼目；嘿嘿不欲食、欲得食，是二眼目；胸胁满烦躁，与热除，是二眼目。"热"字包括有烦躁等证，非专指发热之热也。（《伤寒论后条辨·辨厥阴病脉证并治》）

【原文】伤寒脉滑而厥者，里有热，白虎汤主之。（350）

【提要】热厥的证治。

【分析】伤寒为外感热病之总称，属广义伤寒无疑。脉滑而厥，知非虚寒而是里热。因为热邪深伏于里，阳气不能通达四末，故手足厥冷，与第355条"厥深者热亦深，厥微者热亦微"机制一致。本条仅提脉象作为辨证关键，因滑为阳脉，主邪热在里，故除上述脉证外，其胸腹灼热、口渴、小便短赤、舌苔黄燥等里热表现自寓其中，故用白虎汤清解里热。

厥有寒厥、热厥之分。寒厥除四肢厥冷外，必兼脉微细，小便清长，舌淡苔白，口中和等证，乃脾肾阳衰所致，治当回阳救逆，方用四逆汤、通脉四逆汤类，与热厥不难鉴别（表6-2）。

表6-2 寒厥、热厥鉴别表

鉴别点	寒 厥	热 厥
病机	阴寒内盛,阳气衰微,不能通达四肢	邪热内盛,阳郁不能通达四肢
传变经过	初病便见四肢厥冷,也有热病转为阴寒证,或由大汗大下误治而成	病初必见身热口渴等阳热证候,因热势加甚,阳气内郁方发为厥冷
伴见证	无恶寒,神情大多安静(也有阳越烦躁者),引衣自复,小便清白,下利清谷,口不渴饮	身热恶热,胸腹灼热,口渴,烦躁不眠,甚或神昏谵语,揭衣去被,小便短赤或大便不通,腹满硬痛等
舌苔	舌润苔白滑	舌干苔黄燥或焦黑起刺
脉象	脉微细,或沉微无力	脉滑有力,或为实大
治则	回阳救逆	清下实热
方药	四逆汤类	白虎汤或承气汤类

【选注】《医宗金鉴》：伤寒脉微细，身无热，小便清白而厥者，是寒虚厥也，当温之。脉乍紧，身无热，胸满而烦厥者，是寒实厥也，当吐之。脉实，大小便闭，腹满硬痛而厥者，热实厥也，当下之。今脉滑而厥，滑为阳脉，里热可知，是热厥也。然内无腹满痛不大便之证，是虽有热而里未实，不可下而可清，故以白虎汤主之。（《医宗金鉴·订正仲景全书·伤寒论注》）

钱天来：滑者，动数流利之象，无沉细微涩之形，故为阳脉。滑主痰食，又主胃实，乃伤寒郁热之邪在里，阻绝阳气，不能畅达于四肢而厥。所谓厥深热亦深也。（《伤寒溯源集·厥阴篇》）

三、寒厥

【原文】大汗，若大下利而厥冷者，四逆汤主之。（354）

【提要】阳衰阴盛厥冷的证治。

【分析】患者大汗出，则阳亡于外；或大下利，则阳亡于内。汗下太过，阳气衰微，阴寒内盛，故四肢厥冷。治当急救回阳，用四逆汤主之。

本证汗出、下利而与四肢厥冷并见，且不发热，自非热证可比，而纯属阴寒可知。

此证多属暴寒骤中，阳气暴衰所致，亦可因误用汗下之法损伤阳气而成，其阴寒虽盛，但阳气初伤，真元之气尚未离散，此时急用回阳救逆之法，多可力挽狂澜，使患者转危为安。

【选注】陈亮斯：汗出云大，则阳气亡于表；下利云大，则阳气亡于里矣。如是而又厥冷，何以不列于死证条中？玩本文不言五六日、六七日，而云大汗大下，乃阴寒骤中之证。凡骤中者，邪气虽盛而正气初伤，急急用温，正气犹能自复，未可即称死证，不比病久而忽大汗大下，阴阳脱而死也。（引自《伤寒论辨证广注·中寒脉证》）

《医宗金鉴》：大汗出，汗不收者，桂枝加附子汤证也。大下利、利不止者，理中加附子汤证也。今大汗出，又大下利不止，而更见厥冷，乃阳亡于外，寒盛于中，非桂枝理中之所能治矣，当与四逆汤急回其阳，以胜其阴，使汗止而厥冷证还，则犹可生也。（《医宗金鉴·订正仲景全书·伤寒论注》）

【原文】大汗出，热不去，内拘急[1]，四肢疼，又下利厥逆而恶寒者，四逆汤主之。（353）

【词解】[1] 内拘急：腹内拘挛急迫。

【提要】厥阴亡阳，真寒假热的证治。

【分析】原文指出大汗出，热不去，既非太阳表证发热，又非阳明里证发热。盖太阳表证发热，汗后其热当去；阳明里热蒸腾，势必烦渴引饮，胸腹灼热。综观全文，实属阴寒内盛，虚阳外亡的真寒假热证。大汗出是阳气外亡，不能摄纳固表所致。热不去是阴盛格阳，残阳外浮的表现。内拘急，四肢疼，是阳衰阴盛，筋脉失于温煦，加之汗多津伤，筋脉无所濡养所致。更见下利，厥逆而恶寒等，实属脾肾阳衰，阴寒内盛，故应急救回阳，四逆汤主之。

本证所述大汗出，热不去，内拘急，四肢疼颇似桂枝加附子汤证，但彼证是表证不解而卫阳已虚，其发热并无假象，更未出现下利厥逆等证。此证于下利厥逆恶寒之中，出现大汗出，热不去，是寒盛于内，阳亡于外无疑，故两者有表里轻重之别。

亦有注家认为"大汗出，热不去"由表邪引起，而"下利、厥逆"是里虚寒所致，证虽表里同病，但以里证重且急，故治法总宜急温其里，与第92条"病发热，头痛，脉反沉，若不瘥，身体疼痛，当救其里，宜四逆汤"其理相同，聊存此说，以备参考。

【选注】《医宗金鉴》：通身大汗出，热当去矣，热仍不去，而无他证，则为邪未尽而不解也。今大汗出，热不去，而更见拘急肢疼，且下利厥逆而恶寒，是阳亡于表，寒盛于里也。故主四逆汤，温经以胜寒，回阳而敛汗也。（《医宗金鉴·订正仲景全书·伤寒论注》）

方有执：大汗出，阳虚而表不固也。热不去，言邪不除也。内拘急、四肢疼者，亡津液而骨属不利也。下利，厥逆而恶寒者，亡阳而阴寒内甚也。四逆汤温以散寒，回阳而敛液者也。（《伤寒论条辨·辨厥阴病脉证并治》）

【原文】伤寒脉促，手足厥逆，可灸之。（349）

【提要】阳衰厥逆脉促者，可用灸法。

【分析】伤寒病入厥阴，出现手足厥逆，脉促，当为阳衰阴盛所致。阳衰不能温暖四末，故手足厥逆。阳衰心气无力主持，气血运行反常，故脉虽数而无力，且有间歇现象，亦可谓之促，此为阳衰之脉促，可用灸法，以温阳通脉。

促脉多主阳盛，如《伤寒论·辨脉法》云："……脉来数，时一止，复来者，名曰促。脉阳盛则促，阴盛则结，此皆病脉。"林云翰曰："阳盛则促，由于阳气偏胜，不能相接于阴，故脉来数而一止。"其脉必促而有力,乃阳邪内盛,阻碍气血运行所致,且伴阳盛之证,与本条脉证自有区别。

伤寒论涉及脉促条文较多,其脉诊特点及病机各不相同,应加鉴别(表6-3)。

表6-3 促脉鉴别表

类型	原文	脉象	病机
阳虚脉促	第349条:伤寒脉促,手足厥逆,可灸之	数中一止,脉来无力	阳衰心气无力主持,气血运行反常
阳盛脉促	《伤寒论·辨脉篇》:……脉来数,时一止,复来者,名曰促,脉阳盛则促,阴盛则结	数中一止,脉来有力	阳热内盛,阻滞气血运行
表证脉促	第21条:太阳病,下之后,脉促胸满者,桂枝去芍药汤主之 第34条:太阳病,桂枝证,医反下之,利遂不止,脉促者,表未解也;喘而汗出者,葛根黄芩黄连汤主之 第140条:太阳病,下之,其脉促,不结胸者,此为欲解也……	急促或短促	表证误下后,外邪欲陷,正气抗邪,阳郁不宣

【选注】陈修园:阳盛则促,虽手足厥逆,亦是热厥,忌用火攻。然有阴盛之极,反假现数中一止之促脉。但阳盛者,重按之指下有力;阴盛者,重按之指下无力。(《伤寒论浅注·辨厥阴病脉证并治》)

四、气郁致厥

【原文】少阴病,四逆,其人或欬,或悸,或小便不利,或腹中痛,或泄利下重者,四逆散主之。(318)

【提要】气郁致厥的证治。

【分析】本证虽以"少阴病"冠首,而实由肝气郁结所致。何以知之?考本条主方为四逆散,乃疏肝解郁之祖方,故知也。又四肢逆冷,而不用四逆汤回阳救逆,则是其佐证。或问肝气郁结何以四肢厥冷?盖以肝主风木,性喜条达,而主疏泄,肝气调和,则气机宣畅,血脉周流,是为无病。若肝气郁结,阳气内郁,气机不利,以致"阴阳气不相顺接",则四肢难以温煦,故厥逆由生。然则,四肢逆冷既缘于此,则逆冷不甚,惟肢末不温而已,此与阳衰阴盛之厥逆脉微下利,大有差别,不可不知。

又因肝气郁结对脏腑功能有多方面的影响,故有以下或然证。若肝气兼寒邪上逆犯肺,则其人咳逆、上逆凌心则悸;肝郁气机不展,水道失调则小便不利;肝气横逆犯土,致中焦升降失常,则腹痛、泄利下重。见证虽多,总以肝郁为主,故以四逆散加味为治。

【选注】《医宗金鉴》:凡少阴四逆,虽属阴盛不能外温,然亦有阳为阴郁,不得宣达,而令四肢厥冷者,故有或悸,或小便不利,或腹中痛,泄利下重之诸证也。今但四逆而无诸寒热证,是既无可温之寒,又无可下之热,惟宜疏畅其阳,故用四逆散主之。(《医宗金鉴·订正仲景全书·伤寒论注》)

【治法】疏肝解郁,透达郁阳。

【方药】四逆散方

甘草炙 枳實破,水渍,炙乾 柴胡 芍藥

上四味，各十分，搗篩，白飲和服方寸匕，日三服。欬者，加五味子、乾薑各五分，併主下利；悸者，加桂枝五分；小便不利者，加茯苓五分；腹中痛者，加附子一枚，炮令坼[1]；泄利下重者，先以水五升，煮薤白三升，煮取三升，去滓，以散三方寸匕內湯中，煮取一升半，分溫再服。

【词解】[1] 坼：音彻（chè）。裂开。

【方义】方中柴胡疏肝解郁，调畅气机，透达郁阳；枳实行气散结；芍药柔肝敛阴，调和肝脾；甘草和中缓急，四药合用，共奏疏肝解郁，调和肝脾之效。肝气调达，郁阳得伸，则肢厥可愈。

若肝气挟寒邪上逆犯肺而咳者，加五味子、干姜以温肺止咳；上逆凌心而悸者，加桂枝温通心阳；小便不利者，加茯苓以淡渗利水；腹中痛者，加附子散寒止痛；泄利下重者，加薤白通阳行气。

【临床应用】四逆散在《伤寒论》中用于肝郁气滞，阳郁不达四末所致手足厥逆及肝胃不和之腹痛、下利后重等证。后世由本方衍化而成的方剂如《和剂局方》的逍遥散及《景岳全书》的柴胡疏肝散等，临床运用甚广。现代临床报道，用本方加减，治疗慢性迁延性肝炎，加乌梅、川楝治疗胆道蛔虫；本方治疗胃黏膜异型增生症、输卵管阻塞、妇女经期乳房胀痛、乳痛；本方加黄药子、丹参治疗甲亢等，均取得较好疗效。

【现代研究】据现代药理研究证明，四逆散复方对巨噬细胞功能有较明显的促进作用；对兔肠管有明显的抑制作用和抗痉挛作用；并能升高血压，使心肌收缩力加强，心搏加快。四逆散各组成药物的实验研究表明，方中柴胡的粗制皂苷和芍药配糖体合用时，能降低柴胡粗制皂苷的毒性，缓和对胃肠的刺激，增强其镇痛作用，二者合用，既能加强镇咳效能和抑制消化性溃疡形成，又能降低毒性。

【案例】龚某，女，83岁，病历号961。发热5天，头昏痛，口干苦，渴饮，大便3天未行，小溲色红而短，昨夜昏眩不能起床，四肢冰冷。来诊时，体温38.3℃，苔白厚，脉弦有力。按厥逆一证，属阳虚不能达于四肢者多，本证口干苦而渴，小便红，脉弦有力，与阳虚之厥显然有别。盖四肢为诸阳之本，禀气于脾胃，发热5天，系病邪内入已深，郁结已甚，故令昨夜四肢厥冷。年龄虽高，仍须解郁泄热，使邪去正复，厥逆自回。四逆散加味主之。柴胡、白芍、枳实、甘草各6g，甘菊12g，黄芩10g。翌晨来诊，体温已趋正常（36.8℃），昨日大便2次，一宿安睡，今晨精神舒畅。继服上方1剂而愈。[张成和. 广东医学，1965，(2)：25]

五、血虚致厥

【原文】手足厥寒，脉细欲絶者，當歸四逆湯主之。(351)

【提要】血虚寒凝致厥的证治。

【分析】手足厥逆一症，寒热虚实皆可出现。本证手足厥寒与脉细欲绝并见，此厥冷为血虚受寒，寒邪凝滞血脉，气血运行不畅，四肢失于温养所致，故治当养血通脉，温经散寒，当归四逆汤主之。

本证脉细欲绝与通脉四逆汤证之脉微欲绝，仅一字之差，然有本质区别。盖脉细是以形象言，谓脉细如丝，似有似无，为血虚复为寒邪凝结之象；而脉微是以力量言，谓脉象微弱无力，似有似无，乃阳气衰微之象。又有脉滑而厥者，谓脉来有力而滑利，是热邪深伏之证，谓之热厥。可见辨厥之属性，既需从症状上辨，亦需从脉象辨（表6-4）。

表 6-4　本证与通脉四逆汤证、白虎汤证脉证鉴别表

鉴别项	当归四逆汤证	通脉四逆汤证	白虎汤证
共同症	四肢厥冷		
脉象特点	脉细欲绝	脉微欲绝	脉滑
病机	血虚寒凝经脉	阳衰阴盛，虚阳外越	邪热内郁

本条叙证简略，临床常因寒凝部位不同，而有不同见证：若寒凝经脉骨节者，可见四肢关节疼痛，或身疼腰痛；若寒凝胞宫，则见月经愆期，经来腹痛，量少色暗等，总之见证不一，难以尽述，学者当举一反三，谨守病机，辨证论治。

【选注】尤在泾：手足厥寒，脉微欲绝者，阳之虚也，宜四逆辈；脉细欲绝者，血虚不能温于四末，并不能荣于脉中也。夫脉为血之府，而阳为阴之先，故欲续其脉，必益其血，欲益其血，必温其经。（《伤寒贯珠集·厥阴篇》）

汪苓友：此条乃寒中厥阴血分之证。手足厥寒与厥逆、厥冷略异。逆冷者，寒深入脏，故手足不顺利而如冰，斯为厥逆厥冷。厥寒者，手足厥而自觉畏寒之甚，乃寒中于经。《伤寒论辨证广注·中寒辨注》

【治法】养血通脉，温经散寒。

【方药】当归四逆汤方

当归三兩　桂枝三兩，去皮　芍藥三兩　细辛三兩　甘草二兩，炙　通草二兩　大棗二十五枚，擘，一法十二枚

上七味，以水八升，煮取三升，去滓，温服一升，日三服。

【方义】本方即桂枝汤去生姜，倍用大枣加当归、细辛、通草而成。方中桂枝、细辛温经散寒；当归、芍药养血和营；甘草、大枣补益中气；通草通行血脉，合为养血通络，温经散寒之剂。

【临床应用】当归四逆汤，为血虚寒凝之治，现代临床运用甚广，如血管性头痛、偏头痛、坐骨神经痛、血栓闭塞性脉管炎、冻疮、肢端发绀症、药疹、肩周炎、雷诺病、妇科病证等，谨守病机而用，多有良效。

【原文】若其人内有久寒者，宜当归四逆加吴茱萸生薑汤。（352）

【提要】血虚寒厥兼内有久寒的证治。

【分析】本条承上条而来，则手足厥寒，脉细欲绝，自当必备，更兼内有久寒痼结难解，而见腹痛、呕吐、下利等症者，治疗应于当归四逆汤中，重加吴茱萸、生姜以温中散寒、降逆止呕，并佐清酒，增强温通之力，可散久伏之寒。

【选注】钱天来：此承上文，言手足厥寒，脉细欲绝，固当以当归四逆治之矣。若其人平素内有久寒者，而又为客寒所中，其痼阴寒，难于解散，故更加吴萸之性燥喜热，及生姜之辛热以泄之，而又以清酒辅助其阳气，流通其血脉也。（《伤寒溯源集·厥阴篇》）

【治法】养血通脉，温中散寒。

【方药】当归四逆加吴茱萸生薑汤方

当归三兩　芍藥三兩　甘草二兩，炙　通草二兩　桂枝三兩，去皮　细辛三兩　生薑半斤，切　吴茱萸二升　大棗二十五枚，擘

上九味，以水六升，清酒六升和，煮取五升，去滓，温分五服。一方，水酒各

四升。

【方义】本方以当归四逆汤养血通脉，温经散寒，加吴茱萸、生姜以温中散寒，降逆和胃，加清酒同煎，增强诸药活血通络，内散久寒之力。

【现代研究】现代药理及临床研究证实，当归四逆汤调整血液循环、改善末梢循环障碍的作用最为突出，还有明显的镇静、镇痛作用，以及促进消化功能，缓解胃肠痉挛、调节子宫功能、缓解子宫挛痛等多种功效。

【原文】伤寒五六日，不结胸，腹濡[1]，脉虚复厥者，不可下，此亡血[2]，下之死。（347）

【词解】

[1] 腹濡：腹部按之柔软。

[2] 亡血：即血虚。

【提要】血虚致厥的脉证与治禁。

【分析】伤寒五六日，若邪热传里，与痰水互结胸膈，则成结胸证。其人必心下硬满疼痛或连及少腹，痛不可近，脉当沉等；若邪热与糟粕结于肠腑，则成阳明腑实证，其腹部必胀满疼痛拒按，脉当沉实有力。本条指示"不结胸"，腹部柔软不痛，足见里无实邪结聚，决非热证、实证。

脉虚为脉来细弱无力，乃血虚征象，四肢厥逆为阴血亏虚，不能荣养四肢所致，故曰"此亡血"。治宜补气养血，切忌攻伐，故有"不可下"之戒。然血虚之人，常有肠燥便秘之症，只宜养血润燥以通其便，仍不可妄用攻下，否则必致营血更伤，病情恶化，故曰"下之死"。

【选注】尤在泾：伤寒五六日，邪气传里，在上则为结胸，在下则为腹满而实。若不结胸，腹濡而脉复虚，则表里上下都无结聚，其邪为已解矣。解则其人不当复厥，而反厥者，非阳热深入也，乃血不足而不荣于四末也。是宜补而不可下，下之是虚其虚也。《玉函》云"虚者重泻，其气乃绝"，故死。（《伤寒贯珠集·厥阴篇》）

陈修园：伤寒五六日，六经已周也。不伤于气，而伤于血，故不结胸，既不结胸，则腹亦不硬而软濡。脉乃血脉，血虚则脉亦虚。阴血虚于内，不能与阳气相结于外，故手足复厥者，慎不可下。此厥不为热深而为亡血，若误下之，则阴亡而阳亦亡矣，故死。（《伤寒论浅注·辨厥阴病脉证并治》）

六、水饮致厥

【原文】伤寒厥而心下悸，宜先治水，当服茯苓甘草汤，却[1]治其厥。不尔[2]，水渍入胃，必作利也。（356）

【词解】

[1] 却：然后。

[2] 不尔：不这样。

【提要】水停致厥的证治。

【分析】厥冷一症，原因甚多，寒热虚实皆可导致，故须审证求因，审因论治。本证伤寒厥而心下悸，为水饮内停胃脘部位所致。水饮停蓄，阻遏阳气，不能通达四末，故四肢厥冷。水饮上逆凌心，故心下悸动不安。致于伤寒二字，此指广义伤寒而言，非论伤寒表证不解。

《伤寒论》127条云："太阳病，小便利者，以饮水多，必心下悸。"《金匮要略·痰饮咳嗽篇》曰："水停心下，甚者则悸。"可见心下悸乃水饮内停的主证之一，故仲景指出先治水的原则，用茯苓甘草汤，旨在温胃散饮，水饮去，阳气通，则厥逆愈而心悸止，是不治厥而厥自回，不治悸而悸自安之法。倘若水饮去后，阳气一时不能恢复，仍可再议治厥之法。否则水饮内停日久，浸渍胃肠，势必发生下利等证。

【选注】钱天来：《金匮》云："水停心下，甚者则悸"，《太阳篇》中，有"饮水多者，心下必悸"，此二语，虽皆仲景本文，然此条并不言饮水，盖以伤寒见厥，则阴寒在里，里寒则胃气不行，水液不布，必停蓄于心下，阻绝气道，所以筑筑然而悸动，故宜先治其水，当服茯苓甘草汤以渗利之，然后却与治厥之药。不尔则水液即不流行，必渐渍入胃，寒厥之邪在里，胃阳不守，必下走而作利也。（《伤寒溯源集·厥阴篇》）

《医宗金鉴》：伤寒厥而心下悸者，不渴引饮，乃阴盛之厥悸也，若以饮水多，乃停水之厥悸也。故宜先治水，却治其厥，当与茯苓甘草汤，即桂枝甘草汤加茯苓生姜也。桂枝、甘草补阳虚也，佐生姜外散寒邪，则厥可回矣，君茯苓内输水道，则悸可安矣，此先水后厥之治也。盖停水者，必小便不利，若不如是治之，则后停之水，渍入胃中，必作利也。（《医宗金鉴·订正仲景全书·伤寒论注》）

七、痰厥

【原文】病人手足厥冷，脉乍紧[1]者，邪[2]结在胸中，心下满而烦，饥不能食者，病在胸中，当须吐之，宜瓜蒂散。（355）

【词解】

[1] 脉乍紧：脉忽然出现紧象。

[2] 邪：此指停痰、食积等致病因素。

【提要】痰食致厥的证治。

【分析】病人手足厥冷，脉乍紧，乃痰食内阻所致。痰涎壅塞，或宿食停滞，胸阳被遏，不能通达四末，故手足厥冷。痰食之邪阻滞于里，气血运行不畅则脉乍紧。邪结胸中，浊气不降故心下满而烦；邪结偏上，故病人尚能知饥，然则毕竟有痰实阻滞，故不能食。紧脉不仅为诸寒收引之象，而且又为内伤饮食之兆。《金匮·腹满寒疝宿食篇》云："脉乍紧如转索无常者，有宿食也。"又云"脉紧，头痛风寒，腹中有宿食不化也"皆可为证。本证邪实胸中，病位较高，根据《内经》"其高者，因而越之"的精神，采用因势利导之法，用瓜蒂散涌吐胸中之邪，则诸证可平。

痰食阻滞证，《伤寒论》共有三条，散见各篇，除本条外，第166条云"病如桂枝证，头不痛，项不强，寸脉微浮，胸中痞硬，气上冲喉咽，不得息者，此为胸有寒也，当吐之，宜瓜蒂散"，第324条曰"少阴病，饮食入口则吐，心中温温欲吐，复不能吐，始得之，手足寒，脉弦迟者，此胸中实，不可下也，当吐之"。虽述证有别，但病机、治法相同，宜彼此互参。

【选注】程郊倩：手足乍冷，其脉乍得紧实者，此由阳气为物所遏而不得外达，以致厥也。考其证，心下满而烦，烦因心满可知，饥不能食，实不在胃可知，以此定其为邪结在胸

中也。夫诸阳受气于胸中，胸中被梗，何能复达于四末！但须吐以宣之，不可下也。（《伤寒论后条辨·辨厥阴病脉证并治》）

《医宗金鉴》：病人手足厥冷，若脉微而细，是寒虚也，寒虚者可温可补。今脉乍紧者，是寒实也，寒实者宜温宜吐也。时烦吐蛔，饥不能食，乃病在胃中也；今心中烦满，饥不能食，是病在胸中也。寒饮实邪，壅塞胸中，则胸中阳气为邪所遏，不能外达四肢，是以手足厥冷，胸满而烦，饥不能食也。当吐之，宜瓜蒂散涌其在上之邪，则满可消而厥可回矣。（《医宗金鉴·订正仲景全书·伤寒论注》）

八、冷结膀胱关元证

【原文】病者手足厥冷，言我不結胸，小腹滿，按之痛者，此冷結在膀胱關元[1]也。（340）

【词解】[1]膀胱关元：关元为任脉经穴，在脐下三寸。膀胱是小腹相当于膀胱的部位。

【提要】冷结膀胱关元致厥。

【分析】病人手足厥冷，并伴见小腹满，按之痛，为厥阴阳气衰微，阴寒内盛，寒邪结于小腹部位所致。由于阴寒结聚，阳气不能通达四肢，故手足厥冷；膀胱关元乃三阴经脉与任脉相会之处，冷结在此，阻碍下焦气机，故小腹满，按之痛。

"不结胸"是本条辨证耳目，说明虽有寒邪内结，但不在胸膈，而在膀胱关元部位，故曰"小腹满，按之痛"，彼此对照，则理出一贯。而第355条，明言"邪结在胸中"，故曰"心下满而烦，饥不能食"，因知手足厥冷，脉乍紧等皆痰实阻滞胸中所致。

又冷结膀胱关元，除前述症状外，自当有其他阴寒见症，已意在言外，不必赘述。另有太阳蓄血证，亦有少腹硬满疼痛症，然其所伴见者，为实热之象，更见如狂发狂，则与本证大相径庭。太阳蓄水证，亦有少腹胀满，但伴见小便不利、烦渴等，是太阳病不解，随经入腑，邪水互结膀胱，气化不利所致。更有第293条肾移热于膀胱证，或有少腹满痛等，然一身手足尽热，尿血等，是阴虚火旺之象，与本证不难鉴别（表6-5）。

表6-5　冷结膀胱关元证、蓄血证、蓄水证、肾移热于膀胱证鉴别表

证型	证候	病机	治法
冷结膀胱关元证	手足厥冷，小腹满，按之痛（小便清白）	下焦阳虚，寒邪结聚膀胱关元部位	温化寒结
蓄血证	小腹硬满疼痛，小便自利，如狂发狂	太阳病不解，化热入里，血热互结下焦	活血化瘀，通下瘀热
蓄水证	小腹胀满，小便不利，烦渴	太阳病不解，邪水互结膀胱，气化不行	通阳化气行水
肾移热于膀胱证	一身手足尽热，尿血（小便赤涩）	少阴病热化太过，由阴转阳，脏邪还腑，迫血妄行	清热滋阴，凉血止血

本节讨论了寒热虚实等各种厥证，其总的病机为"阴阳气不相顺接"，归纳如表6-6。

【选注】周扬俊：言我不结胸，知非阳邪结于阳位也，小腹满，按之痛，知为阴邪必结于阴位也。仲景恐人疑为五苓散及蓄血证，故曰此冷结，则温之灸之，为宜矣。（《伤寒论三注·厥阴经中篇》）

尤在泾：手足厥冷，原有阴阳虚实之别，若其人结胸，则邪结在上而阳不得通，如后所

表 6-6　厥 证 鉴 别 表

证型	证候特点	病因病机	治法方药
热厥	先热后厥,热深厥深,热微厥微,胸腹灼热,脉滑有力	热伏于里,阳郁不达四末	宜清宜下
寒厥	四肢厥冷较甚,下利清谷,无热恶寒,脉微欲绝等	阴寒内盛,脾肾阳衰,不能温暖四末	四逆汤
血虚寒凝致厥	手足厥冷,脉细欲绝	血虚寒凝经脉所致	当归四逆汤
痰(食)厥	手足厥冷,脉乍紧,心下满而烦,饥不能食,欲吐不吐	痰食阻滞胸膈、胸阳不达四末	瓜蒂散
水厥	厥而心下悸,口不渴	水停胃脘,阳气被遏,不能通达四末	茯苓甘草汤
血虚致厥	四肢厥冷,脉虚,腹部柔软	阴血亏虚,不能营养四末	益气养血
冷结膀胱关元致厥	四肢厥冷,小腹满,按之痛	下焦阳虚,寒邪结聚,阳气不能通达四末	温化寒结
蛔厥	四肢厥冷,腹痛,时静时烦,得食而呕又烦,常自吐蛔	上热下寒,蛔虫内扰,阴阳气血逆乱	乌梅丸
气郁致厥	四肢不温,或咳或悸,或小便不利,或腹中痛,或泄利下重	肝气郁结,气机不利,阳郁于里,不能通达四末	四逆散

云,病人手足厥冷,脉乍紧,邪结在胸中,当须吐之,以通其阳者也。若不结胸,但少腹满,按之痛者,则为阴冷内结,元阳不振,病在膀胱关元之间,必以甘辛温药,如四逆、白通之属,以救阳气而驱阴邪也。(《伤寒贯珠集·厥阴篇》)

九、虚寒厥冷治禁

【原文】诸四逆厥者,不可下之,虚家亦然。(330)

【提要】虚寒厥逆禁用下法。

【分析】本条指出"诸四逆厥者,不可下之",以明虚寒厥逆证,禁用下法。因虚寒肢厥的病机为阳气衰微,阴寒内盛,故治宜回阳救逆,不可妄行攻下,否则必使阳气更衰,阴寒更盛,而犯虚虚实实之戒。"诸"为发语词,非指一切厥证。

"虚家亦然"是在虚寒厥证禁用下法的基础上,进一步阐明凡属虚衰致厥者,皆不可用攻下之法。不惟如此,诸如发汗、催吐、清热等,皆在禁用范畴。

本条言虚寒厥冷者,禁用下法,而第330条"……厥应下之而反发汗者,必口伤烂赤",说明实热厥冷,当禁温补,发汗等法,两条各论一个侧面,理应互参。

【选注】张令韶:诸病而凡四逆厥者,俱属阴寒之证,故不可下,然不特厥逆为不可下,即凡属虚家而不厥逆者,亦不可下也,故曰虚家亦然。(《伤寒论直解·厥阴篇》)

尤在泾:成氏曰:四逆,四肢不温也;厥者,手足冷也。然本篇云:厥者,手足逆冷是也,又云:伤寒脉促,手足厥逆,可灸之。其他凡言厥逆之处不一,则四逆与厥本无分别,特其病有阴阳之异耳。此条盖言阴寒厥逆,法当温散温养之,故云不可下之。后条云:厥应下之者,则言邪热内陷之厥逆也。学者辨之。虚家,体虚不足之人,虽非四逆与厥,亦不可下之。《经》曰:无实实,无虚虚,而遗人夭殃,此之谓也。(《伤寒贯珠集·厥阴篇》)

自学指导

1. 本节辨厥，着重论述了厥证的病机，即凡厥者，阴阳气不能相互贯通的理论，以及热厥、寒厥、气郁致厥、血虚致厥、水饮致厥、痰厥等的证候，辨证论治要领，同时论述了寒厥、热厥治禁，学者应全面掌握。

2. 热厥证见脉滑而厥，胸腹灼热，口渴，苔黄燥。其发病特点为"先热后厥"，"厥深者，热亦深；厥微者，热亦微"。病机为热邪深伏于里，阻碍阳气不能通达四末。治宜清下，禁用发汗温补等法。

3. 寒厥证见大汗，大下利，脉沉微，恶寒肢厥等。病机由阴寒内盛，阳气衰微，不能布达四末所致。治宜回阳救逆，四逆汤主之。禁用清下、发汗、催吐等法。

4. 血虚寒凝致厥与单纯寒厥同中有异，寒厥仅由阳虚寒盛，故脉微欲绝为其特点；血虚寒凝之厥不仅阳衰，而且血虚有寒，寒凝经脉所致，故见脉细欲绝。两者脉象仅一字之差，而证候大不相同。血虚寒凝之厥，法宜养血通脉，温经散寒，当归四逆汤是其主方。

5. 气郁致厥为肝气郁结，气机不利，阳郁于里不能通达四末所致。其厥较轻，多为手足不温，或伴见胸胁满闷，或咳，或悸，或小便不利，或腹中痛，或泄利下重等。治宜疏肝解郁，四逆散主之。

6. 水饮停蓄与痰食阻滞皆可致厥，若水停心下，阻碍阳气之通达而出现肢厥者，谓之水厥；而痰食阻滞胸阳导致手足厥冷者，谓之痰厥。两者虽都见肢厥，然前者为饮停心下，故伴见心下悸，当治水为先，茯苓甘草汤主之。后者痰实阻滞胸中，故伴见脉乍紧，心下满而烦，饥不能食，或气上冲咽喉不得息，欲吐不吐等，以其邪结高位，故引而越之，用瓜蒂散。

【复习思考题】

1. 如何理解"凡厥者，阴阳气不相顺接"？
2. 寒厥热厥应如何辨证论治？其治禁有何不同？
3. 试述气郁致厥、血虚寒凝致厥、水厥、痰厥的证候、病机、治法、方药。
4.《伤寒论》中共论有哪些厥证？并分述其主症及病机。

第五节　辨下利

【目的要求】

1. 掌握白头翁汤证的证候、病机、治法、方药，以及与虚寒便脓血证的辨证要点。掌握吴茱萸汤证的主证、病机。
2. 熟悉实热下利与虚寒下利的不同证候特点及其辨证论治。熟悉呕、哕的寒热虚实辨证。
3. 了解虚寒下利及痈脓致呕的治禁。

【自学时数】4学时。

【原文】傷寒四五日，腹中痛，若轉氣下趣[1]少腹者，此欲自利也。（358）

【词解】［1］趣：同趋，向下进行的意思。

【提要】欲作自利的先兆。

【分析】伤寒四五日，多为邪气内传之期，若此时腹痛，按无定处，并随腹中转动之气，漉漉作响，向少腹转移，此为将欲腹泻之先兆。

腹痛转气下趋欲作自利，为临床常见证候，无论寒证、热证、寒热错杂证皆可出现，只是本条紧随第353、第354条后，当为论述阴寒下利的先兆，故其病机为里阳不足阴寒太甚，水谷不化所致。若欲确诊，尚应综合全部脉证加以分析，方可无误。

【选注】钱天来：伤寒四五日，邪气入里传阴之时也。腹中痛，寒邪入里，胃寒而太阴脾土病也。转气下趋少腹者，言寒邪盛而胃阳不守，水谷不别，声响下奔，故为欲作自利也。（《伤寒溯源集·厥阴篇》）

尤在泾：伤寒四五日，正邪气传里之时，若腹中痛而满者，热聚而实，将成可下之证。兹腹中痛而不满，但时时转气下趋少腹者，然不得聚而从下注，将成下利之候也。而下利有阴阳之分，先发热而后下利者，传经之热邪内陷，此为热利，必有内烦脉数等症；不发热而下利者，直中之阴邪下注，此为寒利，必有厥冷脉微等症。要在审问明白也。（《伤寒贯珠集·厥阴篇》）

【原文】熱利下重[1]者，白頭翁湯主之。（371）

【词解】［1］下重：即里急后重。

【提要】厥阴热利的证治。

【分析】本条热利是指热性痢疾而言。症见下重，是指里急后重，即腹中急迫欲下，而肛门坠重难出，此为肝经湿热下迫大肠，气机壅塞，肠中秽恶之物欲出而不得所致。

原文叙证简略，仅举下重一症作为辨证要点，实有画龙点睛之妙，结合临床多伴见腹痛、利下脓血、发热、口渴、舌红、苔黄等一系列热痢证候，皆由湿热内蕴，郁遏肠道，损伤络脉，气血为之腐败而成。治当清热解毒燥湿，凉肝止痢，方用白头翁汤。

本证与桃花汤证都出现下利便脓血，但病机有虚实之异，宜加以鉴别（表6-7）。

表6-7　白头翁汤证与桃花汤证鉴别表

鉴别项	白头翁汤证	桃花汤证
类似症	下利便脓血	
证候特点	下利脓血色鲜，伴腹痛里急后重明显，发热口渴，舌红苔黄	下利脓血色暗，伴腹痛绵绵，喜温喜按，口不渴，舌淡苔白
病机	湿热壅滞大肠，肝气疏泄失常	脾肾阳虚，下焦不固
治法	清热燥湿，凉肝解毒	温涩固下

【选注】程郊倩：下重者，厥阴经邪热下入于大肠之间。肝性急速，邪热甚则气滞壅塞，其恶浊之物急欲出而不得，故下重也。（《伤寒论后条辨·辨厥阴病脉证并治》）

钱天来：谓之热利，非复如前厥后之热，直本热之利也。热邪在里，湿热下滞，故以白头翁汤主之。（《伤寒溯源集·厥阴篇》）

【治法】清热燥湿，凉肝解毒。

【方药】白頭翁湯方

白頭翁二兩　　黃蘗三兩　　黃連三兩　　秦皮三兩

上四味，以水七升，煮取二升，去滓，溫服一升，不愈，更服一升。

【方义】白头翁、秦皮清热凉肝解毒，二药同用有较好的治痢作用。黄连、黄柏清热燥湿，坚阴厚肠为治痢要药，此为治疗湿热下利的有效方剂。临床用以治疗细菌性痢疾，阿米巴痢疾，疗效常佳。

【临床应用】白头翁汤不仅常用于治疗细菌性痢疾、原虫性痢疾、非特异性溃疡性结肠炎、急性坏死性肠炎，还用于治疗胃炎、泌尿系感染、急性结膜炎、妇科赤带等，皆有较好疗效，故凡见肝经湿热，下焦湿热，肠道湿热均可以本方加减治之。

【现代研究】实验研究证明，本方无论在体内或体外对志贺、宋内、施氏及福氏痢疾杆菌均有抑制作用，并能增强机体抗病能力。另外对金黄色葡萄球菌、表皮葡萄球菌及卡他球菌等也有较强的抑制作用。药理实验表明，白头翁抗阿米巴原虫作用较强，黄连、黄柏有较强的抑菌消炎作用，秦皮具有抑菌、收敛、止泻作用。总之本方既能消除痢疾之病原微生物，又能抑制或缓解肠道感染时局部炎症病变及不适，还能促进非特异性免疫功能。

【原文】下利欲飲水者，以有熱故也，白頭翁湯主之。(373)

【提要】补述热利的证治。

【分析】本条承上条而来，补述厥阴热利的证治。上条言及热利下重为肝热迫肠，湿热熏蒸，损伤络脉，蒸腐气血，出现下利脓血、里急后重的证候特点；本条进而言及渴欲饮水，属里热灼津的证候特征，故彼此宜互参。因其主证病机相同，故皆以白头翁汤，清热燥湿，凉肝解毒。

下利口渴有寒热虚实之辨，如第282条"自利而渴者，属少阴"，为虚寒下利，亦有口渴，然而其渴是阳虚不能蒸化，津液无以上承所致，故应与本证鉴别（表6-8）。

表6-8　热利口渴与虚寒利口渴鉴别表

鉴别项	热利（痢）	虚寒利
相似症	口　渴	
不同症	下利脓血色红，腹痛里急后重，伴发热口渴喜冷饮	下利清谷，四肢厥逆，无热恶寒，伴口渴喜热饮（虚寒下利一般不渴）
病机	湿热熏蒸于里，肝失疏泄，热盛津伤	脾肾阳衰，阴寒内盛，气不化津
治法	清热燥湿，凉肝解毒	回阳救逆
方药	白头翁汤	四逆汤

【选注】钱天来：此又申上文热利之见证，以证其为里有热者，必若此治法也，夫渴与不渴，乃有热无热之大分别也。里无热邪，口必不渴。设或口干，乃下焦无火，气液不得蒸腾，致口无津液耳。然虽渴亦不能多饮，若胃果热燥，自当渴欲饮水，此必然之理也。（《伤寒溯源集·厥阴篇》）

【原文】下利讝語者，有燥屎也，宜小承氣湯。(374)

【提要】热结旁流的证治。

【分析】下利有寒热之分，谵语有虚实之别，本证下利谵语并见，从"有燥屎"句，可知其下利乃阳明燥实内阻，热结旁流之象。其谵语由阳明腑实，气机壅滞，邪热扰乱心神所致，正如柯韵伯所言，"便硬谵语之根也"。然而燥屎内结应大便秘而不通，何以反见下利？

殊不知肠中燥实阻结较甚,邪热逼迫津液从旁而下,亦可出现下利,不过所下之物,多为清稀粪水,臭秽难闻,同时必伴腹部满痛拒按,潮热、舌苔黄燥、脉沉实有力等症,即所谓结者自结,流者自流,故称热结旁流。

热结旁流证与热性泄泻证不同,热性泄泻多为暴注下迫,粪水杂下,腹痛阵作,得泻稍缓,腹部一般柔软;热结旁流则便次虽多而粪量甚少,腹痛腹胀持续不减。

热结旁流与痢疾也有不同,痢疾有便下脓血,腹痛里急后重;热结旁流虽腹痛而无下重,且无明显脓血便。

虚寒下利,必见利下稀溏,甚者下利清谷,但无恶臭而气腥,腹痛时减,喜温喜按,舌淡苔白,脉沉微等与本证区别显著。

【选注】钱天来:阴邪下利,无谵语之证,然苟非阳明胃实,焉得谵语?若无形之邪,或可自阴还阳,仍归阳明中土,至若燥屎,乃肠胃有形之宿垢,岂能转移于经络脏腑之间乎!世俗但见下利,惟苦其利而欲求其止,不知谵语之下利,乃胃中之实热,有燥屎故也。宜小承气汤微利之,燥屎得去,利自止矣。内经所谓通因通用是也。(《伤寒溯源集·厥阴篇》)

尤在泾:谵语者,胃实之征,下利得此,为有燥屎,所谓利者不利是也,与小承气汤下其燥屎,屎去脏通,下利自止。《经》云,通因通用,此之谓也。《金匮》治下利,按之心下坚者,与大承气汤,与此同意,所当互考。(《伤寒贯珠集·厥阴篇》)

【原文】下利,脉沉而迟,其人面少赤,身有微热,下利清谷者,必郁冒[1]汗出而解,病人必微厥。所以然者,其面戴阳[2],下虚[3]故也。(366)

【词解】

[1] 郁冒:心胸烦闷,头晕目眩。

[2] 戴阳:证候名,即阴寒内盛,阳气虚衰,虚阳上浮,而面赤如妆。

[3] 下虚:下焦虚寒。

【提要】辨戴阳轻证病愈的机转。

【分析】下利清谷,脉沉而迟,证属阳虚阴盛,火不生土,脾肾两虚所致。但脉象未见沉微,手足仅现微厥,说明阳气虽虚,未至太甚,在此基础上,其人面少赤,身有微热,不仅说明阳虚较轻,而且因虚上浮之戴阳证亦轻。其证既轻,若得阳气来复,或通过恰当治疗,其真阳之气,自必振奋于内,而欲抗邪于外,于是阴阳剧争,则一时出现心胸烦闷,头晕目眩。当阳气进一步充实,必蒸腾汗出,邪随汗解。

少阴篇所载戴阳证(如白通汤证、白通加猪汁汤证)为阴寒重证,需大剂姜附回阳救逆,惟恐其迟;而本证戴阳,何以有自愈之机?试观少阴篇之戴阳证曰:"利不止,厥逆无脉",面赤;而本条则面赤曰"少",身热、厥逆曰"微",则显然有轻重之别。

郁冒为邪正剧烈交争的一种临床表现,虚证实证皆可出现。实证郁冒,多为病解之机,如第93条太阳病,汗下失序,损伤正气,其人因致冒,必得正气恢复,驱邪从汗而解,故曰"冒家汗出自愈"。虚证郁冒,其病情预候当从具体情况而论:若郁冒后汗出而手足温暖,诸症随之减轻者,方为阳复佳兆,如本条即是;若郁冒后,仍无汗而诸证加重,或汗出不止而脉微肢厥,则是阴寒邪盛,阳气有虚脱之险,如第297条"时时自冒者死"最须留意。

【选注】汪苓友:下利脉沉而迟,里寒也;所下者清谷,里寒甚也;面少赤,身微热,下焦虚寒，无根失守之火浮于上，越于表也。以少赤微热之故，其人阳气虽虚，犹能与阴寒相争，必作郁冒汗出而解。郁冒者，头目之际郁然昏冒，乃真阳之气能胜寒邪，里阳回而表和顺，故能解也。病人必微厥者，此指未汗出郁冒之时而言，面戴阳系下虚，此申言面少赤之故。又，仲景虽云汗出而解，然于未解之时，当用何药！郭白云曰：不解，宜通脉四逆汤少与之。（《伤寒论辨证广注·辨厥阴病脉证并治》）

【原文】下利清穀，裏寒外熱，汗出而厥者，通脈四逆湯主之。（370）

【提要】阴盛格阳下利的证治。

【分析】患者下利清谷，手足厥逆是脾肾阳衰，阴寒内盛所致，故云"里寒"。所谓"外热"，并非表热，乃阴寒内盛，虚阳外越之假热现象。因其虚阳浮越不能固摄，故有汗出。

阳虚而残阳浮越之证，最忌汗出，今见汗出，则残阳有欲脱之势，故以通脉四逆汤启生阳之气以通血脉。

本条虚阳外越仅提汗出一症，临床当与第317条"少阴病，下利清谷，里寒外热，手足厥逆，脉微欲绝，身反不恶寒，其人面色赤……"所述证候互参，则阴阳格拒之诊断更为可靠。

白头翁汤证、小承气汤证与通脉四逆汤证均出现下利，应予以鉴别（表6-9）。

表6-9　白头翁汤证、小承气汤证、通脉四逆汤证下利鉴别表

证型	相似症	不同症	病机	治则
白头翁汤证	下 利	下利脓血、里急后重、腹痛、发热口渴、舌红苔黄	湿热壅滞大肠肝气疏泄失常	清热燥湿，凉肝解毒
小承气汤证		下利清稀粪水、臭秽难闻、腹满硬痛、谵语、舌苔黄燥、脉沉实	阳明燥实阻结，邪热迫津下趋	泻热通滞
通脉四逆汤证		下利清谷、汗出而厥、身反不恶寒、脉微欲绝等	阴寒内盛，逼迫虚阳浮越于外	急救回阳

【选注】《医宗金鉴》：下利清谷，里寒也；身有微热，外热也。上条有无汗怫郁面赤之表（第366条），尚可期其冒汗而解；此条汗出而厥，则已露亡阳之变矣。故主以通脉四逆汤，救阳以胜阴也。（《医宗金鉴·订正仲景全书·伤寒论注》）

汪苓友：此条乃下利当急温之证，下利清谷，为里寒也。外热为身微热，兼之汗出，此真阳之气外走而欲脱也。前条汗出为欲解，此条汗出而反厥，成注云，阳气大虚也。与通脉四逆汤以温经固表，通内外阳气。（《伤寒论辨证广注·辨中寒病脉证治》）

【原文】下利腹脹滿，身體疼痛者，先溫其裏，乃攻其表，溫裏宜四逆湯，攻表宜桂枝湯。（372）

【提要】虚寒下利兼表的治法。

【分析】本条指出虚寒下利兼有表证的治疗大法。表里同病，治法有三：一是先表后里，在表证明显而里证不甚不急，或下利本由表证引起的情况下，当先解表，否则表邪内陷，易出现变证；二是先里后表，在里证重且急的情况下，当先治里；三是表里同治，适用于表里证相对匀衡者，然而在具体运用，又有偏于治表、偏于治里之别，总属表里同治。本证下利腹胀满，为脾肾阳虚温运无力，寒湿阻滞，浊阴不降所致。此时虽有身体疼痛之表证未解，但以里虚为急，故当先温其里，用四逆汤。俟阳气恢复，里证得愈之时，其表证或有自解者，倘若不解，则再议解表之法，予桂枝汤和之。

本证下利而治宜四逆汤，当属下利清谷之类，宜与《太阳篇》第91条互参。

【选注】陈修园：此节言寒在表里，治有缓急之分也。述下利而腹胀满，其中即伏清谷之机，先温其里，不待其急而始救也。里和而表不解，可专治其表。（《伤寒论浅注·厥阴篇》）

钱天来：此言有表有里之下利也。阴寒在里，则腹必胀满；寒邪在表，则身体疼痛。表里俱寒，故成寒下之证也。下利而腹胀满者，太阴脾脏已为厥阴寒邪所伤，胃肠将败，所当急救而其所在表之寒邪，未致即成败证，故先温其里，乃攻其表。（《伤寒溯源集·厥阴篇》）

【原文】下利清谷，不可攻表，汗出必胀满。（364）

【提要】虚寒下利误汗的变证。

【分析】上条言虚寒下利兼有表证，治当先温其里，后解其表。本条论下利清谷，而曰："不可攻表"，必脾肾阳衰无疑，自当温里，切忌攻表。即使尚兼表证不解，亦当仿第372条之例，先温其里，后解其表。否则不加辨证，妄用汗法攻表，必致阳从汗泄，使阳衰更甚，阴寒更剧，浊气壅滞，则不仅下利不止，反而更增腹部胀满之苦。

【选注】李荫岚：里有热，不大便，而更有表证，应先解表，不可攻里，以里气虚，而表邪益陷也。里有寒，下利清谷，而更有表者，应先温里，不可攻表，以里气温而表邪自散也。若先攻表，则汗出阳亡，胃中阳虚寒乘，故必胀满也。（《伤寒论条析·厥阴篇》）

钱天来：此有里无表之下利也。下利清水完谷，则寒邪已甚，而无身体疼痛之表证，则知寒邪在里不在表矣，故不可攻表。若不知而妄发其汗，汗出则阳气随汗而泄，胃肠大损而里寒更甚，故必胀满也。（《伤寒溯源集·厥阴篇》）

【原文】下利后更[1]烦，按之心下濡者，为虚烦也，宜栀子豉汤。（375）

【词解】[1] 更（gèng）：这里作"却"字解（副词）。

【提要】热利后余热留扰胸膈的证治。

【分析】热利经治疗后，下利虽止，却因余热未尽，留扰胸膈，故出现心烦。按之心下柔软不痛，知非结胸之类实证，而为无形邪热上扰，故为虚烦。治当清宣郁热以除烦，似可用栀子豉汤类。

另有阳气大衰，下利过度，以致阴血伤而利止；复因阳亡阴竭，而见烦躁者，与本证貌似相同，而实有虚实寒热之异。彼为阳衰重证，故伴见面赤肢冷，脉微欲绝，或数而无根，腹部柔软，苔白滑或灰滑等；此为实证、热证，故多伴发热口渴、舌红、苔黄、脉数等，虽名虚烦，实非虚证。

【选注】尤在泾：下利后更烦者，热邪不从下减而复上动也。按之心下濡，则中无阻滞可知，故曰虚烦。香豉、栀子能彻热而除烦……。（《伤寒贯珠集·厥阴篇》）

第六节　辨呕哕

一、辨呕

【原文】乾嘔，吐涎沫，頭痛者，吳茱萸湯主之。（378）

【提要】肝寒犯胃，浊阴上逆的证治。

【分析】"干呕，吐涎沫"，谓或干呕，或吐涎沫，为肝寒犯胃，胃失和降则干呕；胃中有寒，阳气不能蒸化，故吐清涎冷沫；肝经与督脉会于巅顶，肝寒循经上扰清窍，故见巅顶痛，治当暖肝温胃，降逆止呕，方用吴茱萸汤。

吴茱萸汤证在《伤寒论》中凡三条，一为阳明病"食谷欲呕"（第243条），一为少阴病"吐利，手足逆冷，烦躁欲死"（第309条），一为本条"干呕，吐涎沫，头痛"，合观三条，虽叙证不尽相同，但阴寒内盛，浊阴上逆的病机是一致的，故可异病同治，均以吴茱萸汤治之。

【选注】方有执：厥阴之脉，挟胃属肝，上贯膈布胁肋，循喉咙之后，上入颃颡，连目系，上出额与督脉会于巅。其支者，复从肝别贯膈，上注肺。故《灵枢》曰：是肝所生病者，腹满呕逆，然则厥阴之邪，循经而上逆，故其见证如此。（《伤寒论条辨·辨厥阴病脉证并治》）

《医宗金鉴》：太阴有吐食而无呕也；少阴有欲吐不吐，咳而呕也；厥阴之厥而呕，呕而吐蛔也。今干呕者，有声无物之谓也；吐涎沫者，清涎冷沫随呕而出也，此由厥阴之寒，上干于胃也。三阳有头痛，必兼身热，至于太阴、少阴二经，皆无头痛，惟厥阴与督脉会于巅，故有头痛而无身热也。此少阳不解，传入厥阴，阴邪上逆，故呕而头痛也。以吴茱萸汤主之，从厥阴本治也。（《医宗金鉴·订正仲景全书·伤寒论注》）

【原文】呕而脉弱，小便复利，身有微热，见厥者难治，四逆汤主之。（377）

【提要】阳虚阴盛呕逆的证治。

【分析】患者呕吐伴见脉弱，为阳虚阴盛无疑。肾阳虚衰，阴寒上逆，故见呕吐；阳衰无力鼓动血脉，故见脉弱；下焦阳虚有寒不能制水，则小便通利而清长，此条同第282条"小便利，色白者，以下焦虚有寒，不能制水"，其理相似。少阴阳衰阴盛，总以阳复为顺，阳亡为逆。今患者身有微热，似属阳复，但未见厥愈足温，而伴四肢厥冷，则非阳复，实为虚阳外越，故云难治。所幸阳亡不甚，身热尚微，又无汗出，故可与四逆汤急温其阳，而速退阴寒。

【选注】成无己：呕而脉弱，为邪气传里。呕则气上逆，而小便当不利，小便复利者，里虚也。身有微热，见厥者，阴盛阳也，为难治。与四逆汤温里助阳。（《注解伤寒论·辨厥阴病脉证并治》）

钱天来：呕而脉弱，则知非阳经之呕矣。且小便复利，尤知里无热邪，而是属阴寒。上文云：厥者必热，热后当复厥，不厥者自愈。则热与厥不应并见。此云身有微热，而反见厥，是阳微不能胜盛阴，故为难治。此非上文热不除者可比，急当以温经复阳为治，而以四逆汤主之。（《伤寒溯源集·厥阴篇》）

【原文】呕而发热者，小柴胡汤主之。（379）

【提要】厥阴病转出少阳的证治。

【分析】少阳与厥阴互为表里，在一定的条件下，少阳病可转入厥阴；厥阴病亦可转出少阳。本条即厥阴病转出少阳，即所谓脏邪还腑。盖厥阴病，每多厥利呕哕之证，属阴寒者多。本条承第377、第378条论寒呕而来，说明病由厥阴寒呕，或寒郁过久化热，或阳复太过，使病邪转出少阳而为少阳热证，故呕吐乃少阳胆火犯胃，胃气不降所致；发热为邪入少阳，胆火外扬使然。第103条"伤寒中风，有柴胡证，但见一症便是，不必悉具"，今呕而发热，俱在少阳主证之列，故以小柴胡汤主之。

"呕而发热"并非少阳独见之证，应与太阳中风之发热、干呕（第 12 条）和太阳伤寒之发热、呕逆（第 3 条）辨别。太阳中风之发热干呕，必与恶寒、头痛、自汗、脉浮缓并见；太阳伤寒之发热、呕逆，必与恶寒、头身疼痛、无汗、脉浮紧等并存；本证呕而发热，必无表证，其脉多弦，以此为辨。

【选注】章虚谷：呕而发热者，邪出少阳也。少阳主升，故不下利而呕，发热者，邪势外向。故主以小柴胡，转少阳之枢，其邪可从表解矣。（《伤寒论本旨·厥阴篇》）

钱天来：邪在厥阴，惟恐其厥逆下利。若见呕而发热是厥阴与少阳脏腑相连，乃脏邪还腑，自阴出阳，无阴邪变逆之患矣，故当从少阳法治之，而以小柴胡汤和解其半表半里之邪也。（《伤寒溯源集·厥阴篇》）

【原文】呕家有癰膿者，不可治呕，膿盡自愈。（376）

【提要】痈脓致呕的治禁。

【分析】呕吐原因众多，寒热虚实皆可导致，故治病必须求本，切忌见呕止呕。

本证呕家有痈脓，其呕必因痈脓而发。痈脓出现定为内有久热，损伤络脉，气血腐败而成。脓毒内停，若得呕吐而出，实为邪有出路，医者只能因势利导，解毒排脓，脓尽则呕自止矣，切不可阻其出路，使之蓄留，酿成变证。

至于本证痈脓发生之确切部位，大多认为属肺胃之痈，但从呕脓来看，应以胃痈为是。文中未出方治，但从"不可治呕，脓尽自愈"分析，治当排脓为主，如《金匮》排脓汤可供参考，切不可坐待自愈（表 6-10）。

表 6-10　呕逆寒热虚实辨

证型	主症	病机
吴茱萸汤证	干呕、吐涎沫、头痛	肝寒犯胃，浊阴上逆
四逆汤证	呕吐，小便利，身有微热，四肢厥冷，脉弱	阳衰阴盛，寒邪上逆
小柴胡汤证	呕而发热	厥阴转出少阳，胆火犯胃
痈脓致呕	呕吐脓液	胃热壅滞，气血腐败

【选注】《医宗金鉴》：心烦而呕者，内热之呕也；渴而饮水呕者，停水之呕也；今呕而有脓者，此必内有痈脓，故曰：不可治呕。但俟脓尽自愈也。盖痈脓腐秽欲去而呕，故不当治。若其呕反逆其机，热邪内壅，阻其出路，使无所泄，必致他变，故不可治呕，脓尽则热随脓去，而呕自止矣。（《医宗金鉴·订正仲景全书·伤寒论注》）

周禹载：不言治法，而曰脓尽自愈，则治法已善为人言之矣。总以热结多血之脏，故无论在肺在胃，不离乎辛凉以开其结，苦泄以排其脓，甘寒以养其正，使脓尽而呕自止耳。（《伤寒论三注·厥阴篇》）

二、辨哕

【原文】傷寒大吐大下之，極虛，復極汗者，其人外氣怫鬱[1]，復與之水，以發其汗，因得噦。所以然者，胃中寒冷故也。（380）

【词解】[1] 外气怫郁：体表之气郁而不通，指因此而引起的发热恶寒无汗等症。（见 48 条）

【提要】误治伤阳，胃寒致哕。

【分析】本条采用夹叙夹议之法，首先提出伤寒病误用大吐大下之法，造成身体极度虚弱，而病情不愈，医者不察病情，又重发其汗致中阳大伤。接着分析造成误治的原因，乃医者不识"外气怫郁"所致。盖"外气怫郁"者，多有发热恶寒无汗之象，虽可汗解，而不宜大汗，而医者大汗之，则不惟证证不愈，且损伤正气。又见病情不愈而误用下法，以致正气极虚，而病证未除，复与之水以求汗解，是错上加错。盖极虚之体，即使外证未解，只宜扶正解表，而误用水法取汗，必然更伤中阳，胃寒更甚，气逆不降，则呃逆由生。

"所以然者，胃中寒冷故也"，是补述哕证的病机，兹不重复。本条未出方治，而治法不离温中散寒降逆，如四逆汤、吴茱萸汤、理中汤等，可供参考。

【选注】尤在泾：伤寒大吐大下之，既损其上，复伤其下，为极虚矣。纵有外邪怫郁不解，亦必先固其里，而后疏其表。乃复饮水，以发其汗，遂极汗出，胃气重虚，水冷复加，冷虚相搏，则必作哕。哕，呃逆也。此阳病误治而变为寒冷者，非厥阴本病也。(《伤寒贯珠集·厥阴篇》)

【原文】伤寒，哕而腹满，视其前后，知何部不利，利之即愈。(381)

【提要】哕逆实证的治疗原则。

【分析】伤寒哕而腹满，是实邪内结之证。实邪阻滞，中焦气机壅塞故腹满，胃气上冲故哕逆。治疗总宜通利之法，使邪有出路，实邪去，胃气降，则腹满哕逆自止。

"视其前后，知何部不利，利之即愈"，说明既因实邪壅滞而腹满，则需审证以定治法，故需明确二便孰为不利而采用利导之法。若水气内停而小便不利者，当利其小便；若肠中燥实而大便不通者，当通其大便。

哕证有虚实之别。虚证致哕，其声低微，每隔多时发作一次，且伴有肢冷、便溏、脉弱等虚衰证候。正如《素问·宝命全神论》曰："病深者，其声哕"是胃气败坏之候，如第380条即属此类。此外第194条"阳明病，不能食，攻其热必哕，所以然者，胃中虚冷故也。以其人本虚，攻其热必哕"；第226条"若胃中虚冷，不能食者，饮水则哕"；第232条"腹满加哕不治"等，皆属虚证。实证致哕，其声响亮高亢，连续不断，并伴有腹满便结，发热，脉滑数有力等实热证候，是肺胃邪气阻滞，气机上逆所致。除本条外，第231条"小便难，有潮热，时时哕"；第111条"或不大便，久则谵语，甚者至哕"等，皆属实证。

【选注】张令韶：夫伤寒致哕，非中土败绝，即胃中寒冷，然亦有里实不通，气不得下泄，反上逆而为哕者，《玉机真藏论》曰："脉盛，皮热，腹胀；前后不通、闷瞀，此为五实，身汗，得后利则实者活。"今哕而腹满，前后不利，五实中之二实也。实者泻之。前后，大小便也。视其前后二部之中，何部不利，利之则气得通，下泄而不上逆，哕即愈矣。夫以至虚至寒之哕证，而亦有实者存焉，则凡系实热之证，而亦有虚者在矣。医者能审其寒热虚实，而为之温凉补泻于其间，则人无夭札之患矣。(《伤寒论直解·厥阴篇》)

自 学 指 导

第五节讨论下利及其辨证论治，共有九条，需要全面掌握寒热虚实的辨析。

1．厥阴热利，以白头翁汤证为代表，乃湿热壅滞大肠，肝气疏泄失常所致。其证以下利便脓血，血色鲜泽，腹痛里急后重，发热口渴为特点。治宜清热燥湿，坚阴止利，白头翁汤主之。至于"下利谵语者，有燥屎也"，虽云下利实属热结旁流，非厥阴本证，治宜小承气汤。

2. 虚寒下利，多属阳衰阴盛，火不生土之故，常伴四肢厥逆，脉微，下利清谷等证。治宜回阳救逆，补火生土，四逆汤是其主方。若兼表邪未解者，应先温其里，后治其表。虚寒利若兼虚阳外越者，一般较重，然而第366条所述戴阳轻证，尚有阳复得郁冒汗出而解之机，不可不知。

第六节讨论呕哕的辨证，重点仍在掌握寒热虚实的辨析。

1. 厥阴寒呕，以吴茱萸汤证为代表，证见干呕、吐涎沫者，为肝寒犯胃，浊阴上逆所致，治用吴茱萸汤暖肝温胃，降逆止呕。至于"呕而脉弱，小便复利，身有微热"者，则是阳衰阴盛，寒气上逆而成，治宜四逆汤温阳散寒，则呕吐自止。以上皆属寒呕。厥阴与少阳为表里，若脏邪还腑，阴证出阳，证见呕而发热者，则变为少阳证候，故主治以小柴胡汤。呕家有痈脓者，治应解毒排脓为主，切忌见呕止呕，而不察病源，以上皆属热呕。

2. 哕逆属虚寒而胃气败坏者多，第380条大吐大下，极虚，胃中寒冷之哕便是。然亦有实证而哕者，如第381条"哕而腹满"之类。论中见哕逆者多条，均可辨其寒热虚实，非独厥阴为然。

【复习思考题】
1．试述白头翁汤证的证候、病机、治法、方药。
2．试述厥阴虚寒下利的病机和治法。
3．试述吴茱萸汤证的证候、病机、治法、方药。试比较论中三条吴茱萸汤证之异同。
4．如何辨别呕、哕的寒热虚实？

第七节　预　后

【目的要求】 了解厥阴病预后的临床意义，及其辨证方法。
【自学时数】 2学时。

一、辨厥阴中风愈与未愈

【原文】 厥陰中風，脉微浮為欲愈；不浮為未愈。（327）
【提要】 从脉象判断厥阴中风的预后。
【分析】 厥阴病，其脉多为沉细迟弱，而本条曰"微浮"，何故？正如《辨脉法》云："凡阴病见阳脉者生，阳病见阴脉者死"，今厥阴中风脉现微浮，为阴证而见阳脉，象征阳气来复，正胜邪却，所以推断病情欲愈。若不出现浮脉，则为阴邪尚盛，阳气未复，故知未愈。

本条言脉微浮，微为轻缓柔和之状，非微弱无力可比；浮是轻按即得，微中见浮，方为阴证转阳。病情愈否，不仅辨脉，还须综合其他症状全面分析，始能做出正确诊断。若脉象不是浮而轻柔和缓，或为浮而无根，或脉暴出，则多属虚阳欲绝的危候。

【选注】《医宗金鉴》：厥阴中风，该伤寒而言也。脉微，厥阴脉也；浮，表脉也。厥阴之病，既得阳浮之脉，是其邪已还于表，故为欲愈也。不浮则沉，沉，里阴脉也。是其邪仍在于里，故为未愈也。（《医宗金鉴·订正仲景全书·伤寒论注》）

尤在泾：此厥阴自受风邪之证，脉微为邪气少，浮为病在经，经病而邪少，故为欲愈。

或始先脉不微浮，继乃转而为浮者，为自阴出阳之候，亦为欲愈，所谓阴病得阳脉者生是也。然必兼有发热微汗等候，仲景不言者，以脉赅证也。若不浮，则邪著阴中，漫无出路，其愈正未可期，故曰："不浮为未愈。"（《伤寒贯珠集·厥阴篇》）

二、辨厥阴寒证自愈候

【原文】厥陰病，渴欲飲水者，少少與之愈。（329）

【提要】厥阴阳复口渴，调护得当，可自愈。

【分析】厥阴寒证本无口渴，今渴欲饮水，乃寒邪已退，阳气初复，津液尚未及时上承之故。此时无须特殊治疗，仅少少与水饮之，滋助津液，其病可愈。若饮水过多，反使阳气复伤而致停饮为患。

厥阴本有消渴一证，饮水较多，口渴不因饮水而缓解，为厥阴上热下寒，热灼津液所致，非本证之微渴可比。故宜寒温并投，辛开苦降，若单纯饮水，病必不除。

【选注】《医宗金鉴》：厥阴病，渴欲饮水者，乃阳回欲和，求水自滋作解之兆，当少少与之，以和其胃，胃和汗出，自可愈也。若多与之，则水反停渍于胃，必致厥利矣。（《医宗金鉴·订正仲景全书·伤寒论注》）

【原文】下利，有微熱而渴，脉弱者，今自愈。（360）

【提要】寒利将愈的脉证。

【分析】厥阴虚寒下利，必阳气衰弱，故多伴见无热恶寒，口不渴等证，今微热而渴，乃阳气渐复，阴寒渐退之佳兆。脉弱者，为阳气渐回，但正气尚未充沛。脉证合参，故推知其病自愈。

厥阴病下利口渴，有热盛与阳复之别，若见大热大渴，脉滑数有力，则为邪热壅盛所致，非苦寒清热止利不能自愈。本证为阴寒下利，而现阳气恢复，见微热而渴，脉弱者，是欲愈之兆。又第344条"伤寒发热，下利厥逆，躁不得卧者死"；第345条"伤寒发热，下利至甚，厥不止者死"，乃阴盛阳脱或阴阳离决之危候，不得与前二者同日而语，详见后文。

【选注】《医宗金鉴》：厥阴下利，有大热而渴，脉强者，乃邪热俱盛也。今下利有微热而渴，脉弱者，是邪热衰也。邪热既衰，故可令自愈也。（《医宗金鉴·订正仲景全书·伤寒论注》）

钱天来：言阴寒下利，设身有微热而渴，乃阳气渐回，阴邪已退之兆。非大热而热气有余之比。若虚阳飞越于外而热，则寒盛于里，虽热亦不渴矣，故知为欲愈也。然必脉弱者，方见其里气本然之虚，无热气太过，作痈脓、便脓血及喉痹、口伤烂赤之变。故可不治，令其自愈也。（《伤寒溯源集·厥阴篇》）

【原文】下利，脉數，有微熱汗出，今自愈，設復緊，為未解。（361）

【提要】寒利将愈的脉证及未解的脉象。

【分析】厥阴虚寒下利出现数脉，若属阴证转阳者，仍为转愈之机。然而数脉一般主热，何以知非热利或阳复太过，而断为"今自愈"？必脉证合参，推而知之。因脉数与微热，汗出并见。微热者，既非暴热，亦非大热，而是阳气来复有渐，此时手足必然渐温，精神渐复，汗出乃阳气较为充足，能蒸化津液所致，其人必微微汗出，神情慧爽。脉数乃阳气渐充，鼓动血脉所致，数中必带柔和之象。况且先为阴寒证，脉多沉迟或紧，今阳复而脉率略有增加，亦可谓之数。因而此脉出现，既不同于虚阳外越之数而散乱无根，又有别于实热之脉数搏指有力，故知自愈。

假使又见紧脉，是寒邪复聚，正气尚无力驱邪外达，虽见微热汗出等阳复表现，是脉证不符，故难自愈。

【选注】成无己：下利，阴病也；脉数，阳脉也。阴病见阳脉者生。微热汗出，阳气得通也，利必自愈。诸紧为寒，设复脉紧，阴气犹胜，故云未解。（《注解伤寒论·厥阴病脉证并治》）

三、辨厥阴虚寒证危候

【原文】傷寒六七日，脉微，手足厥冷，煩躁，灸厥陰，厥不還者，死。（343）

【提要】阴盛阳竭的危候。

【分析】伤寒六七日，出现脉微，手足厥冷，是阳气衰微，阴寒独盛之证。更见烦躁不宁，为虚阳上扰，心神无主使然。病情虽危，然无大汗，面赤，反不寒恶等症，尚可急温，亦可艾灸，以挽垂危。若灸后阳气得以回复，手足转温者，则疾病尚有转机；否则厥冷依然，表明阳气衰竭，预后多凶，故曰"死"。

文中仅提灸厥阴，未指明穴位名称，张令韶主张灸"行间"和"章门"穴，临床灸关元、气海，亦有一定效果，若配合回阳救逆之方，可增强疗效。

【选注】《医宗金鉴》：此详申厥阴脏厥之重证也。伤寒六七日，脉微，手足厥冷，烦躁者，是厥阴阴邪之重病也。若不图之于早，为阴消阳长之计，必至于阴气而盛，厥冷日深，烦躁日甚，虽用吴萸、附子、四逆等汤，恐缓不及事，惟当灸厥阴，以通其阳。如手足厥冷，过时不还，是阳气已亡也，故死。（《医宗金鉴·订正仲景全书·伤寒论注》）

【原文】傷寒發熱，下利厥逆，躁不得臥者，死。（344）

【提要】阴盛阳脱的危候。

【分析】厥阴寒证出现发热，有阳复和阳亡两种可能，如属阳气来复，则下利当自止，手足应转温，当与第331、第360、第361条互参。今发热与下利肢厥同时存在，可见此发热并非阳复，而是阴盛于内，格阳于外的假热象征。与通脉四逆汤证里寒外热的机制相同，惟本条更增躁不得卧，是虚阳欲脱，阳气将绝之危候，与第338条"其人躁无暂安时"同义，故曰"死"。

栀子豉汤证"心烦不得眠"与本证"躁不得卧"，叙证似乎相同，而实质大异。因"心烦不得眠"是自觉心中烦乱不宁，影响睡眠，为无形邪热内扰引起，其病尚轻；而"躁不得卧"是他觉证，为患者神志不清，不自主的躁动不安，属阴寒独盛，虚阳欲脱，其病尤重。

【选注】尤在泾：伤寒发热，下利厥逆者，邪气从外之内，而盛于内也，至躁不得卧，则阳气有立亡之象，故死。（《伤寒贯珠集·厥阴篇》）

《医宗金鉴》：伤寒发热下利而厥，反烦躁不得卧者，乃寒盛于中，孤阳扰乱也。或发热下利至甚，厥逆不止，即心烦躁，亦为表阳外散，里阳内脱，故均死也。（《医宗金鉴·订正仲景全书·伤寒论注》）

【原文】傷寒發熱，下利至甚，厥不止者，死。（345）

【提要】阴阳离决的危候。

【分析】本证发热下利，手足厥逆，其病机与上条同，即均为阴寒盛于内，虚阳浮越于外之象。所不同的是上条表现为躁不得卧，而本证下利最重，又厥逆不止，为阳亡于外，阴竭于下，有阴阳离决之势，病更危重，故预后不良。

【选注】钱天来：发热则阳气已回，利当自止。而反下利至甚，厥冷不止者，是阴气盛极于里，逼阳外出，乃虚阳浮越于外之热，非阳回之发热，故必死也。(《伤寒溯源集·厥阴篇》)

【原文】傷寒六七日不利，便發熱而利，其人汗出不止者，死。有陰無陽故也。(346)

【提要】病情突变，有阴无阳的危候。

【分析】伤寒日久，出现手足厥冷，而未见下利，说明病变虽入厥阴，但病情不重。六七日后忽然发热下利，且伴汗出不止，说明病情突变，应当仔细辨析。假若发热属阳气来复，则当微热渐生，肢厥渐回，精神渐旺，今突然发热而诸证加重，决非阳回之兆。究其发热之因，必是阴寒加重，阳气外浮，下利乃真阳虚衰，火不生土所致。此时若无汗出，则其证尚轻，今汗出不止，是阳衰不能固摄，大有虚脱之险，故预后不佳。

本证发热而利，必伴见四肢厥冷，汗出不止，脉沉微，舌淡苔白等，若发热下利，伴见喘而汗出，脉数有力，舌红苔黄等，便属热利，与本证有原则区别。

【选注】尤在泾：寒伤于阴，至六七日发热者，阳复而阴解，虽下利犹当自止，所谓伤寒先厥后发热而利者，必自止也。乃伤寒六七日本不利，而忽热与利俱见，此非阳复而热也，阴内盛而阳外亡也。若其人汗出不止，则不特不能内守，亦并无为外护矣，是谓有阴无阳，其死必矣。(《伤寒贯珠集·厥阴篇》)

汪苓友：寒中厥阴至六七日，当亦厥六七日矣，不言厥者，阙文也。厥则当利，其不利者，武陵陈氏云，阳气未败犹能与邪相支吾也。若至发热，既利者亦当止。今则发热与利，特然并至，加之汗出不止，则知其热非阳回而热，乃阳脱而热，故兼下利而汗出不止也。(《伤寒论辨证广注·太阳少阴厥阴中寒篇》)

【原文】下利，手足厥冷，無脈者，灸之不溫，若脈不還，反微喘者，死。少陰負趺陽[1]者，為順也。(362)

【词解】[1] 少阴负趺阳：指脉象言，少阴脉在足内踝后跟骨上动脉陷中，即太溪穴，趺阳脉在足大指次指间上行五寸冲阳穴，为胃经之脉。少阴负趺阳，指少阴之太溪脉，小于趺阳脉。

【提要】厥阴危证，从脉象推断其预后。

【分析】下利、手足厥冷、无脉，乃阴寒邪盛，阳气极度衰微，病情十分危险之候，若用汤药救治，尤恐缓不济急，故用灸法急救。灸后手足能温，脉能自还，病尚可治。所灸之穴，如关元、气海、百会等，可供参考；若灸后手足依然不温，脉搏仍然不起，反而增加微喘症状，是肾气竭于下，肺气脱于上之危候。与第299条“少阴病六七日，息高者，死”机制略同。

病势危笃，寸口无脉可诊者，可切少阴、趺阳之脉以判断预后吉凶。少阴脉在足跟太溪穴，以候肾气。趺阳脉在足背冲阳穴，以候胃气。少阴负趺阳，即趺阳脉盛于少阴脉，说明肾气虽衰而胃气犹盛，后天之本尚旺，生化有源，故有治疗余地，为顺，反此为逆。总之对于危重患者，诊察足部脉搏，特别是趺阳、少阴脉，有重要价值。

【选注】成无己：下利，手足厥逆，无脉者，阴气独胜，阳气大虚也。灸之阳气复，手

足温而脉还，为欲愈。若手足不温，脉不还者，阳已绝也。反微喘者，阳气脱也。（《注解伤寒论·辨厥阴病脉证并治》）

钱天来："阴寒下利而手足厥冷，至于无脉，是真阳已竭，已成死证，故虽灸之，亦不温也。若脉不还，反见微喘，乃阳气已绝，其未尽之虚阳随呼吸而上脱，其气有出无入，故似喘非喘而死矣。""夫少阴、肾也，水中有火，先天之阳也；趺阳，胃脉也，火生之土，后天之阳也。此承上文下利而言。凡少阴证中诸阳虚阴盛之证，而至于下利，及下利清谷之证，皆由寒邪太盛，非惟少阴命门真火衰微，且火不能生土，中焦胃脘之阳不守，故亦败泄而为下利。少阴脉虽微细欲绝，而为阴寒所胜，则为少阴之真阳负也。若趺阳脉尚无亏损，则是先天之阳虽为寒邪之所郁伏，而后天胃脘之阳尚在，为真阳犹未磨灭，所谓有胃气者生，故为顺也。若趺阳亦负，则为无胃气而死矣。"（《伤寒溯源集·厥阴篇》）

【原文】下利後脉絕，手足厥冷，晬時脉還，手足温者生，脉不還者死。（368）

【提要】利后脉绝肢冷，决生死于晬时之后。

【分析】下利后脉绝，多因暴寒卒中，发病急速，泻下剧烈，津液骤然损失过度，阳气一时暴脱，以致手足厥冷，脉伏不见。此属暴病致脱，体质尚未完全衰败，所以经过周时之后，.阳气尚有来复之机。如得肢温脉还，则为阳气来复，即有生机。反之厥仍不回，脉仍不起，便是危笃难救之证。

下利后脉绝，临床有两种情况，一是起病急骤，正气一时暴脱，如本条所论，兹不赘述。另一种病程较久，真阳耗伤殆尽而脉绝，虽俟于晬时之后，终因正气耗竭，而无回复之望，脉无自还之机。前者属暴病，虽进展急速，但本元之气未散，若救治得法，多有挽回者，故不可坐待脉还，而应急投参附四逆之类，或并用灸法以救之。后者病程较长，发展较缓，而危机先伏，本元之气已败，虽积极救治，而预后不良。

【选注】钱天来：寒邪下利而六脉已绝，手足厥冷，万无更生之理，而仲景犹云周时脉还、手足温者生，何也？夫利有新久，若久利脉绝而至手足厥冷，则阳气以渐而虚，直至水穷山尽，阳气磨灭殆尽，脉气方绝，岂有复还之时。惟暴注下泄，忽得之骤利而厥冷脉绝者，则真阳未至陡绝，一时为暴寒所中，致厥利脉伏，故阳气尚有还期。此条乃寒中厥阴，非久利也，故云"晬时脉还，手足温者生"，若脉不见还，是孤阳已绝而死也。（《伤寒溯源集·厥阴篇》）

喻嘉言：厥利无脉，阳去而难于返矣。然在根本坚固者，生机尚存一线，经一周时，脉还手足复温则生，否则死矣。（《尚论篇·厥阴篇》）

【原文】傷寒下利，日十餘行，脉反實[1]者死。（369）

【词解】[1] 脉反实：实脉为长大有力，多见于大热大实之证。虚证而见实脉，所以说"反"。

【提要】正虚邪实，预后不良。

【分析】虚寒下利日十余行，阳气衰微可知，其脉应沉迟微弱，方为脉证相符，治用急温峻补之法尚属可治。今下利不减，其脉反弹指有力，是证虚而脉实，如此脉证不符，表明正气衰败，而邪气尚盛，即《内经》所谓"真脏脉"见，攻补两难，预后不良，故曰"死"。

【选注】成无己：下利者，里虚也，脉当微弱，反实者，病胜脏也，故死。《难经》曰：脉不应病，病不应脉，是为死病。（《注解伤寒论·辨厥阴病脉证并治》）

张隐庵：伤寒下利者，伤寒本自寒下也。日十余行者，病厥阴而三阴三阳之气皆虚也。夫六气主十二时，一日而十余行，则阴阳六气皆虚。气虚而脉反实者，乃真元下脱，不得柔和之胃脉也，故死。（《伤寒论集注·辨厥阴病脉证并治》）

【原文】發熱而厥，七日下利者，為難治。（348）

【提要】发热厥利难治证。

【分析】厥阴病寒证，出现发热，有阳复阳亡之辨，若是阳复阴退，则肢厥，下利必当自止。今发热而伴肢厥，至七日不解，又见下利，则显然不属阳复，而是阴寒内盛，逼迫虚阳外亡之重证，故云难治。

本条与第344条、第345条同为阴寒内盛，虚阳外越而出现发热、厥、利的证候，但第344条出现"躁不得卧"为神气外越；第345条出现"下利至甚、厥不止"为阴寒独甚，故皆主死。本条虽病机与上两证同，但其证情稍轻，故不言死，而曰难治。

【选注】《医宗金鉴》：发热而厥至七日，若厥回利止，则可以自解矣。今发热而厥至七日，下利不止者，为难治也。盖上条有阴无阳故主死，此条阴盛而阳不复，故为难治也。（《医宗金鉴·订正仲景全书·伤寒论注》）

张隐庵：此节乃通承上文死证之意，而言发热而厥至七日，而犹然下利者，病虽未死，亦为难治。上文言死证之已见，此言未死之先机。（《伤寒论集注·辨厥阴病脉证并治》）

四、辨厥阴病下利的转归

【原文】下利，寸脉反浮數，尺中自濇者，必清膿血。（363）

【提要】厥阴病阳复太过便脓血证。

【分析】厥阴寒利，因阳衰火不暖土，故多下利清谷；阳衰无力鼓动血脉，故多沉迟无力，今寸脉反浮数，似乎阴证而见阳脉，其病当愈。然而浮数仅见寸部，而尺部自涩，涩为阴血不畅，则为阳复太过，邪热有余，损伤血络，瘀滞大肠，蒸腐为脓，故知必便脓血。

原文叙证简略，未出方治，据证而论，此时当属热痢，其证候除便脓血外，当伴腹痛，里急后重，口渴等，治宜清热解毒，坚阴止痢，白头翁汤可供选用。

【选注】李荫岚：厥阴寒利，脉当微细，今寸反浮数者，阳气盛也，又阳盛脉当滑，今尺中自涩者，阴血伤也。"清"与"圊"通。圊者，厕也。圊脓血，即谓便脓血也。寸以候阳，尺以候阴。凡病阳虚阴盛者，则阴必上乘其阳，阴虚阳盛者，则阳必下乘其阴。今厥阴下利，阴液被夺，其血必虚。血虚者气必归之，如是者，经热转甚，热伤其血，血腐成脓，随利下泄，故曰必圊脓血也。（《伤寒论析·厥阴篇》）

周扬俊：阴证阳脉，病家最幸。今云反浮数，虽则下利，安知不转出阳分，有汗而解？然合尺中自涩观之，则精血受伤，正气难复，况阳邪正炽，势必下陷而内入伤阴，必至圊血不已也。（《伤寒论三注·厥阴篇》）

【原文】下利，脉數而渴者，今自愈。設不差,必清膿血,以有熱故也。（367）

【提要】虚寒下利有阳复自愈与阳复太过两种转归。

【分析】厥阴寒利见到脉数，口渴，这是阳复阴退佳兆，下利当自愈，与第361条"下利脉数有微热汗出，今自愈"机制略同。假使下利未见好转，脉数不解，口渴不除，则为阳复太过，由阴转阳，热气有余，灼伤肠道络脉而便脓血。

本条说明厥阴寒利，出现脉数而渴者，有两种不同转归，一为阳复寒去，其病向愈，故渴必不甚，脉数而柔和，精神慧爽。一为阳复太过，阳热有余，反有便脓血之患。因热气有余，消灼阴液，其渴必甚，其脉数而有力，且热扰心烦。

【选注】尤在泾：此亦阴邪下利，而阳气已复之证。脉数而渴，与下利有微热而渴同意。然脉不弱而数，则阳之复者已过，阴寒虽解，热气旋增，将更伤阴而圊脓血也。（《伤寒贯珠集·厥阴篇》）

《医宗金鉴》：此承上条互言，以详其变也。下利脉数而渴者，是内有热也，若身无热，其邪已衰，亦可令自愈也。设下利脉数而渴，日久不差，虽无身热，必圊脓血，以内热伤阴故也。（《医宗金鉴·订正仲景全书·伤寒论注》）

【原文】下利，脉沉弦者，下重也；脉大者，為未止；脉微弱數者，為欲自止，雖發熱，不死。（365）

【提要】根据脉象辨下利的不同转归。

【分析】本证下利伴见脉沉弦，应为厥阴热利，因厥阴属肝，主疏泄，喜条达，邪入其地，则肝气郁结，气机不畅，湿热壅滞，迫注大肠，因此下利时，肛门有重滞感；肝经湿热互结于里，故脉沉而弦。

《素问·脉要精微论》云："大则病进"，下利而见脉大者，为邪气盛，病情继续加剧，故"为未止"。若下利脉微弱数者，微弱是邪衰，数中有柔和之象，表明邪气已衰里热减轻，故预示下利有自止之望。此时虽有发热，必不甚，并随邪气渐退，发热当可随之而愈，故云不死。反之，若脉数大有力，下利不止，发热反剧者，为厥阴邪热鸱张，病势继进，预后多不良。

【选注】汪苓友：此辨热利之脉也，脉沉弦者，沉主里，弦主急，故为里急后重，如滞下之证也。脉大者，邪热甚也。《脉经》云："大则病进"故为利未止也。脉微弱数者，此阳邪之热已退，真阴之气将复，故为利自止也。下利一候，大忌发热，兹者脉微弱而带数，所存邪气有限，故虽发热不至死耳。（《伤寒论辨证广注·辨厥阴病脉证并治》）

喻嘉言：下利而脉沉弦、主里急后重，成滞下之证，即今所称痢证也。脉大者，即沉弦中之大，脉微弱数者，即沉弦中之微弱数也。（《尚论篇·厥阴篇》）

自 学 指 导

厥阴病预后共讨论十五条，论述较广，归纳其意不越三种：一是阳气渐复，吐利渐止，肢厥转温，脉转和缓，为病愈佳兆。二是阳衰加剧，吐利转甚，肢厥加重，脉微欲绝，不烦而躁，为预后不良。三是阳复太过，发热不止，脉数口渴，热伤脉络而便血，或咽痛、喉痹等，乃阴证转为阳证。

【复习思考题】
1．试分析厥阴病的预后。
2．试述厥阴死证有哪几种不同的证候表现。

厥阴篇小结

厥阴病篇共有原文 56 条，依类归纳为厥阴病提纲、寒热错杂证、辨厥热胜复、辨厥、辨下利、辨呕哕及厥阴预后七个部分加以讨论。

第 326 条厥阴病提纲，但实际上仅揭示了上热下寒，寒热错杂的证候、病因、病机及误治后的变证。

上热下寒证共论三种证型：一为蛔厥证，病者静而复时烦，须臾复止，得食而呕又烦，甚者手足厥冷，常自吐蛔，乃上热下寒蛔虫内扰所致，治用乌梅丸；一为干姜芩连人参汤证，见呕吐频频，食入口即吐，由上热下寒，寒热互格所致，干姜芩连人参汤主之；一为麻黄升麻汤证，见手足厥逆，喉咽不利，唾脓血，泄利不止，寸脉沉而迟，下部脉不至，为正虚邪陷，阳郁不伸，阴阳错杂，寒热互见所致，麻黄升麻汤主之。

厥热胜复证是厥与热交替出现的证候，通过厥热时间对比，可以推断厥阴病阴阳消长，邪正进退的变化，可归纳为三种情况：一是厥热相等或热多于厥，为阳复阴退，其病向愈。二是厥多热少，为阴盛阳衰，其病为进。三是厥愈而发热不止，则为阳复太过，其病由阴转阳，邪从热化，变为热证。

辨厥一节，首先指出了厥的证候特点即手足逆冷，其病机为阴阳气不相顺接。厥不是一个单独的疾病，而是许多疾病发展过程中出现的一个共同症状。厥有寒热之分，热厥的特点为先热后厥，热深厥深，热微厥微，治宜清下，忌用发汗；寒厥多因感受寒邪，或汗下太过等，以致阳气衰亡，阴寒内盛而成，治宜回阳救逆、益气固脱，忌用寒凉攻伐。此外本节还论述了血虚致厥、水饮致厥、痰厥、冷结膀胱关元致厥等厥证的证候、病机、治法方药，宜比较之。

辨下利一节，对热利下重、真寒假热下利、虚寒兼表下利、热结旁流下利及下利后余热留扰胸膈等证的证候、病机、治法、方药进行了讨论，宜加鉴别。

辨呕之内容，涉及阳虚致呕、肝寒犯胃致呕、厥阴脏邪还腑致呕、痈脓致呕等证候及其病机治法，方药分别为四逆汤、吴茱萸汤、小柴胡汤等。辨哕有虚寒与实热两种，应从哕声特点及伴见症候加以分析，以区别其属性。

预后一节分四个问题加以讨论，一为辨厥阴中风愈与未愈，当从脉象判断，若脉微浮为阳复阴退，其病欲愈；若脉不浮为阴邪尚盛，其病未愈。二为厥阴寒证自愈候，其自愈与否，总以脉证为凭，凡阴证见阳脉阳证者或证候有转阳征象者，为阳气来复，病情欲愈之兆。三为辨厥阴虚寒证之危候，其预后之吉凶，总以阳气存亡为根本，凡出现阴盛阳绝，阴盛阳亡，阴竭阳亡之征兆者，其病皆重，预后多危。四为辨厥阴病下利的转归，主要有两种情况，有阳复利止，其病当愈者；有阳复太过、下利不止，其病由阴转阳，而变为热证者。总之厥阴病预后不越三种：一属阳气渐复，吐利渐止，肢厥转温，脉转和缓，为病愈佳兆。二是阳衰加剧，吐利转甚，肢厥加重，脉微欲绝，不烦而躁者，为预后不良。三是阳复太过，发热不止，脉数口渴，热伤络脉而出现便血、咽痛、喉痹等，为阴证向对立面转化，变为热证。

[曹远礼]

第七章 辨霍乱病脉证并治━━━━━━━━━

霍乱，是以卒然发作上吐下泻为主要临床表现的胃肠性病证。霍有挥霍、消耗之意；乱即撩乱。因其病起于顷刻之间，病情急，病势剧，阴阳逆乱，胃肠功能反常，故名霍乱。

霍乱四季皆有，而以夏秋季节较为多见，常因饮食不洁（节），或外感六淫之邪，而使表里之邪相并，清浊相干，胃肠功乱紊乱，清阳不升，浊阴不降，而吐泻暴作。《灵枢·五乱篇》曰："清气在阴，浊气在阳，营气顺脉，卫气逆行。清浊相干……乱于肠胃，则为霍乱。"

本论所讨论的霍乱病含义较为宽广，实际包括了多种急性胃肠性病变，其与现代医学所说的霍乱与副霍乱有所区别。后世医家根据临床表现的不同，将霍乱分为湿霍乱与干霍乱两类，若以上吐下泻、吐泻无度为主者，称为湿霍乱，其中因寒湿所致者，又叫寒霍乱，因暑热所致者，又叫热霍乱。若以欲吐不吐，欲泻不泻，烦闷不安，腹中绞痛，短气汗出为主者，则称为干霍乱。本篇所述是以吐利为主的霍乱中寒证，当属湿霍乱范畴。本病由于内外合邪，故在疾病初起阶段，于呕吐下利的同时，多兼有发热恶寒、头疼身痛等表证。临床可根据疾病的不同表现而随证施治。

【目的要求】

1. 掌握霍乱病的主证、病机，以及四逆汤、四逆加人参汤、通脉四逆汤、五苓散、理中汤（丸）的区别运用。

2. 了解霍乱病的特征、命名及与伤寒吐泻的区别。

【自学时数】 4 学时。

【原文】 问曰：病有霍亂者何？答曰：嘔吐而利，此名霍亂。（382）

【提要】 霍乱的主要证候。

【分析】 本条自设问答，以说明霍乱病的症状和特征。霍乱病以呕吐下利、吐泻交作为主要症状。其发病突然，变化迅速，病情急剧，大有挥霍撩乱之势，临床特征如此，故名之曰霍乱。霍乱的发生，是由于"清气在阴，浊气在阳，清浊相干，乱于肠胃"所致。即饮食不洁（节），或感受外邪，表里合邪，胃肠功能逆乱，清气不升则泻，浊气不降则吐，升清降浊失职，而吐利始作。

本病霍乱，包括多种原因所致的急性胃肠性病变而见吐泻证者，此与现代医学中由霍乱弧菌引起的烈性传染病霍乱与副霍乱有所不同。但本篇所述之辨证论治原则及其方药，却可根据其证候表现及病机变化而相机使用。

【选注】 成无己：三焦者，水谷之道路。邪在上焦，则吐而不利；邪在下焦，则利而不吐；邪在中焦，则既吐且利。以饮食不节，寒热不调，清浊相干，阴阳乖隔，遂成霍乱。轻

者，止曰吐利；重者，挥霍撩乱，名曰霍乱。（《注解伤寒论·辨霍乱病脉证并治》）

张令韶：霍者，忽也。谓邪气忽然而至，防备不及，正气为之仓忙错乱也。胃居中土，为万物之所归，故必伤胃。邪气与水谷之气，交乱于中，故上呕吐而下利也。吐利齐作，正邪纷争，是名霍乱。（《伤寒论直解·辨霍乱病脉证》）

【原文】問曰：病發熱頭痛，身疼惡寒，吐利者，此屬何病？答曰：此名霍亂。霍亂自吐下，又利止，復更發熱也。（383）

【提要】论霍乱之表里证，并与伤寒鉴别。

【分析】本条是论霍乱兼表之证。霍乱属于胃肠疾患，病因饮食不洁，或兼感外邪而发。若表里合邪时，则可见有表证，邪客于表，正邪分争，则发热恶寒；外邪郁滞，经气不利，则头痛身疼；清浊相干，胃肠功能紊乱，则有吐利，故曰"此名霍乱。"霍乱兼表与太阳伤寒证候类似而实质不同。太阳伤寒因风寒束表，有发热恶寒，头痛身疼，若外邪不解，邪气入里，胃肠失和，也可见呕吐或下利，而一般是表证在前，呕利在后。今病初即有吐利与表证同见，则非伤寒，而是霍乱。

霍乱虽带表证，然以吐利为主。所谓"霍乱自吐下"，是谓吐下与表证俱来，多无先后之分，而其病从内而发，不受外邪影响。因病从内而外，表里不和，故吐利寒热可同时出现。若吐利止，而发热未罢者，为里气虽和，而表证未解，此时则可从表论治。

葛根汤、葛根加半夏生姜汤证与本证有相似处，即既有发热恶寒，头身疼痛之表证，又有呕吐下利之里证，但前者必以表证为主，故常常先见表证，若表邪不解，内迫阳明，大肠传导失职时，方有吐利，然一般吐利较轻。而霍乱吐利与表证俱见，且吐利极盛，以此为别（表7-1）。

表7-1　葛根汤证、葛根加半夏汤证与霍乱鉴别表

证型	证候	经过	病机	治法
葛根汤证、葛根加半夏生姜汤证	发热，恶风寒，无汗，项背强痛，下利，或不下利但呕	先见发热，恶风寒，无汗等表证，稍后方有吐利	风寒侵袭肌表，表邪内迫阳明	发汗解表，升津止利，或发汗解表兼降逆止呕
霍乱	吐利俱甚，发热恶寒，头、身疼痛	吐利与表证同时出现，或有吐利先见于表证者	饮食不洁（节），外感风寒，胃肠功能紊乱	参考第385、386、388、389条

【选注】巢元方：霍乱者，由人温凉不调，阴阳清浊二气，有相干乱之时。其乱在于胃肠之间者，因遇饮食而变，发则心腹绞痛，其有先心痛者则先吐，先腹痛者则先利，心腹并痛者，则吐利俱发。挟风而实者，身发热头痛体痛而复吐利，虚者但吐利，心腹刺痛而已。（《诸病源候论·霍乱病诸候》）

钱天来：此言有表证之霍乱也。发热头痛，身疼恶寒者，寒邪在表也；吐利者，寒邪在里也。言伤寒之邪，在太阳而发热头痛，身疼恶寒，则无吐利；若伤寒之邪，在阴经而有吐利恶寒，则无发热头痛，此虽较前又多表证，酷似伤寒，然吐利仍在，故此亦名霍乱。然始而吐下，继而利止，则霍乱之里邪已矣。复更发热者，表邪未解，霍乱将仍转而为伤寒矣。成氏云：利止里和，复更发热，还是伤寒，必汗出而解。窃恐霍乱暂止，里未必和，吐泻之后，汗不轻发，当谅其虚实，故不言发汗也。（《伤寒溯源集·附霍乱篇》）

【原文】傷寒，其脉微濇者，本是霍亂，今是傷寒，卻四五日，至陰經上，轉

入陰必利。本嘔下利者，不可治也。欲似大便，而反失氣，仍不利者，此屬陽明也。便必鞕，十三日愈，所以然者，經盡故也。下利後當便鞕，鞕則能食者愈，今反不能食，到後經中，頗能食，復過一經能食，過之一日當愈，不愈者，不屬陽明也。（384）

【提要】辨霍乱与伤寒的脉证异同及转归。

【分析】本条可分三段理解。从"伤寒"至"不可治也"为第一段，辨伤寒与霍乱之脉证，及邪传阴经的诊断与预后。伤寒表病，脉当浮紧，而反见微涩，知其为先病霍乱，吐利交作，正气虚损，阴液耗伤，脉搏鼓动乏力所致。本是霍乱，今感伤寒，则可出现发热恶寒，头身疼痛，吐利并作等证，此参考上条可知。至四五日，邪入阴经之时，则见下利，一利再利，而使正气极虚。可见下利一证，伤寒与霍乱不同，伤寒受邪，多经几日而后下利，霍乱则得病之初，呕利暴作，是两证互异，不可等同。霍乱吐利，里气大虚，又邪传入里，而复吐利，则里气再伤，病极危笃，故"不可治也"。

从"欲似大便"至"经尽故也"为第二段，论霍乱吐利后津伤便硬的证候与转归。霍乱吐利，有再下利而里气重虚不可治者，有胃气来复，正胜邪却而病欲愈者。今吐利过后，其人欲似大便而未出，仅见失气，此即胃气还复，正能胜邪，病邪由阴转阳的佳兆。但因吐下津伤胃肠失润，水无舟停，则大便必硬，故曰"属阳明也。"虽属阳明而无潮热谵语、腹满疼痛，则知非邪热内结，而不可轻言攻下。至于"十三日愈"，是六日为经气运行一周，病情或愈或变或传多在此时，今病既已由阴转阳，故可再过六日，俟其经气再周之时，胃气来复，津回肠润，大便自通，可望病愈，故曰"所以然者，经尽故也。"

从"下利后"至"不属阳明也"为第三段，是论述下利后便硬的预后与机转。下利后津液伤损，肠中干燥，大便当硬，但腑气尚通，胃气亦和，故谓能食者可自愈。若反不能食，则是胃气未复，须稍待数日，以俟"到后经中颇能食"，即经气来复之时，亦是两个六日，胃气逐渐恢复，而稍微能食。若又经过一段时间，继续能食，则示疾病不久将愈，故曰"复过一经能食，过之一日当愈"，此与"十三日愈"之义相同。若至后经中，能食而病不愈者，则不属津伤便硬之阳明，而定有其他原因可考，是又不可以拘一为执。

【选注】成无己：微为亡阳，涩为亡血。伤寒脉微涩，则本是霍乱，吐利亡阳亡血，吐利止，伤寒之邪未己，还是伤寒。却四五日，邪传阴经之时，里虚遇邪，必作自利。本呕者，邪甚于上；又利者，邪甚于下。先霍乱，里气太虚，又伤寒之邪，再传为吐利，是重虚也，故为不治。若欲似大便，而反失气，仍不利者，利为虚，不利为实，欲大便而反失气，里气热也，此属阳明，便必硬也。十三日愈者，伤寒六日，传过三阴三阳，后六日再传经尽，则阴阳之气和，大邪之气去而愈也。下利后，亡津液，当便硬。能食为胃和，必自愈；不能食者，为未和。到后经中，为复过一经，言七日后再经也。颇能食者，胃气方和，过一日当愈。不愈者，暴热使之能食，非阳明气和也。（《注解伤寒论·辨霍乱病脉证并治》）

《医宗金鉴》：此承上条，辨发热头痛、身疼恶寒、吐利等症，为类伤寒之义也。若有前证，而脉浮紧，是伤寒也。今脉微涩，本是霍乱也。然霍乱初病，即有吐利，伤寒吐利，却在四五日后，邪传入阴经之时，始吐利也。此本是霍乱之即呕吐，即下利，故不可作伤寒治之，俟之自止也。若止后似欲大便，而去空气，仍不大便，此属阳明也。然属阳明者，大便必硬，虽大便硬，乃伤津液之硬，未可下也。当俟至十三日，经尽胃和，津回便利，自可愈矣。若过十三日，大便不利，为之过经不解，下之可也。……凡下利后，肠胃空虚，津液匮乏，当大便硬，硬则能食者，是为胃气复。至十三日，津回便利，自当愈也。今反不能食，是为胃气未复，俟到十三日后，过经之日，若颇能食，亦当愈也。如其不愈，是为当愈不愈也。当愈不愈者，则可知不属十三日过经便硬之阳明，当属吐利后胃中虚寒不食之阳明，或属吐利后胃中虚燥之阳明也。此则非药不可，俟之终不能自愈也，理中、脾约择而用之可矣。（《医宗金鉴·订正仲景全书·伤寒论注》）

【原文】恶寒脉微而复利，利止亡血[1]也，四逆加人参汤主之。（385）

【词解】[1] 亡血：亡者，失也。亡血，此处作亡失津液解。

【提要】辨霍乱吐利致阳亡液脱的证治。

【分析】霍乱吐利过后，证见恶寒脉微而复泻利，是吐利急剧，阳随气脱，气随液泄，不能温暖周身，而蒸化水谷。其阳气大衰，阴寒极盛，已属危急重证。今下利自止，是因泄利无度，阳气衰微，津液内竭，阴血重伤，原脾胃未及运化之水谷精微物质，耗损殆尽，终至无物可下，更无以化生血气，调整阴阳，故曰"利止亡血也"。

本条之"利止"与阳回利止不同。本证之利虽止，但恶寒脉微仍在，且伴有四肢厥冷、躁扰不宁、眼眶凹陷等，为亡阳液脱之征，其机制与317条"利止脉不出者"略同。而阳回利止，阴寒随之消退，其利止的同时，伴有脉象转和、四肢复温等，为阳气来复的佳兆，如288条"下利，若利自止，恶寒而蜷卧，手足温者，可治"等，即是其例（表7-2）。

表7-2　阳复利止与亡血利止鉴别表

证型	证候	病机
阳回利止	利止与烦热，欲去衣被，手足转温，精神慧爽，脉渐有力并见	阳气来复，阴寒渐退
亡血利止	利止与恶寒脉微，四肢厥逆不解并存	阳气衰亡，阴血耗伤

【选注】成无己：恶寒脉微而利者，阳虚阴胜也，利止则津液内竭，故云亡血。《金匮玉函经》曰：水竭则无血，与四逆汤温经助阳，加人参生津液益血。（《医宗金鉴·注解伤寒论》）

《医宗金鉴》：利止亡血，如何用大热补剂？利止当是利不止，亡血当是亡阳。（《医宗金鉴·订正仲景全书·伤寒论注》）

徐灵胎：亡阴即为亡血，不必真脱血也。（《伤寒论类方·四逆汤类》）

【治法】回阳救逆，益气生津。

【方药】四逆加人参汤方

甘草二两，炙　附子一枚，生，去皮，破八片　乾薑一两半　人参一两

上四味，以水三升，煮取一升二合，去滓，分温再服。

【方义】本方即四逆汤加人参而成。方用四逆汤取附子、干姜、炙甘草，温补脾肾，回阳救逆；加人参大补元气，固脱生津，以化生阴血。对于亡阳虚脱而脉不起，以及阳损及阴，阴阳两伤者，或病后亡血津竭者，本方最为适宜。

【临床应用】四逆加人参汤证的病机重点在于阳衰阴盛，阳亡液脱，古代医家多用此方治疗元阳虚脱、危在顷刻之间者；或伤寒阴证，身凉而额上手背有冷汗者；或下利脱证，而恶寒脉微，手足逆冷者等。后世医家将本方抽绎出来，定名为独参汤、参附汤，用于大出血、创伤休克、心力衰竭，或妇科暴崩、外疡溃后、及手术出血等危重病证，而血脱亡阳

者。近顷有人参四逆针剂，每 1mL 含人参、熟附子、干姜各 0.2g，麦冬 0.312g，治疗各种类型的休克、低血压、心力衰竭等，取得满意效果。另有报道用本方治疗风湿性心脏病、肺源性心脏病、冠心病等证属阳衰阴盛者均有良效。

【现代研究】四逆加人参汤用人参、附子、干姜另加麦冬，制成注射液，具有升高血压、加强心肌收缩力、调整心率、改善末梢循环等疗效，其作用缓和，某些方面可代替升压药、扩血管药或辅助强心药。用药中未发现副作用。

【案例】徐国桢，伤寒六七日，身热目赤，索水到前，复置不饮，异常大躁，将门牖洞启，身卧地上，辗转不快，更求入井。一医汹汹，急以承气与服，余诊其脉，洪大无伦，重按无力。谓曰：此用人参附子干姜之症，奈何认为下症耶？医曰：身热目赤，有余之邪，躁急若此，再以人参附子干姜服之，喻垣上屋矣。余曰：阳欲暴脱，外显假热，内有真寒，以姜附投之，尚恐不胜回阳之任，况敢纯阴之药，重劫其阳乎？观其得水不欲咽，情已大露，岂水尚不欲咽，而反可用大黄芒硝乎？天气燠蒸，必有大雨，此症顷刻一身大汗，不可救矣。且既谓大热为阳症，则下之必成结胸，更可虚也。惟用姜附，可谓补中有发，并可以散邪退热。一举两得，至稳至当之法，何可置疑。吾在此久坐，如有差误，吾任其咎。于是以附子干姜各 15g，人参 9g，甘草 6g，煎成冷服。服后寒战，戛齿有声，以重绵和头覆之，缩手不肯与诊，阳微之状始著，再与前药 1 剂，微汗热退而安。（《寓意草·辨徐国桢伤寒疑难急症治验》）

【原文】霍亂，頭痛發熱，身疼痛，熱多欲飲水者，五苓散主之；寒多不用水者，理中丸主之。（386）

【提要】辨霍乱偏表偏里的两种不同证治。

【分析】霍乱多因内伤生冷外感风寒而发，故其以吐利交作为主证，又兼有发热恶寒、头身疼痛等证，是表里同病，临证时当视其偏表、偏里之不同，而辨证施治。若霍乱吐利，见发热恶寒，头痛身疼，渴欲饮水，小便不利者，是病情偏重于表，即"热多"之意，系表证发热明显，与下文"寒多"比较，寒象较轻，切不可误作热证。表邪内外相干，胃肠功能逆乱，故见吐利。表邪不解，里气失和，三焦决渎失司，膀胱气化不利，津液不能敷布，则渴欲饮水，应有小便不利。此虽有吐利，然只宜五苓散通阳和表，并寓利小便以实大便之意。

若寒多不用水者，自是吐利重证，尚可伴见腹中冷痛、喜温喜按、舌淡苔白、脉缓弱等，为病邪在里属阴，因中焦阳虚，寒湿内盛，运化失常，清气不升，浊气不降所致，与"自利不渴者，属太阴，以其脏有寒故也"之病机略同。故用温中散寒法，以理中丸治之。因吐利证急，而丸药性缓，恐难救急，故云"然不及汤"，是以可改丸作汤，一方两用。

【选注】方有执：此申上文而出其治，热多欲饮水者，阳邪胜也；寒多不用水者，阴邪胜也。五苓散者，水行则热泄，是亦两解之谓也。理，治也，料理之谓。中，里也，里阴之谓。参术之甘，温里也；甘草甘平，和中也；干姜辛热，散寒也。（《伤寒论条辨·辨霍乱病脉证并治》）

尤在泾：霍乱该吐下而言，头痛发热，身疼痛，则霍乱之表证也。而有热多寒多之分，以中焦为阴阳之交，故或从阳而多热，或从阴而多寒也。热多则渴欲饮水，故与五苓散，去水而泄热；寒多则不能胜水而不欲饮，故与理中丸，燠土以胜水。（《伤寒贯珠集·太阳篇下》）

【治法】

1.通阳化气，兼以解表。

2．温中散寒，健脾燥湿。

【方药】

1．五苓散方（見太陽病篇）

2．理中丸方

人参　乾薑　甘草炙　白术各三兩

上四味，擣篩，蜜和為丸，如雞子黄許大，以沸湯數合，和一丸，研碎，温服之，日三四，夜二服。腹中未熱，益至三四丸，然不及湯。湯法：以四物依兩數切，用水八升，煮取三升，去滓，温服一升，日三服。若臍上築[1]者，腎氣動也，去术，加桂四兩；吐多者，去术，加生薑三兩；下多者，還用术；悸者，加茯苓二兩，渴欲得水者，加术，足前成四兩半；腹中痛者，加人参，足前成四兩半；寒者，加乾薑，足前成四兩半；腹滿者，去术，加附子一枚。服湯後如食頃[2]，飲熱粥一升許，微自温，勿發揭衣被。

【词解】

[1] 脐上筑：筑者，捣也。指脐上跳动如有物捶捣。

[2] 食顷：吃一顿饭的时间。

【方义】方用人参补中益气，白术健脾燥湿，干姜温中暖寒，炙草和中补虚。本方为治太阴虚寒证主方，所谓理中者，理中焦，中阳健运，寒湿得去，升降复序，则吐利自止。此方既可用丸，亦可作汤，若病势急者，以用汤剂为好；若病情缓而需久服者，则以服丸为宜。服用本方后，若腹中由冷而转为热感者，证明药物有效，可以继服；若腹中未热，则为药效不显或是无效，多是病重药轻，当增加丸药的服用量，由一丸加至三四丸，或改用汤剂。为增强药物疗效，服药后约一顿饭的时间，可喝热粥一升，并覆盖其身以助药力，而温养中气。

本文加减法如次：若脐上跳动者，是肾虚水寒之气上冲，去白术之助气壅满，加桂枝以平冲降逆；吐多者，是胃寒气逆，故去壅气之白术，加生姜以和胃降逆止呕；下利多者，是脾虚失运，水湿下趋，故仍用白术健脾燥湿；心下悸者，是水气凌心，故加茯苓淡渗利水，宁心定悸；渴欲得水者，是脾运不健，水津不布，故重用白术健脾化湿，以输布津液；腹中痛者，是中虚较甚，则重用人参以益气止痛；脾虚寒甚，或有腹中冷痛、手足不温者，则加重干姜量以温中散寒；腹中胀满者，是阳虚寒凝，气滞不行，则去白术之壅气助满，加附子以温阳散寒。

【临床应用】理中丸（汤）之适应证为腹满而痛，时作时止，喜温喜按，呕吐下利，口不渴饮，饮食不下，或多涎唾，舌淡苔白，脉象缓弱，病机重心是脾虚失运，寒湿中阻，升降无权，气机不利。古代医家多用治霍乱吐利、大病瘥后喜唾、胸痹胸满、胸膈噎塞、阴寒腹痛、短气咳嗽、伤胃吐血、产后小腹作痛、小儿吐泻等属脾虚寒湿为主者。现代应用主要有以下几个方面：因脾胃居于中州，若脾胃虚寒，运化失健，常致腹胀满不欲食、吐泻等症，故慢性胃炎、胃及十二指肠溃疡、结肠易激综合征、非特异性溃疡性结肠炎等，凡属脾阳虚弱者，可用本方化而裁之；又脾开窍于口，脾胃素虚之人，可因温养不足而患口疮、复发性口疮溃疡等，则可以本方缓而补之；又小儿脾常不足，可因此而易患外感，则可用本方作成糊剂而防治之；再则肺居胸中，为储痰之器，脾主运化，为生痰之源，脾肺虚弱，易受外感，每有咳嗽、多痰、喜唾等症，故慢性支气管炎等病见此表现者，可酌选本方而治之，是取手足太阴双补之义。另有多寐病、风湿性心肌炎、小儿慢惊风等见脾阳虚证者，亦可用本方加减治疗获效。

【现代研究】理中汤煎剂对脾虚泄泻的动物进行实验性治疗，结果发现症状可以减轻，免疫功能提高，并能增强体力及抗寒能力，减少死亡，只是止泻作用不够理想。实验研究表明，本方对实验性胃溃疡有愈合作用。脾肾阳虚患者的肾上腺皮质功能减退，以理中汤治疗后，对肾上腺皮质功能有一定的调整作用。

【案例】

(1) 休宁吴文哉，伤寒，烦躁面赤，昏乱闷绝，时索冷水，其弟曰休乞余决死期，手扬足掷，难以候脉，五六人制之，方得就诊，洪大无伦，按之如丝。余曰：浮大沉小，阴证似阳也，与附子理中汤，当有生理。曰休骇曰：医者十辈至，不曰柴胡承气，则曰竹叶石膏，今反与热剂，乌乎敢？余曰：温剂犹生，凉剂立毙矣！曰休卜之吉，遂用理中汤加人参12g，附子6g，煎成入井水冷与饮。甫及一时，狂躁定矣。再剂而神爽，服参至2500g而安。文哉遗以出曰：弟为俗子所误，既登鬼录矣，而兄拯全之，大奇亦大幸也。方弟躁热之时，医以三黄汤入牛黄服之，转加闷绝，举室哀号，惟是治终具候目瞑而已。不意兄翁毅然以为可活，参附一投，阴霾见睍，荆妻雅子，含泪欢乎，一日即醒，经年乃复。呜呼！父母生之，兄翁再生之，昊天罔极，莫可云喻。敢志巅末，乞附案帙，俾天下万世，知药不可浪投，命不可轻弃，何莫非大仁人回春之泽哉！(《医宗必读·伤寒·医案》)

(2) 屯院孙潇湘夫人，下痢40日，口干发热，饮食不进，腹中胀闷，完谷不化，尚有谓其邪热不杀谷者，计服香连、枳壳、豆蔻、厚朴等30余剂，绝谷5日，命在须臾。迎余诊之，脉大而数，按之豁然，询得腹痛而喜手按，小便清利，此火衰不能生土，内真寒而外假热也。亟煎附子理中汤冰冷与服，1剂而痛止，6剂而热退食进，兼服八味丸20余日，霍然起矣。(《医宗必读·痢疾·医案》)

(3) 王某，男，39岁。腹泻已逾1年，经常肠鸣，大便稀溏，日下八九次，食欲欠佳，完谷不化，曾经数十医诊治而少效。预诊时，患者面色苍白无华，精神疲乏，腹部稍胀而喜按，舌苔浮有一层黄色厚腻之苔，脉细迟。此是脾虚泄泻，法宜补中益土，方用仲景理中汤。处方：人参9g，炒白术9g，黑干姜7.5g，炙甘草6g。连服6剂后，病情大有好转，继用前方6剂，药尽即瘥。[谢俊明. 袁文裴医案. 江西医药，1964，(3)：149]

【原文】吐利止而身痛不休者，当消息[1]和解其外，宜桂枝汤小和[2]之。(387)

【词解】

[1] 消息：斟酌的意思。

[2] 小和：微和的意思。

【提要】辨霍乱里和而表不解的证治。

【分析】吐利为霍乱主证，今吐利止，是里气和，升降有权，大病已去。惟其身痛无休止之时，乃表邪未尽，营卫不和，则"当消息和解其外，宜桂枝汤小和之"。消息者，有一消一长义，《易》曰："天地盈虚，与时消息。"《庄子·秋水》："消息盈虚，终而复始。"枚乘《七发》："消息阴阳"，皆是其例。医论用消息二字，是从此义延伸而来。金·刘完素《伤寒指格》云："消息，谓损益多少也"，亦是明·方有执《伤寒论条辨》所谓"犹言斟酌也"。即酌情使用桂枝汤，以解其外。

然又何云桂枝汤小和之？盖此证本吐利之后，正气受损，脾胃虚弱，虽有表证，亦不可用麻黄汤类峻汗。再则吐利之后，邪气亦衰，亦不必峻发其汗，否则有伤阴亡阳之祸。故只宜桂枝汤解肌和表，少少与服，勿使过量，以缓解其外。同时服药后，不必啜热粥及温服取汗，此即所谓"小和之"也。

本条是吐利后表邪未解，除身痛证外，或可兼见发热恶寒，头痛脉浮等，故宜桂枝汤微和肌表。若吐利后阴液伤损，见脉沉迟者，则可用桂枝新加汤以益阴散邪；若吐利后卫阳受伤，表气不固，汗多恶风者，则用桂枝加附子汤类以扶阳解表，是皆有"消息和解其外"而"小和之"意。

【选注】成无己：吐利止，里和也，身痛不休，表未解也，与桂枝汤小和之。《外台》云：里和表病，汗之则愈。（《注解伤寒论·辨霍乱病脉证并治》）

方有执：消息，犹言斟酌也。桂枝汤固卫以和表者也。小和，言少少与服，不令过度之意也。（《伤寒论条辨·辨霍乱病脉证并治》）

张路玉：吐利止而身痛不休，外邪未解也，当消息和解其外，言当辨外邪之微甚，制汤剂之大小也。（《伤寒缵论·霍乱》）

【原文】吐利汗出，發熱惡寒，四肢拘急[1]，手足厥冷者，四逆湯主之。（388）

【词解】[1] 拘急：拘挛紧急，俗称抽筋。

【提要】辨吐利汗出亡阳的证治。

【分析】霍乱吐利，损伤阳气，耗伤阴液，以致阳气虚衰，阴寒内盛。吐利俱甚，则阳气愈虚，阴寒愈盛，阳虚不固，故更见汗出。阳虚阴盛，虚阳外浮，则有发热。阳衰阴盛，肌肤及四末失于温煦，故恶寒而手足厥冷。吐利汗出，阴阳两伤，阳亡液脱，筋脉失濡，故四肢拘挛紧急。《灵枢·决气》篇曰："津脱者，腠理开，汗大泄；液脱者，骨属屈伸不利。"此之谓也。本证虽阴阳俱虚，但以阳虚为主，故以回阳救逆为主，而以四逆汤主之。

本证病机关键在阳虚阴盛，阳亡液脱。然有注家谓此证亦是霍乱吐利兼表不解，即发热恶寒，四肢拘急，是表寒证；吐利汗出，手足厥冷，是里寒证。衡以表里轻重，吐利厥冷，自是里寒证偏重，故治法以回阳救逆为主，而用四逆汤。聊备一说，以供参考。

【选注】《医宗金鉴》：霍乱，吐利汗出，发热恶寒，四肢拘急，手足厥冷者，乃中外皆寒之证也，宜四逆汤，助阳以胜阴也。（《医宗金鉴·订正仲景全书·伤寒论注》）

张令韶：此言四逆汤能滋阴液也。夫中焦之津液，内灌溉于脏腑，外濡养于筋脉。吐则津液亡于上矣，利则津液亡于下矣，汗出则津液亡于外矣。亡于外则表虚，而发热恶寒；亡于上下，则无以荣筋，而四肢拘急；无以顺接而手足厥冷也。宜四逆汤，助阳气以生阴液，盖无阳则阴无以生也。（《伤寒论直解·辨霍乱病脉证》）

【原文】既吐且利，小便復利，而大汗出，下利清穀，內寒外熱，脉微欲絶者，四逆湯主之。（389）

【提要】论吐利亡阳里寒外热的证治。

【分析】既吐且利，自是中焦脾胃虚寒，健运无权，升降失序，清浊交混，因而吐利并作。吐而下利，津液耗竭，本应小便不利，今小便反利，则非阴亏，而是少阴阳虚，真阳不能固摄于下所致。阳气大伤，肌表不固，腠理开泄，故大汗出。脾肾阳衰，阴寒内盛，不能腐熟运化，则下利而至清谷。因阳衰阴盛，逼迫虚阳格拒于外，则见内真寒而外假热之象。阳衰阴损，无力鼓动血脉，故脉微而显欲绝。虽未云厥，而厥冷自在意中。病势自较单纯吐利者为重。故当急救其里，而以四逆汤主之。

【选注】成无己：吐利亡津液，则小便当少，小便复利而大汗出，津液不禁，阳气大虚也。脉微为亡阳，若无外热，但内寒，下利清谷，为纯阴。此以外热，为阳未绝，犹可与四逆汤救之。（《注解伤寒论·辨霍乱病脉证并治》）

钱天来：吐利则寒邪在里，小便复利，无热可知。而大汗出者，真阳虚衰而卫气不密，阳虚汗出也。下利清水完谷，胃寒不能杀谷也。内寒外热，非表邪发热，乃寒盛于里，格阳于外也。阴寒太甚，阳气微，故脉微欲绝也。急当挽救真阳，故以四逆汤主之。（《伤寒溯源集·附霍乱篇》）

【原文】吐已下断[1]，汗出而厥，四肢拘急不解，脉微欲绝者，通脉四逆加猪膽汤主之。（390）

【词解】[1] 吐已下断：即吐利停止之意。

【提要】霍乱吐利阳亡阴竭的证治。

【分析】霍乱吐利俱停，若见手足转温，脉象和缓，则为阳复而阴消，其病为欲愈。今吐利虽止，但汗出厥逆仍存，四肢拘急不解，而脉微欲绝，则非阳回病愈，而是吐利过度，阴阳俱竭之象。盖吐利频作，津液消耗殆尽，阳气衰亡，阴液涸竭，以致无物可吐可下，而吐利皆止。阳亡欲脱，既不能固表以摄汗，又不能通达四末以温养，则见汗出而厥。阳气衰亡，阴液耗竭，则筋脉失于温养濡润，又无力鼓动脉道运行气血，故四肢拘急不解，脉微而欲绝。此阳衰至极，阴液大伤，阴阳离决之势已显，非大辛大热之剂不足以回阳，然又恐辛温燥动浮阳，有损耗阴液之嫌，故用通脉四逆汤以回阳救逆为主，加猪胆汁，不仅取其反佐，并有和阴生液之效也。

本证与四逆加人参汤证，皆属阳亡液竭之候。但彼以"恶寒脉微而复利，利止亡血也"为主，而未见汗出，脉微欲绝等，是阳亡不至太重，阴阳格拒之势未成，病情较轻，故用四逆汤加人参，温经回阳，益气生津；此证则不仅阳亡势急，而阴竭亦甚，且阴阳常呈格拒之势，故其虽吐利停止，但汗出而厥，四肢拘急不解，脉微欲绝接踵而至，是病情危重已极，则用通脉四逆汤咸苦反佐，益阴和阳，亦可仿彼方加人参之例，而加用人参，似效果更好。

【选注】成无己：吐已下断，津液内竭，则不当汗出，汗出者，不当厥。今汗出而厥，四肢拘急不解，脉微欲绝者，阳气太虚，阴气独胜也。若纯与阳药，恐阴为格拒，或呕，或躁，不得复入也。与通脉四逆汤加猪胆汁，胆苦入心而通脉，胆寒补肝而和阴，引置阳药不被格拒。《内经》曰：微者逆之，甚者从之。此之谓也。（《注解伤寒论·辨霍乱病脉证并治》）

尤在泾：吐下已止，阳气当复，阴邪当解，乃汗出而厥，四肢拘急，而又脉微欲绝，则阴无退散之期，阳有散亡之象，于法为较危矣。故于四逆加干姜一倍，以救欲绝之阳，而又虑温热之过，反为阴气所拒而不入，故加猪胆汁之苦寒，以为向导之用，《内经》甚者从之之意也。（《伤寒贯珠集·太阳篇下》）

【治法】回阳救逆，益阴和阳。

【方药】通脉四逆加猪膽汤方

甘草二两，炙　乾薑三两，强人可四两　附子大者一枚，生，去皮，破八片　猪膽汁半合

上四味，以水三升，煮取一升二合，去滓，内猪膽汁，分温再服，其脉即来。无猪膽，以羊膽代之。

【方义】本方由通脉四逆汤加猪胆汁而成。以通脉四逆汤速破在内之阴寒，急回欲脱之残阳。加猪胆汁苦寒而滑，引阳入阴，以为反佐；又可益阴和阳，制约姜附辛热劫阴之弊。方后注曰："无猪胆，以羊胆代之。"考羊胆苦寒，其性相仿，故可代而用之。

【临床应用】

通脉四逆加猪胆汁汤适用于吐泻之后，阳衰阴盛、阳亡液脱的病证。近顷用于治急性胃肠炎、食物中毒等所导致的脱水、循环衰竭等。对于垂体功能低下、甲状腺及肾上腺皮质功能低下而有阳衰阴盛之表现者，亦可用本方获效。

【现代研究】

本方具有强心、升高血压、抗心律失常和扩张血管、改善微循环等作用。详参通脉四逆汤、白通加猪胆汁汤等条。

【案例】周某，年届弱冠，大吐大泻之后，汗出如珠，厥冷转筋，干呕频频，面如土色，肌肉削弱，眼眶凹陷，气息奄奄，脉象将绝，此败象毕露，许为不治矣。而病家苦苦哀求，姑尽最后手段。着其觅大猪胆两个，处方用炮附子90g，干姜150g，炙甘草27g。一边煎药，一边灌猪胆汁，幸胆汁纳入不久，干呕渐止，药水频投，徐徐入胃矣。是晚再诊，手足若温，汗止，惟险证尚在。再处方：炮附子60g，川干姜45g，炙甘草18g，高丽参9g，即煎继续投服。翌日已时过后，其家人来说："昨晚服药后呻吟辗转，渴饮，请先生为之清热。"观其意嫌昨日用姜附太多也。讵至则见病人虽有烦躁，但能诉出所苦，神志渐佳，诊其脉亦渐显露。凡此皆阳气复振机转，其人口渴，心烦不耐，腓肌硬痛等证出现，原系大吐大泻之后，阴液耗伤过甚，无以濡养脏腑肌肉所致。阴病见阳证者生，且云今早有小便一次，俱佳兆也。照上方加茯苓15g，并以好酒用力擦其硬痛处。如是两剂则烦躁去，诸症悉减，再两剂而神清气爽，能起床矣。后用健运脾胃、阴阳两补法，佐以食物调养数日复原。[许大彭. 许子逊先生医案. 广东医学·祖国医学报，1963，(2)：35]

【原文】吐利發汗，脉平[1]，小煩[2]者，以新虛不勝穀氣[3]故也。（391）

【词解】

[1] 脉平：脉搏见平和之象。

[2] 小烦：微觉烦闷。

[3] 谷气：此指食物而言。

【提要】论霍乱病后须注意饮食调护。

【分析】霍乱吐利，因内伤饮食，或感受外邪，加上体质差异，而有偏表偏里之殊。若吐利偏表，表证居多，则宜发汗，如用五苓散或桂枝汤小和之等。服药后吐利解，表邪散，脉来平和，是大邪已去，阴阳协调，表里和合，升降复权，病情欲愈。然大病之后，欲愈之时，尚有轻微心烦者，此乃吐利过后，脏腑新虚，脾胃气尚弱，不能消化水谷，食物浊气上归于心所致，即所谓"以新虚不胜谷气故也。"此时只要适当节制其饮食，注意调养，即可痊愈。或酌用善后调理之方，促使其早日康复。而不可误以为烦是邪气复结，滥施攻伐之剂，徒损正气，反致无益矣。

【选注】《医宗金鉴》：霍乱，吐已利断，汗出已止，脉平和者，内外俱解也。法当食，食之小烦者，以吐下后新虚，不胜谷气故也。节其饮食，自可愈矣。（《医宗金鉴·订正仲景全书·伤寒论注》）

尤在泾：吐利之后，发汗已而脉平者，为邪已解也。邪解则不当烦，而小烦者，此非邪气所致，以吐下后，胃气新虚，不能消谷，谷盛气衰，故合小烦。是当和养胃气，而不可更攻邪气者也。（《伤寒贯珠集·太阳篇下》）

陈修园：此言人以胃气为本，《经》曰：得谷者昌，失谷者亡。霍乱吐利，胃气先伤，尤当顾之，故结此一条，以终霍乱之义。(《伤寒论浅注·霍乱篇》)

自 学 指 导

1. 霍乱是以卒然发作上吐下泻、病情急暴为主要特点的胃肠疾病，多因饮食不洁(节)，兼受外邪而成，故其病机常为表里合邪，清浊相干，胃肠功能紊乱，清阳不升，浊阴不降。

2. 因霍乱常兼表证，故治有偏表偏里之不同。若吐利并作，发热恶寒，头痛身疼，渴欲饮水者，为霍乱兼表，三焦不利，水湿偏走胃肠，则用五苓散表里双解。若表证尚轻，"寒多不用水者"，是脾胃阳虚，寒湿不化为主，则用理中丸（汤），以健脾燥湿。若里和而表未解者，则宜桂枝汤以小和之。有霍乱兼表，经发汗后，脉证"小平"而烦者，此为新虚不胜谷气，宜节食静养。

3. 霍乱有因寒邪过甚，脾肾阳虚而致者，如既吐且利，小便复利，大汗出，内寒外热，脉微欲绝者，当用四逆汤回阳救逆。若阳衰而恶寒，脉微，下利，阴血伤而利止者，则用四逆加人参汤回阳救逆，兼益气生阴。若阳气大衰，阴寒内盛，虚阳外越，阴阳有离决之势，而有吐已下断，汗出而厥，四肢拘急不解，脉微欲绝者，则当破阴回阳，兼以咸寒反佐，而主用通脉四逆加猪胆汁汤。

【复习思考题】
1. 何谓霍乱？试述其临床表现、病因、病机。
2. 霍乱有偏表偏里的不同，试述其主症、病机、治法、方药。
3. 霍乱吐利止而身痛不休者，应如何治疗？
4. 试述霍乱病之四逆汤证、四逆加人参汤证、通脉四逆加猪胆汁汤证的辨证论治。

霍乱病篇小结

本章共列原文 10 条，论述了霍乱病的脉证特点，辨证论治，预后转归，以及与伤寒的主要鉴别。

霍乱发病急骤，发病之初即见剧烈吐泻，是一种急性胃肠病。其病因多因内伤饮食，亦有兼感外邪六淫者。后世根据其临床表现的不同，将霍乱分为湿霍乱与干霍乱两大类。本篇所论当属湿霍乱。霍乱因常兼感外邪，而有发热恶寒，头疼身痛等表证，与伤寒初起邪在太阳类似，故本论设霍乱篇，以与伤寒类证作比较鉴别。霍乱初起即见吐利，伤寒初起则发热恶寒，病经一定时间，当邪气内传，里气失和，脾胃升降反常时，方有吐利。以此为别。

霍乱病的辨治：霍乱兼表，夹有水湿之邪，如热多欲饮水，小便不利者，治用五苓散；寒湿内盛，偏于中焦虚寒，见寒多不用水者，治用理中丸（汤）；阳虚阴盛，见吐利汗出，发热恶寒，四肢拘急，厥逆，或下利清谷，脉微欲绝者，治用四逆汤；阳亡液脱，恶寒脉微而复利，而利反止者，治用四逆加人参汤；阳亡液竭，甚则阴盛格阳，见吐已下断，汗出而厥，四肢拘急不解，脉微欲绝者，则治用通脉四逆加猪胆汁汤。若霍乱吐利止，里和而表未解，见身痛不休者，则当消息和解其外，宜桂枝汤小和之。

霍乱初愈，大邪已去，但以病新虚，脾胃尚弱，不胜谷气，而见微烦者，则宜节制饮食，静心调养为安。

[李家庚]

第八章 辨阴阳易瘥后劳复病脉证并治

大病初愈，气血未复，正气尚虚，余邪未尽，此时愈后调理尤为重要，若稍有疏忽，起居无常，饮食失节，妄劳妄作，均有引起疾病复发的可能。其中有因劳而复发的，则谓之劳复；有因饮食不节而复发的，则谓之食复。

本篇根据病后气血津液耗伤的轻重，及余邪留扰的部位不同，重点讨论了热扰胸膈证，邪犯少阳证，阳明余邪内扰、气津两伤证，虚寒喜唾证等内容，为病后调养护理及治疗提出了理论依据和治疗方法。

另外还讨论了"阴阳易"。所谓"阴阳易"，是指大病初愈，正气未复，余邪未尽之时，触犯房事，以致男病传女、女病传男的若干证候，因历来注家见解殊异，兹不详述，仅录原文于篇后，以备参阅。

【目的要求】
1．掌握竹叶石膏汤证、枳实栀子豉汤证、牡蛎泽泻散证的证治。
2．熟悉小柴胡汤治疗伤寒瘥后更发热和理中丸治疗虚寒喜唾证。
3．了解阴阳易证。
【自学时数】4学时。

【原文】大病[1]差後，勞復[2]者，枳實栀子湯主之。（393）
【词解】
[1] 大病：指伤寒热病而言。
[2] 劳复：疾病新愈，因劳累而复发。
【提要】辨瘥后劳复枳实栀子豉汤证的证治。
【分析】大病初愈，气血未复，阴阳未平、余热未尽，若妄作劳，极易导致余邪萌动，热自内发，谓之劳复。

本条仅言劳复而以枳实栀子豉汤主之，未言具体证候，当以方测证，并与太阳篇中栀子豉汤证对勘，可知本证有发热、口渴、心烦懊侬、心下痞塞或脘腹胀满等，乃无形邪热复发、扰于胸膈，气机阻滞于心下所致。

【选注】尤在泾：大病新瘥，血气未复，余热未尽，而强力作劳，因复发热者，名曰劳复，为其余热之气，因劳而外浮也。枳实、栀子所以下热，豆豉所以散热，盖亦表里之剂而气味轻薄，适宜于病后复发之体耳。若有宿食者，名曰食复。《内经》所谓食肉则复，多食则遗也。故于枳实栀子豉汤中，少加大黄以逐其宿食。（《伤寒贯珠集·厥阴篇》）

钱天来：凡大病新瘥，真元大虚，气血未复、精神倦怠，余热未尽，但宜安养，避风节食，清虚无欲，则元气日长，少壮之人，岂惟复旧而已哉。若不知节养，必犯所禁忌，而有劳复、女劳复、食复、饮酒复剧诸证矣。夫劳复者，如多言多虑，多怨多哀，则劳其神；梳洗沐浴，早坐早行，则劳其力，皆可令人重复发热，如死灰之复燃，为重复之复，故谓之复。但劳复之热，乃虚热之从内发者，虽亦从汗解，然不比外感之邪，可以辛温发散取汗也，故以枳实栀子豉汤主之。惟女劳复，虽为劳复之一，而其见证危险，治法迥别矣……所以吴缓谓前人有大病新瘥，如大水浸墙，水退墙酥，不可轻犯之喻也。（《伤寒溯源集·厥阴篇》）

【治法】清热除烦，宽中行气。

【方药】枳實栀子湯方

枳實三枚，炙 栀子十四箇，擘 豉一升，綿裹

上三味，以清漿水[1]七升，空煮取四升，内枳實，栀子，煮取二升，下豉，更煮五六沸，去滓，温分再服，覆令微似汗。若有宿食者，内大黄如博碁子[2]五六枚，服之愈。

【词解】

[1] 清浆水：即酸浆水。清·吴仪洛《伤寒分经》说："清浆水，一名酸浆水。炊粟米熟，投冷水中浸五六日，味酢生白花，色类浆，故名。若浸至败者害人。其性凉善走，能调中宣气，通关开胃，解烦渴，化滞物。"

[2] 博碁子：即棋子。小者 $3 \sim 5 cm^3$，大者约 $20 cm^3$。

【方义】本方为栀子豉汤加重豆豉再加枳实而成。枳实宽中行气，善除痞满。栀子清热除烦、配豆豉宣散透邪。因热自内发，郁而不散，故重用豆豉以助宣发之力。用清浆水煮药，取其性凉善走，调中开胃以助消化。若兼有宿食停滞，出现腹痛大便不通者，可加大黄以荡涤肠胃，通其结滞。

本方组成与栀子厚朴汤仅一味之差，而主治各有侧重，彼方枳朴同用而去豆豉，重在行气宽中，消胀除满，故其证以腹胀满为主；本方加重豆豉用量，重在清宣胸膈之郁热，仅用枳实一味以破脘腹之结气，更以清浆水煮药，取其调中开胃，对于瘥后复热、心烦懊憹、脘痞食少者尤为适宜。

【案例】许某，女，28岁。患春温，治疗将近月余，病体才得以恢复正常。初愈后，终觉腹空而索食，家人因遵医师告诫，始终给易消化之食品。后因想吃水饺，家人认为病愈近旬，脾胃已恢复而与食之。由于患者贪食不节，下午即发生胃脘膨闷，噫气不除，入夜心烦不寐，身现发热（38℃），头部眩晕，不思饮食，脉象浮大。此时家人恐慌，认为气血虚弱至此，而宿疾复发。迨余诊治，知此证由于饮食不节，停食化热。食热壅滞则心烦，食滞不化则发热。脉证相参，知为食复。宜与枳实栀子豉汤，以消滞清热。因疏加味枳实栀子豉汤：枳实 10g，生栀子 10g，淡豆豉 15g，建曲 10g，生姜 3g，广郁金 6g，生山药 15g，甘草 3g，1 剂后，热退而烦满大减，连服 2 剂，诸症消失。后以养阴清热和胃之剂调理而愈。（邢锡波．伤寒论临床实验录．天津科技出版社，1984，311）

【原文】傷寒差以後，更發熱，小柴胡湯主之。脉浮者，以汗解之；脉沉實一作緊。者，以下解之。（394）

【提要】伤寒瘥后发热的基本治法。

【分析】伤寒初愈，大邪已去，正气未复，或因劳复、食复，或因余热未尽，或因体虚不胜风寒，复感外邪，又出现发热者，当平脉辨证，具体分析，而后采用适当治法。如病后体虚，余热未尽，致少阳枢机不利者，治宜小柴胡汤扶正达邪，疏利和解；如见脉浮者，病

在表，可用汗法；若脉见沉实有力，发热便秘，里有积滞者，治以下法。瘥后发热与一般发热不同，因病后正虚，故在治疗时，当以祛邪不伤正，扶正不助邪，邪去正复为目的。本条除小柴胡汤外，汗、下二法之后均未出汤方，意在根据病情，量证轻重，随证施治。

【选注】钱天来：伤寒既瘥已后，更发热者，若病后余气作虚热，固当以柴胡黄芩清解余热，以人参补其病后之虚，而以姜枣和之。若复感外邪而发热，亦属病后新虚，理宜和解，但察其脉证之有类于半表半里之少阳者，以小柴胡汤主之。若脉浮则邪盛于表，必有可汗之表证，仍当以汗解之。但病后新虚，不宜用麻黄过汗，使伤卫阳。若脉沉实者，沉为在里，实则胃实，仍当用下法解之。但胃气已虚，不宜用承气峻下，宜消息其虚实，或小承气，或调胃，或如博棋子之法，随其轻重以为进止可也。（《伤寒溯源集·厥阴篇》）

尤在泾：伤寒瘥已后，更发热者，不因作劳，亦未过食，而未尽之热，自从内达于外也，故与小柴胡汤，因其势而解之。且人参、甘、枣可以益病后之虚；黄芩、半夏，可以和未平之里也。脉浮者，邪气连在表，汗之使之外解；脉沉实者，邪气居里，下之从里解，亦因其势而利导之耳。（《伤寒贯珠集·厥阴篇》）

【原文】大病差後，從腰以下有水氣者，牡蠣澤瀉散主之。（395）

【提要】大病瘥后，从腰以下有水气的证治。

【分析】大病瘥后，发热虽退，水肿未消，见腰以下肿者，为湿热壅滞，气化不行，水湿之邪凝聚于下而成，属水肿实证。临床可见膝胫足跗皆肿，或大腹胀满，伴小便不利，脉沉实有力等症。根据《金匮要略·水气病篇》"诸有水者，腰以下肿，当利小便"，故宜用牡蛎泽泻散逐水清热。

大病瘥后水肿者，以虚证为多，若头面肢体浮肿，胸腹胀满，大便不实，少气懒言，舌苔白嫩，口中不渴，脉沉细无力，则属脾肾阳虚所致，治宜温阳补虚利水，禁用本方。

【选注】钱天来：大病后，若气虚则头面皆浮，脾虚则胸腹胀满。此因大病之后，下焦之气化失常，湿热壅滞，膀胱不泻，水性下流，故但从腰以下水气壅积，膝胫足跗皆肿也。以未犯中上二焦，中气未虚，为有余之邪，脉必沉数有力，故但用排决之法，而以牡蛎泽泻散主之。（《伤寒溯源集·厥阴篇》）

【治法】逐水清热。

【方药】牡蠣澤瀉散方

牡蠣，熬　澤瀉　蜀漆煖水洗，去腥　葶藶子熬　商陸根熬　海藻洗，去鹹　栝樓根各等分

上七味，異擣，下篩為散，更於臼中治之。白飲和服方寸匕，日三服。小便利，止後服。

【方义】牡蛎咸而走肾，与渗利药同用，则下走水道，软坚而泻水。泽泻泻膀胱之火，而渗湿利水。葶苈子宣肺泻水。蜀漆、商陆根逐痰水，治肿满，并通行二便。海藻咸能润下，使水邪从小便而去。瓜蒌根生津止渴，与牡蛎相配，则有软坚逐饮之功。用散剂而不用汤剂，取其疏散而不助水邪之意。以白饮和服，意在保胃存津而不伤正。因本方为逐水之峻剂，恐过服有伤正气，故方后注云："小便利，止后服"。

【临床应用】现代临床用于治疗肝硬化腹水、慢性肾炎、肾病综合征等疾病所致水肿、腹水，体质较壮实而辨证属湿热壅滞、水气郁结者。

【案例】王某，女，年40余。患者已于某医院确诊为"肝硬变腹水"3个月余。经一般保肝利尿药治疗，效果不显，转诊就医。观患者体质偏弱，面色晦暗，巩膜黄染，舌苔薄白，舌质稍红，脉象沉而无力，有轻度腹水征，脾于肋下可触边缘，肝触诊不满意。遂处以牡蛎泽泻散加减：生牡蛎15g，瓜蒌根10g，泽泻6g，葶苈子3g，白商陆4.5g，木通4.5g，冬葵子3g，云苓12g，茵陈10g，上方每日煎服1剂，共服9剂。药后尿量增加，食欲好转，体力增加，腹水及下肢浮肿消失。遂用上方加减，又服10余剂，腹水及下肢浮肿消失未复发。(王占玺. 伤寒论临床研究. 科学技术出版社. 1983，440)

【原文】大病差後，喜唾[1]，久不了了，胸上有寒，當以丸藥溫之，宜理中丸。(396)

【词解】[1] 喜唾：即频频泛吐唾沫。

【提要】瘥后虚寒喜唾的证治。

【分析】大病初愈，脾肺虚寒未复，脾虚则运化失职，津液不布；肺虚则宣降反常，津液凝而不散，如是化为寒饮冷沫，聚于胸膈，故曰"胸上有寒"。脾为生痰之源，肺为储痰之器，治宜探本溯源，故用理中丸温中补脾为主。其中干姜既是温脾主药，亦是温肺化饮妙品，于是脾肺得温，津液敷布，胸上之寒饮自能解除。

本条虽为寒饮聚于胸膈，以泛唾涎沫为主，然未导致肺气上逆，故不出现咳喘，自与寒饮犯肺之小青龙汤证有别。

【选注】尤在泾：大病瘥后，胃阴虚者，津液不生，则口干欲饮；胃阳弱者，津液不摄，则口不渴而喜唾，至久之而尚不了了，则必以补益其虚，以温益其阳矣。曰胃上有寒者，非必有客气也，虚则自生寒耳。理中丸补虚温中之良剂。不用汤者，不欲以水气资吐也。(《伤寒贯珠集·瘥后诸病》)

钱天来：大病既差，惟恐其久为热邪耗灼，津液枯燥，今反喜唾，是脾虚不能收摄津液，致久而不了了者，因胃上有寒也。……胃脘有寒，则津液不耗，脾虚不能为胃行其津液，故涎沫涌出也。脾胃虚寒，当以丸药温补，故宜理中丸。(《伤寒溯源集·瘥后诸证》)

【原文】傷寒解後，虛羸[1]少氣，氣逆欲吐，竹葉石膏湯主之。(397)

【词解】[1] 虚羸 (léi)：虚弱消瘦。

【提要】病后余热未清，气津两伤，痰阻气逆的证治。

【分析】伤寒解后，大热已去，但余热未清，气津两伤，痰阻气逆，除"虚羸少气，气逆欲吐"外，常伴见发热、心烦、口渴、舌红少苔、脉虚数等症，治宜竹叶石膏汤清除余热，化痰和胃，益气生津。

本证与白虎汤证同为阳明证，但白虎汤证燥热炽盛，以大热，大汗出为主，而本证仅为余热未清，与白虎汤证比较，热势已减，津气受伤却较为突出，且兼痰阻气逆，故口渴与虚羸少气、气逆欲吐同见，脉虚数亦与白虎汤证之洪大浮滑不同。又本证与白虎加人参汤证同为热伤气津，但白虎加人参汤证热盛津伤较甚，故"舌上干燥，欲饮水数升"。本证津气皆伤，且有痰阻气逆，故不仅口渴、虚羸少气，尚有气逆欲吐，不难鉴别。

【选注】尤在泾：大邪虽解，元气未复，余邪未尽，气不足则因而生痰，热不除则因而上逆，是以虚羸少气，而气逆欲吐也。竹叶石膏汤乃白虎汤之变法，以其少气，故加参麦之甘以益气，以其气逆有饮，故用半夏之辛以下气蠲饮，且去知母之咸寒，加竹叶之甘凉，尤以胃虚有热者为当耳。(《伤寒贯珠集·瘥后诸病》)

程知：伤寒解后，津液不足，则虚羸；余热不尽，则伤气，与竹叶石膏汤，以调胃而去

虚热。（引自《医宗金鉴·订正仲景全书·伤寒论注》）

【治法】清热和胃，益气生津。

【方药】竹葉石膏湯方

竹葉二把　石膏一斤　半夏半升,洗　麥門冬一升,去心　人參二兩　甘草二兩,炙　粳米半升

上七味，以水一斗，煮取六升，去滓，内粳米，煮米熟湯成，去米，温服一升，日三服。

【方义】本方为白虎加人参汤加减而成，方中用竹叶、石膏清热除烦；人参、甘草益气生津；麦冬、粳米滋养胃阴；半夏和胃降逆止呕。以辛温之半夏配寒凉滋润之石膏、麦冬尤有妙用，一则使石膏、麦冬之凉润不致呆滞，再则半夏之降逆不致温燥。

【临床应用】多用于治疗麻疹、流感、猩红热、乙脑、流脑、出血热、肺炎、败血症、肺结核、小儿夏季热、外科手术后发热呕吐、功能性发热、神经性呕吐、膈肌痉挛、糖尿病、口腔炎、恶性肿瘤化疗毒副反应等疾病，辨证属余热未清、气阴两伤、痰阻气逆者。

【案例】李某，男，73岁。1985年8月29日诊。因高热吐泻，神昏肢厥住某院，诊为：①急性胃肠炎伴末梢循环衰竭；②中毒性心肌炎；③左下肺炎。血检：WBC 26×10^9/L，N 0.95（95%），L 0.05（5%）。每日高热39~40℃，经用黄连素、地高辛、消心痛、多种抗生素和补液，前后治疗17天，高热仍然不降，因病危重而抬回家，准备后事。证见：神志不清，面颊红赤，唇干，撬开口见舌上津干，苔薄黄，脉来弦数，不能进食，水入即吐，尿少失禁，大便数日不下。拟诊高龄久热，正气已亏，舌燥唇干，乃津亏之象；脉症互参为热甚津伤，气阴两亏，急以养阴生津，清热益气，并嘱耐心护理，牛奶流质少少与之，以补液体。方以竹叶10g，生石膏60g，西洋参10g，法半夏10g，甘草3g，麦冬10g，服2剂以观动静。二诊：药后高热已解，神志转清，知饥欲食，呕逆未作；诉头晕神疲，舌正红，苔薄黄，津尚干，脉弦缓，体温37.3℃，药已应证，未曾更方。以前方石膏改为20g，嘱再进3剂，后以生脉散加黄芪而收功，至今健在。[邓启源. 浙江中医学院学报. 1987,（2）：30]

【原文】病人脉已解，而日暮微煩，以病新差，人強與穀，脾胃氣尚弱，不能消穀，故令微煩，損穀[1]則愈。（398）

【词解】[1] 损谷：减少饮食。

【提要】病初愈应注意饮食调摄。

【分析】患者脉平热退，说明大病新瘥。惟见日暮微烦不适，是因新瘥之体，正气未复，脾胃尚弱，强令多食，而不能腐熟运化所致，故节制饮食即可，无须药物治疗，更勿妄投攻克之剂。否则，必然损脾胃而增烦热。

本条"病人脉已解，而日暮微烦"与391条"脉平，小烦者"，为"新虚不胜谷气"所述基本相似，故应彼此互参。

【选注】《医宗金鉴》：病人脉已解，谓病脉悉解也。惟日暮微烦者，以病新瘥，强食谷早，胃气尚弱，不能消谷，故令微烦，不需药也，损谷自愈。（《医宗金鉴·订正仲景全书·伤寒论注》）

方有执：脉已解，邪悉去而无遗余也。日暮，阳明之旺时也。强与谷，谓厌其进食也。损，言当节减之也。盖饮食节，则脾胃和，脾胃和则百体安，此调理病余之要法也。（《伤寒论条辨·阴阳易瘥后劳复病篇》）

1．大病初愈，余邪未尽，气血未复，因过早劳作，或神思烦劳而发者，谓之劳复。因饮食不节（洁）而发者，谓之食复。

2．余热扰于胸膈，出现心烦懊侬，心下痞塞，或脘腹胀满者，治以枳实栀子豉汤清宣郁热，兼以行气消痞。若余热未尽，气津两伤，痰阻气逆，出现虚羸少气，气逆欲吐，舌红少苔，发热多汗，心烦不眠，脉虚数者，用竹叶石膏汤清热和胃兼养气阴。若伤寒瘥后，又出现发热者，当分三阳经而治之。发热脉浮而见表证者，宜从汗解；发热脉沉实，大便不通等，宜用下法；发热脉弦而见少阳证者，宜小柴胡汤，和解少阳。

3．大病瘥后，气化不行，湿热壅滞，水饮停聚身半以下，出现腰以下肿，小便不利，脉沉实有力等，用牡蛎泽泻散逐水清热。

4．大病瘥后，伤及脾阳，运化不行，痰饮内生而泛于胸上，出现喜唾，久不了了者，当用理中丸温中健脾。

5．《伤寒论》以"病人脉已解，而日暮微烦，以病新瘥，人强与谷，脾气尚弱，不能消谷，故令微烦，损谷则愈"（398）殿其后，示大病初愈要节制饮食，以保胃气。体现了"保胃气"的原则与精神贯彻于外感病治疗的始终。

【复习思考题】
1．试述枳实栀子豉汤证、牡蛎泽泻散证的主证、病机、治法、方药。
2．试述竹叶石膏汤证的主证、病机、治法、方药。它与白虎加人参汤证有什么不同？
3．大病瘥后喜唾，久不了了的病机是什么？如何治疗？
4．试述伤寒解后，更发热的三种证治机理。

【附】备考原文
【原文】傷寒陰陽易之爲病，其人身體重，少氣，少腹裏急，或引陰中拘攣，熱上衝胸，頭重不欲舉，眼中生花，膝脛拘急者，燒褌散主之。（392）

燒褌散方

婦人中褌，近隱處，取燒作灰。

上一味，水服方寸匕，日三服，小便即利，陰頭微腫，此爲愈矣。婦人病取男子褌燒服。

阴阳易差后劳复病篇小结

本篇主要论述外感病初愈，阴阳未平，气血未复，余邪未尽，因调养不慎，引起寒热虚实种种证候的治疗、护理和调养。同时指出瘥后用药应当谨慎，除应严格遵循辨证论治法则外，尚须注意祛邪不宜峻猛，补正需防恋邪。

病后调养以饮食起居最为重要，既不可过劳，亦不能强食。因劳而复，见烦热痞满者，可治以枳实栀子豉汤；兼有宿食者，可加大黄导滞。伤寒瘥后发热，一般可用小柴胡汤和解；邪在表者，当以汗解；兼有里实，当以下解。腰以下有水气，宜牡蛎泽泻散逐水清热。胸上有寒饮而喜唾，治用理中丸温中健脾。虚羸少气，气逆欲吐者，治以竹叶石膏汤清热和胃兼养气阴。大病瘥后胃弱不胜谷气，日暮微烦者，损谷则愈，提出病后要节制饮食，以保胃气。

　　本篇殿于六经病证之后，不仅扩大了六经证治的范围，更以此提示人们重视疾病后期的治疗与调理，方能巩固疗效，以收全功。

[成肇仁]

模拟试题及参考答案（3套，每套100分）

模拟试题（一）

一、词语解释（每小题1分，共10分）

1. 平旦　　2. 潮热　　3. 阳微结　　4. 郑声　　5. 脏寒　　6. 郁冒　　7. 胸胁苦满　　8. 除中
9. 并病　　10. 霍乱

二、原文填空（每小题1分，共10分）

1. 太阳之为病，_____，_____。（1）

2. 服桂枝汤，_____，_____，脉洪大者，白虎加人参汤主之。（26）

3. 太阳病，桂枝证，医反下之，_____，脉促者，表未解也；_____，葛根黄芩黄连汤主之。（34）

4. 太阳病，发汗后，大汗出，胃中干，烦躁不得眠，欲得饮水者，少少与饮之，令胃气和则愈。若脉浮，_____，_____，五苓散主之。（71）

5. 伤寒中风，有柴胡证，_____，_____。凡柴胡汤病证而下之，若柴胡证不罢者，复与柴胡汤，必蒸蒸而振，却复发热汗出而解。（101）

6. 伤寒六七日，结胸热实，_____，心下痛，_____，大陷胸汤主之。（135）

7. 阳明病，谵语，_____，_____，小承气汤主之。（214）

8. 自利不渴者，属太阴，_____，当温之，_____。（277）

9. 少阴病，下利六七日，_____，_____，猪苓汤主之。（319）

10. 伤寒解后，_____，_____，竹叶石膏汤主之。（397）

三、判断题（下列各题，正确的在题后的括号内打"√"，错误的则打"×"，每小题1分，共10分）

1. 凡表里同病下利，当循先表后里的治疗原则。（　　）

2. 小青龙汤可用于邪热壅肺的咳喘证。（　　）

3. 仲景方论中若咳者，多加用细辛、干姜、五味子。（　　）

4. 半夏、生姜、甘草三泻心汤证共有的证候有呕吐、下利、心下痞。（　　）

5. 吴茱萸汤用于治疗阳明病胃热呕吐证。（　　）

6. 伤寒脉滑而厥者，可用白虎汤治疗。（　　）

7. 大承气汤证之腹满硬痛一般在大腹，或绕脐痛，在某种情况下，亦有心下痛者。（　　）

8. "诸四逆厥者，不可下之，虚家亦然"，是针对热厥证而言。（　　）

9. 太阳表证中，如果自汗出用麻黄汤，无汗则用桂枝汤。（　　）

10. 四逆汤由炮附子、干姜、甘草、人参组成。（　　）

四、选择题

（一）单项选择题（下列各题只有一个正确的答案，请将其序号填在题后的括号内，每小题1分，共10分）

1. "伤寒，医下之，续得下利清谷不止，身疼痛者"，治宜（　　）

 A. 解其表，表解里自和　　B. 温其里，里和表自解　　C. 先解表，而后温其里

 D. 先温里，而后解其表　　E. 解表温里，表里同治

2. "伤寒二三日，心中悸而烦者"，治宜（　　）

 A. 栀子豉汤　　B. 桂枝甘草汤　　C. 黄连阿胶汤　　D. 炙甘草汤　　E. 小建中汤

3. 患者素有喘疾，近日受寒后，微发热恶风寒，咳嗽气喘，微汗，舌淡苔白，脉浮缓弱。考虑给予（　　）

 A. 桂枝汤　　B. 小青龙汤　　C. 桂枝麻黄各半汤　　D. 桂枝加厚朴杏子汤　　E. 以上都不适宜

4. 黄芩汤的药物组成是（　　）

 A. 柴胡、芍药、黄芩、生甘草、大枣　　　　B. 黄芩、芍药、炙甘草、大枣、半夏

 C. 黄芩、炙甘草、芍药、大枣、茯苓　　　　D. 黄芩、芍药、炙甘草、大枣

 E. 黄芩、芍药、炙甘草、人参

5. 阳虚身痛证出现背恶寒的机制是（　　）

 A. 卫阳被遏，肌表失温　　B. 表气被遏，阳气不伸　　C. 津气受伤，表气不固

 D. 阳虚寒盛，凝于督脉　　E. 以上都不是

6. 病人身大热，反欲得近衣者，属下列何证？（　　）

 A. 真热假寒证　　B. 真寒假热证　　C. 表寒里热证　　D. 寒热错杂证　　E. 以上都不对

7. 煎麻黄连轺赤小豆汤用（　　）

 A. 清水　　B. 甘澜水　　C. 清浆水　　D. 潦水　　E. 白饮

8. 患者心下痞，按之濡软，复见恶寒汗出。可用下列哪一首方治疗？（　　）

 A. 附子泻心汤　　B. 五苓散　　C. 半夏泻心汤　　D. 大黄黄连泻心汤　　E. 生姜泻心汤

9. 猪苓汤证"心烦不得眠"的机制是（　　）

 A. 肾水不足，心火上亢　　B. 阴虚热扰，心神不宁　　C. 余热未清，留扰胸膈

 D. 阴血不足，心失所养　　E. 以上都不是

10. 太阴病误下所致"胸下结硬"，其病机是（　　）

 A. 脾阳愈虚，寒湿凝滞，气机不通　　B. 脾阳愈虚，表邪乘虚内陷，气机不通

 C. 寒邪结于胸膈，气机不通　　　　D. 水饮结于胸膈，气机不通　　E. 以上都不是

（二）多项选择题（下列各题有两个或两个以上正确的答案，请将其序号全部填在题后的括号内，每小题1分，共10分）

1. 外感疾病的传变与否，主要因素是（　　）

 A. 正气的强弱　　B. 感邪的轻重　　C. 治疗的当否　　D. 日数的多少

2. 先表后里的治则适用于（　　）

 A. 少阳兼太阳证　　B. 太阳蓄血轻证　　C. 少阴兼表证　　D. 热痞兼表证

3. 麻黄汤的禁例有（　　）

 A. 淋家　　B. 喘家　　C. 亡血家　　D. 疮家

4. 五苓散的服法包括（　　）

 A. 白饮和服　　B. 覆取微似汗　　C. 多饮暖水　　D. 服药后糜粥自养

5. 大小结胸证的区别要点在于（　　）

    A. 前者病位从心下至少腹，后者正在心下　　B. 前者脉沉紧，后者脉浮滑

    C. 前者为痰水互结，后者为痰热互结　　　　D. 前者心下痛甚，按之石硬，后者按之始痛，未至结硬

6. 桂枝加厚朴杏子汤证与麻杏石甘汤证均有咳喘，其区别在于（　　）

    A. 前者有表证，后者则无　　B. 前者风寒袭表，营卫不和，肺气不降；后者邪热壅肺，肺失肃降

    C. 前者有水饮，后者则无　　D. 前者腠理闭塞，肺气不降；后者表寒内饮，肺气不降

7. 柴胡桂枝干姜汤证可见有（　　）

    A. 胸胁满微结　　B. 呕而不渴　　C. 往来寒热　　D. 小便利

8. 少阴病下利的汤证有（　　）

    A. 四逆汤证　　B. 桃花汤证　　C. 白通汤证　　D. 桂枝人参汤证

9. 咳作为主证、或然证可见于（　　）

    A. 小青龙汤证　　B. 真武汤证　　C. 四逆散证　　D. 小柴胡汤证

10. 下列哪些方中附子炮用？（　　）

    A. 真武汤　　B. 干姜附子汤　　C. 芍药甘草附子汤证　　D. 桂枝加附子汤

五、简答题（共 35 分）

1. 如何鉴别葛根汤证与桂枝加葛根汤证？（7 分）

2. 你对"脾家实，腐秽当去"是怎样理解的？（6 分）

3. 简述蓄水证的病因、病机、治法及方药。（8 分）

4.《伤寒论》共论述了几种厥证，请分述之。（14 分）

六、病案题（15 分）

    李某某，男，45 岁。身体素壮，时值酷暑，晚间开门而卧，迎风纳凉，午夜梦酣，渐转凉爽。夜深觉寒而醒，入室裹毯再睡，继而寒热大作，头痛如劈，关节疼痛，壮热无汗，渐至烦躁不安，目赤，鼻干，气急而喘，脉浮紧。试分析其病因病机、并拟出治法及方药。

模拟试题（二）

一、词语解释（每小题 1 分，共 10 分）

1. 中风　　2. 热色　　3. 纯阴结　　4. 四逆辈　　5. 蛔厥　　6. 追虚逐实　　7. 口不仁　　8. 往来寒热　　9. 合病　　10. 面垢

二、原文填空（每小题 1 分，共 10 分）

1. 太阳病，发热，汗出，＿＿＿＿＿＿，＿＿＿＿＿＿者，名为中风。(2)

2. 太阳病，＿＿＿＿＿＿，身疼腰痛，骨节疼痛，恶风，＿＿＿＿＿＿者，麻黄汤主之。(35)

3. 伤寒，医下之，＿＿＿＿＿＿，身疼痛者，急当救里；后身疼痛，＿＿＿＿＿＿，急当救表。救里宜四逆汤，救表宜桂枝汤。(91)

4. 太阳病，过经十余日，反二三下之，后四五日，柴胡证仍在者，先与小柴胡，＿＿＿＿＿＿，＿＿＿＿＿＿，郁郁微烦者，为未解也，与大柴胡汤下之则愈。(103)

5. 伤寒六七日，发热，微恶寒，＿＿＿＿＿＿，微呕，＿＿＿＿＿＿，外证未去者，柴胡桂枝汤主之。

(146)

6. 问曰：阳明病外证云何？答曰：_____，汗自出，不恶寒，_____也。(182)

7. 太阴之为病，_____，食不下，_____，时腹自痛。若下之，必胸下结硬。(273)

8. 少阴病，下利清谷，_____，_____，脉微欲绝，身反不恶寒，其人面色赤。或腹痛，或干呕，或咽痛，或利止脉不出者，通脉四逆汤主之。(317)

9. 凡厥者，_____，便为厥。厥者，_____。(337)

10. 霍乱，头痛发热，身疼痛，_____，五苓散主之；_____，理中丸主之。(386)

三、判断题（下列各题，正确的在题后的括号内打"√"，错误的则打"×"，每小题1分，共10分）

1. 阳明病初起，可能有不发热而恶寒的情况。（   ）

2. 茯苓甘草汤方的药物组成是：茯苓、甘草、桂枝、生姜。（   ）

3. 苓桂术甘汤可用于痰饮病。（   ）

4. 白虎加人参汤证有背微恶寒一症。（   ）

5. 伤寒，手足厥寒，脉细欲绝者，宜用当归四逆汤。（   ）

6. 桂枝人参汤由桂枝汤加人参组成，主治发热恶寒，头痛自汗，脉浮缓，神疲乏力，四肢倦怠。（   ）

7. 悬饮兼表证的治疗原则是先治表后治里。（   ）

8. "诸四逆厥者，不可下之，虚家亦然"，是针对热厥证而言。（   ）

9. 在《伤寒论》中治疗湿热发黄的方剂有茵陈蒿汤、栀子柏皮汤、麻黄连轺赤小豆汤。（   ）

10. 少阴病根据寒化和热化的不同情形，可以选用"急温"或"急下"之法。（   ）

四、选择题

（一）单项选择题（下列各题只有一个正确的答案，请将其序号填在题后的括号内，每小题1分，共10分）

1. 太阳伤寒与中风的鉴别要点，下列解答哪项是正确的？（   ）
    A. 或已发热、或未发热   B. 恶寒与否   C. 恶风与否   D. 汗出与否   E. 头痛与否

2. 呕吐肠鸣下利，心下痞满不痛，最适宜用的方剂是（   ）
    A. 半夏泻心汤   B. 生姜泻心汤   C. 甘草泻心汤   D. 大柴胡汤   E. 十枣汤

3. 太阳伤寒表实证见"未发热"的原因，下列哪项是正确的？（   ）
    A. 卫阳不足，无力与邪抗争   B. 感邪较轻   C. 风寒较重，卫阳郁闭，未能及时达表抗邪
    D. 邪热内郁，不能外发   E. 以上都不是

4. 下列证候，除哪项外，皆为附子汤的主证？（   ）
    A. 背恶寒，手足寒   B. 身体痛，骨节痛   C. 口中和   D. 脉沉   E. 下利

5. 太阳中风汗出的机制是（   ）
    A. 阳虚不能固摄于外   B. 风寒外袭，卫阳不固，营不内守   C. 卫虚失固，腠理疏松
    D. 外邪化热，热迫津出   E. 卫气不共营气谐和

6. 下列三承气汤比较中，哪项是错误的？（   ）
    A. 三承气汤中都有大黄   B. 大承气汤厚朴用量最重   C. 三承气汤中大黄都后下
    D. 大承气汤枳实用量最多   E. 三承气汤中大黄用量都一样

7. 以下哪一方要求"顿服之"？（   ）
    A. 大陷胸汤   B. 抵当丸   C. 调胃承气汤   D. 牡蛎泽泻散   E. 十枣汤

8. 通脉四逆汤的加减法，下列哪项是错误的？（   ）
    A. 面色赤者加葱白九茎   B. 腹中痛者去葱加芍药二两   C. 呕者加生姜二两
    D. 咽痛者去芍药加桔梗一两   E. 利止脉不出者加猪胆汁半合

9. 黄连阿胶汤的药物组成是（   ）

A. 黄连、阿胶、黄芩、麦冬、鸡子黄　　B. 黄连、阿胶、地黄、麦冬、鸡子黄

C. 黄连、阿胶、地黄、麻子、鸡子黄　　D. 黄连、阿胶、白芍、黄芩、鸡子黄

E. 黄连、阿胶、白芍、麻子仁、鸡子黄

10. "本太阳病，医反下之，因尔腹满时痛者"，其"腹满时痛"是病属（　　）

A. 太阴　　B. 阳明　　C. 少阴　　D. 厥阴　　E. 少阳

(二) 多项选择题（下列各题有两个或两个以上正确的答案，请将其序号全部填在题后的括号内，每小题1分，共10分）

1. 太阳蓄水与蓄血证的鉴别要点是（　　）

A. 有无少腹胀满　　B. 小便利与不利　　C. 大便色黑与否　　D. 有无神志症状

2. 太阳中风与太阳伤寒的区别在于（　　）

A. 伤于风邪，或是伤于寒邪　　B. 脉浮缓，或是脉浮紧

C. 身痛，或是鼻鸣干呕　　D. 有汗，或是无汗

3. 桂枝汤的煎服方法的内容是（　　）

A. 水煎，温分三服，饮热稀粥一杯　　B. 温覆，取遍身微似有汗

C. 一服汗出病瘥，止后服　　D. 若病不除，可续服，并缩短给药时间，直到病愈

4. 大青龙汤证中可见有（　　）

A. 不汗出而烦躁　　B. 身不疼，但重　　C. 身疼痛　　D. 脉浮缓

5. 太阳蓄血证可见有（　　）

A. 神志如狂或发狂　　B. 小便自利　　C. 少腹硬满　　D. 身黄

6. 葛根汤主治的证候有（　　）

A. 项背强几几　　B. 下利　　C. 恶寒发热，头痛，无汗，脉浮紧　　D. 呕吐

7. 大柴胡汤的主治证有（　　）

A. 心下痛，按之石硬　　B. 心中痞硬，呕吐而下利　　C. 热结在里，复往来寒热

D. 呕不止，心下急，郁郁微烦

8. 桃花汤的证候表现有（　　）

A. 腹痛　　B. 下利不止　　C. 便脓血　　D. 小便不利

9. 烦渴可见于（　　）

A. 栀子豉汤证　　B. 五苓散证　　C. 柴胡加龙骨牡蛎汤证　　D. 白虎加人参汤证

10. 方中人参具有补气以生津作用的是（　　）

A. 桂枝人参证　　B. 白虎加人参证　　C. 茯苓四逆汤证　　D. 四逆加人参证

五、简答题（共35分）

1. 葛根汤证与葛根芩连汤证都可出现下利，应如何辨证？（8分）

2. 附子汤证与白虎加人参汤证皆可出现"背恶寒"，应如何鉴别？（8分）

3. 如何理解"伤寒中风，有柴胡证，但见一证便是，不必悉具。"（7分）

4. 心阳虚有哪些类型？其主证、病机、治法、方药各是什么？（12分）

六、病案题（15分）

陈某，男，53岁，农民。患咳喘十余载，冬发而夏止。今起病自春及夏，频发无度。背恶寒，无汗，咳吐稀薄痰涎，量多，气喘不能平卧。舌苔薄白，脉浮紧。试分析其病因病机，并拟出相应的治法及方药。

模拟试题（三）

一、词语解释（每小题1分，共10分）

1. 风温   2. 叉手自冒心   3. 协热利   4. 干噫食臭   5. 脏厥   6. 将息   7. 胸胁苦满
8. 除中   9. 合病   10. 目中不了了

二、原文填空（每小题1分，共10分）

1. 太阳病，或已发热，或未发热，必恶寒，_____，呕逆，_____，名曰伤寒。（3）
2. 太阳中风，_____，发热，恶寒，身疼痛，_____，大青龙汤主之。（38）
3. 太阳病，发汗，汗出不解，其人仍发热，心下悸，头眩，_____，_____者，真武汤主之。（82）
4. 伤寒中风，有柴胡证，_____，_____。凡柴胡汤病证而下之，若柴胡证不罢者，复与柴胡汤，必蒸蒸而振，却复发热汗出而解。（101）
5. 太阳病不解，热结膀胱，_____，血自下，下者愈。其外不解者，尚未可攻，当先解其外。外解已，_____者，乃可攻之，宜桃核承气汤。（106）
6. 伤寒若吐，若下后，七八日不解，热结在里，表里俱热，时时恶风，大渴，_____，_____者，白虎加人参汤主之。（168）
7. 阳明之为病，_____。（180）
8. 少阴病，身体痛，_____，骨节痛，_____者，附子汤之。（305）
9. 少阴病，下利六七日，_____，_____，猪苓汤主之。（319）
10. 恶寒，_____，利止，亡血也，_____主之。（385）

三、判断题（下列各题，正确的在题后的括号内打"√"，错误的则打"×"，每小题1分，共10分）

1. 《伤寒论》中的风温即后世温病学中的风温。（   ）
2. 服桂枝汤，大汗出，脉洪大者，白虎加人参汤主之。（   ）
3. 自利清水，色纯青，心下必痛，可与四逆汤治疗。（   ）
4. 黄芩汤是用来治疗少阳邪热内迫阳明的下利证。（   ）
5. 属"营卫不和"的病证，可仿效桂枝法。（   ）
6. "伤寒，身热发黄"，茵陈蒿汤主之。（   ）
7. 大黄黄连泻心汤证的病机是上热下寒，气结心下。（   ）
8. 吴茱萸汤可用于阳明胃热呕吐证。（   ）
9. 黄连阿胶汤证的病机是：肾阴亏于下，心火亢于上。（   ）
10. 少阴病咽痛在特殊情况下，可由虚阳上扰引起。（   ）

四、选择题

（一）单项选择题（下列各题只有一个正确的答案，请将其序号填在题后的括号内，每小题1分，共10分）

1. 伤寒不大便六七日，头痛有热，小便清，治宜（   ）
　　A. 小承气汤　　B. 桂枝汤　　C. 桂枝加附子汤　　D. 小柴胡汤　　E. 柴胡加芒硝汤
2. 桃核承气汤的治法是（   ）
　　A. 清热化瘀，通下里实　　B. 清热活血，分消湿热　　C. 活血化瘀，软坚散结

D. 活血化瘀，通下瘀热　　E. 以上都不是

3. 厥证的基本病机是（　　）

A. 阳气虚衰，温煦不及　　B. 气血两虚，肢体失养　　C. 寒热错杂，气机逆乱

D. 阴阳两虚，内外格拒　　E. 阴阳之气不相顺接

4. 少阴病寒化、热化两种证型的成因，主要是（　　）

A. 失治、误治的不同　　B. 传经、直中的不同　　C. 内因阳虚、阴虚的不同

D. 心、肾受邪的不同　　E. 正气阳旺或阴津充沛的不同

5. 麻黄汤证，"无汗而喘"的病机是（　　）

A. 风寒束表，皮毛闭塞，肺气不宣　　B. 外寒内饮，壅塞于肺，肺失清肃

C. 风寒束表，卫强营弱，肺气上逆　　D. 素有喘疾，外感风寒，引动宿疾　　E. 以上都不是

6. 原文"大病瘥后，劳复者"用（　　）

A. 牡蛎泽泻散主之　　B. 栀子厚朴汤主之　　C. 栀子甘草豉汤主之

D. 枳实栀子汤主之　　E. 栀子干姜汤主之

7. 下列腹痛，小建中汤主治的是（　　）

A. 阳脉涩，阴脉弦，法当腹中急痛　　B. 腹满时痛　　C. 腹中痛，欲呕吐

D. 腹痛，自下利　　　　　　　　　　E. 发汗不解，腹满痛

8. 真武汤证出现心下悸的机制是（　　）

A. 气血虚弱，心失所养　　B. 胃虚水停，水气上犯　　C. 心阳不足，心脉失养

D. 阳虚水泛，水气凌心　　E. 肾阳衰败，虚阳上扰

9. 以下哪一个证候不见"头眩"?（　　）

A. 少阳病　　B. 脾虚水停证　　C. 阳虚水泛证　　D. 谷疸　　E. 三阳合病

10. 原文"诸四逆厥者，不可下之"是指（　　）

A. 热厥　　B. 虚寒厥　　C. 蛔厥　　D. 气郁致厥　　E. 痰厥

（二）多项选择题（下列各题有两个或两个以上正确的答案，请将其序号全部填在题后的括号内，每小题1分，共10分）

1. 从下列症状判断湿热发黄的关键在于（　　）

A. 小便不利　　B. 大便不利　　C. 发热　　D. 无汗

2. 太阳表证的脉象能见到（　　）

A. 浮紧　　B. 浮数　　C. 浮缓　　D. 洪大

3. 下列大青龙汤药物组成的提法，正确的是（　　）

A. 麻黄汤加石膏　　　　　　　B. 桂枝二越婢一汤去芍药加杏仁

C. 桂枝汤加麻黄、石膏　　　　D. 麻黄汤加石膏、生姜、大枣

4. 桃核承气汤证与抵当汤证的证治有哪些相同之处?（　　）

A. 均有神志症状　　B. 小便均自利　　C. 均有少腹部体征　　D. 若兼有表证，均当先解表后攻里

5. 葛根芩连汤主治（　　）

A. 脉促　　B. 喘　　C. 汗出　　D. 利不止

6. "伤寒中风，有柴胡证，但见一证便是，不必悉具"的实例是（　　）

A. 本渴饮水而呕者　　　　　　B. 太阳病十日已去……设胸满胁痛者

C. 呕而发热者　　　　　　　　D. 不能食而胁下满痛，面目及身黄，颈项强，小便难者

7. 热入血室的症状可见（　　）

A. 谵语　　B. 胸胁下满如结胸状　　C. 寒热发作有时　　D. 寒热发无定时

8. 猪苓汤证与五苓散证共有的症状是（　　）

A. 小便不利　　B. 心烦　　C. 脉浮　　D. 发热恶寒

9. 肢体挛急的症状，可能出现（　　）

A. 桂枝加附子汤证　　B. 附子汤证　　C. 芍药甘草汤证　　D. 真武汤证

10. "胸满"可见于（　　）

A. 麻黄汤证　　B. 桂枝去芍药汤证　　C. 瓜蒂散证　　D. 柴胡加龙骨牡蛎汤证

五、简答题（共 35 分）

1. 大、小青龙汤证的证治异同点是什么？（8分）

2. 为什么太阴病"宜服四逆辈"？（6分）

3. 试述白通汤与通脉四逆汤在主证、病机、治法、方药上的异同。（9分）

4. 葛根芩连汤证、白头翁汤证、大承气汤证、桃花汤证都可出现下利，应如何辨证？（12分）

六、病案题（15分）

刘翁，年古稀，形体丰满。时吐清涎，每遇气候转变遂发头痛，而以巅顶为剧，服温药则愈。近因家务繁忙，巅顶痛频发，吐涎沫，不热不渴，恶寒，舌苔白薄，脉弦细滑。试分析其主证、病机，并拟出治法及方药。

参考答案

模拟试题（一）

一、名词解释（每小题1分，共10分）

1. 平旦：即清晨。

2. 潮热：热势似潮水之有定时而至，形容发热有定时增高的现象。

3. 阳微结：阳结之不典型者。《辨脉法第一》：问曰：脉有阳结、阴结者，何以别之？答曰：其脉浮数，能食，不大便者，此为实，名曰阳结也。

4. 郑声：指语言重复，声音低微，多见于虚寒重证的后期。

5. 脏寒：指肠中虚寒。

6. 郁冒：心胸烦闷，头晕目眩。

7. 胸胁苦满：苦于胸满闷不舒。

8. 除中：证候名，中气败绝之危候。表现为证情危殆而反思饮食。

9. 并病：先有一经病证，然后逐步出现另一经病证，从而两经病证同时存在的称为"并病"。

10. 霍乱：病名，指上吐下泻的一类疾病，多伴见脘腹疼痛。其病急剧，有挥霍撩乱之势。

二、原文填空（每小题1分，共10分）

1. 脉浮；头项强痛而恶寒

2. 大汗出后；大烦渴不解

3. 利遂不止；喘而汗出者

4. 小便不利；微热消渴者

5. 但见一证便是；不必悉具

6. 脉沉而紧；按之石硬者

7. 发潮热；脉滑而疾者

8. 以其脏有寒故也；宜服四逆辈

9. 咳而呕渴；心烦不得眠者

10. 虚羸少气；气逆欲吐

三、判断题（正确的在题后的括号内打"√"，错误的则打"×"，每小题1分，共10分）

1. × 2. × 3. √ 4. √ 5. × 6. √ 7. √ 8. × 9. × 10. ×

四、选择题

（一）单项选择题（下列各题只有一个正确的答案，请将其序号填在题后的括号内，每小题1分，共10分）

1. D 2. E 3. D 4. D 5. D 6. B 7. D 8. A 9. B 10. A

（二）多项选择题（下列各题有两个或两个以上正确的答案，请将其序号全部填在题后的括号内，每小题1分，共10分）

1. ABC 2. BD 3. ACD 4. ABC 5. ABD 6. AB 7. AC 8. ABC 9. ABCD 10. ACD

五、简答题（共35分）（均为要点，试卷上应当全面回答）

1. 如何鉴别葛根汤证与桂枝加葛根汤证？

答：辨证要点为汗出与否，表虚有汗兼项背强几几者为桂枝加葛根汤证，表实无汗兼项背强几几者为葛根汤证。

2. 你对"脾家实，腐秽当去"是怎样理解的？

答：文中"脾家实，腐秽当去"，是指脾阳恢复，阳气充实，驱除肠中腐败秽浊之物，病情向愈。

3. 简述蓄水证的病因病机、治法及方药。

答：病因病机：太阳外邪不解，而随经入腑，邪与水结，膀胱气化失常；治法：化气行水，兼以解表；方药：五苓散（茯苓、猪苓、泽泻、桂枝、白术）

4.《伤寒论》共论述了几种厥证，请分述之。

答：寒厥、热厥、痰厥、水厥、蛔厥、脏厥、血虚寒凝厥、气郁致厥、正伤邪陷而阳郁致厥九种。论中"凡厥者，阴阳气不相顺接，便为厥，厥者，手足逆冷者是也。"可一言以蔽之。

六、病案题（15分）（为要点，答题时应详细分析）

病机：外感风寒，内有郁热；治法：辛温解表，兼清里热；方药：大青龙汤（药物组成略）；证候分析略。

模拟试题（二）

一、名词解释（每小题1分，共10分）

1. 中风：伤于风的意思，与突然歪倒，口眼㖞斜之中风病不同。

2. 热色：即红色。

3. 纯阴结：没有兼夹证的阴结。《辨脉法第一》：问曰：脉有阳结、阴结者，何以别之？答曰：……其脉沉而迟，不能食，身体重，大便反硬，名曰阴结也。

4. 四逆辈：辈，类也。指四逆、理中汤一类的方剂。《医宗金鉴·订正仲景全书》注："指四逆、理中、附子等汤而言也"。

5. 蛔厥：因蛔虫窜扰而致的手足厥冷。

6. 追虚逐实：损伤不足的正气，增加有余的病邪。

7. 口不仁：言语不利，食不知味。

8. 往来寒热：恶寒与发热交替出现。

9. 合病：初起两经或两经以上同时发病的，称为"合病"。

10. 面垢：面部如蒙油垢。

二、原文填空（每小题1分，共10分）

1. 恶风；脉缓

2. 头痛发热；无汗而喘

3. 续得下利清谷不止；清便自调者

4. 呕不止；心下急

5. 支节烦疼；心下支结

6. 身热；反恶热

7. 腹满而吐；自利益甚

8. 里寒外热；手足厥逆

9. 阴阳气不相顺接；手足逆冷者是也

10. 热多欲饮水者；寒多不用水者

三、判断题（下列各题，正确的在题后的括号内打"√"，错误的则打"×"，每小题1分，共10分）

1. √　2. √　3. √　4. √　5. √　6. ×　7. √　8. ×　9. √　10. √

四、选择题

（一）单项选择题（下列各题只有一个正确的答案，请将其序号填在题后的括号内，每小题1分，共10分）
1. D　2. A　3. C　4. E　5. B　6. C　7. C　8. E　9. D　10. A

（二）多项选择题（下列各题有两个或两个以上正确的答案，请将其序号全部填在题后的括号内，每小题1分，共10分）

1. BD　2. BD　3. ABCD　4. ABCD　5. ABCD　6. ABC　7. BCD　8. ABCD　9. BD　10. BCD

五、简答题（共35分）（均为要点，试卷上应当全面回答）

1. 葛根汤证与葛根芩连汤证都可出现下利，应如何辨证？
   答：葛根汤证以发热恶寒、头痛、无汗为主证，兼见下利；属太阳表邪不解，内迫阳明大肠所致；治以发汗解表，升津止利，解表为其主法；药用葛根、麻黄、桂枝、生姜、甘草、芍药、大枣。
   葛根芩连汤证以下利热臭灼肛为主证，伴见喘而汗出，或兼表证不解；其病机是邪热内迫大肠，大肠传导失职所致；治以清热止利，兼解表邪，治里为其主法；药用葛根、黄芩、黄连、甘草。

2. 附子汤证与白虎加人参汤证皆可出现"背恶寒"，应如何鉴别？
   答：白虎加人参汤证背微恶寒与壮热、口渴、心烦、舌苔黄燥、脉洪大等并见，其恶寒不甚；附子汤证背恶寒则与不发热、口中不燥不渴、舌淡苔白滑、脉沉微等并见，其恶寒程度较重。前者病机为热盛汗多，津气两伤；后者为少阴阳虚、寒湿凝滞。（在治法与方药上亦有不同，略）

3. 如何理解"伤寒中风，有柴胡证，但见一证便是，不必悉具。"
   答：（1）首提"伤寒中风"是说病自万端，非出一辙，言病因多样性；（2）"但见一证"是指小柴胡汤主证而言（第96条及提纲证所述）；（3）重在不必悉具，如第37、229、379条所述；（4）条文当结合少阳病病机分析，才会无误，可以第98条为例证；（5）本条揭示了以主证为切入点进行诊断，以病机为中心进行辨证的灵活的辨证思想。

4. 心阳虚有哪些类型？其主证、病机、治法、方药各是什么？

答：有五大类；心阳虚心悸证（第 64 条桂枝甘草汤证）、心阳虚烦躁证（第 118 条桂甘龙牡汤证）、心阳虚惊狂证（第 112 条救逆汤证）、心阳虚欲作奔豚证（第 65 条苓桂草枣汤证）及心阳虚奔豚证（第 117 条桂枝加桂汤证）

六、病案题（15 分）（为要点，答题时应详细分析）

答：病机：外寒内饮；治法：散寒温化水饮；方药：小青龙汤（药物组成略）。

模拟试题（三）

一、名词解释（每小题 1 分，共 10 分）

1. 风温：指温病误用辛温发汗剂后的变证，与后世的外感风温病不同。
2. 叉手自冒心：两手交叉按压于心胸部位。冒，覆盖、按压之意。
3. 协热利：伴有表证发热的下利。
4. 干噫食臭：即嗳气中有食物的馊腐气味。
5. 脏厥：内脏阳气极虚，而致四肢厥冷。
6. 将息：调养，休息，养息。指服药后的护理之法。
7. 胸胁苦满：指苦于胸胁部满闷不舒。
8. 除中：证候名，中气败绝之危候。表现为证情危殆而反思饮食。
9. 合病：初起两经或两经以上同时发病者，称为合病。
10. 目中不了了：视物不清。了了，清楚。

二、原文填空（每小题 1 分，共 10 分）

1. 体痛；脉阴阳俱紧者
2. 脉浮紧；不汗出而烦躁者
3. 身瞤动；振振欲擗地
4. 但见一证便是；不必悉具
5. 其人如狂；但少腹急结
6. 舌上干燥而烦，欲饮水数升
7. 胃家实是也
8. 手足寒；脉沉
9. 咳而呕渴；心烦不得眠者
10. 脉微而复利；四逆加人参汤

三、判断题（下列各题，正确的在题后的括号内打"√"，错误的则打"×"，每小题 1 分，共 10 分）

1. × 2. × 3. × 4. √ 5. √ 6. × 7. × 8. × 9. √ 10. √

四、选择题

（一）单项选择题（下列各题只有一个正确的答案，每小题 1 分，共 10 分）

1. B 2. D 3. E 4. C 5. A 6. D 7. A 8. D 9. E 10. B

（二）多项选择题（下列各题有两个或两个以上正确的答案，每小题 1 分，共 10 分）

1．AD 2．ABCD 3．BD 4．ABC 5．ABCD 6．BC 7．ABC 8．ABC 9．AC 10．ABD

五、简答题（共35分）（均为要点，试卷上应当全面回答）

1. 大、小青龙汤证的证治异同点是什么？

答：同：发热恶寒，无汗，脉浮紧；风寒束表，卫闭营郁；发汗解表。异：前者兼烦躁，后者为咳而干呕；前者兼阳郁内热，后者兼水饮内停；前者兼清里热，后者兼温化水饮；分别以大小青龙汤治疗（方药组成略）。

2. 为什么太阴病"宜服四逆辈"？

答：（1）太阴病脾脏虚寒，治当温补，方治相合，故用；（2）"宜用"有斟酌之意，"四逆辈"指理中与四逆一类方；（3）太阴中焦虚寒，然何用补火之四逆？则有二意，仅在脾则以"理中者，理中焦"为治；损及肾，则可用四逆补火以生土；（4）条文示人于规矩中求灵活。

3. 试述白通汤与通脉四逆汤在主证、病机、治法、方药上的异同。

答：同：阳衰阴盛，阴阳格拒；下利脉微，手足厥冷；方中均有附子干姜。异：前者格阳于上，后者格阳于外；前者以面赤为主，后者以身反不恶寒为主；前者以破阴回阳，宣通上下为治，后者则以破阴回阳，宣通内外之法治疗；前者用葱白交通上下阳气，不用恋中之甘草；后者重用姜附破阴回阳，宣通内外，并以甘草补中。

4. 葛根芩连汤证、白头翁汤证、大承气汤证、桃花汤证均有下利，应如何辨证？（10分）

答：葛根芩连汤证的病机为大肠热炽，逼液下趋，而兼表邪未解；证候为下利不止，汗出而喘，肛门灼热，或兼发热恶寒，脉浮等表证。治宜表里双解，坚阴止利；方用葛根芩连汤（药物组成略，下同）。白头翁汤证病机为湿热壅滞大肠，肝气疏泄失常；证候为下利脓血鲜红，伴腹痛里急后重明显，发热口渴，舌红苔黄；治以清热燥湿，凉肝解毒；方用白头翁汤。大承气汤证的下利为热结旁流，其病机为阳明燥结，迫肠中津液从旁下趋；证候为下利青黑色污水，其气臭秽异常，伴心下及大腹部硬痛、拒按，口舌干燥等症；治以攻下里实；方用大承气汤。桃花汤证病机为脾肾阳虚，下焦不固；证候为下利脓血色暗，伴腹痛绵绵喜温喜按，口不渴，舌淡苔白；治以温涩固下；方用桃花汤。

六、病案题（15分）（为要点，答题时应详细分析）

病机：肝寒犯胃，浊阴上逆；治法：暖肝温胃，降逆止呕；方用吴茱萸汤（药物组成略）；证候分析略。

[刘松林]

条文号码	页码	条文号码	页码	条文号码	页码	条文号码	页码
1	(11)	36	(38)	71	(60)	106	(63)
2	(12)	37	(143)	72	(61)	107	(237)
3	(12)	38	(47)	73	(88)	108	(148)
4	(14)	39	(48)	74	(62)	109	(148)
5	(15)	40	(49)	75	(148)	110	(129)
6	(13)	41	(51)	76	(73)	111	(131)
7	(70)	42	(23)	77	(75)	112	(84)
8	(15)	43	(29)	78	(75)	113	(131)
9	(17)	44	(24)	79	(75)	114	(132)
10	(16)	45	(25)	80	(76)	115	(133)
11	(71)	46	(38)	81	(77)	116	(133)
12	(19)	47	(39)	82	(94)	117	(85)
13	(22)	48	(57)	83	(40)	118	(83)
14	(28)	49	(43)	84	(40)	119	(134)
15	(25)	50	(43)	85	(41)	120	(148)
16	(27,70)	51	(37)	86	(41)	121	(148)
17	(27)	52	(37)	87	(41)	122	(91)
18	(29)	53	(25)	88	(42)	123	(198)
19	(27)	54	(26)	89	(42)	124	(65)
20	(30)	55	(39)	90	(144)	125	(66)
21	(32)	56	(144)	91	(144)	126	(67)
22	(33)	57	(24)	92	(145)	127	(62)
23	(52)	58	(134)	93	(146)	128	(102)
24	(23)	59	(135)	94	(146)	129	(111)
25	(54)	60	(96)	95	(22)	130	(112)
26	(79)	61	(92)	96	(221)	131	(107)
27	(55)	62	(33)	97	(223)	132	(106)
28	(35)	63	(77)	98	(227)	133	(106)
29	(99)	64	(82)	99	(224)	134	(103)
30	(149)	65	(86)	100	(225)	135	(104)
31	(44)	66	(91)	101	(228)	136	(105)
32	(45)	67	(87)	102	(89)	137	(105)
33	(46)	68	(96)	103	(233)	138	(108)
34	(80)	69	(93)	104	(235)	139	(148)
35	(36)	70	(72)	105	(173)	140	(148)

条文号码	页码	条文号码	页码	条文号码	页码	条文号码	页码	条文号码	页码
141	(109,148)	185	(158)	229	(225)	273	(244)		
142	(232)	186	(154)	230	(225)	274	(251)		
143	(239)	187	(250)	231	(217)	275	(18)		
144	(240)	188	(158)	232	(217)	276	(246)		
145	(240)	189	(199)	233	(191)	277	(245)		
146	(231)	190	(211)	234	(217)	278	(250)		
147	(236)	191	(211)	235	(217)	279	(247)		
148	(228)	192	(217)	236	(201)	280	(249)		
149	(117)	193	(18)	237	(208)	281	(255)		
150	(148)	194	(199)	238	(188)	282	(256)		
151	(113)	195	(207)	239	(186)	283	(257)		
152	(139)	196	(216)	240	(217)	284	(287)		
153	(148)	197	(211)	241	(181)	285	(272)		
154	(116)	198	(212)	242	(182)	286	(272)		
155	(116)	199	(203)	243	(212)	287	(273)		
156	(125)	200	(207)	244	(217)	288	(273)		
157	(120)	201	(215)	245	(215)	289	(274)		
158	(121)	202	(207)	246	(216)	290	(293)		
159	(124)	203	(196)	247	(189)	291	(18)		
160	(149)	204	(197)	248	(171)	292	(270)		
161	(125)	205	(197)	249	(174)	293	(286)		
162	(77)	206	(198)	250	(177)	294	(287)		
163	(246)	207	(174)	251	(196)	295	(274)		
164	(115)	208	(193)	252	(183)	296	(274)		
165	(234)	209	(194)	253	(182)	297	(275)		
166	(141)	210	(214)	254	(184)	298	(276)		
167	(112)	211	(214)	255	(184)	299	(276)		
168	(166)	212	(180)	256	(185)	300	(276)		
169	(165)	213	(175)	257	(209)	301	(282)		
170	(166)	214	(176)	258	(209)	302	(283)		
171	(233)	215	(187)	259	(206)	303	(279)		
172	(238)	216	(208)	260	(203)	304	(267)		
173	(127)	217	(187)	261	(203)	305	(266)		
174	(136)	218	(217)	262	(204)	306	(268)		
175	(138)	219	(164)	263	(220)	307	(269)		
176	(162)	220	(177)	264	(226)	308	(271)		
177	(97)	221	(160)	265	(226)	309	(268)		
178	(98)	222	(167)	266	(224)	310	(289)		
179	(155)	223	(167)	267	(230)	311	(290)		
180	(153)	224	(169)	268	(241)	312	(291)		
181	(156)	225	(217)	269	(16)	313	(292)		
182	(154)	226	(212)	270	(17)	314	(261)		
183	(156)	227	(208)	271	(239)	315	(263)		
184	(157)	228	(162)	272	(18)	316	(264)		

条文号码	页码	条文号码	页码	条文号码	页码	条文号码	页码
317 ·········	(260)	338 ·········	(296)	359 ·········	(299)	379 ·········	(323)
318 ·········	(310)	339 ·········	(307)	360 ·········	(327)	380 ·········	(324)
319 ·········	(280)	340 ·········	(315)	361 ·········	(327)	381 ·········	(325)
320 ·········	(285)	341 ·········	(303)	362 ·········	(329)	382 ·········	(334)
321 ·········	(285)	342 ·········	(302)	363 ·········	(331)	383 ·········	(335)
322 ·········	(286)	343 ·········	(328)	364 ·········	(322)	384 ·········	(336)
323 ·········	(257)	344 ·········	(328)	365 ·········	(332)	385 ·········	(337)
324 ·········	(259)	345 ·········	(328)	366 ·········	(320)	386 ·········	(338)
325 ·········	(271)	346 ·········	(329)	367 ·········	(331)	387 ·········	(340)
326 ·········	(296)	347 ·········	(313)	368 ·········	(330)	388 ·········	(341)
327 ·········	(326)	348 ·········	(330)	369 ·········	(330)	389 ·········	(341)
328 ·········	(18)	349 ·········	(309)	370 ·········	(321)	390 ·········	(342)
329 ·········	(327)	350 ·········	(308)	371 ·········	(318)	391 ·········	(343)
330 ·········	(316)	351 ·········	(311)	372 ·········	(321)	392 ·········	(351)
331 ·········	(301)	352 ·········	(312)	373 ·········	(319)	393 ·········	(346)
332 ·········	(303)	353 ·········	(309)	374 ·········	(319)	394 ·········	(347)
333 ·········	(304)	354 ·········	(308)	375 ·········	(322)	395 ·········	(348)
334 ·········	(302)	355 ·········	(314)	376 ·········	(324)	396 ·········	(349)
335 ·········	(306)	356 ·········	(313)	377 ·········	(323)	397 ·········	(349)
336 ·········	(302)	357 ·········	(300)	378 ·········	(322)	398 ·········	(350)
337 ·········	(306)	358 ·········	(318)				

二画

十枣汤 …………………… （140）

三画

大青龙汤 ………………… （47）
大承气汤 ………………… （179）
大陷胸汤 ………………… （103）
大柴胡汤 ………………… （234）
大陷胸丸 ………………… （107）
大黄黄连泻心汤 ………… （114）
三物白散 ………………… （110）
土瓜根（方佚） ………… （191）
干姜附子汤 ……………… （92）
干姜黄芩黄连人参汤 …… （299）
小承气汤 ………………… （175）
小建中汤 ………………… （90）
小青龙汤 ………………… （50）
小柴胡汤 ………………… （222）
小陷胸汤 ………………… （108）

四画

五苓散 …………………… （60）
乌梅丸 …………………… （298）

五画

半夏泻心汤 ……………… （118）
半夏散及汤 ……………… （293）
生姜泻心汤 ……………… （120）
瓜蒂散 …………………… （142）
四逆散 …………………… （310）
四逆汤 …………………… （258）
四逆加人参汤 …………… （337）
甘草汤 …………………… （290）
甘草泻心汤 ……………… （122）
甘草干姜汤 ……………… （100）

甘草附子汤 ……………… （139）
白虎汤 …………………… （163）
白虎加人参汤 …………… （80）
白头翁汤 ………………… （318）
白通汤 …………………… （262）
白通加猪胆汁汤 ………… （264）

六画

当归四逆汤 ……………… （312）
当归四逆加吴茱萸生姜汤
………………………… （312）
竹叶石膏汤 ……………… （350）
芍药甘草汤 ……………… （100）
芍药甘草附子汤 ………… （97）

七画

吴茱萸汤 ………………… （213）
赤石脂禹余粮汤 ………… （124）
附子汤 …………………… （266）
附子泻心汤 ……………… （117）
牡蛎泽泻散 ……………… （348）

八画

炙甘草汤 ………………… （98）
抵当汤 …………………… （65）
抵当丸 …………………… （68）
苦酒汤 …………………… （291）

九画

茵陈蒿汤 ………………… （202）
厚朴生姜半夏甘草人参汤
………………………… （91）
枳实栀子豉汤 …………… （347）
栀子豉汤 ………………… （74）
栀子甘草豉汤 …………… （74）
栀子生姜豉汤 …………… （74）

栀子厚朴汤 ……………… （76）
栀子干姜汤 ……………… （77）
栀子柏皮汤 ……………… （204）
禹余粮丸（方阙） ……… （42）
茯苓四逆汤 ……………… （93）
茯苓甘草汤 ……………… （89）
茯苓桂枝甘草大枣汤 …… （86）
茯苓桂枝白术甘草汤 …… （88）

十画

调胃承气汤 ……………… （173）
桂枝汤 …………………… （20）
桂枝人参汤 ……………… （247）
桂枝加大黄汤 …………… （248）
桂枝加芍药汤 …………… （248）
桂枝加芍药生姜各一两人参三两
新加汤 ………………… （33）
桂枝加附子汤 …………… （31）
桂枝加厚朴杏子汤 ……… （30）
桂枝加桂汤 ……………… （85）
桂枝加葛根汤 …………… （28）
桂枝甘草汤 ……………… （82）
桂枝甘草龙骨牡蛎汤 …… （83）
桂枝去芍药汤 …………… （32）
桂枝去芍药加附子汤 …… （33）
桂枝去芍药加蜀漆牡蛎龙骨救逆
汤 …………………… （84）
桂枝去桂加茯苓白术汤 … （35）
桂枝附子汤 ……………… （137）
桂枝附子去桂加白术汤 … （138）
桂枝麻黄各半汤 ………… （53）
桂枝二麻黄一汤 ………… （55）
桂枝二越婢一汤 ………… （56）
桃花汤 …………………… （269）
桃核承气汤 ……………… （64）
桔梗汤 …………………… （291）
真武汤 …………………… （265）

通脉四逆汤 ·············· （261）
通脉四逆加猪胆汁汤 ······· （342）
柴胡桂枝汤 ·············· （231）
柴胡桂枝干姜汤 ·········· （236）
柴胡加芒硝汤 ············ （235）
柴胡加龙骨牡蛎汤 ······· （237）
烧裈散 ·················· （351）

十一画

麻子仁丸 ················ （190）
麻黄汤 ·················· （36）

麻黄升麻汤 ·············· （300）
麻黄杏仁甘草石膏汤 ······· （78）
麻黄附子甘草汤 ·········· （284）
麻黄细辛附子汤 ·········· （282）
麻黄连轺赤小豆汤 ········ （205）
旋覆代赭汤 ·············· （126）
理中丸（汤） ············ （339）
黄芩汤 ·················· （238）
黄芩加半夏生姜汤 ········ （239）
黄连汤 ·················· （127）
黄连阿胶汤 ·············· （279）

猪肤汤 ·················· （289）
猪苓汤 ·················· （168）
猪胆汁方 ················ （192）

十二画

葛根汤 ·················· （45）
葛根加半夏汤 ············ （46）
葛根黄芩黄连汤 ·············· （80）

十四画

蜜煎导方 ················ （191）

附录 古今剂量折算表

汉代剂量	折合中药称十六制剂量	折合米制克剂量
一两	一钱	3g
一升	六钱至一两	18~30g
一方寸匕	二钱至三钱	6~9g
一钱匕	五分至六分	1.5~1.8g

【按】关于剂量之标准古今不一。汉时六铢为一分，四分为一两。处方应用时，一方面根据前人考证的剂量折算，更重要的是依据临床实践。除表中所列剂量外，又有云"厚朴一尺"者，折合米制 30g；云"如鸡子大"，折合 45g。凡云若干升者，或作容量计算，以折合 60~80mL 为宜。余如杏仁、桃仁、大枣、栀子、枳实、附子、水蛭、虻虫等以个计算者，均结合实际情况，比较其他药的配伍，灵活运用。表中折合米制克剂量，是以中药称十六制之一两，折合 30g 约略计算。

（本剂量折算表，以二版教材《伤寒论讲义》为依据）

图书在版编目（ＣＩＰ）数据

伤寒论讲义/梅国强主编.——长沙:湖南科学技术
出版社，2010.6（2025.8 重印）
全国高等中医药院校成人教育教材
ISBN 978-7-5357-0394-1

Ⅰ.①伤…　Ⅱ.①梅…　Ⅲ.①伤寒论—成人教育:高等
教育-教材　Ⅳ.①R222.2

中国版本图书馆 CIP 数据核字(2010)第 125787 号

全国高等中医药院校成人教育教材

伤寒论讲义

委托修订：国家中医药管理局人事教育司
主编单位：湖北中医学院
主　　编：梅国强
出 版 人：潘晓山
责任编辑：张碧金　黄一九　石　洪
出版发行：湖南科学技术出版社
社　　址：长沙市芙蓉中路一段 416 号泊富国际金融中心
网　　址：http://www.hnstp.com
邮购联系：0731-84375808
印　　刷：长沙市宏发印刷有限公司
　　　　　（印装质量问题请直接与本厂联系）
厂　　址：长沙市开福区捞刀河大星村 343 号
邮　　编：410153
版　　次：2010 年 6 月第 3 版
印　　次：2025 年 8 月第 34 次印刷
开　　本：787mm×1092mm　1/16
印　　张：24.25
字　　数：577 千字
书　　号：ISBN 978-7-5357-0394-1
定　　价：31.50 元